全国中医药行业高等职业教育“十三五”规划教材

全科医学概论

（临床医学、中西医结合、针灸、骨伤、推拿等专业用）

主　编◎李　斐

中国中医药出版社
·北　京·

图书在版编目（CIP）数据

全科医学概论 / 李斐主编 .— 北京：中国中医药出版社，2018.8（2023.3重印）
全国中医药行业高等职业教育“十三五”规划教材
ISBN 978-7-5132-4951-5

Ⅰ.①全…　Ⅱ.①李…　Ⅲ.①家庭医学－高等职业教育－教材
Ⅳ.① R499

中国版本图书馆 CIP 数据核字（2018）第 090365 号

中国中医药出版社出版

北京经济技术开发区科创十三街31号院二区8号楼
邮政编码　100176
传真　010-64405721
保定市西城胶印有限公司印刷
各地新华书店经销

开本 787×1092　1/16　印张 24.25　字数 495 千字
2018 年 8 月第 1 版　2023 年 3月第 4 次印刷
书号　ISBN 978－7－5132－4951－5

定价　88.00 元
网址　www.cptcm.com

服务热线　010-64405510
购书热线　010-89535836
维权打假　010-64405753

微信服务号　zgzyycbs
微商城网址　https://kdt.im/LIdUGr
官方微博　http://e.weibo.com/cptcm
天猫旗舰店网址　https://zgzyycbs.tmall.com

如有印装质量问题请与本社出版部联系（010-64405510）

全国中医药职业教育教学指导委员会

李伏君（千金药业有限公司技术副总经理）
李灿东（福建中医药大学校长）
李建民（黑龙江中医药大学佳木斯学院教授）
李景儒（黑龙江省计划生育科学研究院院长）
杨佳琦（杭州市拱墅区米市巷街道社区卫生服务中心主任）
吾布力·吐尔地（新疆维吾尔医学专科学校药学系主任）
吴　彬（广西中医药大学护理学院院长）
宋利华（连云港中医药高等职业技术学院教授）
迟江波（烟台渤海制药集团有限公司总裁）
张美林（成都中医药大学附属针灸学校党委书记）
张登山（邢台医学高等专科学校教授）
张震云（山西药科职业学院党委副书记、院长）
陈　燕（湖南中医药大学附属中西医结合医院院长）
陈玉奇（沈阳市中医药学校校长）
陈令轩（国家中医药管理局人事教育司综合协调处副主任科员）
周忠民（渭南职业技术学院教授）
胡志方（江西中医药高等专科学校校长）
徐家正（海口市中医药学校校长）
凌　娅（江苏康缘药业股份有限公司副董事长）
郭争鸣（湖南中医药高等专科学校校长）
郭桂明（北京中医医院药学部主任）
唐家奇（广东湛江中医学校教授）
曹世奎（长春中医药大学招生与就业处处长）
龚晋文（山西职工医学院/山西省中医学校党委副书记）
董维春（北京卫生职业学院党委书记）
谭　工（重庆三峡医药高等专科学校副校长）
潘年松（遵义医药高等专科学校副校长）
赵　剑（芜湖绿叶制药有限公司总经理）
梁小明（江西博雅生物制药股份有限公司常务副总经理）
龙　岩（德生堂医药集团董事长）

前言

中医药职业教育是我国现代职业教育体系的重要组成部分，肩负着培养新时代中医药行业多样化人才、传承中医药技术技能、促进中医药服务健康中国建设的重要职责。为贯彻落实《国务院关于加快发展现代职业教育的决定》（国发〔2014〕19号）、《中医药健康服务发展规划（2015—2020年）》（国办发〔2015〕32号）和《中医药发展战略规划纲要（2016—2030年）》（国发〔2016〕15号）（简称《纲要》）等文件精神，尤其是实现《纲要》中“到2030年，基本形成一支由百名国医大师、万名中医名师、百万中医师、千万职业技能人员组成的中医药人才队伍”的发展目标，提升中医药职业教育对全民健康和地方经济的贡献度，提高职业技术院校学生的实际操作能力，实现职业教育与产业需求、岗位胜任能力严密对接，突出新时代中医药职业教育的特色，国家中医药管理局教材建设工作委员会办公室（以下简称“教材办”）、中国中医药出版社在国家中医药管理局领导下，在全国中医药职业教育教学指导委员会指导下，总结“全国中医药行业高等职业教育‘十二五’规划教材”建设的经验，组织完成了“全国中医药行业高等职业教育‘十三五’规划教材”建设工作。

中国中医药出版社是全国中医药行业规划教材唯一出版基地，为国家中医中西医结合执业（助理）医师资格考试大纲和细则、实践技能指导用书、全国中医药专业技术资格考试大纲和细则唯一授权出版单位，与国家中医药管理局中医师资格认证中心建立了良好的战略伙伴关系。

本套教材规划过程中，教材办认真听取了全国中医药职业教育教学指导委员会相关专家的意见，结合职业教育教学一线教师的反馈意见，加强顶层设计和组织管理，是全国唯一的中医药行业高等职业教育规划教材，于2016年启动了教材建设工作。通过广泛调研、全国范围遴选主编，又先后经过主编会议、编写会议、定稿会议等环节的质量管理和控制，在千余位编者的共同努力下，历时1年多时间，完成了83种规划教材的编写工作。

本套教材由50余所开展中医药高等职业教育院校的专家及相关医院、医药企业等单位联合编写，中国中医药出版社出版，供高等职业教育院校中医学、针灸推拿、中医骨伤、中药学、康复治疗技术、护理6个专业使用。

本套教材具有以下特点：

1. 以教学指导意见为纲领，贴近新时代实际

注重体现新时代中医药高等职业教育的特点，以教育部新的教学指导意

见为纲领，注重针对性、适用性以及实用性，贴近学生、贴近岗位、贴近社会，符合中医药高等职业教育教学实际。

2. 突出质量意识、精品意识，满足中医药人才培养的需求

注重强化质量意识、精品意识，从教材内容结构设计、知识点、规范化、标准化、编写技巧、语言文字等方面加以改革，具备“精品教材”特质，满足中医药事业发展对于技术技能型、应用型中医药人才的需求。

3. 以学生为中心，以促进就业为导向

坚持以学生为中心，强调以就业为导向、以能力为本位、以岗位需求为标准的原则，按照技术技能型、应用型中医药人才的培养目标进行编写，教材内容涵盖资格考试全部内容及所有考试要求的知识点，满足学生获得“双证书”及相关工作岗位需求，有利于促进学生就业。

4. 注重数字化融合创新，力求呈现形式多样化

努力按照融合教材编写的思路和要求，创新教材呈现形式，版式设计突出结构模块化，新颖、活泼，图文并茂，并注重配套多种数字化素材，以期在全国中医药行业院校教育平台“医开讲－医教在线”数字化平台上获取多种数字化教学资源，符合职业院校学生认知规律及特点，以利于增强学生的学习兴趣。

本套教材的建设，得到国家中医药管理局领导的指导与大力支持，凝聚了全国中医药行业职业教育工作者的集体智慧，体现了全国中医药行业齐心协力、求真务实的工作作风，代表了全国中医药行业为“十三五”期间中医药事业发展和人才培养所做的共同努力，谨此向有关单位和个人致以衷心的感谢！希望本套教材的出版，能够对全国中医药行业职业教育教学的发展和中医药人才的培养产生积极的推动作用。需要说明的是，尽管所有组织者与编写者竭尽心智，精益求精，本套教材仍有一定的提升空间，敬请各教学单位、教学人员及广大学生多提宝贵意见和建议，以便今后修订和提高。

国家中医药管理局教材建设工作委员会办公室

全国中医药职业教育教学指导委员会

2018 年 1 月

全国中医药行业高等职业教育“十三五”规划教材

《全科医学概论》
编 委 会

编写说明

《全科医学概论》的编写宗旨是注重贯彻素质教育理念，突出专业特色，体现专业思想与人文精神相结合，坚持“三基五性”原则，在教材定位和内容选择上力求符合高职高专医学类专业人才培养目标，努力培养学生良好的职业素质和较强的岗位适应能力。

本教材内容共分 3 篇 19 个模块：第一篇为绪论，包含模块一、模块二，主要介绍了全科医学的基本理论和原则。第二篇为全科医学的基本方法，包含模块三至模块十二，主要介绍以人为中心，以维护和促进健康为目标，培养医学生熟练运用新的医学模式即生物－心理－社会医学模式看待和分析社区常见健康问题。第三篇为社区常见健康问题的全科医学处理，包括模块十三至模块十九，主要介绍社区常见病、多发病的全科医学管理和处理。本教材采用模块化、项目化编写，使全书内容脉络更清晰规范，重点更突出。本教材紧贴全科医生规范化考试大纲，参照行业标准，配合数字化素材，使内容规范化，结构严谨化，知识生动化。

本教材模块一至模块四由张岳编写，模块五至模块八由李斐编写，模块九至模块十一由杨秋霞编写，模块十二、模块十三、模块十八项目二和项目三由孟松编写，模块十八项目一由魏军编写，模块十四由李智红编写，模块十五由张彩霞编写，模块十六由张路赢编写，模块十七由邓海霞编写，模块十九由吕晓龙编写，实训见习指导由徐峰编写。

目录

第一篇　绪论

模块一　全科医学概述……1
项目一　全科医学的产生与发展……1
一、全科医学的产生……1
二、全科医学的发展背景……3
项目二　全科医学的哲学思想……8
一、全新的医学观……8
二、全新系统论……11
项目三　全科医学的研究……13
一、全科医学中科学研究的目的……13
二、全科医学研究的内容……14
项目四　全科医学教育发展现状……14
一、美国……14
二、英国……15
三、澳大利亚……16
四、中国……16
项目五　世界家庭医生组织……20

模块二　全科医学、全科医疗和全科医生……23
项目一　全科医学……23
一、全科医学的定义……23
二、全科医学的学科特点……24
三、全科医学与相关学科的关系……25
四、全科医学的目的……26
五、全科医学的基本特征……26
项目二　全科医疗……28
一、全科医疗的定义……28
二、全科医疗的特点……29
三、全科医疗的服务内容……30
四、全科医疗的基本特征……30
五、全科医疗与专科医疗的区别与联系……32
六、中医全科医疗的特色原则……35

项目三 全科医生 ……38
一、全科医生的定义 ……38
二、全科医生的角色与工作任务 ……38
三、全科医生的素质 ……40
四、全科医生工作的基本特征 ……40
五、全科医生与其他专科医生的区别 ……42
六、中医全科医生 ……42

第二篇 全科医学的基本方法

模块三 以人为中心的健康照顾 ……**46**
项目一 医学模式的转变 ……46
一、人的社会属性决定了他的生存状态 ……47
二、从以疾病为中心到以病人为中心 ……47
三、医学模式的发展 ……48
四、全科医生的“病人”范畴 ……51
项目二 以病人为中心的健康照顾 ……52
一、全科医生应诊中的四项主要任务 ……52
二、以病人为中心的接诊“五步骤”模式 ……54
三、全科医疗的问诊方式 ……55
四、COOP/WONCA功能状态量表 ……57
项目三 因人制宜 ……57
一、了解背景资料 ……58
二、分析求医因素 ……58
三、理解病人期望 ……62
四、尊重人的需要 ……63

模块四 以家庭为单位的健康照顾 ……**66**
项目一 家庭结构与功能 ……66
一、家庭定义 ……67
二、家庭结构 ……67
三、家庭功能 ……70
四、家庭资源 ……71
五、家庭对健康的影响 ……71

项目二 以家庭为单位的健康照顾 ……73
一、家庭生活周期的照顾 ……73
二、家庭照顾中三级预防 ……77
三、家庭访视 ……77
四、临终关怀 ……78
项目三 家庭评估 ……78
一、家庭评估的基本资料 ……78
二、家庭评估方法 ……80
项目四 家庭治疗 ……81
一、家庭压力和危机 ……81
二、家庭治疗方法 ……82

模块五 以社区为基础的健康照顾……85
项目一 社区医学 ……85
一、社区的定义及特征 ……85
二、社区医学 ……86
三、以社区为导向的基层医疗 ……87
项目二 影响社区人群健康的因素 ……89
一、影响人体健康的因素 ……89
二、生活方式及行为对健康的影响 ……90
三、环境因素对健康的影响 ……92
四、生物因素对健康的影响 ……93
五、健康照顾系统对健康的影响 ……94
项目三 社区诊断 ……94
一、社区诊断的概念 ……95
二、社区调查 ……97
三、社区诊断案例 ……99

模块六 以预防为先导的健康照顾……104
项目一 预防医学概述 ……104
一、预防医学概念 ……104
二、预防医学的研究方法与研究内容 ……105
三、预防医学的特点 ……105
四、预防医学与全科医疗的关系 ……105

五、三级预防 …… 106
六、第二次卫生革命 …… 106
七、全科医生的预防医学优势 …… 107
项目二 健康教育与健康促进 …… 108
一、健康教育的概念 …… 108
二、健康促进的概念 …… 109
三、病人健康教育的基本内容 …… 109
四、社区健康教育和健康促进的基本内容 …… 110
五、社区健康促进的策略 …… 110
六、社区健康教育与健康促进实施 …… 111
项目三 传染病与突发公共卫生事件处理 …… 112
一、突发公共卫生事件的定义和特征 …… 112
二、突发公共卫生事件的界定和分类 …… 113
三、突发公共卫生事件发生的原因 …… 114
四、突发公共卫生事件的应急处理 …… 115
五、突发公共卫生事件的三级预防 …… 116
六、预防接种与计划免疫 …… 117
模块七 以问题为导向的健康照顾 …… 122
项目一 概述 …… 122
一、实施以问题为导向健康照顾的意义 …… 122
二、社区常见健康问题的特点 …… 123
三、以问题为导向的个体健康照顾 …… 126
四、以问题为导向的群体健康照顾 …… 129
项目二 以问题为导向的哲学思考 …… 130
一、疾病的症状与本质 …… 130
二、症状在疾病诊断中的意义 …… 131
三、实施症状治疗的意义与方法 …… 132
四、病因在疾病诊断和治疗中的意义 …… 133
项目三 常见健康问题及其诊断策略与处理原则 …… 133
一、常见的健康问题 …… 133
二、常见健康问题的诊断策略 …… 134
三、以问题为导向的处理原则 …… 139
项目四 全科医生应积极探究问题的根源及解决对策 …… 140

一、以问题为导向的全科医疗强调对疾病根本问题的诊断 …… 140
二、全科医生应掌握的问题诊断与处理技能 …… 141
三、全科医生在实施以问题为导向健康照顾中的优势 …… 142

模块八 全科医疗中病人教育和社区重点人群健康教育 …… 144
项目一 概述 …… 144
一、病人教育的概念 …… 144
二、病人教育的原则 …… 145
三、病人教育的途径 …… 146
四、全科医疗中开展病人教育的意义 …… 148
五、实施病人教育对社区医护人员的要求 …… 149
项目二 病人教育理论基础 …… 151
一、影响个体学习的理论 …… 151
二、个体行为改变理论 …… 151
项目三 病人教育程序 …… 152
一、评估病人需要 …… 152
二、制订教育计划 …… 154
三、实施教育计划 …… 159
四、评价 …… 163
项目四 社区重点人群健康教育 …… 164
一、妇女健康教育 …… 165
二、青少年健康教育 …… 166
三、老年人健康教育 …… 167
四、残疾人健康教育 …… 167

模块九 全科医学中的医患沟通及技巧 …… 170
项目一 医患关系及其模式 …… 170
一、医患关系 …… 170
二、医患关系的模式 …… 170
项目二 良好医患关系的建立 …… 171
一、影响医患关系的主要因素 …… 171
二、良好医患关系的作用和重要性 …… 172
项目三 沟通是良好医患关系建立的主要途径 …… 172
一、医患沟通的目的与特征 …… 172

二、全科医学中医患沟通技巧 …… 173
三、临床会谈程序与接诊技巧 …… 174
四、不同类型病人的沟通 …… 176

模块十 全科医学中的临床诊疗模式 …… 178
项目一 全科医学的临床诊疗思维及流程 …… 178
一、临床诊断思维及流程 …… 178
二、临床治疗思维与策略 …… 184
项目二 以患者为中心、以问题为导向的诊疗模式 …… 187
一、以病人为中心的全人照顾的思维模式 …… 187
二、以问题为导向的临床诊疗思维模式 …… 187
三、社区常见健康问题的临床特点 …… 187
四、全科医疗常见的临床问题 …… 189
五、处理全科医疗问题的管理要求 …… 190
项目三 循证医学方法在全科医疗中的应用 …… 191
一、循证医学的概念 …… 191
二、循证医学的实施步骤和主要内容 …… 191
三、循证医学方法在全科医疗中的应用 …… 192

模块十一 全科医疗资源与质量管理 …… 194
项目一 全科医疗质量 …… 194
一、全科医疗质量的概念和特点 …… 194
二、全科医疗质量的要素 …… 195
三、全科医疗服务质量管理内容 …… 196
四、全面医疗质量管理方法 …… 196
五、全科医疗质量评价指标 …… 197
项目二 全科医疗资源及其管理 …… 198
一、全科医疗资源 …… 198
二、全科医疗的管理制度 …… 199

模块十二 全科医疗健康档案 …… 202
项目一 建立社区居民健康档案的目的 …… 202
一、掌握居民的基本情况和健康现状 …… 202
二、开展社区卫生服务 …… 202

三、为解决社区居民主要健康问题提供依据 …… 203
四、为全科医学教育和科研提供信息资料 …… 203
五、为评价社区卫生服务质量提供依据 …… 203
项目二 居民健康档案的基本内容 …… 203
一、居民个体健康档案 …… 204
二、家庭健康档案 …… 219
三、社区健康档案 …… 221
项目三 社区居民健康档案管理及信息化 …… 223
一、健康档案管理 …… 223
二、健康档案的信息化管理 …… 226

第三篇 常见健康问题的全科医学处理

模块十三 心、脑血管疾病的全科医学处理 …… 228
项目一 心脑血管疾病的全科医疗及家庭保健 …… 228
一、心、脑血管疾病是人类健康的主要威胁 …… 228
二、心、脑血管疾病的社区管理及家庭保健 …… 229
项目二 心、脑血管疾病的流行病学特征 …… 230
一、地区分布 …… 230
二、季节分布 …… 230
三、人群分布 …… 230
项目三 心、脑血管疾病的全科医学照顾 …… 231
一、心、脑血管疾病的常见危险因素 …… 231
二、心脑血管疾病的三级预防 …… 233
项目四 心脑血管疾病诊疗过程中全科医师的职责 …… 236
一、专科治疗前的工作 …… 236
二、专科治疗后的工作 …… 237
项目五 心、脑血管疾病病人的健康教育及康复医疗 …… 238
一、病人教育 …… 238
二、康复医疗 …… 239
三、周期性健康检查 …… 240

模块十四 恶性肿瘤的全科医学处理 …… 242
项目一 恶性肿瘤患者需要全科医学照顾 …… 242

一、恶性肿瘤是严重危害人类的健康 …… 242
二、恶性肿瘤患者需要全科医师的医学照顾 …… 242
项目二　恶性肿瘤预防是全科医师应尽之职责 …… 244
一、全科医师参与恶性肿瘤一级预防工作 …… 244
二、全科医师从事恶性肿瘤二级预防工作 …… 245
三、全科医师从事恶性肿瘤三级预防工作 …… 247
项目三　恶性生肿瘤诊疗过程中全科医师的职责 …… 248
一、全科医师在专科诊疗程序中的作用 …… 248
二、全科医师在专科治疗后的作用 …… 248
三、全科医师在恶性肿瘤综合治疗中的作用 …… 249
项目四　全科医师在肿瘤康复医疗中的作用 …… 250
一、全科医师应对恶性肿瘤康复期患者做生活指导 …… 250
二、全科医师应对恶性肿瘤康复期患者给予心理上的支持 …… 251
三、全科医师应告知恶性肿瘤患者定期复查 …… 252
四、全科医师应努力促成恶性肿瘤康复患者回归社会 …… 252
五、全科医师应对晚期恶性肿瘤患者进行医学照顾 …… 252
项目五　全科医师在肿瘤流行病学方面的工作 …… 253
一、全科医师在恶性肿瘤流行病学中的任务 …… 254
二、全科医师应该了解恶性肿瘤流行的三个环节 …… 254
三、全科医师应该掌握恶性肿瘤流行病学的研究方法 …… 254
四、全科医师应该分析影响恶性肿瘤分布的因素 …… 255
五、全科医师应该了解恶性肿瘤的分子流行病学 …… 257

模块十五　呼吸系统疾病的全科医学处理 …… 260
项目一　呼吸系统疾病患者需要全科医学服务 …… 260
一、呼吸系统疾病的严重危害 …… 260
二、呼吸系统疾病的流行病学特征 …… 261
三、呼吸系统疾病患者需要全科医学服务 …… 262
项目二　全科医生在呼吸系统疾病预防中的作用 …… 263
一、常见呼吸系统疾病的危险因素 …… 263
二、全科医生在呼吸系统疾病临床预防中的职责 …… 264
项目三　全科医生在呼吸系统疾病诊治中的职责 …… 265
一、常见呼吸系统疾病症状和体征的评价与诊断 …… 265
二、转诊或住院 …… 268

三、随访和复查 …… 269
项目四　全科医生在呼吸系统疾病康复中的作用 …… 270
一、生活指导 …… 270
二、患者教育和康复指导 …… 271

模块十六　糖尿病的全科医学处理 …… 275
项目一　糖尿病的全科医学服务 …… 275
一、糖尿病的流行病学研究 …… 275
二、糖尿病需要全科医学服务 …… 276
项目二　全科医生在糖尿病预防中的作用 …… 277
一、糖尿病的危险因素 …… 277
二、糖尿病的医疗预防保健措施 …… 277
项目三　全科医生在糖尿病诊治过程中的职责 …… 279
一、在导入专科诊疗前全科医生的职责 …… 279
二、专科诊疗后的后续治疗 …… 282
三、糖尿病的随访与复查 …… 285
项目四　全科医生在糖尿病教育和康复中的作用 …… 286
一、糖尿病患者教育 …… 286
二、对糖尿病患者生活方面的指导 …… 287
三、糖尿病康复治疗需要全科医学照顾 …… 288

模块十七　社区急症的全科医学处理 …… 292
项目一　常见的社区急诊 …… 292
一、意识障碍与抽搐 …… 292
二、呼吸困难 …… 294
三、发热 …… 295
四、急性胸痛 …… 295
五、急性腹痛 …… 296
六、休克 …… 296
七、上消化道出血 …… 298
八、中暑 …… 298
九、严重心律失常 …… 299
十、意外伤害 …… 299
十一、其他 …… 301

项目二 现场急救 …… 301
一、现场急救的原则 …… 301
二、常用急救方法 …… 303
三、其他现场处理 …… 307
项目三 转诊和运送 …… 307
一、全科医师应适时地将伤病员转诊 …… 307
二、患者的运送方法 …… 308
项目四 社区急症的防范和健康教育 …… 309
一、全科医师在防范社区急症中的作用 …… 309
二、社区常见急症的预防 …… 310

模块十八 心理健康问题的全科医学处理 …… 314
项目一 全科医学须全面重视心理健康问题 …… 314
一、心理健康问题的含义 …… 315
二、心理健康问题的层次 …… 315
三、心身健康和身心健康 …… 316
项目二 心理问题的评估与诊断 …… 317
一、自我功能评估 …… 318
二、境遇问题评估 …… 319
三、来访动机评估 …… 320
四、紧急状况和危机评估 …… 321
五、处理方法评估 …… 321
六、心理问题的全科医学分类及诊断 …… 322
项目三 心理问题的一般干预 …… 326
一、心理干预 …… 326
二、精神药物干预 …… 333

模块十九 社区重点人群的全科医疗服务 …… 336
项目一 全科医疗与重点人群保健 …… 336
一、社区卫生服务中的重点人群 …… 336
二、社区重点人群的全科医疗保健 …… 337
项目二 社区妇女保健与计划生育指导 …… 338
一、妇女重要时期的生理和心理特点 …… 338
二、妇女不同时期的主要健康问题 …… 339

三、社区妇女的保健重点和措施 …………………………………… 340
四、妇女社区保健措施 …………………………………………… 341
五、社区妇女的生育期保健和计划生育指导 ……………………… 342
项目三　社区儿童保健 ………………………………………… 344
一、儿童的生理、心理和社会特点及其常见健康问题 ………… 344
二、儿童期各阶段的保健重点 ………………………………… 345
三、全科医疗中的儿童保健 …………………………………… 346
项目四　社区老年保健 ………………………………………… 347
一、老年、老龄化与健康老龄化的概念 ……………………… 347
二、老年人生理和心理特征及其主要健康问题 ……………… 348
三、全科医疗中的老年保健措施 ……………………………… 349

模块二十　实训见习指导 …………………………………… **353**
实训一　全科医疗服务模式 …………………………………… 353
一、见习目的 …………………………………………………… 353
二、学时 ………………………………………………………… 353
三、见习地点及带教人员 ……………………………………… 353
四、见习内容和方法 …………………………………………… 353
五、注意事项 …………………………………………………… 354
六、见习报告 …………………………………………………… 354
实训二　妇幼保健与家庭访视 ………………………………… 354
一、见习目的 …………………………………………………… 354
二、学时 ………………………………………………………… 354
三、见习地点及带教人员 ……………………………………… 354
四、见习内容和方法 …………………………………………… 355
五、注意事项 …………………………………………………… 355
六、见习报告 …………………………………………………… 355
实训三　老年保健与家庭访视 ………………………………… 355
一、见习目的 …………………………………………………… 355
二、学时 ………………………………………………………… 356
三、见习地点及带教人员 ……………………………………… 356
四、见习内容和方法 …………………………………………… 356
五、注意事项 …………………………………………………… 356
六、见习报告 …………………………………………………… 356

实训四 社区健康教育 …… 357
一、见习目的 …… 357
二、学时 …… 357
三、见习地点和带教人员 …… 357
四、见习内容和方法 …… 357
五、注意事项 …… 357
六、见习报告 …… 358
实训五 社区卫生诊断 …… 358
一、见习目的 …… 358
二、学时 …… 358
三、见习地点及带教人员 …… 358
四、见习内容和方法 …… 358
五、注意事项 …… 358
六、见习报告 …… 359
实训六 社区健康调查 …… 359
一、见习目的 …… 359
二、学时 …… 359
三、见习地点及带教人员 …… 359
四、见习内容和方法 …… 359
五、注意事项 …… 359
六、见习报告 …… 360
实训七 社区居民健康档案建立 …… 360
一、见习目的 …… 360
二、学时 …… 360
三、见习地点及带教人员 …… 360
四、见习内容和方法 …… 360
五、注意事项 …… 361
六、见习报告 …… 361
实训八 社区慢性病管理 …… 361
一、见习目的 …… 361
二、学时 …… 361
三、见习地点和带教人员 …… 361
四、见习内容和方法 …… 361

五、注意事项 …… 362
六、见习报告 …… 362
实训九 中医适宜技术的社区应用 …… 362
一、见习目的 …… 362
二、学时 …… 362
三、见习地点和带教人员 …… 362
四、见习内容和方法 …… 362
五、注意事项 …… 363
六、见习报告 …… 363

第一篇　绪　论

模块一

全科医学概述

扫一扫，看课件

【学习目标】

1. 掌握：医学模式的转变对全科医学的重要意义。
2. 熟悉：全科医学产生和发展的背景。
3. 了解：国内外全科医学教育概况。

项目一　全科医学的产生与发展

一、全科医学的产生

（一）古代的医治者

古有“神农尝百草，一日而遇七十二毒”的记载，古人在生产、生活中遇到伤病时，偶然内服或外用了某些草药，伤病竟至痊愈，后代世世相传，逐步发展成医学。例如殷商的甲骨文、古埃及的草纸时代及马王堆汉墓的竹简都有医学的记载。古代的医生基本上不分科，作为“医治者”，当人发生病痛时，运用朴素的自然哲学理论，通过对病人的观察和大体了解，根据自身经验对病情做出猜测性判断，对病人的整体状态及其与环境的相互关系进行描述与解释。这时，各种治疗手段（包括药物、针灸、按摩、放血等）的作用主要不是干预疾病本身，而是刺激病人体内的自主调节系统，调整使之发生有利于健康的转变。如中医学的"阴阳五行学说","六淫""七情"的病因学说;希波克拉底的"四体液学说"等,都体现了这种朴素的整体观念,其目的是协助病人"自愈",而不是完全靠医生去"治愈",使之从病理不平衡状态自然恢复到身体与精神的平衡状态。

鉴于当时对疾病的病因、病理认识的肤浅和治疗局限性,在诊疗过程中,医生往往需要在病人家里和床边守候很长时间;而病人及其家属则通过叙述病史、体验症状及实施协助自愈的照顾,在诊治过程中参与甚多,扮演了相当重要的角色。这种朴实的医疗方式一旦遇到定位精确、技术高明的现代医学,自然会被取而代之。然而在现代医学高度普及和发展的今天,当人们发现其方法与应用上的局限性时,便不免要回顾历史,怀念朴素自然协调的思维方式、服务实践与医患关系;而全科医学的建立和发展,即是医学界适应时代和民众的需要,将古代医学的精华重现于当今的一种"螺旋式上升"的成功实践。

(二)通科医疗的兴起

全科医学是在通科医疗的基础上发展起来。在欧美,起源于18世纪的通科医疗(general practice,GP)是指受过一般的医学训练但不分科的基层医生所提供的医疗服务。这类基层医生称为通科医生。通科医生诞生于18世纪的美洲,命名于19世纪的欧洲。18世纪欧洲向北美大陆的"移民热"中,部分医生也迁移到了美洲,然而为数甚少的医生无法满足大量移民的医疗需求,医生不得不打破原有的专业界限,从事内科医生、外科医生、药剂师等工作,以各种可能的方式服务于患者。19世纪初,英国的*Lancet*杂志首次将这类具有多种技能的医生称为"通科医生",医学生毕业后若通过了内科医疗、药物、外科及接生技术的考试,可获得"通科医生"的开业资格。在19世纪,约80%的医生都是通科医生。这些医生大多在社区独立开业行医,尽管当时医疗水平不高,但为居民及家庭提供周到细致的照顾,照料全体家庭成员的疾患,他们是社区民众亲密的朋友、照顾者和咨询者,在社会上备受尊敬,到19世纪末,通科医生一直都占据着西方医学的主导地位。

(三)专科医学的发展

近百年来,现代医学的发展使人们对疾病和人体有了更为深入、精确的了解。1857年法国巴斯德发现细菌是许多疾病的致病因;1858年魏尔啸阐述细胞分裂理论;1863年孟德尔豌豆试验开创遗传学研究;1895年伦琴发现X射线;1940年青霉素应用于疾病治疗。1953年詹姆斯·沃森及弗朗西斯·克里克提出DNA双螺旋结构。19世纪末,细菌学、解剖学、生理学等基础医学的大发展奠定了现代医学的科学基础,新技术的使用和发展导致了临床医疗实践的分化,改变了医学教育的方向。在此基础上,医学技术呈现巨大的进步,许多严重的感染如细菌性心内膜炎、败血症等都可被治愈,器官可以移植,恶性肿瘤可以被切除。制药工业突飞猛进;生物科技的进步使医学免疫学方兴未艾;计算机技术的应用使影像诊断长足发展。由于医学知识的迅速膨胀,医疗技术的系统化发展,医疗重点从社区转向医院,导致临床医疗实践分化,专科医疗开始发展。医学科学研究逐渐在以医院为主体的临床医疗中占据了中心位置，医学开始了专科化进程。专科医疗服务模式的成功，大大提高了医院专科化和医学科研水平的发展。第二次世界大战期间及战后，科学技术的进步促使医学迅猛发展。第一次卫生革命针对严重危害人类健康的传染性疾病和寄生虫病展开，通过控制传染源、预防接种、改善环境等措施，控制传染病的流行，其成功使人们深信依靠高科技能解决人类的一切病痛，造成了人们对医院和专科医生的崇拜，专科医疗进入鼎盛时期。

（四）通科医疗的衰落与复兴

医学专科化的成功形成了以医院为中心、以专科医生为主导、以消灭生物学疾病为目标的观念，掌握了现代医学知识和技能的医生在人们心中树立了神圣的形象，造成人们对医院和专科医生的崇拜。医生成为对疾病自然进程线索的搜寻者，确立了特权地位；而病人则因无法了解自己体内的细微变化而处于无力地位。医院装备各种新式仪器设备，集中了一批懂得新技术的专家，比社区里的通科诊所更能吸引病人。社区中的通科医生被冷落，通科医疗逐渐萎缩。到了 20 世纪 40 年代末，仅有不到 20% 的医生还在社区工作，通科医疗的发展曲线下降到了“谷底”。

随着专科化的过度发展，其服务模式的内在缺陷也逐渐引起人们的关注。20 世纪 50 年代后期，由于人口老龄化进程和慢性非传染性疾病（noninfectious chronic disease，慢性病）、退行性疾病患病的上升，以及现代医学的治愈乏术，基层医疗保健的重要性重新显现。老年人易患多种慢性病，需要大批医生在社区和家庭环境中长期照顾，社会对通科医生的需求开始不断增长，公众开始呼吁通科医疗的回归。1968 年美国家庭医学委员会（American Board of Family Practice，ABFP）成立，于 1969 年成为美国第 20 个医学专科委员会，标志着全科医学学科的正式建立。在美国，通科医师改称“家庭医师（family physician）”。为了改变人们对“通科医生”只通不专、缺乏专业训练的印象，将“general”的译文从“通”改为“全”，以示其服务全方位、全过程的特点。这样，世界上就有了全科医生和家庭医生这样一种医生拥有两个名称的事实。21 世纪全科医生与专科医生的比例应至少达到 1∶1，平均每两千人就有 1 个全科医生，才能满足民众对基础卫生保健的需求。

二、全科医学的发展背景

全科医学的产生和发展是特定历史条件下的必然产物，也是医学科学发展的必然结果。全科医学的产生与人口的老龄化、疾病谱和死因谱的变化、卫生经费的压力、卫生服务模式的局限、社会人口迅速增长、家庭结构功能的变化等因素有密切的关系。

（一）人口增长

第二次世界大战以后，随着社会经济条件的改善和生活水平提高，公共卫生事业的迅速发展，第一次卫生革命的成功使人群疾病发病率和病死率明显下降，世界人口数量迅速增加。经济的发展促使大城市的兴起，人口不断增长和集中，社会人口的迅速增长与医疗保健系统的供需矛盾日益严重。世界在发展，社会在进步，人们的生活水平在提高，健康观念也在发生着变化，不仅要求治疗疾病，而且要求提高生活质量，对医疗卫生在预防疾病和增进心身健康方面的需求明显增加，要求也明显提高。然而，现实是社会为公众提供卫生服务的能力远远跟不上因人口增长而导致的公众对卫生服务需求的增长速度，医疗保健系统的服务能力与公众需求之间出现了尖锐的矛盾。都市大医院病人聚集，医生疲于应付，医患关系紧张。这就说明大力培养既能治疗疾病，又能提供保健服务的多面手医生是十分必要的。目前我国城市居民的医疗负担越来越大，广大农村缺医少药的现象日趋严重。因此，培养全科医生更是十分必要和迫切的。

（二）人口老龄化

人类寿命的增长使得人口老龄化逐渐成为当今全球性的一个社会问题。我国更是人口老龄化比较严重的国家。2005 年底全国 1% 人口抽样显示，我国 65 岁以上人口达到 10045 万人，占总人口数的 7.69%。按照老龄化评判标准，我国已成为人口老龄化国家。根据联合国对中国人口发展的预测，到 2010 年，中国总人口将达 13.73 亿，65 岁及以上人口所占比重为 8.1%。到 2050 年，中国总人口将达 14.78 亿，65 岁及以上人口所占比重为 22.6%。进入老年后，人的生理功能衰退，慢性退行性疾病越来越多；慢性非传染性疾病对老年人健康的危害日益突出；社会地位和家庭结构变化，心理情感问题增加。人口老龄化给社会造成了巨大压力：一方面，社会劳动人口比例下降，老年人赡养系数明显增大，社会经济负担加重；另一方面，老年人的生活自理能力逐渐下降，对衣食住行、医疗保健以至自身发展等方面的特殊需要，影响到卫生服务的供需变化。生物医学的高度专科化不能全面解决老年人的综合性问题。如何发展各种综合性、连续性的日常照顾，提高老年人的生活质量则成为各国公众和医学界的共同聚焦点。

中医学的养生理论和方法，对于老年病的防治有着独到的优势。《素问·上古天真论》中有“外不劳形于事，内无思想之患，以恬愉为务，以自得为功，形体不敝，精神不散，亦可以百数”的论述。中医学注重身心调养，保持形与神俱，重视阴阳平和，追求健康人生，使人的生命质量得到提高。如《灵枢·本神》说：“故智者之养生也，必顺四时而适寒暑，和喜怒而安居处，节阴阳而调刚柔，如是则邪僻不至，长生久视。”中国古代有多种多样的运动形式和方法，如导引、八段锦、太极拳等，这些健身方法都比较适合老年人的生理特点。此外，还可适当用药预防衰老和疾病，明代李时珍的《本草纲目》中即录有 390 余首健身长寿方。社会人口的老龄化，给中医学的研究和临床实践提供了更为广阔的空间。

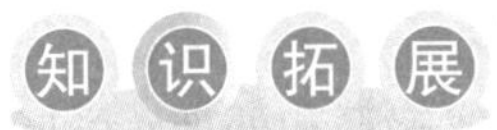

人口老龄化及标准

人口老龄化是指总人口中因年轻人口数量减少、年长人口数量增加而导致的老年人口比例相应增长的动态。

国际公认的标准是60岁以上人口超过总人口10%，或65岁以上人口超过总人口7%。发达国家在20世纪50年代进入人口老龄化社会。在我国，2000年第五次全国人口普查显示我国60岁以上人口占10.33%，65岁以上人口占6.96%，基本进入老龄化社会。至2010年第六次人口普查显示60岁及以上人口占13.26%，其中65岁及以上人口占8.87%，正在进入老龄化加速的阶段。

（三）疾病谱和死因谱的变化

20世纪初威胁人类健康的主要疾病是各种急慢性传染病、感染性疾病、营养不良性疾病及寄生虫病等。到20世纪中叶，由于社会的进步，生物医学防治手段的发展与公共卫生的普及，营养状态的普遍改善，传染病和营养不良症在疾病谱和死因谱上的顺位逐渐下降；至20世纪末，它们已经被慢性疾病、生活方式及行为疾病所取代。20世纪后期，人类疾病谱中占前3位的依次是心脑血管病、恶性肿瘤和意外死亡。

疾病谱和死亡谱的变化对现代医学产生了新的冲击，要求卫生服务必须提供连续性的医疗保健。各种慢性病的病因和发病机制往往涉及多种外因和内因、涉及躯体的多个脏器和系统，如高血压的发病常牵涉遗传、饮食、紧张的行为方式和个性等，而性乱、吸毒、嫖娼等行为公认为是艾滋病的发病因素。慢性病患者一旦患病往往终身带病，长期的发展过程可出现多系统的损害。慢性病不能依靠一次性的手术或抗生素解决，它需要以预防为主，健康教育与个人保健等为辅的综合性、长期性、连续性的照顾，需要生物、心理、家庭、社会等全方位的配合，要求照顾（包括护理、教育、咨询等）重于医疗干预，要求医患双方共同参与。这就导致了社会对全科医生的再次思考，重新呼唤全科医学。

中医学的整体观、辨证施治、治未病的基本理念和方法与现代医学生物、心理、社会和环境相结合来预防疾病和提高健康水平的未来医学发展方向是一致的。中医学强调发挥人体自身的调节作用，通过个体化诊疗手段，宏观调节，整体处理，保持人体的阴阳平衡，达到健康状态。中药大多源于自然界的植物、动物或矿物，通过适当配伍来调整人体平衡，其采用天然药物、毒副作用小的优势与当今全球回归自然的趋势是一致的。中医学对慢性病的防治方法除药物外，还有非药物方法，包括针灸、按摩、推拿、气功、体疗等。疾病谱和死因谱的变化，使中医学更加有了用武之地。

（四）医学模式的转变

所谓医学模式，是指医学整体上的思维方式或方法，即以何种方式解释和处理医学问题，又称为“医学观”。

医学模式受到不同历史时代的科学、技术、哲学和生产方式等方面的影响，历史上曾有过古代的神灵主义医学模式、自然哲学医学模式，近代的机械论医学模式，现代的生物医学模式，最新的生物－心理－社会医学模式等多种不同内容的医学模式。

生物医学模式起源于16世纪欧洲文艺复兴时期，它把人作为生物体进行解剖分析，致力于寻找每一种疾病特定的病因和生理病理变化，并研究相应的生物学治疗方法。在生物医学模式的指导下，人类基本上解决了几千年来严重威胁健康的传染病，疾病谱发生根本变化，平均寿命得到较大提高。在特定的历史阶段对防治疾病、维护人类健康做出了巨大贡献。直到现在，生物医学模式一直是医学科学界占统治地位的思维方式，也是大多数专科医生观察处理其领域内问题的基本方法。但生物医学模式无法解释某些病的心理社会病因，以及疾病造成的种种身心不适，无法解释生物学与行为科学的相关性，更无法解决慢性病人的身心疾患和生活质量降低等问题。随着疾病谱变化和病因病程的多样化，生物医学模式的片面性和局限性日益明显。医学模式的转换要求医师全面地关注病人，从以疾病为中心转变到以病人为中心。

1977年美国医生G.L.Engle首先提出生物－心理－社会医学模式的概念，他认为合理的模式应涉及人本身（包括医患双方）及其自然与社会环境。生物－心理－社会医学模式理论认为：人的生命是一个开放系统，通过与周围环境的相互作用及系统内部的调控能力决定健康状况。心理、社会共同作用于人体后机体产生一系列复杂变化，疾病则是这些变化导致的一种整体表现。生物－心理－社会医学模式是一种多因多果、立体网络式的系统论思维方式。新模式改变人们以往的健康观念，从以单因单病、病在细胞为特征的生物医学模式中跳出来，调整着医学的科学研究、医生的诊疗模式或医疗保健事业的组织形式。

（五）医疗费用的高涨

随着人们健康意识的增强，医疗消费占生活消费比例日趋增大；人口老龄化加重，老年性疾病相对增多，医疗费用逐年增长；医学科技的日新月异，高科技医疗设备和材料、各种新药应用也必然增加医疗费用的支出。医疗费用的增加逐渐成为社会的负担。卫生经费的压力迫使医疗保健由传统的病后治疗转为病前干预。卫生经费的迅猛上涨及其效益的降低是世界性问题，而由于我国仍然属于发展中国家，全科医疗又刚刚开展，这种情况尤为严重。本来人均卫生经费就比较少，而其中的绝大部分又都用在疾病的治疗上，用于预防和卫生保健的费用寥寥无几。

（六）卫生资源的不合理分配

世界各国普遍存在卫生资源分布的不均衡，城市远远多于农村。这种不平衡，给区域卫生规划、医院实行分级医疗、卫生资源的合理配置和使用带来许多问题。卫生资源的不合理配置和应用主要表现在以下几个方面：一是大部分卫生经费消耗在城市大医院的房屋建设、大型设备的添置和疾病的诊疗上，而花费在基层医疗、预防保健上的费用越来越少。二是大都市医院林立，资源浪费极其严重，而广大农村的贫困地区缺医少药、因病返贫的状况颇为令人担忧。三是大医院门庭若市，收入颇丰，而基层医疗单位、乡镇医院门庭冷落，难以支撑。不良的医疗体制和单一的专科医疗，使广大的人民得不到应有的医疗保健，极大地浪费了国家投入的医疗经费。医疗体制改革的关键就是医疗卫生政策应该向基层医疗、全科医疗、预防保健方面倾斜。因此，开展全科医疗是从根本上解决我国的医疗卫生保健问题的一条必由之路。

（七）卫生服务模式与医疗保健机构功能分化

中医学在卫生服务模式上追随现代医学，大型医院被盲目建设，而城市社区和农村乡镇中医学人才匮乏，直接导致了中医学贴近基层医疗、贴近人民群众的特色逐渐消失。中医医院模式的专科化服务已明显暴露出其内在的局限性和片面性，具体表现在：①中医院西化严重：医院的专科化服务以治疗疾病为主，忽视预防、保健和康复，过度依赖大型仪器设备，中医学的优势病种不明确，尤其是在当前以药养医、以设备养医的前提下，大多数高等中医院校毕业生在进入医院后不久就被西化。②中医学特色不能发挥：治未病是中医学的核心理念，但在医院模式下，仅能使所在地区15%的人口受益，到医院治疗的多是已病的病人，可能失去了最佳的治未病时机。③服务时间的局限：中医院只为患者提供片段的医疗服务，不能实现中医学所强调的因时、因人、因地制宜，也不能对患者的治疗效果进行连续观察，直接造成了中医学疗效的降低。④服务方法的局限：中医医生在局限于某一专科的同时，在治疗方法上也缺乏传统中医学综合性、多样化的治疗手段。⑤服务模式的局限：医院大多仅接受那些需要高技术、专科化服务的病人进行住院治疗，很少涉及社区和家庭保健，明显降低了中医药服务的可及性，而住院治疗也给病人及家庭，尤其是需要长期照顾的老年人、慢性病人及其家庭带来诸多不便。总之，卫生服务模式的单一成为制约中医药发挥效应的重要因素，中医卫生服务模式的多元化发展势在必行。

现在世界已经公认以社区为基础的正三角形（又称金字塔形）医疗保健体系是理想的保健体系。其底部宽大是指可以被群众广泛利用的、立足于社区、提供基本医疗保健和公共卫生服务的门诊机构（全科医疗诊所与社区健康中心）；中部是二级医院、慢性病院、护理院和其他能处理需要住院的常见问题（如急腹症、胃切除、分娩等）的机构；顶部是利用高技术处理疑难危重病问题（如冠脉搭桥、开颅、器官移植等）的少数三级医院。超过半数的医生在基层从事基础卫生服务，体现了在卫生资源分配上对社区的倾斜；而所有民众的首诊医疗保健都在基层解决，体现了卫生资源利用对社区的注重。

理想的医疗保健体系意味着不同级别医疗保健机构功能的分化：在基层能用价格合理

的基本技术解决约90%的健康问题，仅有少数患者需要转诊到大医院进行专科医疗；之后再转回基层接受后续服务。其优点为：不同级别的医疗保健机构各司其职，三级医疗将精力集中于疑难危重病问题和高技术的研究，并作为基层医疗的学术与继续医学教育后盾；基层机构则全力投入社区人群的基本医疗保健工作。患者的一般问题和慢性病可以就近获得服务，若需要专科服务时可以通过全科医生转诊，减少就医的不便与盲目性；医疗保健系统与医疗保险系统通过其预防导向的服务和一对一负责式的首诊医疗，减少疾病的发生、恶化和高技术的滥用，从而避免浪费，提高医疗卫生资源利用上的成本效益。

项目二　全科医学的哲学思想

一、全新的医学观

（一）全科医学的本质在于医学观的改变

全科医学的本质在于观察和解决问题时所秉持的哲学思想，只有站在哲学的角度上来把握全科医学的实质，才能完整、深刻地理解全科医学产生和发展的必然性、现实意义和先进性。从其他角度去研究全科医学，都只能是局部的、片面的认识。而且，不解决世界观、方法论及理论基础等问题，全科医学也就无法真正成为一门独特的综合性医学学科，只能是一些片段知识和技术的简单堆积。实际上，医学理论应包括四个不同的层次：经验层次、具体医学理论层次、一般医学理论层次、哲学观点层次。医学理论的形成是这四个层次反复相互作用的结果，经验层次起着基础的作用，哲学观点层次则起着启发或帮助发现的作用。临床工作者往往都能认识到经验的重要性，却很容易忽视哲学的作用，然而只有站在哲学的高度上才能深刻地认识事物的本质，全科医学工作者要在医疗卫生服务和医学教育领域进行一场深刻的改革实践，就必须在哲学的高度上来把握全科医学的实质。

（二）准确把握医学学科的特点

1. 医学的科学性和经验性　科学是人类探讨事物构造和法则的理性认识活动，也是这种理性认识活动成果的理论性、系统性的知识总汇。医学发展确实经历过纯经验时代，随着其他科学的发展，人们逐渐掌握了研究人体和疾病的科学方法和工具，从而创造出许多能直接反映人体构造和功能及疾病本质的知识。全科医学是对生物医学理论进行重新评价后的产物。临床工作者既要认识到经验的重要性，又要认识到科学研究和理论的重要性，只有把这两者有机地结合起来，才能取得更大的成功。

2. 医学的自然科学性和社会科学性　医学具有两面性，它既是自然科学，又是社会科学。这是由人具有的两面性所决定的，人既是一个自然实体，又是一个社会成员。传统的科学观念认为，只有客观的可以观察到的现象才能成为科学的研究对象，人的主观感觉、内心体验和象征性的信号无法成为科学研究的对象，更无法用自然科学的变量去加以描述和分析。这种观念使临床医生只承认诊断所需要的病理生理或病理解剖等方面的客观证据，而完全忽视病人的主观体验和内心感受，实际上也割裂了疾病与患病的人之间的有机联系；只承认人是一个低级的生物有机体，而否认人的其他特性，实际上也就否定了人的存在价值和特殊意义。因此，要正确地认识社会因素在医学中的地位，全面、完整地认识医学的本质问题。

3. 医学服务的技术性和艺术性　艺术家所接受的训练是如何带着感情去观察世界，医生的任务也是双重性的，一方面要理解病人和他所患的疾病，这样才能更好地解除病人的痛苦；另一方面，医生要与病人在感情上进行交流，这是医疗实践取得成功的基础，也是治疗或服务的一个重要方面。医生是最好的“药物”，增加医疗过程中的感情交流是提高医疗质量的关键。了解病人要比了解病人所患的病重要得多，因为只有理解患病的人才能更好地理解病人所患的病，医生缺乏感情的纯技术服务是没有生机的，也不可能得到公众的认可和赞扬。

（三）整体医学观

1. 正确认识病理过程与疾病　当人们感觉到生病的时候，其整体功能已受到影响。这时，医生便将其诊断为某种“疾病”。然而在此之前，还有一个不易被人觉察的或长或短的局部变化过程，先是分子、细胞水平上的某些生理、生化和免疫学等方面的异常反应（病理反应），然后是组织、器官水平上的局部损害（病理变化），我们把以上过程称为“病理过程”，病理过程只有在影响整体功能时才表现为疾病，某些轻微的病理过程可以不表现为疾病。

临床医生常常习惯性地认为疾病就是一定的病理反应、病理变化和临床表现的集合，而医生所掌握的仅仅是其中的少数部分，以少数部分去推测整体的特性总是会有缺陷的。

2. 正确认识疾病与疾患　疾患是指一个人患病的事实及相关的种种表现，是认识病人的第一步，也是诊断疾病的基础。疾病是理论领域的一个概念，是理解以上事实的一种概念上的工具，使人们能系统地认识病人的问题，并对病人做一些推断和预测。疾病是一种解释模型。实际上，疾病的概念往往已经预先存在于医生的思维中，当医生把与病人有关的事实按一定的规律排列成某种构象时，如果正好符合思维中某种疾病的框架，这时医生便诊断这个病人得了什么疾病，同时医生可以据此推断以后将出现的现象。

当病人的问题被诊断为一种疾病时，病人的问题便被归纳为一种概念，而不再是一种客观存在。这种方法的缺陷是，疾病的概念过早地存在于医生的思维中，很容易使医生的注意力定向于与假设的疾病有关的线索上，而不是全面地描述与病人有关的客观事实，更何况并不是所有的疾患都能用疾病作为诊断的。

3. 正确认识疾病与生活问题　疾病总是要影响病人的日常、家庭和社会生活，疾病和生活问题是分不开的。我们要了解疾病对病人的生活所造成的影响，然后才能理解疾病对病人来说意味着什么，最后才能理解病人为什么会对疾病做出这样的反应。所以，不了解生活问题就不可能完整地理解患病的人，也不可能准确地理解疾病或疾患。

4. 将病人视作一个完整的人 中医学是以阴阳五行为基础的人体观，西医学则是建立在人体由四种液体构成或由原子构成的基础上，这是一种"小宇宙人体观"。正是在此基础上建立起来的现代医学体系把医学从巫术的统治下解放出来。生物医学只研究疾病，不研究人或病人，只"治病不治人"，置病人的感受、体验、情感、需要于不顾，由此引起了公众的强烈不满。行为科学、精神分析学和社会科学等方面的研究成果为人们认识疾病与病人及环境的联系提供了有效的理论和方法，已有大量的资料阐明了人的潜意识、个性、行为方式、家庭、社会等因素与疾病的密切联系，并初步揭示了它们相互作用的内部机制。同时，一般系统理论也为理解疾病与病人及其环境的相互关系提供了理想的理论框架。病人作为一个完整的人，除了具有正常人所有的全部特性外，还有一些正常人没有的特征。病人除了有躯体功能障碍外，还有内心独特的感受、体验、情感、需要和期望，这些不仅影响病人生活的所有方面，而且还将影响医疗服务的过程和质量。综上所述，病人是一个不可分割的有机整体，他不等于各器官、系统的相加；病人是一个心身统一体，躯体与精神是密不可分的；病人是社会成员、家庭的成员、工作单位的职工、宗教团体的成员、社会活动的参与者……

5. 端正健康的概念 生物医学模式一直以来所秉持的健康观是"无病即健康"。这种健康观使人们把注意力集中在生物学疾病的防治上，认为医学的最终目的就是要彻底消灭生物学疾病。1948 年世界卫生组织（WHO）对健康所下的定义是"健康不仅仅是没有疾病或虚弱，而且包括在躯体、精神和社会适应方面的完好状态"。1977 年恩格尔提出了生物－心理－社会医学模式，认为健康至少应该包括以下三个方面的内容：①躯体方面的健康。即保持躯体功能的良好状态，没有不能被治愈或被控制的疾病，没有不能康复的躯体残疾，没有持续的不适或虚弱，生理需要得到基本满足。②精神方面的健康。内心没有严重的矛盾冲突而影响个人的情绪和行为，个性能得到自然发展，并且能适应社会生活的要求，能自如地应付各种紧张状态，能适应各种变化，并对变化做出适当的反应，没有不良的行为方式和生活习惯，没有明显的精神活动异常。③社会方面的健康。能适应社会道德、文化准则和行为规范的要求，能在社会生活中保持积极向上的精神状态，没有明显影响身体健康的社会关系冲突，能有效地利用各种社会资源，并能在社会生活中满足个性发展和自我实现的需要。

二、全新系统论

（一）部分与整体

人作为一个整体，是生物体、心身统一体和社会成员这三大部分的有机结合体，但绝不是这三大部分的简单相加，这三大部分的相互联系和相互作用及人的生活目的是人这一整体的根本特性，分别对这三大部分进行研究是深入认识人的特性的基础，如果不研究这三大部分的相互联系和相互作用及人的生活目的，那就无法从根本上把握人的本质。同样，人的生物体是由神经系统、内分泌系统、循环系统、呼吸系统、消化系统等构成的，但绝不是这些系统的简单相加。分别研究这些系统是认识人这一生物体的基础，但无法代替对人这一生物体的整体研究。人和病人是医学研究的主要对象，因为疾病是人的疾病，健康是人的健康，研究脱离人的疾病和健康是毫无意义的。医学要为有病的人提供服务，而不是为有病的器官和系统提供服务。生物医学已经对人的器官、系统及器官系统的“疾病”进行了深入的研究，并建立了许多有效的诊断和治疗方法。然而，生物医学的研究和服务却把作为整体的人排除在外，只见疾病不见人，只懂疾病不懂病人，只治病不治人，这种方法虽然也取得了一些局部的成功，但是却在整体上走进了死胡同。全科医学则强调要在生物医学对部分进行研究的基础上，在人的整体水平上来研究疾病和健康，强调要理解疾病，首先要理解人，理想的服务最终要落实到人。生物医学与全科医学的关系恰恰体现了部分与整体之间对立统一的辩证关系。

（二）分析与综合

分析和综合是科学研究的两种基本方法，与整体和部分之间存在对立统一的辩证关系一样，分析和综合之间也存在对立统一的辩证关系。

分析就是把整体分解为部分加以认识，认识部分是分析的主要任务。客观世界是处于相互联系之中的，但人们为了深入认识部分，同时也是为了更好地认识整体，就不得不把特定的系统整体从普遍联系中暂时划分出来，分门别类地、孤立静止地加以剖析。

分析和综合是辩证统一在一起的，单纯强调某一方面都是片面的。综合是在分析基础之上的综合，综合离不开分析；而分析也是为了综合，没有分析就不可能有综合，而没有综合，分析就丧失了它的最终意义。分析和综合是有一定层次和水平的，因为任何部分、要素在较低级上都是一个整体，因此分析之后一定要有综合。而任何整体都是由部分构成的，综合之中一定有分析。生物医学着重于在分子、细胞、组织、器官、系统水平上对疾病进行研究，主要进行的是分析研究，但也有在分子、细胞、组织、器官、系统水平上的综合性研究。例如，在分别对 DNA、mRNA、tRNA、rRNA 的结构与它们在机体蛋白质生物合成中的作用进行分析研究的基础上，把几种核酸的作用与蛋白质、氨基酸的合成结合起来，从整体上认识蛋白质生物合成的机制与过程。全科医学着重于在生物医学、行为医学、社会医学对疾病和健康进行分析研究的基础上进行综合性的研究，即在人的整体水平上来研究疾病和健康。

（三）还原与整体

还原论和整体论代表着两种既对立又统一的思维方式和方法论。在医学的整个发展过程中，始终贯穿着以上两大理论与方法论体系的相互角逐，是医学科学螺旋式向上发展过程中的两个既对立又统一的方法论体系。

还原论是一种片面强调分析和归纳的、机械的、静止的、形而上学的方法论。还原论的分析归纳法是一种只见树木不见森林的方法论，它在科学发展的初期对科学的进步来说是必不可少的，因为这种方法可使人们对事物的认识不断深入。而当科学知识积累到一定程度，人们的认识由一个个点发展到需要进一步弄清这些点之间的联系，而要把个别的知识综合起来时，还原论的纲领就明显表现出局限性和片面性。现代的医学还原论是生物医学模式的方法论基础，它认为可用分析、归纳的方法研究疾病，疾病是一种孤立存在的、几乎可以脱离患病的人及其社会背景的自然实体；在诊治过程中，医生通常是一个独立的观察者，而病人却是一个被动的接受者。系统哲学家拉兹洛指出：还原论与系统的整体论，“两种思维都难免有不足之处，后一种用信念和洞察代替了翔实的探索，前一种牺牲了融会贯通以换取条分缕析”。

（四）全新整体观

系统整体论是建立在一般系统论基础之上的整体观和整体性的方法论，它吸取了传统整体论从整体上看问题的长处和还原论深入分析的优点，注意克服这两者各自的片面之处，并试图将两者有机地结合起来，从而实现了部分与整体、分析与综合的辩证统一。

1. 医生的服务对象是病人　病人是人，而不是一架需要修理的机器或进行药物反应的容器。人是有生命的，生命属于一个人只有一次，人的生命是无价的。特殊的服务对象和挽救生命的特殊使命要求医生必须具备特殊的职业道德。古人云：医乃仁术。良好的医德是一个医生获得成功的基础。培养良好的医德是培养一个优秀医生的关键。

2. 人是有感情和需要的　病人有比健康人更复杂、更特别的感情世界和需要。病人希望得到医生的关心和同情，要求医生在感情上与之产生共鸣，接纳自己的感受和要求。因此，医生应该掌握娴熟的情感交流技术，以其丰富的情感体验与病人进行感情交流，使病人产生一种安全感、信任感和被认同感，并尽可能地满足病人各方面的需要。

3. 病人有和医生同样的尊严和权利　病人虽然需要得到他人的帮助，但仍然希望保持自己的尊严和价值，希望得到医生的尊重，并与医生建立一种平等交往的关系。病人有权决定对自身问题的处理方案，有权了解自身问题的原因、机制、严重性、预后及医生采取某种措施的理由和利弊。全科医生应该认识到向病人作必要的说明、解释和保证的重要性，并与病人及其家庭共同制订解决问题的方案。

4. 病人具有主观能动性 如果病人仅仅被动、盲目地接受治疗，可能会由于对医嘱、病情的了解不够而明显降低对医嘱的顺从性及治疗的效果，并可因此导致意外情况的发生。全科医生在大多数时间里扮演指导者和教育者的角色，应该对病人进行适当的教育，使病人及其家属成为维护健康和治疗疾病的积极合作者，也使他们掌握必要的自我保健知识和技术，让他们为自身的健康负责，这样才能增加病人对医嘱的顺从性，才能使医疗服务产生最好的效果和最大的效益。

5. 病人是一个完整的人 病人是一个完整的有机体，各器官系统之间、躯体与精神之间，以及个人与环境之间都有极其密切的联系，病人是一个不可分割的有机整体，同样，为病人提供的服务也是不可分割的。而过度专科化的医疗服务体系却已将医疗服务严重瓜分，打破了人的有机整体性，以致“头痛医头”，“脚痛医脚”，在实践中难以取得理想的效果。更何况我们现在所面临的问题往往涉及多个专科。

6. 病人共有个体化的倾向 专科医生对刚才看过的病人的特征可能了解甚少，而对病人所患的病却可以描述得很详细。对专科医生来说，疾病是千篇一律的，都由症状、体征和阳性的实验室结果构成，针对某一类疾病的治疗原则也大同小异。而对全科医生来说，每一个病人的问题都是不同的，因为每一个病人机体所处的环境不一样，同一疾病在不同的病人身上就会有不同的反应和意义。

项目三　全科医学的研究

全科医学学科正式成立于20世纪60年代，所以相比其他医学专科，全科医学的研究存在明显不足。全科医学的研究不仅可以解决全科医疗实践中存在的问题，更能确立全科医学的学术地位、促进全科医疗服务质量、充实全科医学教育的内涵、开拓全科医学理论和实践的新领域。

一、全科医学中科学研究的目的

1. 发展和完善全科医学的理论体系，提高全科医疗的效率和品质。
2. 确立和修订全科医疗服务的内容和范围，并为教学服务。
3. 巩固全科医学的专业地位和专科地位。
4. 确定和拓展医学上的独特领域，如以门诊方式进行全方位、综合性和连续性照顾，并能以严肃的态度实践和发展可用于全科医疗的临床诊疗技能。
5. 指导全科医学教育与服务的开展。
6. 评价全科医学教育和培训计划，提高教育和培训的实效。

全科医生在服务中发现和利用与病人照顾、服务管理、人文关怀、信息收集相关的难点与问题；由于服务人群相对固定且范围较广，为全科医生实施研究活动提供了重要的病例资源。

二、全科医学研究的内容

1. 全科医学临床问题研究　包括全科医疗中常见疾病的预防、诊断、治疗、康复及特殊病例报告等。

2. 流行病学研究　包括全科医疗中常见问题的回顾性和前瞻性研究、个人和家庭的功能状态及环境因素的研究、疾病发生及流行相关的情境、疾病诊断和治疗的评价、高患病率及高死亡率的危险因素的辨析与干预效果研究、全科医疗效率和效果研究。

3. 卫生服务研究　包括医疗保健服务需求评估、医疗人力资源及设施的分布与利用、病人对医疗服务的满意度、成本效益分析、转诊及会诊效果、健康管理与政策的研究等。

4. 全科医学教育研究　包括全科医学的教育课程、方法与成效，全科医学教育的投入产出分析、医学生及住院医生对全科医学的认知与态度等。

5. 行为学、心理学及社会学研究　如医患关系、沟通技巧、居民健康及疾病行为、家庭及社会文化对健康的影响、个人及家庭压力事件与调试状况、家庭动力学研究等。

6. 人类学研究　如全科医生职业生涯的压力来源、患者与全科医生的文化信仰分析等。

项目四　全科医学教育发展现状

一、美国

（一）基层医疗服务

美国家庭医师大多数是个体或群体开业，在社区开办家庭医师诊所；少数人在大医院的家庭医学科从事医疗与教学活动。家庭医生提供的服务内容范围非常广泛，包括家庭医疗、预防接种、儿童及老年保健、营养指导、精神卫生等。家庭医生提供基础医疗保健服务，当患者出现不适时，首先到自己的家庭医生那里看病，一般的疾病都能得到治疗。部分疾病家庭医生无法应付时，才把患者转到专科医生处或医院治疗，同时家庭医生和专科医生、医院的关系密切，使得他们能够对转诊后的患者进行更好的随访和照顾。

美国目前的商业医疗保险形式为管理保健，保险公司为投保人购买医疗服务。每位参保人自己选择保险公司名单下的家庭医生（或被分配一名家庭医生），保险公司则按比例将保费预付给家庭医生。在预付保费的情况下，家庭医生提供医疗服务的同时，需严格审核患者的转诊指征。家庭医生成为这一模式下的核心角色，成为参保人与保险公司的“双重守门人”。

（二）教育培训

美国所有临床医生都需要接受毕业后的教育，选择做家庭医生的需在国家认定的培训机构接受住院医生培训。目前毕业后的家庭医师培训项目时间一般为 3 年，第 1~2 年主要在大医院或社区医院培训，第 3 年主要在社区诊所培训。住院医师每年必须参加由美国家庭医疗委员会命题、组织的统一考试，合格者可进入下一阶段培训。3 年培训结束后，还要参加由该委员会统一组织的综合考试，考试合格者获得由美国家庭医疗委员会（ABFP）颁发的家庭医师资格证书，才有资格开始基层医疗的职业生涯。

为了保持和提高家庭医师的素质和能力，美国家庭医师每 3 年必须获得继续教育学分 150 学分，每 6 年必须参加 ABFP 组织的家庭医师资格再认证，合格者方能再注册执业。美国家庭医疗委员会对教育、知识和实际操作技能质量的强调，已经促使了家庭医师的声望在该国卫生保健系统中的迅速提高。

二、英国

（一）初级医疗保健服务

英国是世界上最早实行国家医疗卫生服务体制的国家，其宗旨是让英国居民享受条件允许的最好的免费医疗服务。1944 年英国卫生法令提出：应该对每个人提供广泛的医疗服务；卫生服务费用应该全部或大部分由国家从税收中支出；卫生服务应由社区基层卫生保健服务和医院服务两部分组成：其中基层卫生保健由以全科医生为主的基层卫生保健队伍承担，社区服务由当地政府提供支持。国家卫生服务的原则是使不同地区、不同阶层的民众都有同等机会得到有效的卫生服务。1948 年英国建立了国家卫生服务体系（National Health Service，NHS），NHS 主要包括两个方面：第一是以社区为基础的初级医疗保健服务，在初级保健服务下英国居民可以选择自己的家庭医生，家庭医生为其提供初级健康保健；第二是以医院为基础的专科医疗服务，由专科医生承担医疗服务，处理家庭医生转诊的病例、一些重大的意外事故及急诊者。

英国的全科医生为其注册的患者提供全过程、全方位的基础医疗服务，内容包括疾病诊治、健康保健、疾病监测、患者转诊等。全科诊所是患者接触医疗卫生保健系统的第一站。全科医生与患者之间实行双向选择，每个全科医生平均注册 2000 名居民，按注册的患者数、服务的范围及其质量，全科医生获得相应的报酬。

（二）全科医学教育

英国的全科医学教育贯穿于医学本科阶段的教育、毕业后教育和继续教育 3 大部分。在医学本科教育阶段，包含了全科医学的入门教育，让医学生了解全科医学的基本概念和原则。本科阶段毕业后便成为英国全科医学理事会的注册医生，并进入为期两年的临床基本训练，但是不能单独作为“国家医疗卫生服务体制”的雇佣医生，不能独立开业，要想成为专科医生（包括全科医学医生）必须经过毕业后培训。全科住院医生需经过 3 年的临床培训，其中两年时间在医院各专科轮转，1 年时间在社区全科医师诊所内学习。英国的全科医生继续教育时间大约为每年 1 周，没有强制性要求，但大部分的全科医生会要求参加，政府对此也会给予鼓励和物质奖励。

三、澳大利亚

（一）基层医疗保健

澳大利亚是全球卫生体系比较完善、卫生绩效比较满意的国家之一，澳大利亚的基层医疗保健承袭了英国的传统。1984 年澳大利亚建立了全民医疗保险与私人医疗保险相结合的医疗服务体系，规定了联邦政府、州政府、社会团体和个人对健康的责任，保障了公民的基本医疗需要，体现了国家和政府对公民健康的责任和义务。政府承担着绝大多数的卫生支出，占国内生产总值的 9% 左右。澳大利亚医疗服务体系分三级：初级是全科医生服务；二级是从全科医生转诊的专科医生服务和医院服务；三级是主要以专科医生为主，兼顾教学、科研的高级医院服务。在澳大利亚看病，如果首先去看全科医生，国民医疗保险可支付全部或部分的诊费。患者只有通过全科医生转诊才能获得有政府资助的专科医生服务，通过转诊或者通过医院急诊才能得到免费的公立医院服务。

（二）教育培训

澳大利亚 1958 年成立皇家全科医生学会，负责制订：全科诊所认证标准；全科医生职业前、职业中和职业后继续教育培训、考核标准；组织全科医生职业考试及制订全科医学相关标准；提供全科医生教育培训平台等。

澳大利亚的医学生毕业后如果想成为一名全科医生，需经过 1 年的实习医生培训，之后通过执业医生考试，申请成为住院医生，并经过 1~2 年的住院医生培训后，才能申请进入全科专科医生职业培训。全科医生的职业培训共 3 年：第 1 年主要在综合性大医院中轮转，学习内、外、妇、儿、创伤和急救等诊疗技术；第 2、3 年的培训主要在社区全科诊所中完成，从事全科医疗、社区卫生、预防保健等工作。同时对将在农村及边远地区工作的全科医师增加 1 年的培训时间，学习麻醉、急救、土著人疾病、诊疗器械应用等知识技能。完成全科医生职业培训后，需通过资格考试合格，才能获得全科医师资格。

全科医生还要接受由澳大利亚皇家全科医学院组织的继续医学教育，每年有 4 周左右的脱产培训。全科医生每 3 年需参加国家组织的继续医学教育的考核和评估，合格者方能注册行医。

四、中国

我国全科医学发展起步虽晚但发展迅速。20 世纪 80 年代，专业化的全科医生培训进行了初步尝试。1984 年，北京市东城区朝阳门医院在居民社区建立全科医疗站，提供家庭病床服务。1988 年，世界家庭医生组织（WONCA）主席访问北京，建议中国推行全科医疗。1989 年，首都医科大学成立全科医生培训中心，这是我国第一个专业化的全科医生培训中心，使我国全科医生培训逐步走上了系统化道路。随着一系列政策的出台，我国的全科医生培养工作逐步规范。

1989 年和 1993 年，第一届、第二届国际全科医学学术会议先后在北京召开，中华医学会全科医学分会于 1993 年 11 月正式成立。原卫生部部长陈敏章在大会上的发言中指出："在中国推行全科医学，可望将中国现存的以医院为基础的比较浪费的卫生服务系统转变为一种讲究成本效益和更有效率的系统，通过推广全科医学和建立高水平的全科医学服务，可以改善我国人民的生活质量。"

（一）中国全科医学的相关政策

1998 年，卫生部颁布全科医生职称，使全科医生在我国医疗体系中的地位得以确立。此后，卫生部进一步规范国内的全科医生培训制度，1998 年卫生部等十部委下发了《关于发展城市社区卫生服务的若干意见》。1999 年 12 月卫生部召开全国全科医学教育工作会议，标志着全科医学教育工作正式启动，同年下发《全科医生规范化培训大纲（试行）》和《全科医生岗位培训大纲（试行）》。2000 年颁发《关于发展全科医学教育的意见》，指出：大病进医院，小病在社区。能够使 80% 以上常见病、多发病就诊于社区，使居民享用较低医疗成本的服务，并通过健康教育、预防保健，培养居民健康向生活方式;《全科医师岗位培训大纲》《全科医师规范化培训试行办法》《全科医师规范化培训大纲（试行）》《关于发展全科医学教育的意见》，提出我国全科医学教育的发展目标，全科医生培养开始进入规范化发展阶段。2006 年，人事部、卫生部、教育部等五部委联合颁发了《关于加强城市社区卫生人才队伍建设的指导意见》，落实了国务院要求加强全科医学教育和学科建设的指示，进一步明确了全科医学应作为高等医学院校重点建设的学科。截至 2009 年底，我国已有 60 余所医学院校在本科生中开设了全科医学概论及其相关课程；至 2010 年底，16 个省、直辖市开展了毕业后全科医学教育，至此，我国的全科医学教育体系基本形成。

2011 年国务院颁布《国务院关于建立全科医生制度的指导意见》中，客观描述目前我国的全科医生制度实行现状：我国基层医疗卫生人才队伍建设相对滞后，合格的全科医生数量严重不足，制约了基层医疗卫生服务水平的提高。该《意见》中提到要建立全科医生制度，为基层培养大批"下得去、留得住、用得好"的合格全科医生，是提高基层医疗卫生服务水平的客观要求和必由之路。提出：到 2020 年，在我国初步建立起充满生机和活力的全科医生制度，基本形成统一规范的全科医生培养模式和首诊在基层的服务模式，全科医生与城乡居民基本建立比较稳定的服务关系，基本实现城乡每万名居民有 2~3 名合格的全科医生，全科医生服务水平全面提高，基本适应人民群众基本医疗卫生服务需求。

（二）发展现状和存在的问题

随着我国社会、经济的发展，科学技术的进步，人民生活水平的提高，民众的健康意识日渐提高，医学模式的转变等，人们对卫生服务的需求不断增加。不断上涨的医疗费用使得社会和个人不堪重负，原有计划经济下的医疗保障体制已不能适应新形势的需要，医疗改革势在必行。我国现有的三级医院，都已在不同程度上成为专科为主的医疗机构，据统计，所有到三级医院就诊的患者中只有约 30% 需要专科医生的诊治，而人群中 80%~90% 的基本健康问题完全可以由训练有素的全科医生来解决。因此，卫生体制改革势在必行，其目标是逐步建立起以社区卫生服务为基础、大中型医院为医疗中心的城市卫生服务体系，使国家的医疗设备和人力资源得到充分利用，形成高效率、低消耗、富有活力的管理和运行体制，不断提高卫生服务的质量和效率，使广大人民群众能够得到适用、方便、价格合理和优质的基本卫生保健服务。

全科医学和社区卫生服务虽然在我国有较大发展，但也存在不少问题：①各地区的社区卫生服务发展不平衡，服务质量参差不齐；②大部分地区的社区卫生服务仍然只限于单一的医疗服务，未能真正融预防、治疗、保健、康复于一体；③对全科医学和社区卫生服务在卫生改革和发展中的重要性的认识尚未取得一致，有待深化；④一些社区已建立的个人和家庭健康档案往往流于形式，没有充分发挥其医疗记录的功能；⑤基层社区卫生服务网点建设和日常运行费用由于各地经济发展水平的问题，很多不能落实到位或网点建设数量偏少，严重制约着全科医学和社区卫生服务的发展；⑥全科医生的培训教育尚未规范化，存在低水平、低层次的重复，对社区护士及其他卫生人员的系统性培训重视不够。

（三）我国全科医学教育体系

1. 医学本科生、专科生的全科医学教育　目前我国已经有近 20 所高等医学院校开设了全科医学课程，多数院校已将全科医学列为必修课或选修课。教学目标多定位于传授家庭医学的知识、态度和技能；培养学生对全科医疗的职业兴趣，为毕业后接受全科医学规范化培训奠定基础；认识全科医学这一新学科的特点，使毕业后从事其他专科的学生也能够很好地与全科医师沟通和业务上合作。教学内容主要以全科医学的基本理论为主，教学方式包括理论教学与临床见习或实践。

2. 毕业后全科医学教育　《国务院关于建立全科医生制度的指导意见》中明确提出：要规范全科医生培养模式，将全科医生培养逐步规范为“5+3”模式，即先接受 5 年的临床医学（含中医学）本科教育。再接受 3 年的全科医生规范化培养。在过渡期内，3 年的全科医生规范化培养可以实行“毕业后规范化培训”和“临床医学研究生教育”两种方式。对到经济欠发达的农村地区工作的 3 年制医学专科毕业生，可在国家认定的培养基地经 2 年临床技能和公共卫生培训合格并取得执业助理医师资格后，注册为助理全科医师，即“3+2”模式。“5+3”模式是我国全科医生培养的主流模式或是期望的唯一目标模式。在当前过渡时期内，还有过渡期模式，即“3+2”模式和转岗培训。

3. 全科医师转岗培训　2010 年卫生部办公厅发布，我国开始以培训时间不少于 12 个月的“基层医疗卫生机构全科医生转岗培训”替代以往的全科医生岗位培训和全科医生骨干培训。对已经获得执业医师资格、即将或已经开始从事全科医疗服务的，特别是对长期在基层工作的尚未达到全科医生转岗培训合格要求的临床执业（助理）医生，通过较为系统的全科医学相关理论和实践技能培训，全面提高其防治社区常见疾病和解决社区健康问题的能力，以达到全科医生岗位的基本要求，使其在较短时间内获得全科医学的知识与技能，满足社区卫生服务的需求。

4. 全科医学研究生教育　全科医学研究生教育分为科学学位和专业学位研究生教育两种。前者主要以研究能力培养为主；后者主要培养学员在社区环境下的临床工作能力，其内容和途径与全科医生规范化培训完全一致，学员需通过研究生主管部门要求的国家统一考试才能进入该培训项目。

5. 全科医师继续医学教育　继续医学教育是毕业后，以学习新理论、新知识、新技术和新方法为主的一种终生性教育。通过全科医师在执业期间不断地接受新理论、新知识、新技术和新方法，以保持其专业水平的先进性和服务的高水平。我国也已把继续医学教育的学分作为卫生专业技术人员（以下简称卫技人员）业绩考核、聘任及晋升专业技术职务的条件之一。其形式可以采取学术讲座、专题研讨会、学术会议、培训班、自学、进修、撰写论文和专著等。根据国家卫生部规定，继续医学教育活动采取学分制，即在规定时间内完成规定的学分。

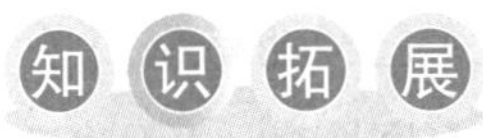

中国台湾地区全科医学的发展

中国台湾地区家庭医学教育训练工作始于 1977 年，由台湾大学医学院附设医院（简称台大医院）首先试办 2 年制“一般科医师训练计划”。1979 年第一家社区医疗保健站在台北县澳底社区建立，几年后在台大医院建立了“一般科（全科医学科）”，接着在各医学院都成立了家庭医学科。家庭医学的医学本科生教育和 3 年住院医师培训项目普遍开展起来。1986 年 3 月成立了家庭医学会，全面推展家庭医学教育工作，由学会创立了开业医师继续教育课程，以及家庭医学专科医师继续教育课程等。

此后，建立起以家庭医生为主的基层医疗模式，肯定了家庭医学专科地位，并举办家庭医学科专科考试。1995 年中国台湾地区实行“全民健康保险”，试行家庭医生制度，赋予基层医疗医生部分“守门人”的功能，同时将预防服务（特别是周期性健康检查）列为健康保险的必要内容。2005年中国台湾地区全面实施家庭医生制度、保险制度与家庭医生制度结合，全面推进社区医疗与保健照顾。

中国台湾地区的医学教育在高中毕业后通常为7年时间（毕业后授学士学位），前2年有基础科学和人文课程组成，第3、4年学习基础医学和临床医学课程，见习和实习的时间因学校不同而异。在台湾家庭医学住院医师训练年限为3年。训练场所自医院病房、急诊，延伸至门诊和社区基层医疗保健单位。在继续教育方面，中国台湾地区的家庭医学科专科医师在完成住院医师训练及通过专科医师甄审后，每6年须至少修满专科医学会认可的继续教育学分才能够延续其专科医师资格。

项目五　世界家庭医生组织

世界家庭医生组织（World Organization of National Colleges, Academies, and Academic Associations of General Practitioners/Family Physicians，WONCA）是对“全科/家庭医师国家级学院和学会的世界组织”的公认简称。WONCA在1972年于墨尔本正式宣布成立。WONCA一经成立，就成为WHO的高级顾问。WONCA的目标和使命是通过提倡和保持家庭医学高水平的服务改善世界人民的生活质量。其职责包括：①提供家庭医生会员组织之间交流知识和信息的论坛；②鼓励和支持家庭医生学术组织的发展；③在其他有关健康和医疗服务的世界组织和论坛面前，代表着家庭医生的教育、科研，并提供服务活动。

中国于1994年成为WONCA的正式成员国。到1999年底，WONCA已经拥有65个会员组织，代表着全世界15万多名经过规范化培训、考试合格的全科/家庭医师。WONCA按地区分为亚太、欧洲、北美、非洲等区域组织，各区域每年召开一次区域性年会；WONCA每3年召开一次世界大会，为全科医师提供学术交流和知识更新的讲坛。

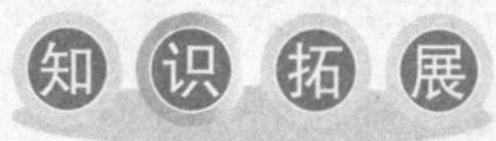

美国家庭医学会

美国家庭医师学会（AAFP）是美国家庭医生的全国组织。它是美国最大的全国性医学组织之一，其会员超过10万人。该学会工作的目的是促进和维持家庭医师服务的高质量标准，使之能向公众提供连续性综合性的卫生保健。

复习思考题

1. 全科医学学科是（　　）

A. 自 20 世纪 60 年代起源的新型二级临床专业学科

B. 正式建立于 20 世纪 60 年代的新型临床二级专业学科

C. 各门临床医学学科的综合体

D. 包含了“六位一体”服务所有内容的预防医学专业学科

E. 以内科服务为主的综合临床学科

2. 全科医疗的基本特征不包括（　　）

A. 为社区居民提供连续性服务　　B. 提供以病人为中心的服务

C. 提供以社区为基础的服务　　D. 提供以家庭为单位的服务

E. 提供以家庭病床为主的基层医疗服务

3. 到 2020 年，在我国初步建立起充满生机和活力的全科医生制度，基本实现城乡每万名居民有多少名合格的全科医生（　　）

A. 1　　B. 1~2　　C. 2~3　　D. 3~4　　E. 4~5

4. 下列说法错误的是（　　）

A. WONCA 正式成立于 1972 年

B. 全科医疗正式引入中国是在 80 年代末

C. 生物医学模式是多因多果、立体网络式的系统论思维方式

D. 全科医疗与三级卫生保健既有联系又有区别

E. WONCA 简称是世界全科（家庭）医生学会

5. 1970 年始，美国的一个医生只有完成 3 年的家庭医疗住院医师培训项目，并通过综合性考试之后，才能由美国家庭医疗专科委员会授予专科医师证书，这种证书的有效期为（　　）

A. 终身　　B. 15 年　　C. 8 年　　D. 6 年　　E. 3 年

6. 关于 WONCA 的论述，下列哪一点是错误的（　　）

A. WONCA 是全科家庭医学的国际学术组织，主要活动是举办全科医学国际会议

B. WONCA 正式成立于 1972 年，是一个官方的、国际性的全科医学学术团体

C. WONCA 是 WHO 的学术咨询组织，在学术上，尤其在初级卫生保健方面和 WHO 有着密切的合作

D. WONCA 的主要活动包括举办国际学术会议，出版和发行国际性杂志刊物等

E. WONCA 简称是世界全科（家庭）医生学会

7. 全科医学专科的服务对象是（　　）

A. 病人　　B. 就诊者　　C. 未就诊者　　D. 所有人　　E. 家庭

8. 促使全科医学产生的背景，错误的是（　　）

A. 人口的迅速增长与老龄化　　B. 人群疾病谱与死因谱的变化

C. 医疗费用的高涨　　D. 健康观的变化

E. 家庭结构以联合家庭为主

9. 现阶段我国全科医生培养的主要模式为（　　）

A. 3+2　　B. 5+3　　C. 5+2　　D. 3+3　　E. 3+5

扫一扫，知答案

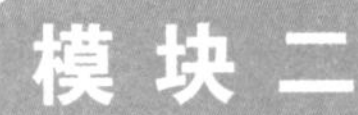

扫一扫，看课件

全科医学、全科医疗和全科医生

【学习目标】

1. 掌握：全科医学、全科医疗、全科医生的概念；全科医学的学科特点。
2. 熟悉：全科医学的基本特征。
3. 了解：医学模式的转变及其原因，全科医疗与专科医疗的联系。

项目一　全科医学

一、全科医学的定义

全科医学（general practice）又称家庭医学（family medicine），是一个面向个体、家庭与社区，整合了临床医学、预防医学、康复医学及医学心理学、人文社会学科相关内容于一体的综合性的医学专业学科，是一个临床二级学科；其专业领域涉及各种年龄、性别、各个器官系统及各类疾病；其主旨强调以人为中心、以家庭为单位、以整体健康的促进与维护为方向的长期负责式照顾，并将个体与群体健康照顾融为一体。

全科医学诞生于 20 世纪 60 年代，是西方国家通科医生在长期实践经验的基础上，综合了现代生物医学、临床医学、行为科学和社会科学的学科成果，用以指导医生从事基层医疗保健第一线服务的知识技能体系。1968 年美国家庭医疗委员会（ABFP）成立，于 1969 年成为美国第 20 个医学专科委员会，家庭医学也成为与内科、外科并列的临床二级学科，意味着家庭医学专业学科的诞生，是该学科建立的一个重要的里程碑。这一新型学科于 20 世纪 80 年代后期传入中国内地，1993 年 11 月中华医学会全科医学分会成立，标志着我国内地全科医学学科的诞生。经过 30 多年的发展与完善，全科医学已逐渐形成了与传统的生物医学有明显区别的，具有独特医学观、方法论和系统学科理论的临床学科。

全科医学的兴起弥补了当代高度学科化的生物医学的不足，真正实现了现代医学模式的根本性转变。

二、全科医学的学科特点

全科医学学科范围宽广、内容丰富，与其他各专科有相互交叉；亦有自己独特的知识、技能和理念。与专科医学的窄而深学科特点相比较，全科医学的学科范围宽而深度较浅。全科医学是在整合生物医学、行为科学和社会科学等学科的最新研究成果及通科医疗的成功经验的基础上产生的具有独特的价值观和方法论的、综合性的临床医学学科。

全科医学作为一门临床学科，具备以下几个要素。①基本观念：整体医学观，即把医学所涉及的基本内容看成一个整体，把病人及其健康看成一个整体，为病人提供整体性的服务。②独特的方法论：系统整体性的方法，即一般系统理论和整体论的方法来理解和解决人类的健康问题，采用生物－心理－社会医学模式。③具体的服务方法或手段：以病人为中心、以家庭为单位、以社区为范围的服务方法，以预防为导向的临床预防方法，团队合作和自我发展的技巧，评价与处理社区常见健康问题的策略等。④独特的服务内容：主动为社区全体居民提供连续性、综合性、协调性、整体性、个体化、人性化的医疗保健服务。

从服务内容上来看，全科医学是一门综合性的临床专科。它不仅涉及临床内、外、妇、儿等专科的服务内容，而且还涉及心理学、行为科学、预防医学、医学哲学等学科领域的服务内容。全科医学的学科范围宽而较浅，在一定深度上朝横向发展，并根据服务于对象的健康需要与需求，将各门相关知识、技能有机地融合为一体，向病人提供综合性的服务；而其他临床专科都是在一定的领域范围内不断地向纵深方向发展的，向病人提供的服务范围较窄。

从学科的知识体系上来看，全科医学是一门独立的临床二级学科，其知识体系包括总论和各论两个部分。总论部分主要介绍全科医学的理论精髓，包括以病人为中心、以家庭为单位、以社区为基础、以预防为导向的健康照顾等，同时包括了全科医学临床服务基本技能和服务工具等。各论部分主要包括临床诊疗中常见健康问题的诊断、处理与评价的方法和技术等。

从临床思维方法上看，全科医学需要以现代医学的成果来解释发生病人身上的局部和整体变化，它的哲学方法是具有科学基础的整体论。例如，它应用神经科学、免疫学和内分泌学的成果来解释心身相关现象；它应用一般系统论来解释人的生物机体和家庭、社区、社会与自然环境等。不同层次系统之间的相互作用及功能变化，进而解释病患的具体生物、心理、社会因素之间的相互关系、平衡及失衡；它应用流行病学方法来判断和积累临床医疗知识……

三、全科医学与相关学科的关系

（一）全科医学与社会医学的关系

从19世纪发展起来的社会医学，是一门医学与社会科学相结合的交叉学科。它从不同的层次研究人群健康与社会因素和行为的关系；研究具有社会性的医学问题；研究卫生事业管理如何满足社会卫生服务需求等问题，以便于制订卫生事业的方针政策和发展规划，以及为更新医疗卫生工作的观念提供理论与实践依据。

全科医学与社会医学关系十分密切：①全科医学在社会大卫生观指导下开展其服务；②全科医学吸收社会医学的研究成果，以生物－心理－社会医学模式和新型健康观作为理论基础；③全科医学运用社会医学有关方法，研究如何满足社区民众卫生服务需求等问题；④全科医学使用社会医学的理论、方法与全科医生的日常服务相结合，扩大了社会医学的应用范围并丰富其内涵，提高了社会医学研究成果的可操作性。

（二）全科医学与社区医学的关系

社区医学是公共卫生和社会医学在20世纪中期深入发展的产物，它以社区为立足点，运用流行病学、统计学、社会医学、人类学、社会学等学科的观点和方法，对社区人群的公共卫生问题及社区卫生服务的组织管理进行全面而有针对性的研究；确认社区卫生问题，确定优先问题（即社区诊断），并动员社区民众利用社区资源，通过社区卫生服务改善人群的健康水平，达到促进社区健康、满足社区群体卫生需求之目的。

全科医学与社区医学关系十分密切：①全科医生是社区中执行社区医学任务的倡导者和带头人。②全科医学属于临床二级学科，其内容和研究目标以个体医疗保健为主；但它同时又是融个体与群体卫生服务于一体的医学，其在群体目标上与社区医学完全一致。③全科医生及其工作团队在社区医学实践中得到的群体保健能力的自身训练，为全科医学在社区的实施奠定了坚实的基础。

（三）全科医学与非主流医学的关系

虽然现代医学已经在世界范围内普及，现代医学主流以外的其他类型医疗方式依然存在，例如中草药、针灸、按摩、气功、瑜伽、催眠、自然疗法、脊柱疗法、正骨疗法、虹膜医学等，并为各国人民广泛应用。据统计，例如腰背痛、焦虑、头痛、各种慢性疼痛及癌症等同题的病人中，24%~36%都尝试过这类疗法；一些常见疾病如高血压、糖尿病、癌症、肺部疾病、泌尿系感染、皮肤病等的病人，一般都是在接受过现代医学的诊治后，无论医疗保险系统是否给予支付费用，多自行使用非主流疗法；即使在高科技医学盛行的美国，每年也至少有三分之一的人使用这类非主流医学。

非主流医学的受欢迎程度，反映了现代医学的局限性，即使各种非主流医学的理论还不能得到科学的解释，但其扎根于民众的长期实践效果早已深入人心，一些简便的经验、技能甚至家喻户晓。虽然非主流医学目前的发展水平远远不能满足民众的健康需求，但对于现代医学尚不能解决的病痛、不能根除的疾病方面，非主流医学便可以发挥其替代或与现代医学互补的作用，因此被称为“替代/补充医学”（alternative/complementary medicine）。

我们应该认识到，替代/补充医学毕竟不是建立在现代实验科学的基础之上的，其操作者往往缺乏现代科学的系统训练，有时可能在治疗中造成对病人的伤害（如对某些老年骨质疏松病人进行按摩，若不慎可能导致骨折甚至截瘫的后果）。因此，全科医生了解、熟悉替代/补充医学的知识，并教育病人需要使用这类医疗时首先要经过全科医生的评价和转诊，则可以最大限度地避免其对病人潜在的伤害。

四、全科医学的目的

任何医学学科都有独特的目的，明确本学科的目的是确立一个独立学科的基础。医学的最终目的是要保障人类的健康。具体说来，在医疗过程中要关心病人、理解病人、服务病人、满足病人的需要，提高人类的健康水平和生活质量。要达到这个目的，医学就不仅仅要研究生命科学，还必须整合、利用行为科学和社会科学的知识和技术。医学既具有自然科学的属性，又具有社会科学的属性。医学服务既是技术服务，又是艺术服务，是技术服务与艺术服务的有机结合。在这方面，可以说中医学与全科医学比较贴近医学的本质。

现代的生物医学用孤立、静止、封闭、机械的方法去研究和解决人体器官、系统的问题。为了弥补生物医学的缺陷，有必要建立一种全新的医学观念和方法，为人类的健康服务。因此，发展全科医学的另一个目的就是要综合生物医学、行为科学和社会科学研究的成果，开创一种全新的医学，以满足关心病人、理解病人、服务于病人的需要，这就是全科医学的整体医学观、系统整体性的方法和由此产生的基本原则，也体现了医学科学发展的必然趋势和规律。全科医学进一步结合与汲取中医学的特色和优势，逐渐发展具有中国特色的全科医学。

总之，发展全科医学的目的主要包括以下三个方面：①进一步修正、完善现代医学体系，还医学服务于人而不是服务于病的本来面目；②彻底实现医学模式的转变，建立医学服务于人、解决健康问题的观念、方法和原则；③建立医学服务于大多数人群、服务于基层的模式，形成优质、高效、公平的卫生服务体系。

五、全科医学的基本特征

（一）人性化照顾

以人为中心是全科医学的重要特征之一。全科医学从过去的生物医学单一研究“人的病”而转为研究“病的人”，并拓展到健康的人。全科医疗重视人胜于重视疾病，它将病人看作是有生命、有感情、有权力和个性的人，而不仅仅是疾病的载体；其服务目标不仅是要诊疗疾病，更重要的是预防疾病和维护健康。因此，全科医生充分考虑和尊重人的生理、心理和社会需求，以人性化服务调动人的主动性，使之积极参与健康维护和疾病控制的过程，从而达到良好的服务效果。

（二）综合性照顾

全科医学为人的健康提供"全方位"和"一体化"的照顾。这种综合性体现在：①在服务层面上，应用生物－心理－社会医学模式进行临床思考，从多角度认识和解决人的健康问题；②在服务范围上，以家庭为单位，充分兼顾到社区和个人，使人人都可以享有健康服务；③在服务内容上，根据社区居民的健康需求和需要，提供预防、医疗、保健、康复、健康教育的一体化服务；④在服务手段上，结合社区资源和现有条件，应用现代医学、传统医学或替代医学等为社区居民服务。

（三）连续性照顾

全科医生努力与社区居民建立起一种固定、长久、亲密的朋友式关系，提供连续性的服务。其连续性可包括以下几个方面：①人生生命周期的各个阶段都可覆盖在全科医疗服务之下；②疾病周期的各个阶段，提供健康维护、疾病预防、疾病诊治、后期康复的全程照顾；③无论何时何地，全科医生对其服务对象都负有连续性责任。

（四）协调性照顾

全科医生是社区居民的"健康代理人"，处于整个医疗保健网络中的"枢纽"位置，他不仅掌握着各类医疗机构和专家的信息，也掌握着家庭和社区支持服务系统的信息，可以动员各级各类资源服务于病人及其家庭。全科医生的协调作用通常表现为通过会诊、转诊和会谈等协调措施，与专科医生和病人家庭等方面积极合作，共同解决病人的问题，从而确保其获得正确、有效和高质量的健康照顾。

（五）可及性照顾

全科医疗服务机构设立在社区中，是公众为其健康问题寻求卫生服务时最先接触、最经常利用的医疗保健部门，是整个卫生保健体系的门户和基础，80%~90% 的健康问题可以在社区得到很好的解决。全科医疗是可及、高效的基层医疗服务，它对社区居民应体现出地理上的接近、使用上的方便、关系上的亲切、结果上的有效及经济上的可接受性等一系列使人易于利用的特点。

（六）以家庭为单位的照顾

以家庭为保健单位的原则是全科医学作为一门独立学科的重要基础，也是全科医学鲜明的专业特征。家庭是全科医生的服务对象，又是其诊疗工作的重要场所和可利用的有效资源。因此，全科医生要善于了解、评价家庭结构、功能与周期，发现其中对家庭成员健康的潜在威胁，及时采取相应的干预措施，改善家庭功能。

（七）以社区为范围的照顾

全科医生生活在社区中，社区是其相对稳定的服务范围，这有助于其充分了解社区，协调社区中的各种资源，形成有利于社区居民健康的良好环境，保持卫生服务的可及性和可用性。全科医生在诊疗服务中，既要利用其对社区背景的熟悉去把握个别病人的相关问题，又要关注社区人群的整体健康。

（八）以预防为导向的照顾

全科医疗围绕着"生命周期保健"，根据服务对象生命周期的不同阶段中可能存在的危险因素和健康问题，提供不同层次的预防服务。全科医生接受过临床医疗为中心的一体化服务训练，能够掌握预防医学的基本知识，并以此作为技术核心，胜任对服务对象进行长期跟踪式的预防服务。全科医生将每次与社区居民的接触看成是提供预防保健的良机，随时提供个体化预防服务。

（九）团队合作的工作方式

全科医学的发展历程证明，在提供综合性、协调性、持续性健康照顾的过程中，全科医生需要与公共卫生、康复、理疗、心理、营养、口腔、护理等各类医护人员及社会工作者、社区义工等相互配合，组成健康照顾团队，围绕全面改善个体与群体健康状况和生命质量的目标共同努力。

全科医学所涉及的范围及与其他医学学科的比较：其他医学学科只研究人的某一部分及其相关的健康问题，如社会医学研究人的社会特性及其健康问题的社会相关性和社会性的干预措施；医学心理学只研究人的精神特性及其相关的健康问题和心理干预措施；家庭社会学和家庭治疗学只研究人的家庭特性及其相关的健康问题和家庭干预措施；生物医学只研究人的躯体结构和功能及其相关的健康问题和生物医学干预措施。"部分"是以上医学学科的特征，"整体""通科"则是全科医学的特征，全科医学实质是以上各类医学内容的综合。

全科医学虽然是现代其他医学学科的整合，但是应该视为一门独立的临床医学专科，理由如下：①它有自己独特的价值观和方法论；②它有自己特定的服务对象、服务范围和服务方法；③它在卫生服务体系中的作用是其他任何专科所无法取代的。

项目二　全科医疗

一、全科医疗的定义

全科医疗是将全科理论应用于病人、家庭和社区照顾，为个人、家庭、社区提供可及性，持续性，综合性，协调性，集防、治、保、康一体的基层医疗保健服务。它具备了两个整合：一是整合生物医学、行为科学和社会科学的最新研究成果而发展起来的一种新型的基层医疗模式；二是整合了内、外、妇、儿等各临床专科的医疗服务，具有“通科”的特点。

全科医疗又是一种以个人为中心、家庭为单位、社区为范围的连续性、综合性、整体性、个体化、人性化和防治保康健一体化的医疗保健服务，能满足病人及其家庭的完整需要，是医疗保健系统的基础和“门户”。全科医疗中的“全”字，至少要包括5个方面的含义：①主动服务于社区的全体居民；②整合内、外、妇、儿等各种临床专科的服务；③开展生物－心理－社会服务模式的照顾；④兼顾个人、家庭和社区；⑤防、治、保、康、教、计一体化服务。

全科医疗提供的是基础性的医疗卫生服务，也是优质的医疗服务。全科医疗为服务对象提供躯体和精神上医疗照顾，是一种可及的、安全的、有较好费用效益的医疗服务；是基于最佳科学证据，充分考虑到服务对象的需求，尊重病人家庭、个人的价值观及其信仰的医疗服务。

二、全科医疗的特点

全科医疗有其独特的知识、技能和理念。虽然在知识和技能方面，全科医疗与其他专科共享人类医学发展的成果，但全科医疗的理念有别于其他临床专科。全科医疗更强调以人为中心，将病人置于其家庭背景和社区环境之中，强调运用家庭力量、人际关系、咨询及心理治疗等方面的知识技能处理其医疗问题。

全科医疗有其独特的问诊过程，通过有效的沟通使医生和病人逐渐建立起积极的医患关系，强调医患关系的建立与维护。进而倡导授权给病人，帮助病人做出医疗决策。

全科医疗强调综合性、个体化的照顾；强调疾病预防和健康维持；强调疾病早期发现并处理；强调在社区场所对病人提供服务，以保证全科医疗对其服务对象是方便的、可及的；强调协调利用全科、专科等医疗卫生资源，以及社区内外的其他资源。

全科医疗最大特点是强调对服务对象的“长期负责式照顾”，这种持续性的医疗服务意味着其关注中心是服务对象这个整体的人，而非仅仅是其所患的病，并对其长期健康负有管理责任。只要全科医生与服务对象建立了某种契约关系，就应随时关注他们的身心健康，对其主观和客观的、短期与长期的各种卫生需求做出及时评价和反应。由于医生对医学知识的把握胜于病人，因此全科医疗是一种由医生发起的以人为本、以健康为中心、以需要为基础、以需求为导向的主动的医疗服务。

由于全科医疗内容丰富，因此全科医疗多以团队合作的工作方式开展工作，以生物－心理－社会模式为诊治理论基础。从身体、心理、社会、文化、家庭和个人的信仰、价值观，以及客观存在各种因素等多角度处理问题，着重于对病人的照顾、疾病预防和健康促进。

三、全科医疗的服务内容

全科医疗服务内容贯穿人的生命周期：从计划生育到优生优育，从妇女围生期到新生儿、青少年、中老年，乃至临终关怀，每个阶段都有其特定的生理、心理与家庭、社会方面的健康问题。

全科医疗的服务内容是根据所在地服务对象的需要而定。不同的国家与地区，由于所处的卫生保健系统的差异，全科医疗所涉及的内容也会有差别。在有些国家，接生和围生期保健完全由妇产科专业人员负责，而与全科医疗无关；而在某些地区，更多的预防工作是由护士或专职公共卫生人员提供，全科医疗更集中于病人的管理。

而因服务地点和场所的不同，导致全科医疗服务内容的区别就更明显：如在乡村地区由于难以转诊，全科医疗服务范围就较城市地区广泛得多，往往包括接生、外科常规手术、各种内窥镜检查等；在北美，许多大型医疗中心也设家庭医学科，其服务除了日常门诊外，往往还包括病房、急诊室与 ICU 服务；在老龄化严重的地区，全科医疗常包括护理院和临终关怀；而在学校的保健中心，全科医疗除了日常门诊外，更注重青少年保健和心理咨询的实施。此外，在远洋航行的商船和海军舰艇上，在运动员训练基地、军营、机场、急诊中心等地，都可设全科医疗诊所，其服务也会因对象的不同而具有各自的特色（如侧重于运动医学、职业病学等）。

随着我国卫生改革的实施，全科医疗被赋予越来越重要的社会责任，因此，其服务涉及的知识技能也在日益拓宽。在知识方面，要对个人和家庭提供长期负责式的服务，就应对健康水平（而不仅是疾病）的测量、疾病的预测、各年龄段不同症状的含义、疾患对家庭的冲击和家庭资源的利用等有所了解；要提供以人口为基础的服务，就需要更多的流行病学、统计学知识，以及与社区健康促进相关的各种工作能力；要做好医疗保险系统的“守门人”，就需要更全面地关注全科医疗服务中成本 - 效果与成本 - 效益的要求、全科医疗管理技术；要影响卫生政策和卫生资源投向，就需要与服务对象和政策制订者进行有效的对话。因此，全科医生需要不断学习，以提升全科医疗服务水平。这些实践中的需要将进一步推动全科 / 家庭医学的研究与学科的发展建设，壮大全科 / 家庭医生的队伍。

四、全科医疗的基本特征

（一）是一种基层医疗服务

全科医疗处在三级医疗保健体系中的底层，其核心是为基层的社区居民提供基本的医疗保健和公共卫生服务。全科医疗是公众为解决其健康问题最先接触、最经常利用的医疗保健部门，它能够以社区适宜的手段解决社区居民 80%~90% 的健康问题，同时能根据患者病情需要及时将病人转诊。

（二）是一种专科医疗服务

全科医疗是关于综合性处理社区常见健康问题的医学专科，也是关于基层医疗、初级卫生保健、社区卫生服务的医学专科。它不仅具有自己独特的理论和知识体系，而且形成了与众不同的价值观和方法论，它在整个医疗保健体系中所扮演的角色是其他任何医疗服务所不能替代的。

（三）科学、技术与人文相统一

全科医学处理的多数是早期的、未分化的、自限的和更多心理、社会层面的疾病，也包括康复期的和需要终身医学照顾的疾病。“以人为本”的人文精神是全科医学的精髓，全科医学服务超越了“治病救人”的概念，不仅包括临床医疗，还包括预防、保健、健康教育、康复等，不仅照顾病人，还惠及家庭、造福社区，体现了对人的关注，对生命的珍惜，对家庭、社会和谐的促进。全科医生在治疗某一病人时，除充分应用最佳临床证据外，还应结合现有医疗资源，并在全面考虑病人的具体情况及其意愿的基础上，根据自己的知识和经验，制订合理的诊疗方案，以充分满足病人的治疗需要与心理需求。所以，全科医学坚持科学、技术、人文的统一，使其具有区别于其他临床学科的鲜明特色。

（四）以生物 - 心理 - 社会医学模式为基础

全科医学秉持整体论、系统论思维，突破了传统的专科医学对待疾病的狭窄的还原论方法，强调把病人看作社会和自然大系统中的一部分，从生理、心理、社会和文化等因素来观察、认识和处理健康问题。因此，全科医疗在医学模式上，更注重从生物 - 心理 - 社会 3 个方面改善和提高人的健康。例如，当全科医生管理一位糖尿病病人时，不仅要处理高血糖这一病理问题，还要把病人看成一个有家庭、职业、社会责任及各种困惑情绪、持有特定健康信念的人。处理中不仅要给予适当的降糖药物并让其控制饮食，还必须考虑食物结构的改变对病人和家庭可能造成的冲击、治疗的价格能否被接受、是否知道有并发症或存在恐惧心理、是否了解遗传的危害等，特别要注意其健康信念是否有利于接受必需的生活方式改变和情绪控制，以及其家庭功能是否有利于该病的康复，是否需要就上述问题进行协调与干预，制订并实施干预计划是否需要动用家庭资源和其他社区卫生服务资源等。此外，由于基础医疗中所面临的精神问题和身心疾患日益增多，全科医生经常使用各种生活压力量表来检查和评价病人的心理社会问题，并全面了解其家庭和社会方面可能的支持力量，从整体上给予协调照顾。因此可以说，生物 - 心理 - 社会医学模式不仅是全科医学的理论基础，也已经成为全科医生诊治病人的一套必需的、自然的程序。

（五）个人 - 家庭 - 社区一体化

全科医疗充分认识到家庭、社区与个人健康之间存在的密切关系。每个人的健康和疾病都与其社会背景、社区文化和家庭因素相关。全科医疗在服务范围方面，更注重从个

人 – 家庭 – 社区 3 个方面调整相互关系和整合维护健康的资源。因此 WHO 指出：健康是从个人、家庭和社区开始的。全科医疗不仅面向每个前来就诊的个体病人，也必须考虑其背后的群体对象，即家庭、社区与个人之间的互动关系。全科医学明确以病人为中心、以家庭为单位、以社区为范围作为自己的服务导向。

以病人为中心，要求全科医生：①必须具有尊重生命、珍爱生命、敬畏生命的人道主义精神；②必须确立人的整体观；③必须懂得人既有共性又有个性，让病人满意，保证治疗有效性；④必须善于调动和发挥病人的主观能动性，从“授之以鱼”转向“授之以渔”。

以家庭为单位的照顾，要求全科医生：①在家庭的背景上来评价个人的健康问题，把家庭作为影响个人健康的重要因素。②善于了解并评价家庭结构、功能与周期，发现其中可能影响家庭成员健康的潜在威胁，并通过适当的咨询干预使之及时化解，协助对疾病的诊断、治疗、康复与长期管理。③发现病人有意义的病史和真正的病因，改善病人的遵医嘱行为；有时还能发现就诊者以外真正的病人。

以社区为范围的健康照顾，其意义在于：①有利于消除健康隐患，营造良好的社区健康环境，提升社区的整体保健和健康水平；②有利于充分利用社区资源，为社区民众提供综合性的服务；③有利于提高基础医疗的针对性和全科医疗的整体水平。

（六）预防 – 医疗 – 康复整体性

全科医学注重从预防 – 医疗 – 康复等方面建立完整的健康照顾内容与机制。①服务内容上：全科医学是以医疗为核心，担负集医疗、预防、保健、康复、健康教育、计划生育技术指导等为一体的全方位的卫生服务。②服务机制上：全科医学强调建立以整体健康的维护与促进为方向的长期负责式照顾机制，并在工作中将预防、医疗、康复与健康促进有机结合，将个体保健和群体保健融为一体。③协调性上：全科医学服务实现了医疗、预防、保健、康复一体化，全科医生可以整合相关资源，提供相应的服务来满足病人的各方面需求。

五、全科医疗与专科医疗的区别与联系

（一）全科医疗与专科医疗的区别

专科医疗和全科医疗负责健康与疾病发展的不同阶段。专科医疗负责疾病形成以后一段时期的诊治；而全科医疗负责健康时期、疾病早期乃至经专科诊疗后需要长期照顾的疾病或无法治愈的疾病后期，甚至是终末期阶段。

1. 服务宗旨与职责上的区别 专科医疗的宗旨是根据医学对人体生命与疾病本质的研究成果来认识与对抗疾病；并因此而承担深入研究病因、病理等微观机制，以及诊断方法、药物、手术等治疗技术的责任。其对病人的管理责任仅限于在医院或诊室中，一旦病人出院或就诊结束，这种管理责任即终止。因此，病人回家以后是否继续保持遵医行为，

这是专科医生的职责难以顾及的方面。当遇到现代医学无法解决的问题时（即在疾病“无法诊断”或“无法治疗”时），专科医疗就不得不放弃其对病人的责任，让其出院或终止治疗。在这种意义上，专科医生类似于“医学科学家”，其工作遵循“科学”的模式，其责任局限于医学科学认识与实践的范围，其最高价值是科学性。由于专科医疗强调根除或治愈疾病，可将其称之为治愈医学。

全科医疗的宗旨是为个人、家庭提供全面照顾，而非单纯的疾病诊治，其关注的中心是人而不是病，无论其服务对象有无生物医学上定位的病种，全科医疗都要为其提供令人满意的照顾，即对自己的服务对象有关健康的一切事务负有不可推卸的责任。因此，全科医生类似于“医学服务者”与“管理者”，其工作遵循“照顾”的模式，其责任既涉及医学科学，又延及与这种服务相关的各个专业领域（包括医学以外的行为科学、人类学、社会学、伦理学、文学、艺术等），其最高价值既有科学性，又顾及服务对象的体验性，即充分体现了医学的艺术性方面。全科医疗中医疗决策还需要体现卫生经济学价值，以及医学的公益性。由于这种医疗服务对照顾的注重，可称之为照顾医学。全科医疗对于病人的健康管理责任是无止境的，只要病人信任并与医生签约，医生就应关照其健康问题而无论时间、地点；病人回家以后是否继续保持遵医行为，其家庭或社区环境是否有利于病人治疗与康复，这仍属于全科医生的管理范围（表 2–1）。

表 2–1　专科医疗与全科医疗在方法学上的区别

	专科医疗	全科医疗
模式	“治愈”模式	“照顾”模式
最高价值	科学性	科学性 + 艺术性 + 公益性
证据	科研结果	科研结果 + 受照顾者的体验
方法	还原分析	还原基础上的整体综合

2. 服务内容与方式上的区别　专科医疗处于卫生服务的金字塔上部，其所处理的多为生物医学上的疑难的、急重症的疾病。其服务方式多采用各个专科的高科技诊疗手段，使用较为昂贵的医疗资源，以解决少数人的疑难问题。专科医生是运用复杂而精密的仪器装置救治病人的技术权威，而病人是这些高技术手段的被动受体。专科医疗是精细分科的，不提供其专科医疗范围以外的服务。

全科医疗处于卫生服务的金字塔底部，处理常见的健康问题，其服务方式为利用基本的医疗技术手段，并常常利用家庭和社区的卫生资源，以低廉的成本维护大多数民众的健康，并干预各种无法被专科医疗治愈的慢性疾患及其导致的功能性问题。全科医疗并不分科，服务对象所有的健康问题都是全科医生服务的范围。

由于这些问题往往涉及服务对象的生活方式、社会角色与健康信念，全科医疗的服务方式是通过团队合作进行“一体化”的全方位管理；这种管理的依据既包括现代医学各学科的新成果，又有多年积累的实践经验，还包括各种行之有效的传统医学、替代医学手段（表 2–2）。

表 2–2 全科医疗与专科医疗的特征区别

特征	专科医疗	全科医疗
服务人口	大而流动性强 [1 :（5~50）万]	较少而稳定（1 : 约 2500）
照顾范围	窄（某系统 / 器官 / 细胞）	宽（生物 – 心理 – 社会功能）
疾患类型	疑难急重问题	常见问题
技术	高新技术，昂贵	基本技术，便宜
方法	精细分科	整体综合
责任	间断性	持续性
服务内容	医疗为主	防治保康教计一体化
态度 / 宗旨	以疾病为中心，救死扶伤 以医生为中心，病人被动服从	以健康为中心，综合管理 以人为中心，病人主动参与

（二）全科医疗与专科医疗的联系

全科医疗与专科医疗虽然在服务内容和方式上有不同之处，在布局合理的金字塔形卫生服务网络结构中，全科医疗与专科医疗随所处位置体现出一种互补互助的关系。

1. 各司其职 大医院集中于疑难急重问题诊治和高科技医疗技术研究，而不再需要处理一般常见病；基层医疗机构则应全力投入社区人群的基本医疗保健服务，解决病人的一般问题和慢性病。

2. 相互合作 全科医疗和专科医疗分工明确，在病人照顾及医学发展中各展所长。大医院的门诊部不再拥挤嘈杂，其主要功能是在特定的时间内根据预先的约定接待基层转诊病人；专科医生将主要精力用于少数病人的确诊和住院治疗，以及与之相关的高科技研究和医学教育，从微观角度推动医学科学的发展。全科医生则以经济有效和饱含情感的方式处理大批日常病人的一般健康问题，从中筛选或发现少数疑难或重症病例，及时转会诊；从宏观角度扩大医学服务范围，并丰富医学科学的内涵。全科医生提供病人有关的早期信息，有利于专科医生对疑难问题的诊治；专科医生主动提供的继续医学教育，有利于全科医生及时更新知识、利用新技术，更好地与专科医疗衔接。通过全科医生的转诊，减少就医的不便与盲目性。医疗保险系统通过全科医生这一支强大的“守门人”队伍，减少浪费，提高医疗资源利用上的成本效益。

3. “无缝式”式服务 全科医疗和专科医疗间建立了双向转诊及信息共享关系与相应的网络，这些关系及其网络可以保证服务对象获得最有效、方便、适时的服务。根据病人需要，组织起个人、家庭、社区和医院之间的连续性服务系统，提供“无缝式”医疗照顾。具体做法为：①在病人转诊过程中，全科医生和专科医生间互相书写详细的转诊记录，全科医生甚至可以通过互联网获得病人在大医院的检查结果与图像。②病人住院后，全科医生可以到医院中了解病情、交流信息，协助专科医生与病人沟通，改善病人管理。

③作为“守门人”的全科医生，有监督病人住院期间的诊疗服务、费用及住院时间是否适宜等情况的责任。④专科医师和全科医师围绕着共同的疾病或病人在信息收集、病情监测、疾病系统管理和行为指导、新技术适宜利用、医学研究开展等各方面开展积极合作，有利于全面改善医疗服务质量与提高医疗服务效率。

六、中医全科医疗的特色原则

中医全科医学以中医学理论为指导，结合临床医学、预防医学、康复医学、心理学、社会学及其他人文科学知识，以中药、针灸、推拿等常用治疗方法为主，为社区居民开展养生、保健、预防、医疗、康复等综合全面的服务。在服务实践中，遵循以人为根本，以预防为导向，强调三因制宜、医乃仁术、兼通并蓄多技等基本原则。

（一）以人为根本

“医乃仁术”是中医学传统伦理观的核心，行医之人必怀仁爱之心，以病者之苦为苦，志存救济，关爱众生，潜心医术，治病救人，挟精良之技，行仁义之道。中医全科医生在日常工作中，应常怀悲悯仁爱之心，无论长幼贫富、远近亲疏，时时处处以人为本，以关爱健康、解除疾苦为宗旨。不仅关注人所患的病，更要关注患病的“人”——他的痛苦、情感、习性、体质，在整体观念指导下，因人、因时、因地制宜，辩证灵活地开展保健养生、防病治病工作，始终以保持人体阴阳气血平衡，维持身心健康，即“形神兼备”，以及追求人与自然和谐相处，即“天人合一”为最高境界，努力做到“手中有术，眼中有人”。

人除自然属性外，尚有社会属性，文化、信仰、经济状况、习俗对人们的健康与疾病均有影响。中医全科医生在长期的服务过程中，必须深入了解、收集服务对象的体质特征、生活习性、健康信念、家庭关系等基本资料，逐步建立具有中医学特色的健康档案，在养生、保健、医疗、康复中充分考虑相关因素，进而为每一个服务对象开展有针对性的医疗保健服务。尊重个性，服务个体，这是以人为本思想的重要体现。

（二）以预防为导向

先贤尝曰:“上工治未病。”《素问·四气调神大论》说:“是故圣人不治已病治未病，不治已乱治未乱，此之谓也。夫病已成而后药之，乱已成而后治之，譬犹渴而穿井，斗而铸锥，不亦晚乎!”此段论述深刻而精辟地告诫我们：在疾病已成之后纠偏救弊固然必要，但若在未成之时加以预防，当属更“上”之策，医学的最高境界应是积极防止疾病的发生。此外，除了未病先防，还要既病防变，在防治过程中，要密切观察病情变化，努力做到“见肝之病，知肝传脾，当先实脾”，防止病情的传变及进一步发展。中医全科医生工作在基层一线，担负着长期健康照顾的责任，如果我们能遵前贤之训，把工作的重心向未病防病之时推移，在中医学理论指导下，更注重帮助人们顺应自然，怡情乐性，调摄养生，就可以更好地保障健康、预防疾病，在疾病的早期得到更好的医治，在疾病发生后得到更好的康复。全科医生有这样的义务，也完全应该做到，而中医全科医生在这方面具备更多的优势。

此外，在针对个人预防保健的同时，全科医生还要利用在社区工作的便利，发现社区居民的公共健康问题，如不良生活习惯、不良环境因素等，因地制宜地将个体预防与群体预防结合起来，使防保工作更加有效、更加深入。中医运气学说认为不同时期、不同地域，四时五气、六淫疫毒各异，我们需要综合分析各种因素，采取必要的有效预防措施，防止某些不良气候或疫毒之邪对人体的侵害。

（三）强调三因制宜

由于天时气候、地域环境和性别、年龄、体质、生活习惯等因素的不同，疾病的发生、发展、变化、转归也有所不同。中医学强调应当针对不同的因素，因时、因地、因人制宜，采用不同的防治方法。

1. 因时制宜 一年四季更迭，伴随着寒凉温热的气候特点和不同的物候变化，人体的生理活动与病理变化都会受到影响，因此，要注意不同天时气候条件下的防治宜忌。如炎炎夏季，暑热当令，阳气旺盛，人体腠理多疏松开泄，汗出较多，常人当顺应时令，尽量避免曝晒或久处于高温环境中，衣服宜宽松透气，并及时适当地补充水分或饮服一些清暑生津之品，劳作有度，则多能安然度夏；若不慎被暑热所伤，则宜清暑益气生津；或遇气候骤变，暑感风寒，辛温发散亦当有度，不宜过用，免致伤津耗气；若夏季阴雨潮湿，暑湿相兼，滞碍肠胃，则又当清暑化湿、芳香淡渗。正如《素问·六元正纪大论》所云："用热远热，用温远温，用寒远寒，用凉远凉，食宜同法。"

2. 因地制宜 我国幅员辽阔，不同地域，地势有高下，气候、水质、土质亦各有差异，在不同地域生活的人们，其生活习性、饮食喜恶也带有明显的地域特征，南方喜清淡，北方多浓厚，川黔爱辛辣，沿海好海鲜。防病治病时宜结合各地的气候环境特点及人们的生活习性，如西北地区，天寒地燥，人们腠理常闭，易感风寒，麻黄、桂枝、羌活之类常用，用量一般亦较南方为重；而江南水乡，温暖湿润，人们腠理开疏，易于感受风邪，故桑叶、菊花、薄荷之类多用，或作茶饮，以辛凉疏风。此外，缺碘、多氟，水网地区还有一些与水质、土壤、寄生虫有关的特殊预防工作。

3. 因人制宜 根据人们的年龄、性别、体质的不同，防治措施与方法亦有所不同。小儿生机旺盛，但脏腑娇弱，气血未充，易受外邪侵扰，脾胃亦易损伤，治疗时药量宜轻，不可过于峻猛，尤当重视宣肺散邪，调护脾胃。青壮年大多体质强壮，气血充旺，起病初期，多见实证，治疗可以祛邪为主。老年阶段，脏腑气血渐衰，生机减退，常多病重叠，应分清标本虚实主次，祛邪勿伤正，补虚防恋邪。男女性别不同，各有其生理、病理特点，预防调护宜关注女性经带胎产、男性精子发育等生理、病理特性，适其所宜。人因先天禀赋、后天调摄各异，体质有强弱盛衰、阴阳寒热之不同，患病之后，病证属性有别。古代有阴阳五行、阴阳太少、体型肥瘦、形志苦乐、禀性勇怯等不同体质分类方法，现代多以身型脉症为主要指标，分为平和体质、阴虚体质、阳虚体质、气虚体质、血虚体质、阳盛体质、血瘀体质、痰湿体质、气郁体质等九种体质。若能根据不同对象、不同特质开展个性化的摄生保健、辨证论治，将能更好地发挥中医中药的特色，达到更好的服务效果。如对气郁体质患者，可根据中医学的理论对其平常生活中的情志调摄、饮食宜忌、运动方式甚至音乐选择提出合理建议，会更有益于其保持身体健康，避免气郁致病。一般而言，强盛之体，患病实证居多，其体耐受攻伐；孱弱之人，患病虚证多见或虚实夹杂，不耐攻伐。

（四）医乃仁术

生物医学的基本诊疗思维是着眼于疾病，寻找疾病发生的部位——病灶，然后开展针对性的治疗——消灭病灶，随着病灶的消灭，生物医学模式的治疗过程也就完成了。与生物医学模式不同，中医学有其自身的医疗模式。中医学属于人文主导型医学，敬畏生命，重视医疗实践，强调医疗活动以病人而不是以疾病为中心，强调整体观念，在诊治过程中始终贯穿尊重病人、关怀病人的思想。这一系列的诊疗措施构成的医学模式，使中医学历来把医患关系看成是诊治疾病的关键，从而形成了“医乃仁术”的准则。

中医临床的诊治过程极其重视病人的主观感受，因此医患间的沟通是诊疗中必不可少的环节。望闻问切过程中除对各种症状进行仔细观察外，更注重与病人及家属的信息交流，这种沟通和交流主观上是中医诊治疾病的需要，客观上更使病人和家属有如沐春风的感觉。《素问・汤液醪醴论》指出：“病为本，工为标，标本不得，邪气不服。”病人是本，医生是标，二者必须相互配合。同时也强调，病人与医生的相互配合是治愈疾病的关键所在，凡“拘于鬼神者，不可与言至德；恶于针石者，不可与言至巧；病不许治者，病必不治”。

中医学在医患关系层面的特质，与全科医学强调医患沟通、主张医生与患者应建立良好关系是相同的。在中医全科医学的发展中，我们理当更好地宏扬这一传统，加强医患间的交流与沟通，使我们所服务的居民不仅能得到良好的养生、保健、医疗、康复服务，更能在愉快、信服、合作、互动的状态下，达到最佳的服务效果。

（五）兼通并蓄多技

中医学历来重视临床各科的兼通。春秋战国时期的名医扁鹊，过邯郸，听说越人贵妇人，即为带下医；到洛阳，听说周人爱老人，即为耳目痹医；到咸阳，听说秦人爱小儿，即为小儿医。清代医家徐大椿更明确指出，凡学医者要以“通科”为目标。

立足于基层社区的中医全科医生更应兼通并蓄，无论妇孺长幼，服务百姓大众。在此基础上，中医全科医生还应当重视医疗技术的全面掌握，药石并举，针灸并用。除中药、针灸、推拿外，前人在医疗实践中还积累了大量独特的治病方法，如拔罐、放血、灌肠、烟熏、蒸浴等，这些疗法成本低廉，简便易行，疗效迅速，很受百姓欢迎。若能正确掌握运用，则可使中医药百花园绽放更多的奇葩，民众得到更好的服务。

项目三 全科医生

一、全科医生的定义

全科医生又称家庭医生，是接受过全科医学专门训练，对个人、家庭和社区提供优质、便捷、经济有效的和一体化的基层医疗保健服务，对生命、健康与疾病的全过程、全方位负责式管理的医生。其服务涵盖不同的年龄、性别，以及其生理、心理、社会各层面的健康问题。

全科医生应该是法定的首诊医生，是病人进入医疗保健系统的“门户”和“引路人”。全科医生是个人及其家庭的朋友、“健康保护神”和利益维护者。全科医生是健康保险系统的最佳“守门人”。作为守门人，全科医生首先要用最少的资金解决更多的问题，要把大部分社区常见健康问题用最少的资源解决在社区，只把少量的疑难问题转诊给其他专科医生，以便合理利用卫生资源，降低医疗费用。一个训练有素的全科医生的服务范围可以从确认某些潜在危险因素时所进行的常规健康检查，直到要求专科医师以高度发达的技术手段进行的会诊或转诊。全科医生必须对病人的人格和期望进行充分的考虑，了解可用于协助处理病人的多样而复杂的技术设备，使这些技术与个体病人的特定需求相匹配。

全科医生需要全面而透彻地研究与把握家庭和社区中各类服务对象的基本卫生服务需求，注意其个性、家庭、生活方式和社会环境，全面考察健康和疾病及其相互关系，在家庭、社区条件下进行适当的评价和干预。为此，全科医生需要保持高度的敏感性与开放性，全方位汲取营养，在理论与实践的结合中不断完善自身。

二、全科医生的角色与工作任务

（一）对病人与家庭

1. 医生　全科医生往往是病人首次接触到的医生。①负责对常见健康问题的诊治和全方位、全过程管理，包括疾病的早期发现、干预、康复与终末期服务。②提供门诊、家庭及个别住院诊疗服务。

2. 健康监护人　①负责健康的全面维护，促进健康生活方式的形成。②定期进行适宜的健康检查，早期发现问题并干预危险因素。③作为病人与家庭的医疗代理人对外交往，维护其当事人的利益。

3. 卫生服务协调者　全科医生需要兼顾病人的整体需求，提供所有医疗保健服务，包括医疗服务、公共卫生服务、家庭服务、社区服务等许多方面。当病人需要服务时，全科医生协调多方面的关系，动员各种资源，为病人提供整体性的服务。

4. 咨询者　聆听病人的感受，通过有技巧的沟通与病人建立信任，提供健康与疾病的咨询服务，对各种有关问题提供详细的解释，随时进行深入细致的健康教育，促进健康生活方式的形成，指导服务对象进行有成效的自我保健。

5. 教育者　全科医生利用各种机会和形式，对服务对象（健康人、高危险人群和病人）随时进行深入细致的健康教育，保证教育的全面性、科学性和针对性，并及时进行教育效果评估。

（二）对医疗保健与保险体系

1. 守门人　作为首诊医生和医疗保健体系的“门户”，为病人提供所需的基本医疗保健。作为医疗保险体系的“门户”，在保险系统登记注册，取得“守门人”资格，严格依据有关规章制度和公正原则、成本－效果原则从事医疗保健活动，协助保险系统办好各种类型的医疗与健康保险。作为“守门人”：①全科医生首先要用最少的资源解决尽量多的健康问题，把大多数的社区常见健康问题解决在社区，以便合理地使用卫生资源，降低医疗费用，仅把少量的疑难问题转诊给其他的专科医生；②加强预防保健服务，尽量减少疾病的发生，控制疾病的发展，改善疾病的进程和预后，改善治疗效果，最终提高卫生资源的使用效率；③控制病人的就医行为，准确鉴别病人的健康问题，避免不适当及重复的就医、检查、治疗和用药，促进各类各级医疗单位的合作。

2. 团队管理与教育者　全科医生生活在社区中，拥有广泛的社会资源，作为社区卫生团队的核心人物，负责全科医疗的业务运行管理，在日常医疗保健工作中管理人、财、物，协调好医护、医患关系，以及与社区社会各方面的关系。组织团队成员的业务发展、审计和继续教育活动，保证服务质量和学术水平。

（三）对社会

1. 社区／家庭成员　全科医生作为社区和家庭中重要的一员，参与其中的各项活动，与社区和家庭建立亲密无间的人际关系，推动健康的社区环境与家庭环境的建立和维护。

2. 社区健康组织与监测者　全科医生定期对个人、家庭、社区进行适宜的健康检查，早期发现并干预危险因素；动员、组织社区各方面积极因素，利用各种场合做好健康促进、疾病预防和全面健康管理工作；建立与管理社区健康信息网络，运用健康档案资料做好疾病监测和统计工作。

三、全科医生的素质

（一）强烈的人文情感

全科医疗是以人为中心的照顾，全科医生要具有高尚的职业道德，有耐心、同情心与责任心，立志献身于医学事业，热爱本职工作，将全科医疗服务作为其终身的职业和事业。与纯科学或纯技术行业的要求不同，由面对对象的特殊性决定，崇高的人格是当好全科医生的基本前提。

（二）娴熟的业务技能

全科医生应把服务对象作为一个整体人看待，因此，全科/家庭医学强调医学知识的广度，涉及社区各临床学科的常见疾病，乃至遗传学、流行病学、预防医学、行为科学、心理学、伦理学、统计学、社会学、经济学等学科中的相关知识技能，对于胜任全科医生的角色都是不可缺少的知识。

（三）出色的管理能力

全科医生的工作不单纯是医疗，而且涉及病人管理、家庭管理、社区健康管理及社区卫生服务团队管理。出色的管理能力是全科医生在社区发挥效用的保障。因而全科医生必须有自信心、自控力和决断力，敢于并善于独立承担责任、控制局面，具有协调意识，合作精神和足够的灵活性、包容性，与各方面保持良好的关系，从而成为团队的核心之一。并能随时平衡个人生活与工作的关系，以保障自己的身心健康与服务质量。

（四）执着的科学精神和自我发展能力

全科医生工作相对独立，服务人群相对固定，学术流派众多，容易导致知识陈旧或技术的不适当运用。为保持与改善基层医疗质量，科学精神和自我发展能力是全科医生的关键素质之一。全科医生要保持积极的学习态度和广泛的兴趣，积极进取，终身学习，不断提高自身的服务水平，踊跃参与各种教学、科研、学术交流及继续医学教育，应对全科医疗服务中所需要的知识性与技术性的挑战。

四、全科医生工作的基本特征

（一）以预防为导向，树立预防医学观念

当今许多疾病是慢性、非传染性疾病，多数可以预防，但仅少数能够治愈，这对生物医学的特异性治疗是一种严峻的挑战。慢性病的预防价值已远远超过非特异性治疗的价值，面对有限的医疗资源和卫生经济学等方面的原因，各国政府也不得不对慢性病的预防价值重新评估，预防医学的观念发生了根本的转变。随着经济生活水平的提高，广大群众主动要求维护健康、延长寿命，预防保健服务已成为公众关心的热点。全科医生需要树立崭新的预防医学观念，掌握了临床预防医学的方法、组织工具和服务模式，以提高全民健

康水平为目标，扮演最佳“守门员”的角色。

1. 把个人及其家庭的每一次接触都看成是提供预防保健服务的良机。

2. 把预防保健服务看成是日常医疗实践活动的一个重要组成部分。

3. 采用以预防为导向的病史记录和健康档案。

4. 全科医生提供连续性、综合性、协调性、个体化的预防服务。

5. 个人预防和群体预防相结合。

6. 把医疗服务的目标直接指向提高全体居民的健康水平。

全科医生应在健康期、疾病的未分化期和临床早期做好预防工作，包括：①提供一级预防服务：例如计划免疫和各种健康促进手段；②提供二级预防服务：疾病筛检，或发现早期诊断症状不典型者，并进行早期治疗；③提供三级预防服务：防治并发症或进行康复训练等，使病人早日回归社会或带病正常生活。

（二）以团队合作为基础

全科医生应将自己作为卫生保健组织体系及社区卫生工作网中的一个重要组成部分，通过与他人协调配合，逐渐形成卓有成效的综合性工作团队，成为个人及家庭所需要的医疗保健服务的协调者。全科医疗团队以全科医生为核心，配合大批辅助人员，提供立体网络式健康照顾。在基础医疗本身，存在着门诊团队、社区团队、医疗－社会团队及康复团队等，由接诊员、社区护士、公共卫生医生、康复医生、营养医生、心理医生、其他专科医生（如外科、骨科、儿科等）、中医医生、理疗师、社会工作者、护工人员等与全科医生协同工作。①全科医生间开展相互合作，取长补短。②建立首诊、转诊制度和转诊关系，适当利用专科会诊和转诊，充分发挥三级医疗预防保健网的作用，合理利用有限的卫生资源。③善于发掘、组织和利用社区内外一切可以利用的医疗和非医疗资源，参与提供全面的社区卫生服务。

（三）以“五星级医生”为目标

WHO 提出“五星级医生”的概念。该概念反映了医学发展的趋势，体现了大众的需要，亦为医学教育指明了方向，目前已经被许多国家和地区所接受。五星级医生应具备以下 5 方面的能力：

1. 卫生保健提供者 根据病人预防、治疗和康复的总体需要，提供卫生服务。

2. 医疗决策者 从伦理、费用与病人等多方面的情况，综合考虑和合理选择各种诊疗新技术。

3. 健康教育者 承担健康教育的任务，主动、有效地增强群体的健康保护意识。

4. 社区领导者 参与社区保健决策，平衡与协调个人、社区和社会对卫生保健的需求。

5. 服务管理者 协同卫生部门及其他社会机构开展卫生保健，真正做到人人享有卫生保健。

五、全科医生与其他专科医生的区别

全科医生是医学领域的通才医生，相对其他专科医生而言，其不同之处不仅表现在服务理念、对象、内容和范围等方面，还源于各自的医学教育背景所形成的知识结构上的差别（表 2–3）。

表 2–3　全科医生与其他专科医生的区别

	全科医生	其他专科医生
所接受的训练	立足社区的全科医学专门训练	立足于医院病房的教学训练
服务模式	生物 – 心理 – 社会医学模式	生物医学模式
医患关系	亲密、连续	疏远、间断
照顾重点	生命的质量和病人的需要	疾病、病理、诊断和诊疗
服务对象	就诊病人 + 未就诊病人 + 健康人	就诊病人
服务的主动性	主动在社区服务	被动在医院等待病人
服务内容	预防、治疗、保健、康复、健康教育等一体化服务，对医疗的全过程负责	疾病的治疗，只对医疗的某些方面负责
服务的连续性	连续的、整体化服务	片段、专科化服务
服务的单位	个人、家庭、社区	个人
所处理问题特点	早期未分化疾病为主	高度分化疾病为主
诊疗手段与目标	物理学检查为主，以满足病人需要为目标，以维护病人最高利益为准则	依赖高级仪器设备，以诊断和治疗疾病为目标，注重个人研究兴趣

就某一专科知识掌握的纵深度而言，全科医生不如专科医生；但全科医生拥有多学科横向整合的知识、技能，其他专科医生也无法企及。全科医生必须与其他专科医生形成良好协调、互补合作，以共同的目标，提供优质、高效集防、治、保、康、教一体化的服务，共同推进我国卫生事业健康持续发展。

六、中医全科医生

（一）中医全科医生的定义

中医全科医生是接受过专门训练的新型医生，是中医全科医疗的主要协调者和执行者。中医全科医生所受的训练和经验使他们能从事内、外、妇、儿等相对广泛的领域，对于社区居民，不论其性别、年龄或所发生的躯体、心理及社会问题的类型，均能以独特的中医药知识和技能为个人、家庭提供连续性和综合性的医疗保健服务。中医全科医生必要时应适度地利用其他全科、专科会诊或转诊，并通过中医文化的传播影响社区居民的健康观；应充分发挥中医学在社区卫生服务中的优势，合理使用中医药资源，最大限度地满足社区居民对中医药的需求；在医疗保健系统和健康保险体系中，承担“守门人”的角色。

对中医全科医生的认识应该注意几个问题：一是不要等同于“坐堂医”，坐堂医虽然也是中医医生存在的一种形式，但其不能完全适应在社区应用的新形势；二是不要等同于中西医结合医生，认为既懂中医而又懂西医就是中医全科医生，中医全科医生立足于中医药，有着自己独特的诊疗理念、知识和技能结构；三是不要将社区中医边缘化、技术化，认为只是在西医学的基础上，掌握适宜中医技术即是中医全科医生，甚至把中医全科医学的优势与社区中医适宜技术的应用等同起来。中医全科医生应该是有着自己的理念、知识、技能和态度的高素质医生。

（二）中医全科医生的特色角色

1. 综合运用中医学理论和技能为社区居民解决健康问题的服务者 中医全科医生的知识和技能结构是综合性的，其为社区居民解决健康问题时并不局限于使用中医药，同样可以使用普通全科医生所采用的手段和方法，但中医全科医生所特有的深厚中医学理论功底和多样中医适宜技术，却可以使他们在解决各类健康问题时，将中医药的应用放在重要位置来进行综合考虑。而中医学的社区适宜性，也从另一个方面保证了中医药在社区的广泛应用。中医全科医生生活在社区中，和个人及家庭建立亲密无间的关系，其对社区居民健康状况的观察和了解是全程的、全面的、全维的，真正实现了中医学在预防、治疗、保健、康复、健康教育等服务内容中的效用。

2. 指导中医学进社区，发挥社区中医药应用的综合效益的管理者 中医全科医生作为中医学进社区的核心人物，与普通中医医生的区别在于他不仅是一个服务者，而且是一个管理者。其管理职能至少体现在：①服务不再局限于个人，而是延伸至家庭和社区，做好人、财、物管理，发挥中医药应用的最大效益；②协调好社区卫生服务团队、医患之间及社区各方关系，包括中医药照顾和其他医学的关系；③作为医疗保险部门的“守门人”，做好各种保险服务的管理；④结合中医学特色，协助建立和管理社区健康网络，运用各类健康档案资料做好健康监测和统计工作。

3. 中医学理论和技能的继承者 中医全科医生既通医道，又明药理，做到了“医知药情，药知医用”。稳定的人群为中医全科医生提高诊疗水平提供了保障，同时也有利于传统中医学师带徒人才培养方式的复兴。中医全科医生将成为中医学理论和技能的最佳继承者。

4. 中医文化的传播者 中医学发展的一种境界便是中医文化融入社区居民的生活中，中医文化的传播是中医药复兴的重要途径。中医学知识的传播速度决定了中医学对社区居民健康的影响力，也决定了中医药事业发展的速度。中医全科医生与社区和家庭之间有着亲密无间的人际关系，能够广泛地参与社区和家庭的活动，利用各种宣传手段随时、随地地传播中医学文化。

因此，中医全科医生是掌握中医全科医学理论和思维，熟练运用中医全科医学知识和技能，为社区群众提供连续的、综合的、可及的中医药服务的新型医生。

复习思考题

1. 全科医疗的基本特征不包括（　　）

A. 为社区居民提供连续性服务　B. 提供以病人为中心的服务

C. 提供以社区为基础的服务　D. 提供以家庭为单位的服务

E. 提供以家庭病床为主的基层医疗服务

2. 全科医疗是一种（　　）

A. 社区服务性质的医疗服务　B. 社区福利性质的医疗服务

C. 社区定向性质的医疗服务　D. 社区康复性质的医疗服务

E. 通科医疗

3. 全科医生是（　　）

A. 全面掌握各科业务技术的临床医生

B. 提供“六位一体”全部服务内容的基层医生

C. 专门为社区群众提供上门医疗服务的基层医生

D. 经全科医学专业培训合格，在社区提供长期负责式医疗保健的医生

E. 以公共卫生服务为主的医生

4. 全科医疗作为一种基层医疗保健，它不是（　　）

A. 公众需要时最先接触的医疗服务

B. 以门诊为主体的医疗照顾

C. 仅关注社区中前来就医者

D. 强调使用相对简便而有效的手段解决社区居民大部分健康问题

E. 强调在改善健康状况的同时提高医疗的成本效益

5. 全科医生应诊中的主要任务不包括（　　）

A. 确认和处理现患问题　B. 对慢性病问题进行管理

C. 定期提供预防性服务　D. 改善病人的就医遵医行为

E. 转诊

6. 全科医学是第一线医疗照顾，是以（　　）

A. 门诊为主体　B. 上门服务为主体　C. 病房为主体

D. 流动性服务为主体　E. 临床诊疗为主体

7. 全科医学“连续性服务”体现在（　　）

A. 全科医生对社区中所有人的生老病死负有全部责任

B. 全科医生在病人生病的过程中均陪伴在病人床边

C. 对病人的所有健康问题都要由全科医生亲手处理

D. 对人生各阶段及从健康到疾病的各阶段都负有健康管理责任

E. 如果全科医生调动工作，就应该将自己的病人带走

8. 对“以社区为基础的照顾”描述正确的是（　　）

A. 对辖区内全体居民进行健康登记

B. 在居民社区内设立全科医学诊室

C. 以一定的人群健康需求为基础，提供个体和群体相结合的服务

D. 对社区内所有居民的进行健康状况普查

E. 组成医 - 护 - 公卫团队每日巡回于居民区

9. 对“以家庭为单位照顾”描述最佳的是（　　）

A. 全科医生将家庭访视作为其日常工作中的最主要内容

B. 全科医生必须为社区内所有家庭建立家庭健康档案

C. 全科医生负责管理每个家庭所有成员疾病的诊疗及康复

D. 全科医生应利用家庭资源进行健康与疾病的管理

E. 全科医生在接诊病人时首先应了解并记录其家庭情况

10. 以下何种属性不是全科医疗与专科医疗的区别（　　）

A. 对服务对象责任的持续性与间断性

B. 处理疾病的轻重、常见与少见

C. 对服务对象的责任心

D. 是否使用高新昂贵的医疗技术

E. 服务人口的多少与流动性

扫一扫，知答案

第二篇　全科医学的基本方法

模块三

扫一扫，看课件

以人为中心的健康照顾

【学习目标】

1. 掌握："以病人为中心"应诊的主要任务；"疾病""病患"和"患病"的不同概念。

2. 熟悉："以病人为中心"应诊的过程和内容；"以病人为中心"和"以疾病为中心"两个临床关注中心的转变过程。

3. 了解："以病人为中心"和"以疾病为中心"两种服务模式的联系与区别；以"以病人为中心"医患交流和健康信念模型。

项目一　医学模式的转变

现代医学模式由生物医学模式向生物－心理－社会医学模式的转变，推动了医学将关注中心由疾病向病人转移，也推动了全科医学以人为中心的整体照顾思维的发展。

人体是一个由系统、器官、组织、细胞和大分子等多层次构成的有机整体，构成人体的各个部分之间，结构上不可分割，功能上相互协调、相互为用，病理上相互影响。同时，人生活在自然和社会环境中，人体的生理功能和病理变化必然受到家庭、社区、国家等社会条件和自然生态环境的影响。人体通过与周围环境的相互作用和系统内部的自我调控能力来维持健康状态。从这样的整体观出发，全科医生在观察、分析和处理健康和疾病问题时，必须以人为中心，注重人体自身的完整性及人与自然、社会环境之间的统一性和联系性。

一、人的社会属性决定了他的生存状态

人有自然属性和社会属性，其社会属性决定了他的生存状态、健康与疾病。比如人的精神状态可在基因表达水平上影响人的免疫应答强度。如禁烟，肺癌的原癌基因也许不会被活化，抑癌基因也许不会丢失，即使有肺癌的原癌基因也并非一定会得肺癌。研究表明，9 万个双胞胎，其中即使是同卵双生子，两人同时患癌亦只有 3%。癌的发生、发展与吸烟、酗酒、不良饮食习惯及环境污染等有关，并非完全取决于基因，人终究不是一个单纯的生物体。由于生活行为的改善，心血管病的发病率呈现下降趋势；由于避孕套的推广，艾滋病亦见减少。WHO 的报告指出，人的健康与长寿与遗传的关系占 15%，社会因素占 10%，医疗条件占 8%，自然环境占 7%，而 60% 取决于个人自己的生活方式和行为嗜好。

二、从以疾病为中心到以病人为中心

西方的医学之父希波克拉底说过："了解你的病人是什么样的人，比了解他们患了什么病更加重要。"同一疾病，病人的体质强弱不同、年轻人与老年人不同，甚至南方人与北方人不同，都应有不同的治疗方法。随着现代科技的发展，无数疾病的本质被实验所阐明，治疗的方案和效果可以通过实验来选择和论证。医师们的注意力从病人转向了疾病，然而过分对疾病的关注却容易忽视病人的需要。医师忽视病人的需要，必然导致病人对医师的信任度下降。在生物科技高度发展的今天，人们注意到这种"失人性化"的医疗不是医学发展的方向，医学应该回归到对病人的关注上来。医师自然应该关心病人生物的、心理的、社会的各个层面的问题。

案例 1

王某，男，53 岁，工人，因为"头晕 1 周"求助于全科医生，血压 180/110mmHg。病人 12 年前被诊断为原发性高血压，先后去多家大医院就诊，间断服用多种降压药，但服药不规律，血压控制在 150/95mmHg 左右。患者嗜烟酒，吸烟 20 支 / 天，饮酒每天 250g。近一年来出现过数次胸闷、心前区不适，至大医院门诊就诊。心电图提示心肌缺血，心超检查提示左室壁增厚，专科医生诊断为冠心病，给予硝酸甘油、阿司匹林和丹参进行治疗。近半年来胸闷发作次数明显增多，血压上升至 160/95mmHg 左右。专科医生

建议病人增加一种降压药物，并住院行冠状动脉造影，如冠状动脉有狭窄需要放置支架。

病人来到全科医生处就诊，全科医生通过与病人交流了解到：王某工作的工厂效益不好，妻子下岗数年，女儿在读大学，经济负担很重。专科医生给的药价格较贵，他无力负担长期用药的费用，所以血压一旦下降就立即停药。并且他了解过高血压有中风和心力衰竭等并发症，思想负担很重。他虽然知道高血压病人应低盐饮食，但妻子口味较重，因此无法解决低盐饮食问题。全科医生需要为他提供一种安全、有效、价廉的治疗方案，并且需要家庭的配合才能真正解决他目前治疗的问题。于是全科医生做出如下安排：

1. 健康教育　用通俗易懂的语言就高血压问题对王某进行健康教育，如体育锻炼、减轻精神负担、限制食盐的摄入等非药物和药物治疗，重点强调在治疗过程中连续用药的重要性。

2. 经济能力　针对他的具体经济情况，选择价格较便宜的降压药。

3. 家庭参与　邀请王某和妻子来到诊所，对她进行有关高血压知识的讲解，使她把这些知识应用到家庭饮食调节中。

4. 按时复诊　预约下次复诊的时间。

本案例表明：专科医生只关注“高血压”，把思维局限于疾病，只看见“病”而看不见“人”，开的降压药虽然能够控制住血压，但并不了解这个患“高血压”病人的具体情况，导致治疗失败。这种局限封闭的思维方式忽视心理、社会因素对疾病的影响，忽视病人的个人意愿、心理状态、家庭情况和社会背景等因素，必然导致治疗措施收效甚微。而全科医师首先将视线投向了“人”的层面，在重视“病”的同时，关注与人相关的影响因素，收获不同的治疗结果。因为，病人是疾病的载体，但又不仅仅是疾病的载体，病人除了有疾病的生物学特征外，还具有人的社会学特征，疾病和病人在医生的心目中具有不同的分量。

三、医学模式的发展

医学模式是指医学整体思维方式，即解释和处理医学问题的方式。医生的关注中心会随着医疗科技的发展发生重大的转移。

（一）古代医学的整体观

纵观医学发展史，无论东方还是西方，古代的医生对病人都注意观察的全面性，包括他们的籍贯、出身、经历、体质状况、人格特征、生活方式、家庭与社会环境、职业与经济情况等。其原因在于生产力的局限性，古代医学无法用实验手段探知疾病的本质，只能借助朴素的自然哲学解释人体和疾病。如古希腊的“四元素学说”“四体液学说”及“体质学说”等，中医学的“阴阳五行学说”。古人以此来阐述人的组织结构，概括人体的生理功能，阐明疾病的病理变化，指导临床疾病的诊断和治疗。中医学强调“整体观念”，认为：①人体是一个多层次的整体，构成人体的各组成部分在结构上不可分割，功能上相互协同，在病理上相互影响。②人生活在自然和社会中，人体的生理功能和病理变化必然受到自然环境、社会条件和精神因素的影响。整体观念要求人们在观察、认识、分析和处理有关生命、健康和疾病等问题时，注重人体自身、人与周围环境之间的统一性、完整性和关联性。

（二）生物医学模式——以疾病为中心

16 世纪文艺复兴时代开始，随着人体解剖学、生物、化学等学科的发展，人们对人体和疾病的本质由系统、组织、细胞，甚至分子等不同层次加以认识，揭开了医学笼统而模糊的面纱，使医学逐渐精确而清晰。医师们用大量的科学实验和临床研究去探索疾病的微观机制，使医学的分支逐渐细化，医师的关注中心也从病人转移到了疾病，客观而言，这是科学的胜利，是医学进步的必然。用机械角度来定义人体器官的机能是生物医学模式的一个显著特点。这种模式从生物的角度来解释生病时人体正常功能的下降，解释病人感觉不适是因为“身体某地方出现了问题”，医生的任务就是发现问题并进行治疗以“修复损坏的部分”。机械化的认识导致医学按疾病或各器官系统进行分组，就好像修理工将各部件组合在一起一样。生物医学模式还可以降解为更小的部件，观察、理解机体在各个微小系统中的运作功能，从而理解机体如何工作，疾病如何对机体产生影响。

生物医学模式至今在现代医学体系中仍占统治地位，它把人作为生物体进行解剖分析，力图寻求每一种疾病特定的生理、病理变化，研究相应的生物学治疗方法，因此疾病必然是生物医学模式的关注中心。该模式使基础医学出现了史无前例的飞跃，推动了医学的发展，并极大地延长了人类的预期寿命。其优越性表现在：

1. 以生物科学为基础，具有客观性和科学性。
2. 资料如实验室检查，活体或尸检的结果可以得到科学方法的确认。
3. 理论和方法简单、直观，易于掌握。
4. 使医师治愈许多原来是致命的疾病，并控制许多尚不能治愈的疾患。

然而，在医学发展的进程中，生物医学模式凸显了诸多不足。由于生物医学模式立足于生物科学，尤其是细胞生物学和分子生物学基础上，认为疾病完全可用异常的实验数据来说明。该模式的缺陷以疾病为中心解释病人的健康问题，将疾病与病人割裂，视疾病为独立于社会行为的实体。该模式中疾病可以得到客观的证据，忽略病人的主观感受，在追求客观的同时漠视病人的心理及所处的社会状况因素。这个模式将疾病从病人的社会文化环境中抽离出来，形成生物医学模式的重要缺陷。

1. 以疾病为中心，忽视病人的需求。

2. 医患关系疏远，病人依从性降低。

3. 医师思维的局限和封闭。

生物医学模式无法解释没有生理疾病时的种种身心不适；无法解释生物学与行为学的相关性；无法解决慢性病病人身心疾患和生活质量降低等问题。在 21 世纪的今天，人们需要一种人性化的、能使人的健康得到全面照顾的医学模式。

（三）生物 – 心理 – 社会医学模式——以人为中心

生物 – 心理 – 社会医学模式是从以疾病为中心转变到以病人为中心的理论基础。人类社会发展初期，影响人类健康的主要疾病仍是各种传染病和营养不良。随着经济的发展、生物医学防治手段及公共卫生的普及，早期主要由传染病和营养不良所造成的死亡明显减少，慢性病愈来愈流行。心理问题、生活压力、不良生活方式导致的行为疾病，成为影响人类健康的突出问题。就人体自身来说，各器官系统虽然有各自的功能但相互之间密不可分，互相协调一致，共同组成一个整体的人。躯体和精神也是一个整体，由于人们各自的生理特点，对疾病的不同易患性，当外界刺激引发情绪变化，导致神经功能紊乱、内分泌失调时，就可能引起易患性疾病的发生，这就是人们常说的身心疾病。如精神问题常以躯体化症状表现出来，常诉头痛的病人可能是由于工作压力太大，月经不调的妇女很可是夫妻关系紧张等。心理和社会压力开始成为疾病及要求诊治的主要原因，生活方式和行为疾病转变为人类健康的突出问题。目前居前三位死因的心血管疾病、脑血管疾病和恶性肿瘤都包含心理紧张、环境污染等心理、社会因素在内。至于酗酒、饮食过度、公害、交通事故、自杀、吸毒、犯罪率升高和“家庭瓦解”，则更是许多心因性疾病的心理社会因素。因此必须从生物的、心理的、社会的水平来综合考察人类的健康和疾病，并采取综合的措施来防治疾病，增进人类健康。19 世纪以来，随着预防医学、流行病学、心理学、医学哲学和医学社会学等研究领域的发展，导致了新的医学模式——生物 – 心理 – 社会医学模式的诞生。生物 – 心理 – 社会医学模式的优点：①建立在生物医学模式成功的基础之上，是生物医学模式的延伸，而不仅仅是它的替代；②强调健康与疾病同人的关系，重视研究疾病对病人生活的影响，以及心理社会问题对于病人的健康及对健康理解的影响，消除了许多生物医学模式下的身心双重病；③使人类对于健康和疾病的理解不再绝对，不再认为疾病纯粹是基于生物医学功能的混乱。

生物 – 心理 – 社会医学模式以病人为中心，用病人的眼光来看待其疾患。它以人的整体健康为最终目标，病人是一个身心统一的整体，具有生理功能和心理活动、精神和躯体不可分割，在生命活动中相互依赖、相互影响，共同作用于机体的健康。疾病是病人的一部分而并非全部，病人的需求和期望与生理疾病同等重要。因此，全科医生不仅需要了解病人的病理、生理过程，还需要了解病人的心理过程。由于人独特的个性和社会背景也将对健康产生影响，如果不了解病人的个性、背景和关系，就不可能完整地认识病人，也就无法全面了解和理解甚至解决病人的健康问题。全科医生不是作为一个指挥者或旁观者，而是作为与病人处于平等地位的医患互动模式中的一部分而发挥作用，是维护人的整体健康和提高人的生命质量的“艺术家”。

四、全科医生的“病人”范畴

处于患病状态的人的行为表现与健康人有所差别，扮演了一种病人角色。病人角色指从常态的社会人群中分离出来、处于病患状态、有求医和治疗行为的社会角色。把“病人”看成是一个生物学概念（即有病的人）的看法是肤浅片面的。因为几乎从每一个人身上都可以找到某些在生物学上称为“疾病”或“异常”的情况，如屈光不正等，但这些人通常并不被称为“病人”；一个正常产妇住院分娩，虽然她所经历的可能只是一种生理过程，并无疾病或异常，可她仍应成为医护人员照顾的“病人”；一个心理疾病患者到医院看病甚至住院，尽管他不存在生物学意义上的疾病，仍被统计为“病人”。在社会生活和卫生统计中，是否将一个人看成病人，主要依据是他有无就医行为。一名全科医生，重要的是理解病人角色的意义和病患的合理性。

1. “疾病”“病患”和“患病”的不同概念　“疾病”（医学术语）译为“disease”，指可以判明的人体生物学上的异常情况，可以从体格检查、化验或其他特殊检查加以确定。

“病患”（有病的感觉）译为“illness”，指人的自我感觉和判断，认为自己有病，可能确实患有躯体疾病，也可能仅仅是一种心理或社会方面的失调。

“患病”译为“sickness”，指一种社会地位，即他人（社会）知道此人现处于不健康的状态。

这 3 种情况可以单独、同时或交替存在。例如，一位早期肝癌病人，是有严重的“疾病”，但他自己并无明显不适，无“病患”而未就医。无人知道他“患病”，故他也不被视为“病人”。随着癌症进展，病人出现症状（病患）而就医，确诊为肝癌（疾病），那么他就“患病”，被视为“病人”。

“以疾病为中心”的生物医学模式仅强调疾病的地位，忽视病患和患病两种情况；“以病人为中心”的生物 - 心理 - 社会医学模式强调对这 3 种情况同等对待。全科医生需要具备“立体的”或“全方位”的思维方式，将“显微镜、肉眼和望远镜”3 种视角与病人的 3 种情况联系在一起，实现病人的需求。全科医生在日常诊疗过程中，需要提供高度科学性和艺术性的负责式服务，胜任自己的工作，赢得服务对象的满意。

2. 全科医生的责任和面临的挑战　全科医生的责任不仅是对病种或知识技术负责，更必须对人负责，在基层工作的全科医生面对的是常见病、慢性病、轻症病人及健康人群。

全科医生的责任在于维护其服务人群的健康，提高其服务人群的生命质量。全科医生必须与服务对象建立互动式的医患关系，提供人格化的服务。全科医生所处理的不局限于健康问题的类型，甚至不局限于严格定义上的健康问题，且不会因为疾病的治愈、疗程的结束或疾病的不可治性而中止服务。由于全科医生的服务对象不仅是病人个体，更包含人群，更要求有群体观念，其实践应着眼于人群。全科医生应当熟悉服务人群的生活习惯、环境因素和人文地理等。生物－心理－社会医学模式则要求全科医生不但要重视客观现象，更要重视服务对象的主观感受，重视病人的生命质量。

全科医生服务的对象包括病人、“亚健康”人群和健康人群，面对不同群体的不同医疗保健需要，全科医生必须提供相应的预防、保健、医疗、康复等服务。

（1）无疾病时（发病前期） 提供一级预防即预防保健，包括特异性疾病的预防措施和非特异性的健康促进，如健康咨询、生活方式指导、关系协调等整体性照顾，防止疾病的发生。

（2）症状早期，疾病尚未分化（临床前期或发病早期） 医生应具有较高的警觉性，提供二级预防，能识别问题，早查早治，提供适当干预措施，逆转健康向疾病发展的进程。

（3）疾病确诊时（临床期或发病后期） 提供三级预防，减少并发症和后遗症，避免残障，提供康复和临终关怀服务。对于一些不可治愈的慢性病，医生应充分理解病人的患病体验，了解其社会背景、人生观和价值观；建立互动协作式的医患关系，提高病人依从性，制订长期管理计划，提高管理质量。

项目二 以病人为中心的健康照顾

一、全科医生应诊中的四项主要任务

（一）分析就诊原因，确认和处理现患问题

案例 2

赵某，男，45岁，近两个月反复感到头晕、疲劳前来就诊，测血压为160/110mmHg。患者既往有高血压史半年余，平时服药不规则，发现血压高时才服用卡托普利1片。该患者经商已有8年，近段时间生意情况不好；祖籍福州，喜食咸菜、咸鱼等食物；烟瘾较大，每天吸烟近两包。母亲有高血压史。

这位病人来就医，全科医生在应诊中应该或可以为他做些什么？

确认和处理现患问题是全科医生应诊的核心任务。病人多因近期感觉身体某部位不

适或由此怀疑患上某种疾病（现患问题）而就医，医生应在详细采集病史后分析其就诊的原因。本案例中，病人因近两个月反复感到头晕、疲劳前来就医。全科医生首先要通过血压检测判断病人的症状是否由血压升高引起，并给予适当的处理。全科医生不仅从疾病本身考虑，更重要的是从心理、社会的多角度和多层面解剖、分析病人就诊原因。如果仅从高血压病专科的角度来看，更换或加强降压药物治疗就可以了；但全科医生除了处理高血压这个问题外，还要探索血压升高的背后潜藏的其他原因。如有什么诱因导致病人血压增高，有无生活上的压力，病人是否最近工作很忙，有否坚持服药，情绪如何，这些因素对其生活有多少影响，病人对该问题的顾虑是什么，他希望医生给予怎样的帮助。从接诊病人开始，认真倾听并考虑病人为什么来就诊非常重要。病人告诉你的事情都是问题的“线索”。全科医生在应诊中必须具备不仅从疾病本身考虑，而且从心理、社会的多角度和多层面解剖、分析病人就诊原因的思维方式。

在弄清上述问题的基础上，全科医生根据该病人的具体情况制订处理方案：

1. 解释病情，并表示理解、同情。

2. 说明处理方案，及时倾听，了解病人的看法。

3. 与病人达成共识，协商、调整处理方案。

4. 争取病人的自主性，鼓励其承担起自我管理的责任。

全科医师在处理现患问题时，需从病人和疾病两个角度着手，提高病人对医生的满意度、信任度及其对医嘱的依从性，真正高质量地解决“病人”的疾病。

（二）管理连续性问题

全科医生仅提供“确认和处理现患问题”的医疗服务是否足够？高血压是慢性病，与遗传、饮食及情绪等有着密切的关系，它的治疗包括运动、减肥、低盐低脂饮食、戒烟、戒酒、减轻精神压力等非药物疗法及药物疗法。全科医生除在应诊时处理病人的现患问题外，还应对连续性问题如慢性病等进行长期管理，与病人一起制订长期管理目标，指导病人改变生活方式，定期随访等。本案例 2 中全科医生在完成即时的诊疗后还应劝诫病人及其家人控制低盐饮食，保持轻松、愉快的心境，并要求病人坚持服药和随访血压。因此，全科医生需给予病人全面的、持续性的照顾，从而管理连续性问题。

（三）预防性照顾

慢性疾病同时还会引起并发症。高血压等慢性疾病若得不到有效控制，将导致心力衰竭、心肌梗死或脑出血等严重并发症，吸烟、高脂肪摄入、生活不规律等不良生活方式能促进这些并发症的发生。只有防患于未然，才可能真正给人们以健康。全科医生应当利用每一次的应诊机会针对病人的具体情况给予适当的预防性照顾。在病人尚未意识到不健康生活方式的影响时，给予适当的解说与科学指导；在治疗过程中遇到挫折时，要给予支持；在取得进步和成绩时则进行鼓励。全科医生可以在接诊这类病人时，提供一些相应的预防服务，如筛查血压、身高和体重、血清胆固醇水平；确定冠心病风险因素；进行戒烟、戒酒、科学饮食和锻炼、防止意外伤害等方面的健康教育。预防性医疗照顾在全科医疗中占有相当重要的地位，包括计划免疫、健康促进、发病前期乃至发病期的诊断与治疗。全科医生应在每次就诊时讨论有关饮食、锻炼、戒烟、限制饮酒等问题，以减少健康危险因素。

（四）改善病人的就医遵医行为

就医行为是指病人对医疗服务的利用程度，病人往往存在不适当甚或病态的行为方式。求医过多反映病人敏感紧张或依赖的心理；求医过少可能是因为病人健康意识不够或为经济条件所限。遵医行为是指病人对医疗建议遵守的程度，它包括服药、按预约复诊、执行推荐的预防措施，如合理运动、健康饮食、戒烟、戒酒等生活方式的改变。遵医行为在全科医疗服务中是一个十分关键的指标和管理环节，若失控，社区的长期综合性健康管理与慢性病控制就会成为空谈。全科医生为案例 2 中的高血压病人制定了合理的治疗及监督方案，但如果由于某些因素诸如各种生活事件、环境变迁或由于缺乏医学常识而无法配合时，医生及病人对健康的共同期望就会成为泡影。教育启发病人何时求医、寻求何种层次及类型的医疗机构、如何加强自我管理，也是全科医生的重要任务。

综上所述，全科医生应诊中的四项主要任务包括：①确认并处理现存问题；②管理连续性问题；③适时提供预防性照顾；④改善病人的就医遵医行为。这四项任务更体现了全科医疗的主旨：以人为中心，为人们提供持续的、全面综合的医疗服务。

全科医生应珍惜对每一个病人的接诊机会，切实落实以上的四项任务，体现出以人为中心的健康照顾这一全科医疗的鲜明特色，使生物－心理－社会医学模式在基层医疗服务中得到真正的贯彻。

二、以病人为中心的接诊“五步骤”模式

1983 年 Berlin 和 Fowkes 共同提出 LEARN 模式，应用于全科医疗的接诊过程中更能体现以病人为中心的健康照顾理念。所谓 LEARN 模式，就是整个接诊过程需经过的 5 个步骤。

1. L（Listen） 全科医生要先站在病人的角度倾听，收集病人所有的健康问题及其对健康问题的认知或理解。

2. E（Explain） 详细收集所有可供疾病诊治的资料后，医生需向病人及其家属解释对上述健康问题的诊断或看法。

3. A（Acknowledge） 在说明病情后，要容许病人有机会参与讨论、沟通彼此对病情的看法，使医患双方对健康问题的看法趋向一致。

4. R（Recommend） 医生按所达成的共识提出对病人最佳或最合适的健康教育、检查及治疗建议。

5. N（Negotiate） 如病人对检查及治疗建议存在疑惑，需要与病人进一步协商，最后确定医患双方皆可接受的方案。

在 LEARN 模式中，L“listen”，A“acknowledge”及 N“negotiate”都能让病人充分表达自身意见，E“explain”与 R“recommend”中也都参考病人的意见而提出解释或处置。这 5 个步骤充分体现了以病人为中心的接诊过程，明显有别于以医生为中心的接诊模式。

LEARN 模式的目的在于避免由于不同文化背景和社会地位，医生与病人对于疾病及其症状的解释模式存在差异而无法建立良好的医患沟通，影响疾病的诊断、治疗效果及依从性，或因其引发医疗纠纷等。此模式更加尊重病人对疾病的认知与理解，重视病人的表达与对疾病处置的看法。

三、全科医疗的问诊方式

全科医疗集医疗、预防、保健、康复、健康教育及计划生育为一体，全科医生需要一个简明且系统的问诊方式，以便迅速达到病人心理、社会问题的核心。全科医生常使用 BATHE 问诊及 SOAP 处理方式。

1. BATHE 问诊 一个系统的“提问 – 小结”方式。

B（Background）——背景，了解病人可能的心理或社会因素。

A（Affect）——情感，了解病人的情绪状态。

T（Trouble）——烦恼，了解问题对病人的影响程度。

H（Handling）——处理，了解病人的自我管理能力。

E（Empathy）——移情，对病人的不幸表示理解和同情，使病人感受到医生的支持。

2. SOAP 处理方式 医生还可运用 SOAP 来缓和病人心理、社会的压力。

S（Support）——支持，把问题普通化。

O（Objectivity）——客观性，医生鼓励病人辨清问题的现实性，并给予他们希望。

A（Acceptance）——接受，但不予判断，鼓励病人对自身、家人的乐观态度。

P（Present focus）——关注现在，走好眼前的每一步。

以案例 1 为例，全科医生采用 BATHE 的问诊过程和 SOAP 处理方式。

医生：“你妻子做什么工作？”（B）

病人：“她 5 年前就下岗了，现在有时打零工。”

医生：“你女儿多大了？”（B）

病人：“我女儿刚 19 岁，在读大一。”

医生：“哦，那不错。”（E）

病人：“女儿读书成绩不错，就是费用 1 年近一万元，太贵了。”

医生：“那你真的很不容易的，现在供个大学生不容易。”（E，S）“你工作收入还不错

吧？”（B）

病人：“原来还可以，最近企业效益不好，可能很多人要下岗。”

医生：“你觉得你会受影响么？”（A）

病人：“有可能，我们这个部门人多，最有可能下岗。”

医生：“你是不是很担心？”（A）

病人：“是啊，女儿还有2年才能毕业，现在家里主要靠我的工资，我得让她读完大学啊。”

医生：“是啊。你还担心其他什么问题？”（A）

病人：“医生，我的心脏问题是不是很严重？上次医生说要放支架，对我来说太贵了。一想到女儿要上学、可能下岗、还要做手术，我就睡不着觉，血压就高了。”

医生：“是呀，这些事凑在一起的确让人烦心。”（O）“你最担心什么？”（T）

病人：“心脏问题！工作没有了还可以再找，钱还能再挣，身体垮了什么都没了。”

医生：“那你怎么打算的？”（H，A）

病人：“我也对自己说，不要老是去想这些事，车到山前必有路。我妻子也常劝我。但心总静不下来。”

医生：“不担心这些事目前的确比较难，换我肯定也会担心的。”（S）“但仅仅担心解决不了问题，如果我是你，我除了担心还得采取点积极措施。”（P）

病人：“采取什么措施？医生开给我的药我都在吃啊。”

医生：“你的生活习惯怎样？戒烟了吗？饮食清淡吗？”

病人：“烟是想戒，可我因为工作没法不抽烟。饮食我以后注意少吃油、盐。”

医生：“戒烟主要靠自己，你的情况，烟非戒不可。你每天按时服降压药吗？经常量血压吗？”

病人：“的确常常忘了吃降压药，有时觉得没什么不舒服也就忘记了。”

医生：“我建议你：戒烟、饮食清淡、规律服药，包括降压药和治疗心脏病药物，要经常测血压。目前你还是先服用原来的降压药物，先把血压的目标定在140/90mmHg以下，你能做到么？1周后来复查，如果血压仍高，我们再考虑调整药物。如果你觉得自己很焦虑，尽可能提醒自己想点其他的，同时做深呼吸，帮助自己放松。我给你开点药帮助减轻焦虑情绪。从心电图上看，你的确存在心肌缺血，但不要过于担心。如果再有胸痛发生，要及时来医院就诊。”

病人：“好，医生，我一定照你说的去做。”

通过BATHE问诊及SOAP处理，全科医生能很快了解这位病人的来访背景和烦恼所在，并及时给予处理、安慰、支持。朴素的言语帮助医生走近了病人，让病人对医生敞开心扉，并使医疗服务变得更为有效。

四、COOP/WONCA 功能状态量表

为了衡量病人的健康或功能状态，使医疗照顾更为完善、有效，世界家庭医师学会（WONCA）分类委员会和科研委员会在美国达特默斯医学院研制的 COOP 量表的基础上形成了 COOP / WONCA 功能状态量表，从 7 个方面对病人过去两周内（其中疼痛为过去 4 周内）的功能进行评价（表 3–1）。

表 3–1　COOP / WONCA 功能状态量表

项目	分值	1	2	3	4	5
体能	问题	你能承受下列何种运动量并持续 2 分钟以上				
	状态	慢走或不能行走	中速行走	快步行走	慢跑	快跑
情绪	问题	你有没有受情绪的困扰，如焦虑烦躁、抑郁消沉或悲哀				
	状态	非常严重	严重	中度	轻微	完全没有
日常活动	问题	你的身心健康问题对日常生活或工作造成了多大的困难				
	状态	做不了	很困难	有些困难	轻微困难	无困难
社交活动	问题	你的身心健康问题有没有限制你和家人、朋友、邻居或团体间的交往活动				
	状态	极其严重	很大限制	有些限制	轻微限制	无限制
健康变化	问题	和两周前相比，你现在的健康状况是				
	状态	差很多	稍差一点	大致一样	好一点	好得多
整体健康	问题	你的整体健康状况是				
	状态	很差	不太好	还好	很好	非常好
疼痛	问题	在过去 4 周内，你常感到身体上有多大程度的疼痛				
	状态	严重	中度	轻微	很轻微	无

项目三　因人制宜

全科医疗以人为中心的健康照顾，需要遵循因人制宜的服务理念，要求医生走进患者的世界，从患者角度看待疾病，并以患者的最高利益为目标处理其健康问题，运用基本接诊技巧，全面收集症状、体征，系统地了解个人背景资料，从患者的期望与需求角度分析其就医原因，以期更好地维护健康。

以人为中心的照顾原则其核心内容就是全科医生接诊时，要就患者的背景及主要就医原因、就医的要求与期望等进行全面的了解，再进行综合的分析，得出结论。要以了解患者为基础，从患者的角度看待疾病，服务于患者，满足其健康需要。

一、了解背景资料

当全科医生面对一个患者时，从职业的角度，需要了解：他是一个什么样的人，他就诊的原因是什么，他对医生抱有什么期望，他对健康的真实需求是什么，他如何认识自己的健康问题，他对自己的健康问题期待怎样的解决，只有在充分了解患者的就医背景及其他相关资料后，全科医生才能真正地全面掌握患者的状况，找到其出现健康问题的真正原因并为解决问题打下良好的基础。

由于全科医生遇到的大多是疾患或早期未分化的疾病，而且大多受心理、社会等因素的影响。所以，全科和医生要了解完整的背景，包括个人背景、家庭背景、社区背景和社会背景。

中医全科医生要从宏观整体角度来观察个人健康问题的背景及个体所表现的特异性。如《黄帝内经》详细地描述了人的气质、行为、能力、体质和体型的分类特征及相互关系，以及这些因素与疾病的关系。《灵枢·阴阳二十五人》依据五行将人分为“五形人”，就个性特征而言，木形之人的能力是“好有才”；火形之人的性格是“多虑”；土形之人的价值观是“不喜权势”；金形之人的气质是“静悍”；水形之人的态度是“不敬畏”。侧重点各不相同，适应四季状况也不同。

二、分析求医因素

患者就诊的原因，除生物学的原因外，心理、社会原因也是常见的原因。如果医生只重视生物学原因，忽略其他原因，施行的服务则会缺乏针对性，也难以满足就诊者的需要。正如《三因极一病证方论》说:“凡治病，先须识因；不知其因，病源无目。”促使患者就诊的不仅是疾病的严重性，更涉及患者对症状的理解和症状导致的不适或功能障碍对其的影响。

影响求医行为的因素主要是患者的健康信念模式和疾病因果观，还包括患者的多层次需要、患病体验、痛苦感受等，以及相关的家庭因素和社区因素对患者的影响。

（一）健康信念模式

1. 健康的概念

案例 3

患者，男，42 岁，公司业务员。吸烟史 15 年，25 支 / 天。因反复头晕两个月来前来就诊。检查：血压 165/120mmHg，身高 175cm，体重 85kg，体重指数（BMI）29kg/m^2，空腹血糖 8.5mmol/L，餐后 2 小时血糖 14.5mmol/L，胆固醇 7.5mmol/L，甘油三酯 2.5mmol/L，低密度脂蛋白 5.7mmol/L。

医生：“你的体检结果提示你既有高血压、糖尿病，又有高血脂、肥胖，应该好好治疗。”

病人："血脂高？糖尿病？不可能！我爸有高血压，我听说高血压遗传，我现在也有高血压，所以高血压我得好好治。可我家没有人得糖尿病，我怎么可能会得糖尿病！"

医生："血脂高的人容易发生动脉粥样硬化、心肌梗死和中风，因此需要控制血脂水平。虽然糖尿病和高血压一样会遗传，但没有家族史的人也能得糖尿病，血糖过高也容易发生冠心病和中风。"

病人："可是我除了头晕，吃得下、睡得着、能工作，挺健康的。"

这位病人存在高血压、高脂血症、糖尿病，但他因为没有感到什么不舒服，就认为自己是健康的。有了这种想法，他就不会主动就医，接受医生的建议，改变不良的生活习惯。

医生："我很理解你的处境，但吃得下、睡得着并不等于你是健康的，要等到你吃不下、睡不着了那就晚了。"

上述案例中，全科医生不仅要诊治疾病，还要了解病人的健康信念。这个案例具有普遍意义，社会各阶层人群因其社会角色、经济状况、文化水平、受教育程度，以及来自家庭、社会的不同影响，对健康有着不同的理解。我国城乡居民大多认为没有疾病就是健康，即使有病没有症状也比较健康。

WHO关于健康的定义："健康是人的身体、精神和社会的完好状态，即有良好的体能、充沛的精力、较好的人际交往和社会适应能力，而不仅仅是没有疾病和衰弱的状态。"一个人在躯体健康、心理健康、社会适应良好和道德健康四方面都健全，才是一个完全健康的人，简而言之就是身心健康。

中医学则认为人体健康的标志为"阴平阳秘"，即阴气平顺，阳气固密，各脏腑、组织之间，以及人的生命活动与外界环境之间维持相对的动态平衡，即可以进行正常的生理活动，《黄帝内经》将此健康状态的人称作"平人"。直贯古今，可以发现中国传统文化，尤其是中医学发病观对个人健康信念模式构建产生了一定的影响，从而也影响了个人求医行为。临床调查发现，有不少人在医院检查后尽管未发现疾病，但仍然认为个人存有健康问题，常常求助于中医，期望给予治疗。由此可见，在生物医学模式中，健康目标是由疾病或生理缺陷来确定的，诊断和健康目标十分相似，其治疗目标诸如治愈或缓解，而以病人为中心的医学模式和中医学却意识到健康的相对性，设定目标时必须衡量每一个病人的客观需要和主观愿望，以便清楚地确定切实可行的、特定的、医患双方都同意的健康目标，鼓励病人尝试达到其最佳健康状态的机会。

2. 健康信念模式 健康信念模式（health belief model）在20世纪50年代提出，是运用社会心理学方法解释健康相关行为的理论模式。此模式主要用于预测人的预防性健康行为和实施健康教育。它主要涉及就医、遵医嘱行为的必要性及可能性。健康信念模式是指人们对自身健康价值的认识所形成的基本框架，它反映了人们对自身健康的关心程度。健康信念模式直接影响患者对疾病威胁的感受，包括疾病的严重性及个人的易感性，以及对保健行为所得利益的认识，当某个特定疾病的威胁较大，采取求医行为所产生的效益较高时，就会增加患者就医的可能性，以获取适当的预防或治疗等措施。这些个体化的影响因素会受到来自家庭、社会等修正因素的影响，如年龄、性别、种族等人口学特性，人格社会地位、同辈及相关团体压力等社会心理因素，医生、家人或同事的告诫及宣传媒介的诱导等他人行动的提示，以及此前与疾病的接触经验和获得的知识建构等。

健康信念模式可以用来解释人们的求医行为，强调感知在其中的重要性。珍惜健康的人常因轻微的症状而就诊，而忽视健康的人往往延迟就诊，并延误治疗时机。家庭成员彼此的健康信念模式可相互影响，如患者的求医行为常常受其配偶或父母的影响。

在生物医学模式中，健康目标是由疾病或生理缺陷来确定的，诊断和健康目标相关联，治疗目标主要是治愈或缓解诊断。而以人为中心的医学模式和中医学都认识到健康的相对性，设定目标时必须衡量每一个患者的客观需要和主观愿望，以便确定切实可行的、特定的医患双方都认可的健康目标。因此，全科医生应该了解患者对自身健康的关心程度，及其对疾病严重性和易感性等有关问题的认识程度，帮助患者建立正确的健康信念模式，采取积极的健康促进措施，珍惜和维护健康。

（二）疾病因果观

疾病因果观是指患者对自身疾病的因果看法，是患者解释自身健康问题的理论依据，受个人文化、家庭、宗教和社会背景等因素的影响。患者通过医生、朋友、家庭成员、书籍、网络等渠道收集信息，使自身具备一定的医学保健知识，并能认识机体亚健康或某些疾病的信号，根据个人疾病因果观，产生相应的求医动机与求医行为。若发现健康问题是由疾病引起的，就会要求医生开具药物；若认为健康问题是由心理因素引起的，就会要求医生提供消除精神紧张的方法；而如果认为健康问题是由鬼神附体引起的，就会求助于巫医。不正确的疾病因果观可能会导致患者过度求医或拒绝求医等不良就医行为。

全科医生若不了解个人的疾病因果观，就无法正确认识个人求医的主要原因，无法正确理解个人陈述问题的方式及症状的真实意义，也容易遗漏一些重要的资料。由于疾病因果观与个人的文化背景、信仰、家庭等多因素相关，个人疾病因果观的改变与重建都需要时间来磨合，甚至可能存在难以转变的情形。因此，全科医生有必要在了解个人疾病因果观的基础上，对患者作详细的解释，争取在疾病因果观上与患者取得一致，减少不健康的就医行为。如全科医生可以通过与个人讨论主要问题，如病因、时间、严重性、预后、影响、担忧和治疗，从而了解病人的疾病因果观：你认为自己得的是什么病，你认为得病的主要原因是什么，这个问题困扰你多久了。需要关注的是，个体化的疾病因果观在各类传媒的宣传，社区广泛而持久的公共卫生教育及医生、家人正确的疾病因果观影响下可能会由量变到质变，因此，全科医疗服务要从个人、家庭及社区入手，真正体现全科医疗中预防、治疗、保健、康复、健康教育、计划生育六位一体的服务。

（三）患病体验

患病体验指患者经历某种疾患时的主观感受。同一种疾病的患病体验可以因个体的差异与客观因素的影响而不同。体验无法测量而真实存在。全科医生如果无法了解患者的患病体验，那么对病人的理解是不完整的，因为这往往是疾病给患者造成的最大困扰。但全科医生不可能亲身经历每一种疾病与随之而来的恐惧，因此理解患者的患病体验是一件非常困难的事要想获得感同身受的患病体验，只能与众多患者进行充分的交流。

虽然患病体验是以客观的躯体功能障碍为基础，但仍然是一种纯主观的感受。因此，在很多情况下，患者的患病体验与疾患的严重程度不一定呈正相关。

患病体验分为一般患病体验和痛苦体验。由于每个人的年龄、经历、背景、健康信念和疾患不同，患病体验也千差万别。从总体上来看，一般患病体验如下：①精神与躯体正在分离的体验；②与生活的世界逐渐隔离；③失去时间变化的感觉；④恐惧与焦虑；⑤对健康充满羡慕；⑥损害理性的本能；⑦拒绝接受疾病和症状。

疾病给患者带来的痛苦是一种非常个性化的体验，包括肉体的痛苦、精神的痛苦和道德的痛苦 3 个方面。疼痛有别于痛苦，它是疾病给患者肉体带来的直接感受，疼痛可以被药物和医疗措施控制或缓解，但医生却很难解决患者的痛苦，只能尽量感受，并给予关心、同情和支持。

（四）患病行为

患病行为指患者对自身症状的反应。一些患者有诊断明确的疾病，却不愿意接受医疗照顾，拒绝就医；另一些患者虽然没有疾病与身体不适，却经常就诊于医疗机构，并且在医生给予合理的检查及恰当的解释、处理后，也不改变过度就医行为；个别患者则表现为极端行为，如某中年男性患者，肺癌手术后半年复检时发现新转移灶，自杀身亡，后经检查认定手术成功，术后给药合理。究其死亡原因，原来是患者肺癌术后丧失工作机会，家庭经济困难，妻子与之离异，母亲因操劳过度死于意外事故，患者彻底丧失生活的希望。因此，全科医生要了解疾患对患者躯体功能与机体完整性的威胁，以及其生活规律被打乱、正常活动受限、经济拮据、社会地位改变、婚姻关系破裂、重大人生计划中断等的意义，以及随后出现的疾患行为。

（五）病人角色

病人角色是指从常态的社会人群中分离出来的，处于病患状态中的，有求医行为和治疗行为的社会角色。患病之后，病人的社会身份与角色就开始改变，并被要求表现出与病人角色相符合的行为，从而具有一定的特殊义务和权利。病人角色赋予其的权利和义务主要包括：①解除或部分解除在健康状态时的社会责任的权利；②受到社会的尊重与理解的权利；③及时就医、争取早日康复的义务；④遵守医疗保健部门有关规章制度的义务，如遵守医院的就诊、住院、探视等规章制度。

综上所述，影响求医行为的核心因素是个体化疾病因果观和健康信念模式，而个人的患病体验、痛苦感受、患病行为及其相关的家庭和社区因素是影响求医行为的重要构件。此外，个体性的求医行为还影响着个人对医生的期望，所以，全科医疗以个人为中心的服务模式中还要求医生要充分理解病人的期望。

三、理解病人期望

病人带着希望来就诊，病人对医疗服务的满意度实际上主要取决于病人期望被满足的程度。了解病人的期望，有助于医护人员有针对性地不断改善自己的医疗行为和服务技巧。全科医生需从生物－心理－社会的角度整体上理解病人的个体性化期望，并合理地满足病人的期望。

（一）理解病人对医生医疗技术的期望

病人对医生医疗技术的期望是第一位的，病人总是期望医生能准确迅速地做出医疗诊断，药到病除。病人期望通过就医得到的结果是：自己的病情是清楚的，诊断是明确的，处置是得当的，效果是明显的。

（二）理解病人对医生服务技巧与态度的期望

病人总是期望医生能说服自己，让自己了解疾病出现的病因病机，并有机会参与讨论，发表自己的意见和看法，最后能与医生一起决定治疗的方案。当病人的期望与医生的能力和原则相矛盾时，应及时了解病人及其家庭的需求，耐心地加以解释。

（三）理解病人与医生建立起朋友式的关系的期望

由于医生所处的权威和决定者的位置，使病人无法与医生进行平等的交往，而病人在感情上又有许多特殊的需要，病人希望与医生进行感情交流，建立互相尊重、互相关心的平等关系，以增强自身的安全感和战胜疾病的信心，所以医生的感情支持是病人康复最有效的动力。

（四）理解病人有发挥自身的主观能动性的期望

病人往往因专业知识受限而处于被动接受者的地位，从而增加了盲目遵医带来的治疗危险性，降低治疗的效果。全科医生通过教育、咨询和帮助，充分调动病人的主观能动性，使病人发挥自我康复的潜力，有效解决自身问题，使其享受平等医学帮助的医疗服务权和自主选择权，享受医疗活动的知情权和同意权，享受保护个人秘密的保密权和隐私权。病人有选择就医场所、就医对象、就医方式的权利，应推广采用“医生建议，病人决定”的医疗服务方式，病人有权接受或拒绝某些常规或特殊诊疗措施的实施，并有权知道自己的接受和拒绝行为可能产生的良好或不良后果。医生有权对其耐心劝说、解释，但不得强迫。对违背病人意愿进行的临床实验，病人有权拒绝。

（五）理解病人对医生提供帮助的期望

在疾病诊治过程中，病人有权要求对所有和自己有关的生理心理状态、病情讨论、病程记录、医疗方案等加以保密。即使某些信息并不直接与病人相关，也应征得病人同意后方可公开，更不允许以病人的生理缺陷或隐私秘密当作谈资。有时病人也需要医生提供其他方面的帮助，如开具假条、疾病诊断证明和进行体检等。

（六）理解病人对医生高尚医德的期望

病人就医往往最直接的愿望就是希望医生工作认真、耐心和蔼、情操高尚、平等待患；自己能与医生平等轻松地交往，让医生充分倾听自己的诉说，与医生建立起朋友式的互动关系。医生任何的含糊其辞、随意、拖延、试探或推辞等行为，都会使病人感到不愉快和不被接受，从而丧失与医生合作的基础。作为医生要理解病人对医生的人格和医德的期望。

（七）理解病人对医疗条件和医疗环境的期望

病人希望医疗服务的软硬件服务质量都能满足自身的需求。如病人希望就医环境舒适隐秘，就医流程简捷合理，候诊时间尽量缩短，诊治结果明显有效，希望使用最先进的医疗设备、药物和新技术，期望在较低的消费水平内享受更完善的医疗服务等。

四、尊重人的需要

人的需要是人的生命活动的内在规定性和存在方式，心理学家马斯格把人的基本需要分为从简单到复杂、从低级到高级发展的 5 个层次，即生理需要、安全需要、爱和归属的需要、尊重需要、自我实现的需要。

（一）尊重人的生理需要

生理需要是人类最基本的需要，是机体的本能反应，如饥饿、性欲、疲劳、睡眠等，也是维持人类生命、生长发育的基础。人的求医行为与生理功能失常，不能满足个人的生理需要密切相关。对病人来说，保持躯体的完整性和生命系统正常运转是就诊的第一需要，因健康正问题就诊的病人的第一需要就是解决生理需要问题。

（二）尊重人的安全需要

当个人生理需要得到相对的满足后，安全需要就成为首要的需要，既有对稳定依赖及免受惊吓、焦虑和混乱折磨的需要，也表现出对体制、秩序、法律、界限的需要及对保护者实力的要求。病人都希望在一个安静、有序、洁静的有安全感的医院就医，并要求医生要有高度的责任感和细心诊治、耐心说明的工作态度。安全需要决定了病人对医院和医生的选择，它不仅影响病人的就医行为，而且与病人的症状、治疗、康复有着密切联系。如一些医院因医疗事故频繁发生，病人觉得没有安全保障，而出现门诊病人就诊量下降的情况。部分病人因不安全感而表现出疼痛焦虑、失眠或躯体功能障碍。要增强病人的安全感，就要求医护人员有镇静自信、认真负责的态度与言谈举止，准确的诊断和令人信服的治疗措施及恰当的医患沟通和良好的医患关系。

（三）尊重人的爱和归属的需要

爱的需要是指个人有同他人保持一种充满深情和厚爱的关系的渴望，给予他人爱的同时，也接受他人的爱。归属的需要是指个人渴望在家庭和社会团体中有一席之地并为达到这个目标而努力。病人对爱的需要往往会直接投射到医护人员身上，希望与医护人员建立一种充满爱的关系，希望能被医护人员所接受，得到医护人员的爱护和帮助。同时，病人也希望在适当的时候报答医护人员，这种需要的满足对病人来说是一种有效的治疗和支持。全科医生应该充分认识到病人对爱、感情交流和相互接纳的需要。

（四）尊重人的自尊的需要

自尊的需要指人都有一种对于自尊、自重和来自他人的尊重的需要或欲望。满足自尊的需要，就让人获得一种自信，让人觉得自己有能力、有价值、有位置、有用处，是不可或缺的，这是健康必不可少的心理状态。而病人往往因病而丧失了某些能力，处于自卑或被动地位，反而增加了对自尊的需要，医生的重视和尊重的态度可以增加病人对就医的信心，有利于病人的治疗与康复。

医生的职业性质决定他的任务就是保护和抢救人的生命。病人作为一个特殊的人，在感情上也有许多特殊需要，感情支持是病人康复的有效动力。病人和医生具有同样的尊严与权利，但在现实生活中，医生往往扮演权威和决定者角色，这使病人无法与医生进行平等的交往，病人的尊严和权利也就无法得到应有的尊重。医生只有与病人成为朋友，进行平等交往，建立互相尊重、互相关心的平等关系，才能充分尊重病人的尊严和权利。

（五）尊重人的自我实现的需要

自我实现的需要是指个人有一种使自己的潜能得以发挥，实现自我价值的最高欲望，主要表现为对事业、对工作表现出极大的热忱。而健康问题往往干扰了病人自我实现的计划，使病人产生痛苦和焦虑。病人的欲望和痛苦有可能改变病人的求医行为，医生要在理解病人的基础上，帮助病人摆正疾病与健康的关系，使病人能做力所能及的工作，以增强病人对医嘱的依从性和康复的信心。

复习思考题

1. 全科医生对问题进行最初分类是为了（　　）

A. 早期治疗　　　　B. 弄清问题的线索和性质

C. 及时转诊　　D. 便于诊断　　E. 便于康复

2. BATHE 问诊不包括（　　）

A. 病人的背景信息　　B. 病人的疾病体征

C. 病人的情绪状态　　D. 病人的自我管理能力

E. 对病人的理解和同情

3. 全科医疗服务应（　　）

A. 以问题为目标　　B. 以疾病为目标　　C. 以治愈为目标

D. 以经济为目标　　E. 以控制症状为目标

4. 全科医生避免误诊的关键是（　　）

A. 利用高科技的生物学检查　　B. 持续性的医疗照顾

C. 快速转会诊　　D. 试验性治疗　　E. 充分解释病情

5. 全科医生关注的中心是（　　）

A. 症状　　B. 体征　　C. 疾病　　D. 辅助检查结果　　E. 病人

6. 生物医学模式的优越性不包括（　　）

A. 具有客观性和科学性　　B. 重视病人的主观感受

C. 资料可得到科学方法的确认　　D. 能控制许多尚不能治愈的疾病

E. 理论方法简单、直观

7. illness 是指（　　）

A. 人体生物学上异常　　B. 自我感觉不适　　C. 社会状态不适应

D. 社会地位不承认　　E. 以上都不是

8. 全科医生采用 BATHE 方法进行（　　）

A. 体格检查　　B. 诊断疾病　　C. 判断疗效

D. 心理状态评估　　E. 推断预后

9. 关于 COOP/WONCA 功能状态量表描述错误的是（　　）

A. 可以衡量病人的健康状态　　B. 反映一个人在特殊环境中的能力

C. 作为病人管理的参考　　D. 包含体能等 7 方面的内容

E. 可以衡量病人的功能状态

10. 健康信念一般不会受到下列哪项因素的影响（　　）

A. 个体对疾病易感性的认识　　B. 自然环境的变化　　C. 他人行动的提示

D. 人口学因素　　E. 个体对疾病严重性的认识

扫一扫，知答案

模块四

扫一扫，看课件

以家庭为单位的健康照顾

【学习目标】

1. 掌握：理解家庭结构、家庭角色、家庭功能，家庭生活周期的特点及各阶段的照顾重点。

2. 熟悉：认识家庭危机的重要性。

3. 了解：家庭危机评估的意义和临终关怀深邃的人文精神。

“以家庭为单位的健康照顾”充分表明了全科医学有别于专科医学的思想，是由全科医生的执业性质决定的。以家庭为单位的健康照顾可以从4个方面来认识：①家庭是人类群体生活的基本单位。②家庭与个体的健康和疾病密切相关。在家庭生活周期的不同时段，主动提供可预测性的健康照顾，处理家庭事件及家庭危机，实施家庭评估及家庭治疗。④提供生命末期的体恤及团队式的临终服务。全科医生随时进入家庭，进行家庭访视，以提供适合于家庭的照顾。

项目一　家庭结构与功能

家庭是社会的细胞，个人健康在许多方面与家庭有着紧密的联系，全科医学在全面维护与照顾个人健康的基础上，整合社会科学、行为科学理论，倡导以家庭为单位的健康照顾，以更好地提高服务效能，维护人们的健康。全科医生在考虑个人健康问题时，常需考虑其家庭背景，综合分析服务对象的家庭状况及其在家庭中的角色、地位，充分利用各种资源，帮助个人和家庭解决健康问题。

家庭背景主要包括家庭结构、家庭功能、家庭生活周期、家庭资源、家庭角色、家庭关系、家庭交往方式、家庭经济、家庭生活方式等。对家庭背景的了解和分析，是全科医生进行临床判断所需资料的重要组成部分，同时也是全科医疗的一大特色。全科医生通过门诊及家访，了解家庭结构并评价其功能及家庭各个角色之间的相互关系和相互作用，判断病人疾患的发生、发展和预后与其家庭之间的联系，以便进行必要的协调指导，及时纠正家庭中影响健康的不良观念和生活方式，力求改变家庭的氛围，消除隐患，使家庭对健康问题的解决起到积极的作用。

一、家庭定义

无论是对患者或是对家庭，全科医生提供医疗照顾必须依靠家庭的背景，与家庭保持密切的交往，这是全科医生铭刻于心的道理，也是家庭医疗不能背离家庭背景的原因。家庭是人在社会中生存而产生的普遍而特殊的社会团体，但家庭的定义却在不变演化。

（一）传统的家庭定义

传统的家庭是指“通过婚姻结合，靠姻缘、血缘关系生活在一起的人员组成的单位”。传统家庭依靠法律的认可并获得法律保护，一般能维持终生的关系，家庭上下辈多有血缘关系，极少部分为领养关系。

（二）演化的家庭定义

演化的家庭是指成员在遭受躯体或感情危机时，能提供帮助和支持的一些亲密者组成的社会团体。其定义包含同性恋家庭、群居体等类型的团体。

（三）广义的家庭定义

广义上的家庭是指“一对在一起生活了 6 个月以上的男女核心组合单位”。强调只要家庭的稳定关系维持在 6 个月以上，即可称之为“家庭”。这种广义家庭的概念指具有家庭性质的男女组成单位。

（四）较完善的家庭定义

较完善的家庭定义是指“通过情感关系、法律关系和生物学关系连接在一起的社会团体”。这一定义包含了现代的各种类型家庭，突出了法律婚姻、血缘和情感三大要素。

二、家庭结构

家庭结构包括家庭的外在结构和内在结构。外在结构即家庭的类型，内在结构包括家庭的角色、权力结构、沟通形式和家庭的价值观。

（一）家庭的类型

1. 核心家庭　是指父母及未婚子女组成的家庭。核心家庭是现代家庭类型的主流，结构简单，人数少，只有一个权力中心，其利益及资源易于分配。核心家庭具有亲密和脆弱的两面性，温馨的家庭给成员带来幸福，且适应快节奏的社会。出现危机时，会因较少得到家庭内外的支持而易导致家庭解离，这给家庭保健带来了新的任务。

2. 扩展家庭　指由两对或两对以上夫妇与其未婚子女组成的家庭。根据成员结构不同，扩展家庭又可分为主干家庭和联合家庭。①主干家庭：是指由一对已婚夫妇与未婚子女及父母组成的家庭。主干家庭是核心家庭的扩大，有一个权力中心或还有一个次中心。因其具有直系血缘关系和婚姻关系，也称为“直系家庭”。②联合家庭：主要指至少两对或两对以上的同代夫妇及其未婚子女组成的家庭。联合家庭结构复杂，人员庞大。

扩展家庭规模大，人数多，结构复杂，关系错综，同时存在一个或一个以上的权力中心和次中心。家庭出现问题常引起连锁反应，但家庭内外资源丰富，易于应付压力事件。

3. 其他类型家庭 指未婚单亲家庭、同居家庭、同性恋家庭、丁克家庭、独居家庭、群居体等家庭的特殊团体。这类家庭形态不具备传统家庭架构，某些家庭功能不完善，有其特殊的心理行为及健康问题。面对时代的客观现实，研究和照顾这些特殊家庭是全科医学的范畴。

（二）家庭的内在结构

家庭的内在结构是家庭的主要内涵。家庭的角色、权力结构、价值观和相互作用模式，形成了家庭的内动力。每个家庭都有其传统和各自特点，构成了不重复的家庭。

1. 家庭的权力结构

（1）传统权威型 以社会传统确认家庭的权威，如传统公认的父亲、长子。

（2）感情权威型 在家庭感情生活中起决定作用的人主宰大权，如母亲、妻子。

（3）工具权威型 能养家糊口的人，如长兄、长姐等供养家庭的主角。

（4）分享权威型 家庭成员均可分享权力，共同决策，共同承担家庭义务，以个人自的兴趣和能力为家庭贡献。这是理想的家庭权力类型，其民主平等的氛围有利于个人的健康成长和家庭的发展。

2. 家庭角色 是指个人在家庭中的地位和在家庭关系中的位置，这种地位和位置决定了个人在家庭中的责任、权利和义务。在家庭中，每个成员都扮演着家庭角色，是其特定的身份。每个人都可以有几种不同的角色，且随着时间的流逝角色也在不断变化，如女儿→母亲→奶奶。由于角色的变换，产生了角色学习、角色认知、角色期待、角色冲突的内涵与机制，对角色的认识可以帮助我们科学的评价家庭角色的扮演是否成功，如何适应不同角色的变换。

（1）角色学习 是一种综合性的学习，学习角色的情感、态度，角色所拥有的权利和所负的责任。角色的学习是在人与人之间的相互作用和角色互补中进行的，是一种综合性的习得角色的情感、态度及拥有的权利和责任。当然传统的角色模式也给同等角色树立了仿效的样板。角色学习既受到家庭环境的影响，又受到社会环境的作用。角色学习如发生偏移，可能学习到一些不良的行为，不仅影响到健康，也可能造成家庭危机和压力。如男性在家庭中常扮演丈夫、父亲和儿子多种角色。如果角色太多或角色划分不清时，所扮演的角色与家庭和社会期望的角色行为差距太远，不能适应角色期望时，可能产生角色冲突。角色冲突可以在扮演一种或多种角色时发生，将导致情绪、心理功能紊乱，甚至会出现躯体障碍，表现出相应的临床症状和体征，同时导致家庭功能障碍。

家庭中角色的不断学习和评价，是进入合格角色和成员社会化的重要过程。而角色学习，并不是单一的直线过程，比如你是父亲，但并不只是一个父亲的角色学习，还要学会扮演丈夫、儿子、社会人（长者、青年……）、职业角色（教师、领导……）。角色学习是一个变化发展的过程，人生的角色学习是无止境的，并要适应变化的角色。

（2）角色期待　家庭对成员所期盼的特定行为模式，其包含了复杂的综合转变，对家庭、社会的认知，实践体验、情感态度的转变等。家庭对每一成员的角色期待都有传统的规范，家庭的角色期待对成员社会化至关重要，既能符合家庭的期待，又能符合社会规范，才是理想的期待角色。角色期待也随时代发展而有所改变，健康的角色期待对个体起到关心和促进成长的积极作用，是自我实现的动力，异常的角色期待会导致病态人格。

（3）角色冲突　是指当个体在扮演角色时不能适应其角色期待，使感到左右为难、心理困惑矛盾。角色冲突可在扮演一种或几种角色时发生。

1）实际人格与角色不符：如缺乏细致情感思维的人勉强学习当医生，会使其厌倦、别扭、情绪紊乱，发生角色冲突。这类性格不宜做富有心理情感的医生，从事适合的工作会使其发挥潜能。

2）不同的人对同一角色：如母亲和老师向孩子灌输不同的是非标准，使儿童茫然、不知所措。

3）新旧角色转换：如从女儿转换为儿媳的角色，常会发生心里不适。

4）同一个体扮演几个角色：如母亲的儿子，妻子的丈夫，夹在母亲和妻子之间，如缺乏角色的弹性会导致心理的困惑。

角色冲突表现在人际的矛盾中，导致个体情绪紊乱、心理障碍，导致家庭功能不良。健康的角色期待建立在良好的家庭功能上，表现为：①角色期待符合自我个性发展；②角色期待能满足成员的心理需要；③家庭对每一成员的角色期待的一致性；④对角色的转变富有弹性；⑤都能适应转换的角色规范。足够重视家庭角色，帮助家庭成员认识角色的转换，调适不良的角色，早期预防心理伤害和家庭功能不良。

3. 家庭沟通　是家庭成员间交换信息、沟通感情和行为调控的有效手段，也是维持家庭正常功能的重要途径。保持良好的家庭沟通是家庭功能良好的前提。因此，家庭的沟通是否正常是了解家庭功能的外在标志，它形成了家庭特有的“相互作用模式”。

家庭沟通是通过发送者、信息和接受者完成。这3个环节任一环节出现问题，都会影响沟通的效果。对于发送者而言，信息表达不清、表达错误、缺乏信息、信息中断、信息模棱两可、含沙射影，都不同程度地影响沟通；对于信息而言，信息活跃（增多、灵敏、超前）、信息减少、信息中断，也会影响家庭成员的相互了解和情感交流。

（1）沟通时表达信息的清晰程度 信息是清楚的、直接坦率的，还是经过掩饰、模棱两可、含糊其辞的。如“这本书不适合小孩看”表达得很清楚；“去不去都行”是模棱两可的信息，无法认定去还是不去。

（2）沟通的内容与感情的相关性 属于一般信息或与居家生活动作有关的内容称为“机械性沟通”，如“去端饭”“明天换休”等，为家庭的一般用语；属于情感性的内容称为“情感沟通”，如“我爱你”“我非常高兴”等。

（3）信息是否直接指向接受者 直接的称为“直接沟通”，比如“今天晚上不回来了”；是间接的或影射的，称为“替代性沟通”，如“别人都有办法”，影射自己无能。

家庭功能良好时，成员间亲密和睦，语言不加遮掩、不拐弯抹角。当家庭功能不良时，表现为成员间的沟通异常，如语言掩饰、交流缺乏明朗。一般来讲：①家庭功能早期不良表现为情感沟通受损；②家庭功能中度不良表现为替代性或掩饰性的沟通；③家庭功能严重障碍表现为机械性的沟通中断。

4. 家庭的价值观 指家庭对客观世界的态度，是一种认识观，它与家庭成员的行为方式、家庭成员对外界干预的反应性有关。家庭各成员可有自己的价值观，它们相互影响并形成家庭所共有的价值观。如家庭的疾病观、健康观直接关系到每位家庭成员的就医行为、遵医性、实行预防措施、改正不良行为等方面，因而对维护家庭健康至关重要。家庭成员的求医行为也决定他们的健康状况，求医行为在家庭成员之间是相互影响的，家庭支持程度影响家庭成员求医的频度，如家庭成员频繁求医、过分依赖医生和护士，常表示家庭功能严重障碍。

三、家庭功能

孩子的成长历程与家庭的功能紧密相连的，家庭的功能是满足成员生理、心理和社会的基本需求。

（一）感情需求

家庭成员是以血缘和情感为纽带来维系彼此间的亲密关系，通过彼此的关爱和支持来满足爱和被爱的需要。

（二）性和生殖的需求

除繁衍种族外，家庭满足夫妻的性需要。性具有调节家庭功能的作用，且控制家庭以外的性侵犯。

（三）抚养和赡养

抚养子女、赡养老人是家庭无可推卸的责任和义务。满足家庭成员的衣、食、住等基本的生理需要是家庭的第一重任。

（四）经济功能

家庭是一个经济联合体，首先满足家庭成员养家糊口的基本需求，其次家庭成员也离不开家庭的经济支持，包括学习、深造、医疗等及解决各种困难的帮助。

（五）赋予成员的地位

合法而健全的婚姻家庭给予子女的合法地位。

（六）社会化功能

家庭培养儿童的精神成长，是人生的第一所学校，是家庭成员社会化无可替代的场所。

四、家庭资源

家庭资源可分为家庭内资源和家庭外资源。

（一）家庭内资源

经济支持：家庭对成员提供的各种金钱、财物的支持。

健康维护：家人参与对成员健康的维护和支持。

医疗处理：家人提供及安排医疗照顾。

情感支持：家人对成员的关怀及精神支持。

信息和教育：家人提供医疗资讯及建议。

家庭结构上的支持：家庭住所或设施的改变，以适应患病成员的需况。

（二）家庭外资源

社会资源：亲朋好友及社会团体的支持。

文化资源：文化水平的高低。

宗教资源：宗教信仰、宗教团体的支持。

经济资源：来自家庭之外的收入及赞助。

教育资源：教育程度的高低。

环境资源：居所的环境。

医疗资源：医疗保健机构。

全科医生可通过看病人、会见家属或家访等方式，了解病人家庭的资源状况，评估可利用的家庭内外资源，存入病历。当家庭内资源不足或缺乏时，全科医生应充分发挥其协调者的作用，帮助病人及家庭寻找和利用家庭外资源。

五、家庭对健康的影响

（一）家庭与饮食、生活、行为

慢性病的诱因多与不良的饮食习惯、生活方式、行为和心理相关。如缺乏运动、不良的卫生习惯、高盐高脂饮食、大炖大煮、鲜炒生食、紧张行为等，都出自家庭的生活习性，不良行为与习惯在慢慢侵害人的健康。

（二）家庭与遗传

遗传病获得于家庭，除生物遗传病外，还有心理行为、精神的遗传。家族性的遗传病，如血友病、β–地中海贫血等。许多慢性病都有家族遗传倾向，如高血压、糖尿病、动脉粥样硬化、癌症等。家庭病理也可通过母亲的情绪–神经–内分泌轴线对胎儿产生影响。持续焦虑的母亲所生的孩子有神经系统不稳定倾向，神经质人格在家庭重复出现。一个家族的素质在上下代际常具有相似性。

（三）家庭与感染

传染性疾病及呼吸道疾病在家庭更易传播，如肝炎、艾滋病等。儿童发生链球菌、葡萄球菌感染及肠道感染，与不良居家环境、过分拥挤、缺乏家人照顾相关。3~7 岁的儿童发生哮喘与父母的抑郁、焦虑相关。

（四）家庭与成长

家庭是儿童生理、心理、社会性成熟的必要环境与条件，家庭关系、功能、照护的异常，家庭资源的缺乏，常可影响儿童的健康成长，造成意外伤害事件、营养不良、发育异常、人格障碍等。意外事件及安全伤害的发生明显与父母防范意识淡薄及素质低下相关；患儿非发作性惊厥与精神疾患、父母亲情剥夺、低社会阶层和不良保健有关；儿童尿床与低社会阶层、父母照顾不良有关。

（五）家庭与慢性病

患者的生活质量及预后与家庭照顾相关，慢性病的长期照顾多依靠家庭。就慢性病的病情控制和提高患者生活质量而言，家庭的看护极为关键，家庭照顾得当与否关系到疾病的控制水平、病人的生活质量及预后。根据调查，获得家庭关注的糖尿病患儿病情得到有效控制，发育正常，寿命长。

（六）家庭与疾病预防保健

正确的健康观可以促进家庭成员自觉维护健康，适时进行预防保健，减少疾病的发生。就医行为也与家庭价值观密切相关。疾病预防应从家庭做起，从生活方式、健康的心理行为起步，方能保障家庭成员的健康。家庭功能良好、相互作用模式正常，能有效预防心理疾病。

（七）家庭关系与健康

在结构功能良好、沟通正常、相亲相爱的和睦家庭中，人们身心愉悦，乐观向上，相互帮助，克服困难，即使发生疾病、遭遇困境，也能积极应对，努力改变境遇。若家庭关系长期不良，则容易出现各种疾病心理问题，婚姻不稳定，儿童行为异常、学习困难等，甚至出现犯罪行为，疾病发生后的治疗、康复往往也不顺利。人们常说“家庭是幸福的港湾”，感情是家庭的核心要素。家庭成员间温暖和睦的亲情，是人们幸福生活的源泉，而愉悦的身心也有助于机体的自我调节与修复，减少疾病的发生，促进疾病的好转与痊愈；若家人间情感出现问题，常常令人苦恼，甚至产生许多不适，久而久之，亦可造成身体的创伤。

全科医生应深刻认识到家庭与健康的多重关系，重视各类因素的影响，适时适当地提供建议与帮助，有效地维护和改善服务家庭的健康状况，这是全科医学倡导以家庭为单位健康照顾的核心所在，也是全科医学的特色所在。

项目二　以家庭为单位的健康照顾

家庭除进行生物及行为的正常传递外，还会出现不可预测的问题及危机，包含躯体、心理和社会问题。我们应将家庭视为一个整体照顾单位，以家庭背景的照顾作为全科医学的基本出发点，关注家庭对个体健康的影响，同时注重个体健康对家庭的冲击，提供以家庭为单位的照顾，其包括咨询、教育、治疗、预防和独特的家庭治疗。

一、家庭生活周期的照顾

家庭生活周期是指家庭遵循社会与自然规律所经历的产生发展与消亡的过程。从20世纪70年代开始，在“个体生命发展模式”的基础上，人们提出了多种“家庭生活周期”的模型，这些模型按照时间和家庭的特征将家庭生活分为数个阶段。Duavall（1957年）根据家庭的功能将家庭生活周期分为8个阶段：新婚期、第一个孩子出生期、有学龄前儿童期、有学龄儿童期、有青少年期、孩子高家创业期、空巢期和老龄期。

掌握家庭生活周期的概念，有助于判定家庭所处生活周期的主要健康需求，从而预测、识别家庭在某一阶段可能面临的问题成危机。全科医学应根据家庭生活周期的不同阶段，提供周全可且预测性的服务，已成为全科医疗有别于专科医疗的特色（表4–1）。

表4–1　家庭生活周期及常见健康问题

阶段	定义	家庭主要问题	健康服务重点
新婚期	男女结婚	性生活协调和优生优育 双方婚后角色重新适应 准备承担父母角色	婚前健康检查 性生活指导 计划生育指导 家庭与人际关系指导
第1个孩子出生期	最大孩子0~30个月	父母角色的适应 经济及照顾幼儿的压力 生活节律变化 母亲的产后恢复	哺乳期性指导 新生儿喂养 预防接种 婴幼儿营养与发育促进

续表

阶段	定义	家庭主要问题	健康服务重点
有学龄前儿童期	最大孩子 30 个月~6 岁	儿童身心发育及安全保护 孩子与父母部分分离	合理营养 生长发育监测 疾病预防 良好习惯培养 防止意外事故
有学龄儿童期	最大孩子 6~13 岁	儿童心身发育 上学问题 营养、运动、青春期卫生	儿童健康教育 学习压力应对 儿童社会化问题
有青少年期	最大孩子 13 岁至离家	青少年的教育与沟通 青少年性教育，与异性的交往、恋爱	心理咨询健康生活指导 青春期教育与性教育
孩子离家创业期	最大孩子离家至最小孩子离家	父母与子女的关系转变为成人间的关系 父母感到孤独 易发生慢性疾病等	心理咨询 定期体检 更年期养生保健 合理就医和遵医行为
空巢期	父母独处至退休	恢复夫妻两人生活 计划退休生活 给孩子们支持，与孩子们沟通，适应与新家庭成员的关系	预防药物滥用 定期体检 健康生活方式指导 预防慢性病
老龄期	父母退休至死亡	经济及生活依赖性高 衰老、疾病、丧偶和死亡	慢性病治疗 合理的社交活动 生活自理能力 临终关怀照顾

（一）新婚期

新婚之后，由于夫妻双方的生活习惯、性格、价值观、信仰等来自不同的家庭，在短时间内不易相互适应，需要逐步理解和包容，建立共同的生活模式。因此新婚夫妇会面临以下问题：①适应问题：新婚夫妇各自的生活习惯、价值观、性格、信仰等不同，常有适应不良及压力，需要相互磨合与适应。②性生活与家庭计划：性生活的协调、避孕、遗传性问题等。③怀孕相关问题：与生活、工作的冲突及协调，怀孕的时间、计划，对产前检查、孕期保健的支持等。④人际关系问题：接纳对方的亲友，处理新的人际关系，需建立情感的适应。全科医生应预先了解双方对婚姻的态度和适应情况，以便指导计划生育、孕期保健及检查，并指导新婚夫妇做好准父母的心理准备。

（二）第一个孩子出生期（最大孩子 0~30 个月）

全科医生应协助父母处理婴幼儿的养育问题，如喂养方法、营养添加、发育评价、预防接种等，以及先天畸形等异常问题的处理。同时，协助指导、维护婴幼儿心理的正常发育。各种感官刺激是婴儿认知发展所必需的动力。婴儿时期是基本信任的形成期，父母对婴儿的爱护、对婴儿需要的满足，都可使婴儿建立起对外界的信心。这个时期的孩子对外界充满好奇心，不停地探索与尝试，要保证给予他们一个安全的环境，不要给予太多的限制，让他们学习但要注意防止意外事故发生。对于母亲，要注意产后的身体恢复与照顾，要定期进行妇科检查，指导避孕方法的选择和使用等，处理好哺乳、营养与休息，以及家庭各成员关系的重新适应。

（三）有学龄前幼儿期（最大孩子30个月~6岁）

此期父母处在事业与社会地位的发展期，要学会运用各种资源，平衡子女发展的需要与父母成就发展的需要。此期幼儿的智力发育特别快，如语言发展，2岁时词汇急速增加，3岁可运用基本语法，4岁能与人交谈。幼儿多喜欢发问、尝试、模仿，全科医生应告知家长为儿童提供学习的最佳环境和途径。学龄前儿童预防保健的重点是防范意外伤害和增强机体抵抗力，防止各种感染。健康照顾的重点是安全教育、合理营养及培养良好的生活习惯。该时期是儿童智力发育与人格发展的重要阶段，应提醒家长为孩子创造良好的环境并树立示范性的良好榜样。

（四）有学龄儿童期（最大孩子6~13岁）

此期儿童到了入学年龄，进入儿童社会化的重要时期，开始与家庭之外的人和环境接触，开始学习与适应社会规范、道德观念及沟通技能，逐步建立人际关系。父母应把教育孩子如何为人处事作为重点。此期儿童学习能力、认知能力和社会适应不断增强，但会遇到困难，出现适应障碍、学习障碍、行为障碍等，常表现出情绪不安、学习困难、惧学及身体不适。引导和鼓励是教育的重要措施，鼓励孩子积极参与社会活动，学会与人相处，培养良好的社会道德，树立正确的人生观和价值观，并在社会实践中逐步增强对社会公德、行为准则的判断力，全科医生可以为家庭提供有关心理学、社会学和伦理学相关知识的咨询。

（五）有青少年期（最大孩子13岁至离家）

青少年期是人生身心变化最突显的阶段，在心理精神成长方面，青少年追求独立、自主、自我认同及执着理想追求，常表现出叛逆、言辞尖锐、易冲动、不愿妥协等行为。全科医生应指导家长谅解儿女，尊重其独立，平等地进行沟通，在合理范围下让其自主发挥，不要严加指责，否则会起到相反的作用，但要注意偏离行为和误入歧途。青少年期在生理上发生重大变化，如身高、体重和体型等，第二性征出现，性器官发育成熟。全科医生除了在性知识方面提供必要的教育与咨询外，还应注意体格发育的个体差异和由此产生的心理问题。

全科医生要协助家庭解决青少年的行为问题，要注意心理卫生教育，培养孩子积极向上的人生态度。13~25岁是身心发育逐渐成熟的阶段，生活上饮食营养要全面，调养用药要慎重，在治病调养护理方面提倡中医药辨证论治的思想。

此时段，其父母已40岁左右，全科医生应开始着手慢性疾病的防治。安排必要的定期检查，如周期性地检查血压、血脂、血糖、肝功能、乳房、妇科等，这一阶段全科医生已肩负起了照顾的双重责任。

（六）孩子离家期（最大孩子离家至最小孩子离家）

孩子离家求学、创业或结婚，与父母已为成人间的关系。父母不宜过多约束成年子女，以免造成关系疏离，应根据孩子的才能、个性引导其立足于社会、为广大民众服务的理念，正确走向创业之路并安家立业。孩子创业独立阶段，较容易发生心身创伤，作为父母不仅要在精神给予子女较大的发展空间，经济上也要支持资助子女。

此阶段父母的角色内容与生活重心开始转移，从子女身上重新转移到配偶身上，一些原本封闭已久的矛盾可能会重新触发而产生新的危机。要协助家庭调整生活的重心及夫妻关系，处理因不良适应而产生的心理症状。在社会功能未能及时填补家庭功能的空隙前，全科医生将担负更多的责任。父母即将步入老年阶段，他们身体机能出现减退现象。《素问·上古天真论》曰：女子“七七，任脉虚，太冲脉衰少，天癸竭，地道不通，故形坏而无子也。”男子“五八肾气衰，发堕齿槁；六八，阳气衰竭于上，面焦，发鬓颁白；七八，肝气衰，筋不能动。天癸竭，精少，肾藏衰，形体皆极。八八，则齿发去。”而伴随着男女更年期的到来，也会有一系列生理、心理的变化。全科医生应注意家长的慢性病及危险因素，如肥胖、吸烟、高血压、高血糖等，多进行家庭宣教、筛查和防治工作，引导其正确就医，合理应用中药或西药；并指导家长开始培养自我兴趣及社交，以调节空虚和寂寞，使家庭健康发展。

（七）空巢期

此期子女皆长大成人离家，家中仅剩夫妻二人。随着子女结婚、生子，夫妻俩又增加了祖父母的角色，这个时期要尊重各个家庭的独立生活，避免过多干涉青年夫妻的生活方式，适时进行老年健康教育及子女赡养父母的责任教育。此期父母逐渐步入老年期，为了安享晚年，经济上的准备是应最先解决的问题。所以，在中年时期就应该开始重新做家庭经济计划。父母可能开始逐渐出现心理社会障碍，易患焦患、失眠、忧郁、痴呆等。全科医生对父母应多做家庭健康教育工作、提倡他们培养娱乐方面的兴趣爱好，鼓励他们积极参与社会活动，扩大社会联络，增加社会资源，以充实生活，避免孤独。

由于老化的过程开始，要注意身体状况的变化，如体力减退、食量减少、睡眠时间与性质发生改变、视力和听力减退、反应迟缓、记忆力衰退、性功能下降、女性停经等。此期慢性病发生率增高。一旦得病，恢复较慢，预后较差，而且随着年龄增加对医疗资源的使用频率也不断增加。全科医生不仅要为父母诊治疾病，而且要为他们提供周期性的健康检查，以达到早期发现、早期治疗的目的，应特别注意一些与年龄有关的疾病，如心血管疾病、关节炎、骨质疏松、前列腺肥大等。并在辨证论治的基础上使用中医药，养生方面也可多用中药。

（八）老龄期（老化家庭期）

此期男女均已超过65岁，步入老年期，身体显著老化，疾病多，残障多，还有依赖、失落与孤独等心理问题，经济收入减少也是这一阶段的重要问题。面对各种潜在的失望时，父母最需要熟悉自己状况的医生来照顾。全科医生应多进行家访，开展老年健康及生活自理等方面的教育，指导父母积极治疗慢性身心疾病，重视饮食药膳调养。及时检查其服药安全，指导合理运动锻炼和饮食营养等。此期重点在照顾老人的安全及疾病问题，尤其对配偶已经离世的独居老人，全科医生的照料与关怀更为重要。

总之，家庭的发生、发展、衰亡是一个过程。家庭周期的特点是：①随时间而发生变化；②有起点与终点；③每个家庭都随着阶段发展；④每个阶段都存在其特定的发展内容；⑤存在正常的变迁和意外的危机；⑥是生物学、行为学及社会程序的传递。全科医师掌握家庭生活周期的重要性在于，对于每个所照顾的家庭，了解它的周期，可以提供前瞻性的指导，帮助家庭解决可能面临的问题，有利于开展以家庭为单位的服务工作。

二、家庭照顾中三级预防

对家庭的照顾，始终贯穿三级预防，并在家庭的参与下实施（表4–2）。

表4–2　家庭三级预防的措施

第一级预防	生活方式相关问题指导
	健康维护
	家庭生活教育
第二级预防	医患共同监测健康，心理咨询
	鼓励及时就医，早发现，早治疗
	监督遵医性、治疗及管理
第三级预防	慢性病成员，持续性管理，督促遵医性，指导适当的活动能力
	慢性病患者带给家庭的变化，指导全体成员参与、做出相应调整
	重病或临终家庭，提供团队合作家庭照顾和临终关怀

三、家庭访视

家庭访视体现了以家庭为背景的情境性照顾，保持了与家庭的密切往来，提供了居家式的服务，是全科医疗的一片天地。

1. 家庭访视的种类　①急诊性家访：处理紧急事件；②评估性家访：对家庭进行评估，常用家庭问题、心理同题及对老年患者家庭环境了解；③连续性家访：对慢性病患者或家庭病床提供连续性的照顾，或需要定期随访；④随机性随访：医生的意向及追踪。

2. 家庭访视的适应范围 ①应急事件：如发热、止血、包扎、缝合、腰背痛等，高龄和距离较远的患者，适合于在家庭处理。②慢性病老人：了解家庭状况，调动家庭资源，促进疾病康复；发现居室潜在的危险，避免事故发生。③行动不便：如瘫痪、肢体残障等，或需要定期随访。④产褥期对产妇的护理及婴儿的照顾。⑤心理社会及遵医性问题：需要家庭探视，辨明心理问题的原因，不遵医性的缘由。⑥家庭治疗：需要家庭全体成员的参与及在家中实施。⑦临终家庭：实施临终关怀与居家照顾。

四、临终关怀

临终关怀产生于中世纪，1967 年桑德斯博士（Dr. Dame Cicely Saunders）创办了英国第一家圣克里斯多佛临终关怀医院（St.Christopher's Hospice），此后，临终关怀在这所医院的起始下得以发展和推崇。

家庭医学注重于研究生命周期，而临终是生命的最后里程，也是一种家庭危机。临终的来临，表明患者将永远离开世界。临终关怀的发展体现了人类的仁爱、同情和奉献精神，并使生命的照顾得以完满。目前英国已有 23 所临终关怀机构，美国有 2000 多所临终关怀机构和组织，我国于 1988 年在天津医学院成立了第一所临终研究中心。临终关怀以人性化、综合性、居家式的服务及提高临终生命质量为宗旨，身心一体的照顾，使临终者度过最后的时光。现今面对我国老龄化社会，社区医疗也将承担临终关怀任务。

项目三　家庭评估

家庭评估（family assessment）是针对原因不明、与家庭相关的个体、家庭健康问题进行评估，是家庭照顾的重要组成部分，包括对家庭及其成员基本资料的收集、对家庭结构的评估、对家庭生活周期阶段的判断、对家庭压力及危机的评估、对家庭功能的评估及对家庭资源的了解等。其目的是分析家庭存在的健康和疾病问题，以及在照顾患者健康和疾病问题过程中可以适当利用的家庭资源；了解患者家庭环境及特点，家庭成员间的关系，找出家庭问题的根源，分析家庭的重大事件及解决程度。通过家庭评估，全科医生可以对家庭资料综合分析，得出调适个体或解决家庭问题的途径。

一、家庭评估的基本资料

（一）家庭基本资料

常用的最为简便的家庭评估方法就是家庭基本资料的收集和记录。家庭基本资料包括家庭各成员的基本情况（姓名、性别、年龄、家庭自色、职业、文化程度、身体健康等）、家庭类型、内在结构、居住环境、家庭经济状况（经济来源，家庭年均收入、家庭人均收入等）、消费观念及健康信念、家庭生活周期、家庭重大生活事件、家庭生活方式等。收集的途径除了常见的首诊询问病人之外，还有全科医生独特的方式，即社区全科医生与患者及家庭成员有着良好的医患关系和长期的照顾关系，对以上资料的收集更为准确、丰富、真实、可靠。这些资料，可以病历表格、家系图等多种方式记录下来，可供社区卫生服务团队中的其他成员共享。

（二）家庭结构

家庭结构是生物、心理、社会模式在家庭医学的体现，是家庭的评估重要的部分。

家系图（genogram family tree）是全科医生用来总结与家庭有关信息的示意图，可用来描述家庭结构、医疗史、家庭成员疾病间有无遗传的联系、家庭关系及家庭重要事件等，可使医生或其他使用者迅速掌握家庭的大量相关信息。家系图包括家庭的遗传背景及其对家庭成员的影响，还包括医疗、社会问题及其之间的相互作用；不仅反映出家庭内有遗传学意义的疾病，还可以描述遗传性不明确但在家庭内高发的问题。这些问题可能不是单纯遗传性的，而是与某些社会、环境因素或家庭特点、生活习惯有关，这些因素能使未来的家庭成员容易罹患该问题。家系图还可以表示在某个家庭内常见而病因不明的疾病，能展示它在家庭内连续几代发生的趋势，并能提示后代是否会染上该病。因此，标出家庭内癌症、哮喘、脑管病等的发病情况可提示有关家庭成员预防保健的重点。

家系图通常比较稳定，变化不会太大，比家庭圈更能说明问题，可作为家庭档案的基本资料存于病历中。标准的家系图有 3 代或 3 代以上的家人，包括夫妇双方的所有家庭成员。具体画法可按照以下原则：①一般包含至少三代人。②从患者这一代开始分别向上下展开，也可以从最年轻的一代开始向上追溯。③夫妻之间男左女右。④同代人中年龄大的排在左边，年龄小的排在右边，并在每个人的符号旁边注明年龄、出生或死亡日期、遗传病或慢性病的治疗保健及中西医药应用情况等资料。还可以根据需要，在家系图上标明家庭成员的基本情况和家庭中重要的事件、结婚和离婚日期等。

（三）家庭圈

家庭圈（family circle）是以患者的观点看待家庭成员与自己的关系而自绘的圈形图，此图可作为医生探讨家庭的互动关系及家庭的动态表征。图中，家庭以大图表示，成员以小圈表示，小圈的大小代表重要性，小圈的距离代表其亲密度，绘图者将自己绘于大圈的中心位置，其他成员按亲密程度绘于周围。亦可将自己生活中的重要宠物绘于图中，如狗、猫、小鸟等。画图需时 2~3 分钟，应让病人独立完成。家庭圈随着个人观点的改变而变化，因此，情况变化后需要重绘，以便医生获得新的资料及下一步咨询。

（四）家庭功能的评估

家庭功能是否良好，是家庭评估重要的一项。Dr.Smitkstein 于 1978 年研究设计的家庭功能问卷（APGAR 问卷），广为全科医学界采用，几乎用于每一位患者，尤其是心理行为、治疗顺从性或家庭问题的患者。其内容包括 5 项指标：适应度（adaptation）、合作度（partnership）、成长度（growth）、情感度（affection）、亲密度（resolve）。

APGAR 问卷采用封闭式问答，测量个人对家庭的满意度，作为筛检快速评估。每项设 3 个答案，分别以 2、1、0 记分。得分在 7~10 分，表明家庭功能良好；4~6 分，为家庭功能中度障碍；0~3 分，表明家庭功能严重障碍。

家庭功能的评估第一部分为 APGAR，第二部分采用开放式的问答，了解测试者与家庭其他成员的个别关系，因其第二部分较为复杂，尚未在此叙述。

当频繁的求医而又不具有特异性，治疗的顺从性突然改变，或出现明显的行为问题，应考虑评估家庭功能失调的情况，以早期家族评估治疗为妥。

（五）家庭资源

家庭资源（family resources）直接影响家庭解除危机的能力，其包括家庭的内在和外在资源，参见本模块项目二。若资源不足以应付压力，则会发生家庭危机及运转不良，成员产生心理与健康问题。家庭资源的评估一般采用问卷法，利用多层排序进行评估。

调查家庭外在资源的成分有无及多少，记录各种资源与家庭的联系强度，进行归纳分析、家庭评估，以便实施家庭治疗。ECO-MAP 图把家庭作为对象，调查家庭外在资源有关成分的有和无、多和少，并记录各种成分与家庭的联系强度；图中圈的大小表示资源的多少，不同的连线表示联系的强度。该图是以社会的观点进行家庭评估，有助于指出家庭所处社会环境的基本特质，亦可用于治疗。

二、家庭评估方法

家庭评估涉及复杂的专业知识领域，医生应有良好的心理学领域的知识、娴熟的全科医学技巧。评估家庭功能时，家庭的凝聚度及适应度是关键的部分，以此判断家庭的功能是否良好，家庭成员的问题出自哪里。其能力包括：①有能力解决各种问题；②以家庭的方式进行感情沟通；③有能力控制其成员的行为，理解成员间的感情联系和自主性。

（一）凝聚度和适应度

1. 凝聚度　反映家庭成员之间的亲密及自主性程度，是家庭的推动力。凝聚度异常往往是家庭功能不良的原因。

2. 适应度　指成员的适应力及家庭对生活压力事件的反应能力，反映家庭对压力事件的调适能力。

（二）评估的目的

家庭评估的目的包括：①了解患者的家庭环境及特点；②找出家庭问题的根源；③家庭成员间的关系；④家庭的重大事件及可能解决的程度；⑤患者可能得到的帮助；⑥家庭

内外资源的可利用性；⑦家庭的功能等。

（三）评估结果

家庭评估的结果有：①问题来源于何处；②家庭的相互作用模式；③家庭的亲密度如何；④家庭的调适度；⑤家庭问题的重大程度及难度。

家庭评估的适应证包括：频繁的急性发病；无法控制的慢性病；经常主诉身体不适；遵医嘱性不良；精神疾患；滥用药物及酗酒；儿童行为问题；肥胖症；婚姻问题；遗传病咨询；怀孕；住院；绝症；过度使用医疗服务等。

通过家庭评估，辨明问题的性质及可利用的内外资源，实施对家庭的调适和救治。

项目四　家庭治疗

一、家庭压力和危机

家庭危机是复杂的健康与社会问题，社会医学偏重于危机发生的原因，而全科医学偏重于危机对健康的影响，家庭危机会影响家庭成员的心灵和健康。

（一）家庭压力事件

家庭压力事件容易造成家庭成员强烈的心理刺激和伤害，甚至难以愈合，严重影响家庭的内动力。我国家庭压力事件大体分为以下几种：

1. 负担加重　长期或严重疾病、工作竞争、经济压力（上学、买房、看病）、意外怀孕、收养、继父母及其子女、长期外出打工、留学、老人需要照顾等。

2. 地位改变　暴富暴贫、拥有名望和特权、失业、被拖欠工资、政治失意、损失耕地或房屋等。

3. 失落　离婚、分居、孩子或配偶死亡、出走、频繁换工作等。

4. 道德行为问题　家庭暴力、酗酒、吸毒、少年犯罪、辍学、通奸、亲子鉴定、病态人格等。

（二）家庭危机

家庭危机能否发生取决于生活事件的性质、大小、资源的多少。事件的性质是决定因素。小的生活事件可通过家庭的努力而摆脱，家庭功能尚可保持正常，恢复良性机制；严重的压力事件，导致家庭中枢失助、失衡，使家庭功能处于瘫痪，进入病态危机。

家庭危机挫败家庭的亲密度和凝聚力。①家庭压力事件常引发家庭危机；②家庭危机的概率与社会因素相关，情感、经济、价值观的突变会导致家庭危机事件增多；③亚婚姻灰色地带使爱情的忠贞成为泡影；④家庭的异常互动模式、不完整的结构、不成功的角色、病态人格等，也可导致家庭危机；⑤稳定家庭在市场经济中也存在危机的风险。

许多研究报告提出生活事件与某些疾病的发生、发展或转归具有相关性。从20世纪60年代起，学术界对各种生活事件的“客观定量”有较多的研究，最有代表性的是美国的霍尔默斯（Holmes TH）和雷赫（Rahe RH），首先用定性和定量方法来评估心理因素对健康的影响。社会再适应评定量表给不同生活事件规定了分值，称为生活变动单位（Life Change Unit，LCU）。计算近六个月内发生的所有评定量表中包含的生活事件总LCU分数。霍尔默斯认为在一年中LCU超过200，则产生躯体疾病的概率非常高；认为伴有心理上损失感的心理刺激对健康危害最大，其中以配偶死亡的影响最为严重（LCU表对此定为100）。我国于20世纪80年代初引进社会再适应评定量表（Social Readjustment Rating Scale，SRRS），根据我国实际情况对生活事件的某些条目进行了修订或增减，这些生活事件量表的基本理论、计算方法均与SRRS类似。

家庭是以爱为纽带的生活共同体，在于长久亲密生活的安宁状态。一些家庭已缺失了家庭的主要角色（父母）、情感、抚养、赡养、长久共同生活等基本的家庭特征，引发各种潜在的危机因素。急性生活事件以蓄积的方式发生，最终产生后效应。家庭生活事件、异常事件，在家庭功能良好、资源丰富时，家庭可得到积极调整，恢复平衡状态。若家庭生活事件长期作用，或资源不足，家庭没有足够应付能力或重新适应不良，即会出现家庭危机。

二、家庭治疗方法

家庭治疗（family therapy），指对家庭的角色、功能、互动模式的调适，涉及心理、行为等问题的治疗。家庭治疗以家庭为对象，通过对家庭所有成员的协调，达到家庭功能运转正常，家庭和谐。家庭危机是家庭治疗的一大指征。

实施家庭治疗，需要医生与家庭达成协议，动员所有家庭成员参与。全科医生需要了解家庭问题的来龙去脉，了解成员的角色状况、家庭相互作用模式及成员的认知和行为，逐步改变家庭的机制。全科医生提供5级家庭照顾服务（表4-3）。

表4-3　家庭照顾的服务等级（Doherty 和 Barid，1986）

级别	内容
1. 对家庭的考虑最少	与家庭只讨论生物学方面的问题
2. 提供医疗信息和咨询	诊治中考虑家庭因素，能简单地识别家庭功能紊乱并转诊
3. 同情和支持	同家庭的讨论中，强调压力和情感对疾病和治疗的作用
4. 评估和干预	同家庭讨论，帮助他们改变角色和相互作用模式，以便更有效地适应压力、疾病和治疗
5. 家庭治疗	定期同家庭会面，改变家庭内与身心疾病有关的不良相互作用模式

家庭治疗是对全家成员，而不是仅对个人。家庭是一个系统，家庭发展则是一个系统

的途径，家庭存在系统内部的相互制约与调整。疏通家庭内部机制会改变整个家庭系统，改变家庭可能是改变个人最有效的途径。

21 世纪，精神和心理问题将成为影响健康的主要原因，相关疾病发病率的增长迅速多为社会原因导致。精神是人与环境作用的心理产品在现实中的反映，因此，治疗应该营造有益于精神的环境，以家庭治疗构建良好的家庭氛围。全科医生方便于家庭照顾，也只有全科医生更懂得家庭。

研究表明，家庭治疗对身体健康及保健有积极的效果。家庭治疗是介入复杂的家庭领域，调整动态变化中的动态平衡过程，只能在实践中增长经验；治疗医生与来访者公开讨论对家庭事件的反应；治疗采用方式应与事件的性质相吻合。家庭危机的治疗，取决于压力事件的性质及医生可能介入的程度。

家庭治疗并非所有的全科医生都能做得很好，从事家庭治疗需要专业的家庭治疗训练。由于国情不同，我国的家庭危机类型与国外存在较大差异。参与家庭治疗，需有心理学方面资深的阅历，掌握精神分析的方法。许多西方国家，初出茅庐的家庭 / 全科医生，仅提供 1、2 级水平的家庭医疗；大多数家庭 / 全科医生提供 3、4 级水平家庭医疗保健；而接受家庭治疗专门训练的家庭 / 全科医生，可提供 5 级服务。因此，医生们应该审慎，有哪一级的能力做哪一级的干预，只有认识自我的不足，方能保持与家庭的关系。约定与家庭的会晤，如同临床的治疗方案，一步一步调整，使家庭逐渐康复。

复习思考题

1. 下列有关家庭的说法不正确的是（　　）

A. 家庭的界限相当于细胞膜，家庭只有保持一定的开放性才能维持其稳定性

B. 家庭价值观是一个家庭对事物价值所持有的态度或信念，往往影响家庭成员的思维和行为方式

C. 每个家庭成员在家庭中都有各自特定角色，通常家庭角色是比较固定的，随时间、空间变化小

D. 家庭成员间最好多采取明白而直接的交往方式，少采取掩饰而间接的交往方式

E. 家庭的权力结构并非一成不变

2. 现代家庭所追求的家庭权力结构是（　　）

A. 传统权威型　　B. 工具权威型　　C. 分享权威型

D. 感情权威型　　E. 情况权威型

3. 中国“妻管严”家庭的权力结构属于（　　）

A. 传统权威型　　B. 工具权威型　　C. 分享权威型

D. 情感权威型　　E. 情况权威型

4. 家庭内资源不包括（　　）

A. 信息资源　　B. 文化资源　　C. 情感支持资源

D. 经济支持资源　　E. 医疗处理资源

5. 现代社会比较理想和主要的家庭类型是（　　）

A. 核心家庭　　B. 主干家庭　　C. 联合家庭

D. 单亲家庭　　E. 隔代家庭

6. 由父母、一对已婚子女及第三代人组成的家庭称之为（　　）

A. 联合家庭　　B. 扩展家庭　　C. 主干家庭

D. 核心家庭　　E. 重组家庭

7. 家系图的目的是（　　）

A. 对家庭背景和潜在的健康问题做出总结

B. 对家庭功能进行描述　　C. 描述家庭生活周期

D. 描述家庭资源　　E. 描述家庭成员间的关系

8. 根据家庭生活周期分期，最需要妇幼保健指导的阶段是（　　）

A. 新婚期家庭　　B. 第一个孩子出生家庭　　C. 学龄前期家庭

D. 学龄期家庭　　E. 青少年期家庭

9. 夫妻吵架时，孩子通过诉说腹痛等方式来缓解夫妻间紧张的关系。此种缓解家庭成员间关系的方式属于（　　）

A. 家庭咨询　　B. 家庭预防　　C. 家庭缓冲三角

D. 家庭治疗三角　　E. 家庭康复

10. 有一青春期少女患慢性疾病，需要居家接受护理，而其母亲由于家庭困难需要上班。此家庭需要调适的家庭功能是（　　）

A. 经济上支持　　B. 家庭角色的重新分配　　C. 家庭的社会化

D. 家庭治疗的利用　　E. 家庭情绪上的支持

扫一扫，知答案

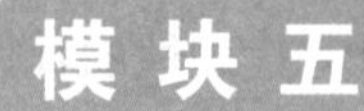

扫一扫，看课件

以社区为基础的健康照顾

【学习目标】

1. 掌握：社区的定义与要素、我国社区的基本类型、社区诊断的概念和内容。
2. 熟悉：理解社区的史源与概念，以及发展社区医学的深远意义。
3. 了解：社区为导向的基层医疗，把纯粹的医疗方式扩大到社区人群的管理。

项目一　社区医学

一、社区的定义及特征

社区是指集中在某一固定地域内的个人或家庭间由某种关系相互联结所形成的社会网络，是固定的地理区域范围内的社会成员以居住环境为主体，行使一定的社会功能、形成一定的社会规范的行政区域。

（一）社区概念的形成

社区最早是由德国社会学家腾尼斯（F.Tonnies）1881 年首次提出，定义社区“是以家庭为基础的历史共同体，是血缘共同体和地缘共同体的结合”。英文 community 的原义是公社、团体、共同体、同一地区的全体居民。我国社会学家费孝通定义社区为“若干社会群体（家庭、氏族）或社会组织（机关、团体），聚集在某一地域里所形成的一个生活上相互关联的大集体”。社区不全同于行政区域划分，更趋于一组共同生活、具有共同特征和共同需求的区域人群组成的社会。聚集在这一地域的社会群体，生活上互相关联，共同从事文化、经济、政治等社会实体活动。

（二）社区的基本特征

构成社区的基本要素主要有人口，地域和相应的管理制度、政策、机构。

社区（community）是随着人类的出现而产生，在上古氏族社会就有了社区的雏形，人群是构成社区的重要元素。社区可以大到一个国家，小到一个街道。WHO 认为，一个具有代表性的社区，人口为 10 万~30 万，面积 5000~50000km^2。社区有共同的利益需求、共同的服务，如交通、学校、经济交往等，同时面临共同的问题，如环境卫生、教育、医疗设施等。长居社区的人群，产生共同的习俗及生活方式，为了达到共同的目标，社区必须组织起来相互合作、集体行动、共同发展。不同的社区，具有特征性的文化背景、生活制度和管理机制，形成了人们的健康观念和行为模式。

二、社区医学

（一）社区医学概念

社区医学（community medicine）是一门充分发掘利用社区资源，满足社区卫生需求，富有卫生政策和管理机制的宏观公共医学。社区医学的特点是：把人群中个体的普遍卫生问题归纳到群体的机制，并与他们的家庭、社区和社会联系起来去认识，分析和处理卫生问题。

20 世纪 60 年代不少学者提出，社区医学是确认和解决有关社区群众健康照顾问题的一门科学。通常采用流行病学、医学统计学方法进行社区调查，做出社区诊断（community diagnosis），确定社区群众健康问题及其医疗保健照顾的需求，并拟订出社区健康计划，动用社区资源，改善群体的健康问题，且对实施的健康计划进行评估，以达到预防疾病、促进健康的目的。

（二）社区医学的产生

16 世纪文艺复兴时期工业迅猛发展，大批手工业者纷纷涌入城市或聚集在工厂、矿山周围，形成了许多社区，由于生产生活条件极差，厂区住房简陋拥挤、通风不良，生产废水、生活污水、粪便垃圾四处排放，导致了各种传染病的流行和职业病的发生，对人群健康造成了极大危害。当时有远见卓识的医生发现了这些具有社会性的问题，他们纷纷进入社区进行调查研究，如 1493~1541 年，瑞士医生帕拉斯尔萨斯（Paracelsus）对矿山“水银病”的研究；1669~1714 年，意大利拉马兹尼（Benardins Ramazzini）对“手工业者疾病”的研究；1840 年，法国医生路易斯·里纳·菲勒米（Louis Rena Villermi）对纱厂工人的卫生条件进行研究；1848 年，鲁道夫·魏尔肖（Rudolf L K.Virchow）对西里西亚斑疹伤寒流行环境卫生的调查等，都强调了环境和社会因素对健康的影响。19 世纪英国的霍乱猖獗流行，人们意识到单靠医院或某一位医生的努力已经不能控制疾病的发生，单纯的治疗不能解决面临的难题，必须从个体防治转到社区的防治，当初称为“公共卫生”；到 20 世纪初叶，公共卫生逐渐进入以社区为服务单位的趋势，强调不同社区的不同需求及自主性，改称“社区保健”；随着社会进步学科发展，社区保健与流行病学、社会医学等结合，产生了社区医学。20 世纪 60 年代英国率先使用“社区医学”这一名词，并进行一系列以社区为基础的研究。故而，社区医学伴随着社区的形成而随之产生。

（三）社区医学教育

随着科技及工农业发展，都市化建设影响社区人群健康的因素增多，如环境污染、心因性疾病、意外伤亡、生活节奏压力、人际交往障碍等，WHO 向各国提出，卫生人员的培训必须与社区卫生服务需要相适应，明确了医学教育改革发展社区医学的方向。

20 世纪 70 年代中期，社区医学教育（community medical education）在国外形成了完整的教学体系，为社区培养新型医师。社区医学教育是根据社区卫生保健的需求和可利用的资源，以个人、家庭和人群的健康促进、疾病预防、治疗和康复为重点，培养从事社区卫生人才为目标的教育活动。

随着医学教育的发展，社区医学教育也日趋成熟。社区医学教育紧紧围绕社区卫生保健需求设计培养目标；选择与社区卫生有关的预防医学、流行病学、卫生统计学、妇幼保健、计划生育、卫生宣教、卫生政策等方面的基本理论知识和技能，作为必修课程；深入社区实习基地，体验熟悉社区情况，包括人口结构、社会环境、文化、地理、民俗等；训练社区调查、社区诊断，提出干预措施，有处理实际问题的能力；掌握社区常见病、多发病的诊断、治疗技能。

社区医学教育，是突出社区大卫生的管理和人群疾病防治的定向教育，培养从事初级医疗保健的专门人才。成功的社区卫生服务可解决居民 80% 以上的健康问题。因此，有许多发展中国家及发达国家的偏远地区仍延续社区医学的照顾模式。而发达国家的环境卫生、传染病等问题已基本解决，服务已转向以个人和家庭的心身问题为主的家庭 / 全科医疗模式。但对于我国的社区医生，必须兼顾社区医学及家庭医学知识和以社区为导向的基层服务。社区卫生服务，是以家庭 / 全科医生为依托，实施可及、经济、公正、高质量的基层卫生保健服务。其特点包括：①社区人人参与；②形成卫生服务网络；③符合社会效益、成本效益和经济效益；④防、治、保、康一体化，政府、医疗、居委会共同参与；⑤重视发掘利用社区资源。

三、以社区为导向的基层医疗

以社区为导向的基础医疗（community oriented primary care，COPC），是对社区医学和家庭医学在社区实践中的优化组合，以社区医学为指导，基础医疗为基地，以家庭 / 全科医疗的形式实施照顾。COPC 关注社区，通过社区诊断发现问题，分析社区内影响健康的因素，动员基层医疗和社区的力量，实施以社区为范围的健康目标。COPC 最初是在 20 世纪 30 年代以色列 Dr.Sidney L.Kark 提出，是他在以色列屯垦区多年实践经验的总结并推荐的基层医疗模式。Kark 医生强调健康问题与社区的生物性、文化性、社会性特征密切相关，没有理由把初级保健局限于个体疾病的治疗，应该把服务的范围从单一个体的临床治疗扩大到社区，以流行病学的观点提供完整的照顾。此举后来为许多国外的社区所采用，成为同时解决个体医疗和社区保健的基层医疗模式，被称为“以社区为导向的基层医疗”。

（一）COPC 的基本要素

COPC 超越了医疗为患者的模式，以积极的健康观防治为一体的过程，提供社区导向的连续性综合医疗。其 3 个要素为基层医疗、社区人群、解决问题的过程。

（二）以社区为导向的意义

以社区为导向的服务，其意义有以下几点：

1. 以社区为范围，医生关心健康人群、求助者和患者，这样方能完整地维护居民健康，将预防、病患、传播方式包括其中。社区预防相比个体诊治对人群更具意义。

2. 通过以社区为范围的服务，了解人群健康问题的缘由。仅从医院、诊所获得的疾病去研究健康，无法取得健康问题的完整因素。因此，维护个人、家庭的健康必须以社区为导向。

3. 以社区为范围的服务，能合理利用有限的卫生资源，动员群防群治，最大限度满足居民的健康需求。维护社区人群健康，是整个社区及社会的责任，社区积极参与可弥补卫生资源的不足，使维护健康的活动在政策、制度、行政干预下，成为全体居民参与的群众行为，摆脱以纯粹医疗无法取得的效果。

4. 社区是健康隐患的重要背景。以社区背景观察健康问题，以系统论将健康问题还原于原位，暴露涉及的全部因素。

5. 以社区为范围的服务，有效地控制疾病在社区的流行。

6. 以社区为主体的基层医疗，是“人人享有卫生保健”的途径。

（三）COPC 分级（表 5-1）

表 5-1　COPC 分级标准

分级	标准
0 级	以传统的医疗模式，只对就诊者提供非连续性的医疗，没有社区的概念，不关注社区的健康问题
1 级	对所在社区的健康资料有所了解，缺乏第一手资料，以医生的主观印象推断解决健康问题的方案
2 级	对所在社区的健康问题有一定的了解，有间接的二手资料，有计划和评价的能力
3 级	通过社区调查或社区健康档案资料掌握 90% 以上居民的健康状况，针对健康问题采取解决方案，但缺乏有效的预防措施
4 级	建立了社区居民的健康档案，掌握所有健康问题，具有有效预防和治疗的措施，建立了社区健康问题资料收集和评价系统，具有解决问题和管理社区资源的能力

项目二　影响社区人群健康的因素

一切生物总是通过调节自身以适应不断变化的环境，同时也在不断改变着环境的状态，这种动态的平衡称为生态平衡。人类不同于其他生物，能够不断地认识自然，并能动地改造自然，因而使社区的环境改变。20世纪中期之前，影响人类健康的突出问题是传染病。而传染病基本控制后，科技发展给人们带来了生活水平的提高，同时疾病谱也发生了转变，迎来了慢性病时代。悄然而至的慢性病，往往在人们还未觉察时，就不知不觉侵犯人体健康。现代医学界认为，影响社区人群健康的主要因素包括环境因素、生物因素、生活方式和健康照顾系统。因此，重新认识健康、认识社区生态环境的隐患及影响健康的因素，有利于预防慢性病。

一、影响人体健康的因素

从1977年美国卫生部门的统计资料早已发现，疾病的影响因素发生了悄然的变化，仅有10%的疾病是由微生物引起，10%为遗传因素，30%起因于环境因素，而50%与生活方式有关（图5-1）。可见行为生活方式因素已上升为影响人群健康的主要因素（表5-2）。我国在1981~1982年对19个城乡进行了调查，也显示了相同的结果（表5-3）。

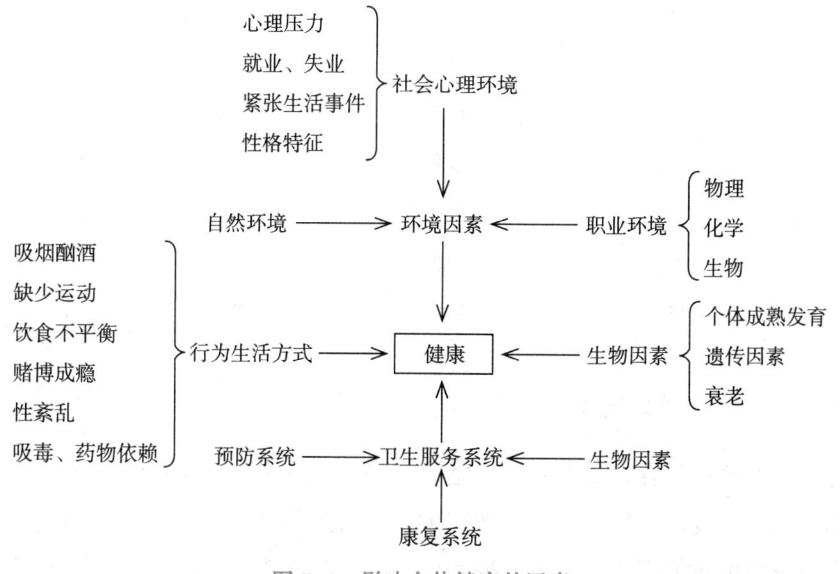

图5-1　影响人体健康的因素

表 5-2 美国卫生部调查 10 种主要死因与其影响因素的关系

死因	占总死因百分比（%）	生活方式和行为（%）	环境因素（%）	人类和生物学因素（%）	保健服务制度（%）
心脏病	38.8	54	9	25	12
恶性肿瘤	20.9	37	24	29	10
脑血管病	9.8	50	22	21	7
其他意外	2.8	51	31	4	14
车祸	2.7	69	18	1	12
流感和肺炎	2.7	23	20	39	18
糖尿病	1.8	/	0	68	6
肝硬化	1.7	70	9	18	3
动脉硬化	1.6	49	8	25	18
自杀	1.5	60	35	2	3

表 5-3 四大死因与 8 种主要疾病死因的关系（1 岁以上，男女合计）

死因	生活方式（%）	环境因素（%）	保健服务（%）	人类生物学（%）
心脏病	47.6	18.1	5.7	28.8
脑血管病	43.2	14.8	6.6	36.1
恶性肿瘤	45.2	7.0	2.6	45.2
意外死亡	18.8	67.0	10.3	3.4
呼吸系病	39.1	17.2	13.3	30.5
消化系病	23.8	17.0	28.4	28.4
传染病	15.9	18.9	56.6	8.8
其他	8.7	19.6	18.9	52.9
合计	37.3	19.7	10.9	32.1

二、生活方式及行为对健康的影响

生活方式是在维持生存、延续种族和适应环境的变化中形成的行为模式，因此，传统的生活习惯是较难改变的，但不是不能改变的。社会进步使人们越来越认识到，不良的生活方式是影响健康的重要因素。大量研究表明，许多慢性疾病发病率增高，与不良的生活方式及不健康行为密切关联。因此，采取全人群策略和高危人群策略促进健康，改变已知慢性病的生活方式。慢性病重在 1 级预防，应针对其病因及危险因素，这是赋予社区医疗的艰巨任务。据统计，改变人们的生活方式可起到 70% 的控制和预防作用，而医疗技术只起到30%的控制和预防作用。全科医生应重视矫正群体的偏离行为，目前我国社区主要存在以下的不良行为。

（一）吸烟

WHO曾把吸烟称为20世纪的瘟疫，是慢性自杀行为，但至今我国吸烟行为依然难以控制。烟草成分对肺、血管、脑组织有严重危害，其中一些成分是致癌物质。吸烟者患癌症的相对危险度是不吸烟者的10~15倍，约80%以上的肺癌与吸烟（包括被动吸烟）有关。通过控烟，可以预防肺癌、食管癌、口腔癌及喉癌、膀胱癌、胰腺癌，以及支气管炎、肺气肿、冠心病等。

吸烟已成为我国的公共卫生及文明问题，然而戒烟是一项漫长而艰巨的工作，可通过各种工作宣传、倡导戒烟，如创造不利于吸烟的环境、宣传和禁止青少年及孕妇吸烟、禁止公共场所吸烟、张贴吸烟有害的警告等。尤其应对中小学学生加强教育，通过他们制约家庭吸烟行为，阻断下一代吸烟行为。

（二）酗酒

少量饮酒对血液循环及代谢可能有益，但大量饮酒对身心健康危害极大，可诱发急性重症肝炎、胃肠出血、脑出血、冠心病等，并危及生命，并可通过胎盘影响胎儿发育。现代大量长期饮酒的偏离行为越来越多，是脂肪肝、酒精性肝硬化的重要原因。酒后容易引发车祸、打架斗殴、犯罪、破坏家庭等一系列社会问题。因此，通过社区健康教育方式，提高饮酒的文明意识，避免酗酒带来的健康隐患及不良后果。

（三）缺乏体育锻炼

研究证明，冠心病、高血压都与缺乏运动有关，肥胖是缺乏运动的结果。坚持适当的体育锻炼和体力活动，有益于增强免疫力、提高心血管及呼吸系统功能，减少紧张、消除疲劳，对控制体重、血糖、血脂有极大好处。步行40分钟对消除不安、紧张感，提高情绪有重要作用。

运动能调节神经系统、推动血液循环、维持肌肉骨骼功能、促使长寿和提高生活质量，还能促进胃肠功能、增加食欲和消化、消耗多余热量、防止肥胖。现代交通工具发达和电脑普及，使户外运动大大减少，极不利于健康。号召社区群体参与、康健身体，活跃社区文化生活，是社区卫生服务的内容。

（四）饮食不当

经济的发展，在一定程度上导致了富有和贫穷社区的产生。富有社区人群缺乏合理饮食的认识，一味追求营养，使肥胖儿童明显增多，他们将成为未来心血管病、高血压、糖尿病的后备军。而一些农村社区，饮食还限于高盐提味，生活习惯大多以咸菜、腌菜、辛辣及粗粮为主且少食蔬菜等，是贫血、维生素缺乏、佝偻病、体质虚弱等的重要原因。

膳食不均衡及不良饮食习惯是慢性病高发的原因，社区卫生服务应根据不同社区的饮食习惯弊端进行针对性的宣教，帮助建立健康的饮食习惯，使人们认识到摄入不同种类的淀粉、植物蛋白，以及白肉代替红肉、多吃蔬菜水果，不吃烧烤、烟熏、发霉变质食物，限糖、低盐、低脂等习惯有益于健康。提倡饮食合理，不暴饮暴食、偏食和忌食，以合理膳食去除隐患，确保健康。

（五）不良性行为

现时的性乱行为主要为卖淫嫖娼，引起艾滋病、梅毒、淋病、性病性淋巴肉芽肿等，这严重损毁人的健康。必须通过健康教育，使社区人群树立良好的道德观念和自我保健意识，不与娼妓及性伴多的人发生性关系，是阻断性病传播的主要途径。

（六）药物滥用

医疗需求增高及医疗缺乏秩序化，使药物滥用较为普遍。在双向转诊尚未完善之际，人们求治于各种渠道，可以得到繁多的药品。滥用药品造成了药物的依赖及副作用，甚至造成疾病。而吸毒则是严重的问题，鸦片、海洛因、可卡因、摇头丸等易成瘾的麻醉剂，使人丧志、丧德、丧失生命。性病等传染病是吸毒的副产品。持续的全科医疗有义务管好病、用好药、合理用药，做好社区禁毒、戒毒宣传，告诫人们远离毒品，珍惜生命。

三、环境因素对健康的影响

随着社会的发展，环境因素对社区人群健康的影响日益显现，其包含有自然环境和社会环境因素两个层面。

（一）自然环境因素对健康的影响

自然环境因素主要指地理和气候因素。某些传染及自然疫源性疾病，都有较严格的地域性和季节性，形成了疾病的流行社区。如布氏菌病、包虫病流行于畜牧社区，是因为其中间宿主牛、羊成群的环境；血吸虫病、钩端螺旋体病、出血热等，都是因生态环境适合于病原体的繁殖或传播媒介的生存而发病；蛔虫病、蛲虫病流行于卫生环境较差的农村社区。总之，地方病是在特定的社区流行。

现代的城市社区，环境污染已成为影像健康的重大问题。据资料统计，肿瘤病因大部分与环境污染直接有关，肺癌成为癌症第一杀手，与城市空气污染相关。环境因素对健康的影响是广泛且惊人的。城市社区，废气污水的排放、噪声、生活垃圾、食品污染、工业粉尘、复杂的化学原料，甚至杀虫剂等，已造成极大的公害，使疾病复杂化。

（二）社会环境因素对健康的影响

社会环境因素是一个博大而空间可化的概念，主要涵盖有社区的经济发展、文化背景和社会心理因素。

1. 经济因素　是重要的社会因素，经济发展使人群健康改善、人均寿命延长，健康又促进了社区生产力提高，推动了经济持续发展，促使人群丰衣足食。但若人群自我保健意识滞后，经济发展也会带来健康的新问题，如今的心脑血管病、糖尿病、肥胖病、交通车祸、空调病、电视综合征、运动缺乏症等，严重影响群体健康。相反，经济欠发达社区，则贫血、营养不良、维生素缺乏、佝偻病等贫穷病也严重的威胁人群健康，因病致贫，贫病交加，又制约了社区劳动力及经济的发展。

2. 文化背景　文化是指物质文化和精神文化，而社区的文明程度更多地体现在精神文化上，包括教育、科学、艺术、道德、法律、风俗习惯等。社区的文化背景，决定着人群的健康信念、就医行为和对健康维护的态度，影响着群体的生活行为方式和自我保健的态度。

社区的社会文化，包含了思想意识、风俗习惯，道德法律、宗教及文化教育等。不同的社区形成了各自的文化氛围，深深地影响着这一群体的健康观念、求医行为和自我保健意识。但其文化不同、追求不同，如偏重于智力投资，注重饮食营养搭配、劳逸结合、讲究卫生、节制食欲，能察觉早期症状，有利于早期预防和发现疾病，则有益健康。而相反，缺乏保健知识及卫生常识，吸烟、酗酒、不节制食欲则不利健康。农村社区常有“脏手病”（蛔虫、蛲虫）流行、高盐饮食诱发高血压病、维生素缺乏症、机械车祸等，其求医行为往往在疾病的晚期，严重影响健康。因此，社区的风俗文化对群体健康实为重要，比如一个社区人群习惯早睡早起，懂得运动锻炼，讲究卫生，节制饮食，其良好的习惯是这一人群健康长寿的原因。

我国有许多良好的传统习俗，但仍有封建迷信的习俗。全科医生应实施长久不懈的健康教育活动，矫正愚昧与无知显得十分必要，以促进社区人群的健康。

3. 社会心理因素　现今全社会已深刻地意识到，社会心理因素对人群健康的重要性，社会心理因素是导致心理和心身疾病的重要原因。心理因素常与社会环境联系在一起，环境的不良刺激影响人的情绪，长期的不良刺激易导致心因性疾病，如溃疡病、高血压、心脑血管病等。心理因素也是癌症的致病原因，研究表明癌症发生前患者多有焦虑、失望、抑郁或压制愤怒等情绪，不良情绪通过机体的神经－内分泌－免疫挫败健康。心理因素是多种疾病的座上客，社区医生对心理因素应有透彻的认识，促使人们树立乐观的人生观，顺应自然，保持平静心态，具有承受力，才能守护健康。

四、生物因素对健康的影响

（一）遗传性疾病对健康的影响

Mckusick VA 编著的《人类孟德尔式遗传》一书指出，1966 年认识的单基因病为 1487 种，1986 年至今已达 4023 种。遗传性疾病给健康带来严重危害，医学科学的发展对遗传病的发现越来越多，据估计 25%~30% 的人受遗传病的危害。单基因遗传病占 10%；多基因遗传病占 14%~20%；染色体引起的疾病仅约占 1%，但却造成了严重的疾病或畸形。

许多常见病如精神病、糖尿病、动脉粥样硬化、恶性肿瘤都与遗传相关。遗传疾病造成的弱智儿童，给家庭和社会带来了负担。近亲繁衍导致的遗传病，在偏远社区、山区并未完全消亡。社区卫生服务，应传递婚前检查、生育指导、围生期保健、宫内诊断等信息，预防遗传病的发生。

（二）传染性疾病对健康的影响

当今传染病已不再猖獗流行，但在社区仍不时发生，尤以乙型肝炎、丙型肝炎是各社区的高发病，易致慢性肝炎、肝硬化、肝癌，严重危害社区人群的健康。结核病近年亦呈上升趋势，多发于青少年及老人，尤以农村社区多发。菌痢、流感、血吸虫病、疟疾、狂犬病、出血热、感染性腹泻等时有发生；风疹、水痘、流行性腮腺炎、炭疽、布氏杆菌病亦有发病；烈性传染病霍乱、鼠疫也有报道；新生的非典（SARS）、禽流感及疯牛病等，依然威胁着世界不同社区的健康。现今传染病至少有 30 余种，威胁着世界 1/2 的人口，对于传染病的预防和管理，是社区医生不可忽视的责任。

（三）慢性疾病对健康的影响

慢性非传染性疾病和退行性疾病，成为当代人群的主要疾病谱。高血压、心脑血管病、糖尿病、慢性阻塞性肺疾病、风湿病、红斑狼疮、肿瘤等使人们长期遭受疾病折磨，严重地影响生活质量。由于此类疾病缺乏有效的治疗方法，目前比较有效的途径是及早预防，因此，让人们通晓防病知识是重中之重，防病于未然是确保不生病的关键。

五、健康照顾系统对健康的影响

人群的健康状况与社区的健康照顾系统密切相关，社区的健康照顾系统，是指社区的卫生、医疗和卫生人力的统筹安排。人群能否得到有效的健康照顾，与社区有无高水平的全科医生及医疗的可及性极为相关；高水平的全科医生及医疗的可及性是确保常见多发病能否在社区显得到合理治疗的关键。社区健康照顾机构对人群健康影响的大小，显示了人们在那里是否能够得到及时、有效的治疗，或在社区是否被推诿、耽误救治，且治疗措施的花费是否与患者的经济状况及承担能力相关。当前我国社区健康照顾的瓶颈，是缺乏高品质的家庭 / 全科医生和有效的廉价药物，以及卫生服务的真诚态度。

项目三　社区诊断

自从有了以社区为范围的服务理念后，社区诊断显得十分必要，不断消除社区内疾病的共同隐患，维护社区群体的健康，只有采用社区诊断的途径才能实现。因此，社区诊断足以减少疾病，为临床服务，但并不等同于纯粹的流行病学调查，其目的虽同，但目标各异。

一、社区诊断的概念

（一）社区诊断

社区诊断（community diagnosis）名词最早出现于1950年，由于它将疾病的诊断从个体扩展到群体（表5–4），因此，具有革命性的意义。社区诊断以流行病学为基础，追究与社区人群相关的发病因素、死亡原因和环境因素对健康的影响，目的是为探明群体的发病机制。因此，社区诊断是围绕社区疾病和疾病隐患而服务于临床，其基本的目标与传统的公共卫生相似，即预防、控制和消除疾病。

表5–4　社区诊断与临床诊断比较

	社区诊断	临床诊断
对象	群体	个体
症状	患病率、死亡率、十大死因、环境污染	头疼、发热、腹泻、出疹
检查	社区资料、社区调查	病史、体检、实验室检查
诊断	以健康问题订出社区卫生计划	病名1，2，3……
治疗	计划干预、评估效果	治疗计划

以社区为范围的服务，其一是社区诊断，其二是社区医疗。以社区诊断评估社区的健康问题，实施群体干预的措施，制订卫生计划，是有目的、有针对性地改善社区人群的健康面貌，提升整体的健康水平。实施社区诊断，应熟知整个社区的概况，掌握社区的人口结构、居住分布、人口动态、文化、职业结构等，以及社区的地理位置、历史文化、气候条件等环境资料，人们的健康意识、行为方式、疾病状况、危害因素及高危人群的分布，即整个社区的人文地理环境，综合分析判断社区常见突出的健康问题和所谓的卫生服务，并设定解决问题顺序。

（二）社区诊断的目的

发现社区的健康问题，辨明社区的需要与需求；判断造成社区健康问题的原因，了解解决问题的程度和能力；提供符合社区需求的卫生计划资料。

（三）社区诊断的步骤

1. 社区诊断资料　这是第一步工作。关键是根据社区的需求，有目的地收集有关的资料。将本社区突出的健康问题，与权威机构的信息及其他信息比较，沉淀出真正的健康问题，依此设定社区诊断的下一步。收集原有的相关统计资料、社区调查资料、健康筛查资料，有关的期刊文件资料，社区访谈资料等。

2. 确定解决卫生问题的优先顺序　此为第二步。依据以上收集调查的结果，根据本社区当前的需求，社区资源状况的可行性，设定卫生计划及目标。以急需、可行及易行的具体情况，做出先后次序的安排，制订实施的“社区计划”。

3. 社区计划实施 此为第三步。一旦计划确定，应制订切实可行的实施措施，并付诸行动。在实际操作中，要准备好实施中使用的表格及详细的记录，以便后续统计。要有清晰的思路和明确的目标，才能有序地进行。工作进展中，需要使用调查表格，统计表格，综合及分析表格。

4. 计划效果评估 将在人群中实施的真实记录（表格），经过系统的整理及统计分析，得出本次行动的效果，并进行效果评估。其中，包括计划中评估及计划结束后评估。计划中评估，是对进行中的计划做必要的修正，比如调整难以实施的细节，以便计划顺利进行；结束后评估，是对整个计划的效果进行评估，并提出改进意见，以便作为下一次社区诊断计划的参考，周而复始地解决社区群体的健康问题，达到不断提高人群的健康水平，使“社区康复”。

社区诊断关注其定向的目标——社区，它像医生临床治疗疾病一样，针对每一个实际问题，其干预的是人群中的隐患，而不是单一的病因。社区诊断的步骤包括：社区诊断评估、制订社区卫生计划、执行社区卫生计划、评估社区卫生计划。传统的流行病学，最早用于传染病预防，而当今社区的健康涉及广泛的环境、社会和人的生活行为心理因素，并非单纯的流行病调查和生物医学能够完全治理。因为，社区诊断是从生物、心理、社会环境的角度审视并治理群体的健康问题。

（四）收集有关的社区资料

社区诊断之前，需要收集所需的资料及所用指标，主要包括以下方面：

1. 社区人群健康状况 人群健康状况主要反映在社区的人口学特征、疾病发生情况、死亡情况、居民生活习惯和行为方式等方面。

（1）反映居民生活习惯和行为方式的指标 如吸烟率、吸烟量、饮酒率、饮酒量及食盐消耗情况等。

（2）反映居民健康意识、求医行为的指标 如体育锻炼情况、刷牙率、定期体检率等。

（3）人口学指标 包括人口数、人口年龄、性别结构、人口增长率、平均期望寿命等。

（4）疾病指标 各种疾病的发病率、患病率，社区疾病谱的变化及影响因素等。

（5）死亡指标 包括死亡率、年龄性别死亡率、死因构成比及死因顺位等。常用的指标有慢性病死亡率、婴儿死亡率、孕产妇死亡率等。

2. 社区环境状况 收集到相关资料后分析有关的资料，找出与本社区健康有关的卫生问题、产生原因和影响因素。收集及调查的资料要真实，借助统计学及流行病学方法进行处理，真实的资料才能反映真实的原因。

（1）自然环境　包括地理位置、气候、地貌、矿产资源、江河湖泊、耕地、病媒昆虫密度等，地理条件和安全饮用水普及率，卫生厕所使用率，空气、水、土壤污染情况，家庭及工作、学习环境的卫生状况等。

（2）社会环境　包括社区风俗习惯、文化教育、政治、宗教、公众道德修养、经济水平和产业结构，人群的消费观念，家庭结构及功能，人口流动、社会秩序、社团活动及其影响等。

二、社区调查

社区调查的任务，是为社区诊断收集凭据资料，提供科学的依据。调查范围包括社区环境状况、人群健康状况、资源的可动员潜力，以及居民的健康意识、对卫生事业的关心程度、居民素质、政策倾向等。因此，社区调查应具有真实及实用性，避免不切实际的大面积调查，因社区诊断为社区医师管理社区所用，瞄准减少疾病，获得健康，来自于实际，操作于实际，而并非专门的流行病学调查。

（一）社区调查步骤

1. 社区调查设计　调查之前，首先进行调查设计，即制订社区调查计划，明确调查目的、对象和方法，以及如何组织开展调查和分析收集到的资料等。调查设计是调查研究过程的全面设想，保证调查研究有的放矢，以较少的人力、物力取得较大的效果。

2. 社区调查实施　其包括调查表的准备、调查员的培训、资料的收集等。应按不同需求设计调查表、统计整理调查表、综合分析调查表等，以便系统地总结和分析。调查人员的培训包括人员的业务知识、调查的内容及沟通技巧。

3. 社区调查总结　总结阶段主要是对收集到的资料进行整理分析，并结合专业知识统计推断，揭示社区人群健康状况的规律及隐患。最后写出调查报告，总结通过本次调查得到了哪些资料，发现了什么问题，以及调查过程中存在什么问题、应如何改进等。

（二）社区调查计划

一个科学严谨的调查计划，包括以下内容：

1. 确定调查目的和指标　调查设计首选根据社区卫生工作的需要，明确调查目的。明确了调查目的后，应把调查目的具体化到调查指标。如糖尿病患病调查，目的是了解该社区糖尿病患病情况，调查的目的还很抽象，但如果具体到不同年龄组的糖尿病患病率，就很明确了。

2. 确定调查对象和观察单位　根据调查目的和调查指标确定调查对象，划定调查的范围。时间范围是指调查哪一时段的现象；空间范围是指调查哪一地域的事物；人群范围是指了解哪些人群的特征。组成调查对象的观察单位，因调查目的不同可以是一个人、一个病例、一个采样点、一个家庭或一个集体单位。调查对象是该地、该年、全部常住人口。

3. 调查方法 根据不同目的选用调查方法，如了解总体参数，可用普查或抽样调查；研究事物的相关关系，如病因研究中了解某病的发生与个人的某些特征、习惯、既往经历、生活或生产环境有无联系，可采用病例对照研究或队列研究；拟说明事物的典型特征，可用典型调查。在实际工作中，常需结合多种调查方法。

（1）普查 又称全面调查，如人口普查。

（2）典型调查 即案例调查。在全面分析的基础上，有目的地选用典型的人或单位进行调查。如调查一个或几个卫生先进或后进单位，总结经验教训；调查个别典型患者，研究其病理损害等。普查和典型调查相结合，从广度和深度说明问题。

（3）抽样调查 从总体中抽取一定数量的观察单位组成样本，然后用样本推论总体，用样本指标估计总体参数。许多医学问题只能做到抽样调查，如药物的疗效观察等。抽样调查还可用于检查普查的质量，但设计、实施、资料分析较复杂。

（4）病例对照研究和队列研究 病例对照研究，是选定患有某病和未患该病的人分为病例组和对照组，调查其既往暴露于某个、某些危险因素的情况及程度，以判断暴露于某危险因素与患某病有关联及关联程度的一种调查方法；队列研究，是选定暴露及未暴露于某因子的两组人群作为暴露组和非暴露组，追踪两组人群的发病结局，比较发病结局的差异，判定暴露于某因子与发病的关联及关联的大小。其实，在实际工作中常需结合各种调查方法，以证实事物的本象。

4. 确定调查项目和调查表 调查项目是根据调查指标确定的，分为分析项目和备查项。分析项目，是直接用于计算调查指标及分析排除混杂因素必须的内容；备查项目，是为保证分析项目填写完整正确、便于核查、补填和更正而设置的，不直接用于分析。调查项目要精选，必要的分析项目一个也不能少，备查项目不宜多。项目的定义要明确，如疾病分型，正常和异常的界限应明确规定。项目的答案的设计有固定选择答案和自由选择答案两种，前者如高血压的调查列出“是”“否”“可疑”可选答案；后者即不限制答案范围，让调查对象谈出自己的意见。

把调查项目按提问的逻辑顺序列成调查表格，调查表的格式可分为一览表和卡片。一览表填写方便，每张表可填写多个观察单位，适用于项目较少的调查；卡片每张只填写一个观察单位，适用于观察单位和项目较多时。

5. 调查的实施计划 实施计划包括调查的组织领导、宣传动员、调查员培训、任务分工与联系、经费预算、调查表、时间进度、宣传资料准备、调查资料的检查制度（完整性、正确性检查）等内容。调查方案一经确定不得擅自改动，需要修改时应统一进行。应编制详细的填表说明，以保证统一的理解与执行。

6. 搜集资料的方法 原始资料，常采用直接观察法和采访法进行搜集。直接观察法指调查员到现场对观察对象直接观察、检查、测量或计数取得资料；采访法是根据被调查者的回答搜集资料，往往采用访问、开会、信访等方式。

7. 调查资料的整理　计划调查搜集到的资料必须经过整理、分析，去粗取精，去伪存真，才能提示事物的本质和规律。整理计划包括以下几方面：

（1）设计分组　即将性质相同的观察单位集中到一起，性质不同的观察单位分开，使组内的共性、组间的差异性显示出来。分组方法有两种：①质量分组，按观察单位的某种属性或特征分组，如按性别、职业、病种等分组；②数量分组，按观察单位被研究特征的数量大小分组，如按年龄大小、血压高低等分组。

（2）归组方法　将原始资料归入各组的方法有：①计划法归组，采用划“正”字或“+++”来计数；②分卡法归组，将原始资料直接归入各组，清点卡数，计算出各组的观察单位数。

（3）设计整理表　整理表是用于原始资料整理归组的表格，是提供分析资料的过渡性表格。常用频数分布表等。

8. 调查资料的分析计划　主要说明指标内涵和计算方法，消除混杂因素的方法及预期要做哪些统计描述和推断等。

三、社区诊断案例

（一）案例列举

案例 1

在墨西哥，契亚巴斯的米通蒂克高地农村社区，进行了一次以社区为基础的病例对照研究，新发腹泻病例由志愿参加的母亲确认，然后教母亲给腹泻的儿童口服补液治疗。

本研究的结果是引人注目的。在腹泻高峰季节，腹泻发生率达 30%，这对我们并不奇怪，然而主要的易患因素却令人惊奇。唯一具有显著性差异的儿童腹泻因素，是在儿童患腹泻前 2 周母亲先有腹泻。而那些被认为是儿童腹泻的因素，如家里有动物、这些动物生病了、家里水源种类、储水器种类及垃圾处理等，在这一人群中却不伴有儿童腹泻病例。

以上是一个简述腹泻流行原因调查的案例，也是社区诊断案例。在这一案例实施后的背景却发人深省：①这一发现，对社区医疗很有意义；②这一重要发现，不需要高级技术设备；③更多的钱和更多的先进设备，在社区并不适宜；④先进设备及研究，并不总能提供人群健康最完善的信息。

这一有关腹泻的案例说明：第一，为加深对社区诊断性质的体会和理解，明了社区诊断的用意，表明社区诊断是围绕社区医疗、寻找疾病的危险因素及诱因，以便采取符合实际的预防措施，达到消除和减少社区的疾病，而并非行政调查和流行病学调查；第二，表达社区的一些群体性的卫生问题，必须以社区诊断的方法查明原因，且方法操作易行、切合实际、有效。因为，对于社区“广泛的健康问题”，实验室研究并不总能适合，且耗费大量经济和技术人力，一般的基层医疗从人力、物力上也无法达到。这里我们应该有所体会，社区诊断在社区医疗中的运用，与以色列 Dr.Sidney L.Kark 医生管理社区医疗的思想是一脉相承的。

案例 2

某社区居民的总人口数为 146631 人，男性占 54%，女性占 46%，60 岁以上的老人占 8%。经过 6 个月调查，居民的主要死因为肝硬化、慢性阻塞性肺病、脑血管意外等。社区人群贫血的患病率为 31%，肝病患病率 10%，结核病患病率 0.6%，管理率分别为 30%、4% 和 40%。社区门诊就医最多见消化不良、呼吸系统和腹泻疾病等。

综合分析：社区的主要健康问题是居民的饮食习惯问题（以长期食用辣椒代替蔬菜、高盐饮食）和卫生问题（无饭前、便后洗手的习惯，缺乏一般的卫生常识）。根据以上情况，着手逐步改善社区的卫生状况，以使社区康复。目前应制订首先解决的健康问题。

解决卫生问题的次序：①缺乏卫生常识；②不良的饮食习惯问题；③肝病问题及肝病的诊断准确性问题；④肝病、结核病的传播途径问题。

卫生行动计划：①开展健康教育和卫生宣教，通过宣教，让居民懂得饮食合理搭配，低盐饮食，常食、多食蔬菜，饭前便后洗手，不食不洁饮食及水果，不随地吐痰等卫生常识；讲解有关疾病的普通知识。②对结核病患者进行统一登记管理，实行全程监督治疗。③对肝炎的诊断及鉴别水平的培训。④时肝炎传播途径进行调查，调查各村医疗站的医疗器械和用品的使用情况及高压消毒问题，以杜绝医源性血液传播途径。

执行和评估卫生计划：包括卫生计划落实如何，执行的效果如何，下一步计划的修改。①卫生宣教力度如何？知识讲解水平怎样？群众是否听懂或乐于接受。②是否充分挖掘了社区资源，其他医疗机构包括儿保、妇保、防疫配合情况，镇、村委会的支持情况。③传染病诊断水平及治疗效果，群众的经济承受能力。④各医疗单位供应消毒程序检查是否合格。⑤各类疾病患病率是否降低，卫生常识水平是否提高。

下一步社区诊断：通过以上实施后的效果评估，结合当前社区的突出健康问题，以制订下一轮社区卫生计划。

以上是一个完整的社区诊断过程的案例，从中可以发现，调查的疾病与实施的卫生计划是完全不同的内容。所谓疾病是指社区的几大疾病或几大死因；卫生计划则是将要付诸的实际行动，其目的是从社区的主要疾病中寻找出其发病的危险因素及预防途径和措施。通过社区诊断，逐步深入探究其致病的原因和导致的因素，终究辨明问题、管理疾病、提升健康水平，且上一次的社区诊断将作为下一步社区诊断的依据和基础，即形成了周而复始的运作。

（二）社区诊断的实际意义

1. 经济、便捷　社区诊断操作，不需要先进设备及高级技术，适合于基层的卫生服务。

2. 适宜于社区　“当一位母亲患腹泻时，应做好她的孩子可能患病的准备”。这一行动，社区医生能及时做到、随时处理。

3. 适宜于慢性病　当今人类已进入慢性病时代，疾病的发生源自于日常的生活行为与危险因素，因此，常抓不懈的社区诊断将是今后早期预防、唯一不患病的途径。

4. 辨明社区表症　所谓“表症”是指在社区诊断的实施过程中，逐渐沉淀出社区的主要疾病及死因，而以其表症寻求本社区的预防目标，制订行动计划和防治重心，成为科学有序的社区卫生管理机制。

5. 公共卫生管理　社区中，与疾病和健康相关的公共卫生问题是经常发生的，其产生于人群与生活之中，走进人群，辨明群体的发生机制，是社区医学的创意和有效的公共卫生管理。

6. 提升健康水平　不断地发现隐患，持续的健康管理，周而复始的社区诊断，最终必然促进了整体人群健康水平的提升——社区康复。

社区诊断是医生管理疾病的一种医疗行为和手段，它亦然是围绕社区医疗工作。执行社区诊断，应考虑社区医疗的范围及能力，且与行政及流行病调查相区别，以免导致偏离了卫生服务的中心工作，且耗力耗财、不切实际。

社区诊断目的性明确，比如像这一社区高血压发病率为什么比其他社区高，经社区诊断调查后，得知这一社区人们习惯于食用腌咸菜，得出群体的发病机制“摄盐过多”，通过健康教育、改善旧的生活习惯，使疾病得以控制。因此，之所以称其为社区诊断，它强调了不同的社区，有不同的特征及卫生问题，也是前面谈到的“强调不同社区的不同需求及自主性”。

当今世界，因为社区医疗发挥了真正的作用，使得专科医院的平均住院日大为缩短，医疗费用明显下降。人们在自己的社区可得到便捷、有效的医疗服务，社区医疗守护着他们的健康。全世界全科医生为了共同的追求而努力构建一个友谊温暖的大家庭——社区，这也是加拿大麦克马斯特医学院成立当初所倡导的初衷。

复习思考题

1. 流行病学研究的主要内容不包括（　　）

A. 描述人群疾病的分布情况　　B. 确定影响健康的因素

C. 描述人群的健康状况　　D. 确定健康教育资源

E. 研究如何防治疾病与促进健康

2. 流行病学的研究对象为（　　）

A. 疾病　　B. 伤害　　C. 健康状态　　D. A+B　　E. A+B+C

3. 队列研究法属于下列哪一类流行病学研究（　　）

A. 描述性研究　　B. 理论性研究　　C. 实验性研究

D. 分析性研究　　E. 前瞻性研究

4. 队列研究的研究对象是（　　）

A. 患某病的病人　　B. 未患某病的人群

C. 未患某病而有暴露因素的人群　　D. 具有某暴露因素的人群

E. 患某病且具有暴露因素的人群

5. 下列哪一项是病例对照研究（　　）

A. 在不同阶层的人群中调查某病的患病率

B. 在戒烟和至今仍在抽烟的男子中调查肿瘤的相对危险度

C. 分析以往疾病在不同地区、不同条件下的分布，以便根据所研究疾病的各种因素积累的资料确立假设

D. 从已知病例组和对照组获得暴露史和其他资料，以测量病例组中各项特征或暴露情况的相对频率

E. 调查以往患病率的趋势，以便预测将来疾病的发生

6. 队列研究方法的主要用途是（　　）

A. 描述疾病分布情况　　B. 广泛探索疾病的危险因素

C. 检验暴露与疾病的因果关系　　D. 评价预防措施效果

E. 评价某种新药的治疗效果

7. 某学校有 1000 名 10 岁儿童，预抽取 200 名，首先对 1000 名儿童进行编号，让后用抽签的方法抽取 200 个号码，此种方法属于（　　）

A. 单纯随机抽样调查　　B. 系统抽样调查　　C. 整群抽样
D. 分层抽样　　E. 多极抽样

8. 某地区进行学龄儿童流脑疫苗接种率调查，首先将该地区各县分为好、中、差 3 类，然后在每类中随机抽 20 名学龄儿童进行调查，这种抽样方法属于（　　）

A. 单纯随机抽样　　B. 系统抽样　　C. 整群抽样
D. 分层抽样　　E. 多极抽样

扫一扫，知答案

扫一扫，看课件

模块六

以预防为先导的健康照顾

【学习目标】

1. 掌握：预防医学的概念、研究内容及特点；三级预防的原则和措施；预防接种及计划免疫程序；健康教育和健康促进的概念及区别；突发公共卫生事件的定义及特征。

2. 熟悉：病人健康教育的基本内容；社区健康教育与健康促进的基本内容；突发公共卫生事件的发生原因；传染病与突发公共卫生事件处理原则。

3. 了解：预防医学二次卫生革命的内容；健康教育与“卫生宣教”的区别；社区健康促进的策略及措施；突发公共卫生事件的界定、分类方法及应急处理和预防措施。

项目一　预防医学概述

一、预防医学概念

预防医学（ preventive medicine ）是医学的一门综合性应用学科，它以人群为主要研究对象，以环境 - 人群 - 健康为工作模式，分析健康与疾病在人群中的分布，探究影响健康的各种因素，认识疾病发生、发展和分布规律，制订疾病防治对策，以达到预防疾病、促进健康、防止伤残和延长寿命的目的。

预防医学突出预防为主的思想，它着眼于群体的健康，从维护群体健康出发，研究人群健康和疾病与环境之间的关系，是从环境的角度出发，而不是从人体本身复杂变化的角度出发。研究环境中各种健康有害因素，制订各种对策。这与立足于人体本身的基础医学和临床医学有着极大的不同。预防医学也同样重视针对个体的临床预防问题，但只有做好群体预防才能保证个体的健康，群体的预防必须建立在个体预防基础上。

二、预防医学的研究方法与研究内容

预防医学的研究方法主要有调查研究法、实验研究法和临床观察法，特别是调查研究和实验研究是预防医学的两类基本研究方法。但二者又均以统计分析作为研究的基本工具。通常把使用实验动物进行的整体或离体研究（实验室试验）称为微观研究法，把针对人群的调查研究和实验研究（现场试验）称为宏观研究法。预防医学的研究内容十分广泛，主要有以下几方面。

1. 分析人群中疾病分布与健康水平的动态变化。
2. 研究影响健康的各种因素（环境因素、医疗卫生服务因素、行为生活方式因素、生物遗传因素）。
3. 研究疾病的发生发展及分布规律，制订防治对策。
4. 研究如何促进健康、提高生命质量。

三、预防医学的特点

预防医学和临床医学既有联系又有区别，其特点如下。

1. 工作的对象包括个体和确定的群体、病人和健康人，但侧重于健康人群和无症状病人。
2. 研究的方法更注重微观和宏观相结合。
3. 研究的重点为人群健康与环境（自然环境、社会环境）的关系。
4. 采取的对策更具积极的预防作用，具有比临床医学更大的人群健康效益。

需要指出的是，群体预防必须建立在个体预防基础之上，预防医学也重视针对个体的预防，如近年来提出的临床预防服务。开展临床预防服务需要临床医学与预防医学的密切结合。

四、预防医学与全科医疗的关系

在全科医疗卫生服务过程中，预防医学工作在其中占有相当大的比重，这不仅表现为许多就诊病人是专为免疫注射、健康咨询和健康检查等预防保健措施而来，更表现为医生应诊时的做法也更多地会运用到和预防医学相关的一些思维方法和技术措施。麦克威尼（McWhinney）指出，家庭医生对由不同原因来就诊的病人，应主动评价其各种健康危险因素并加以处置，将预防措施看作日常诊疗中应常规执行的程序，即所谓“预防性照顾”（Preventive care）。它意味着家庭医生可以利用每次与病人接触的机会，不论其就医目的是什么，都应同时考虑这些人可能还有什么健康问题需要预防。例如，对看感冒的老人可同时注意其是否患有高血压等一些老年常见病，对因患高血压而就诊的出租汽车司机可顺便询问其有无胃痛、腰椎痛等职业相关疾病等。家庭医生要做到对各种疾病高危人群的监测和干预，同时也需要依靠完整准确的健康档案，熟悉本社区的主要健康问题。

五、三级预防

疾病从发生、发展到结局的整个过程称为疾病的自然史。三级预防是根据疾病发展的自然史在各个阶段采取相应的预防措施。它是预防医学工作的基本原则和核心策略。

第一级预防（primary prevention）又称病因预防或根本性预防。是在临床易感期，即采取各种措施以控制或消除致病因素对健康人群的危害。具体措施包括建立和培养良好的生活方式；合理营养，平衡膳食；适量的体育锻炼；预防接种和计划免疫；妇女保健；儿童保健；高危人群的保护；做好职业人群健康监护等。

第二级预防（secondary prevention）又称临床前期预防，即在疾病的临床前期做好早期发现、早期诊断、早期治疗的"三早"预防工作，以控制疾病的发展和恶化，防止疾病转为慢性。早期发现的手段包括筛检试验、高危人群重点项目检查、周期性健康检查、群众自我检查等。对于传染病，除了做好"三早"，尚需做到疫情早报告及病人早隔离，即"五早"预防。

第三级预防（tertiary prevention）即临床预防。对已患某些病者，采取及时、有效的治疗和康复措施，防止病情恶化，预防并发症和伤残；对已丧失劳动能力或残疾者，主要促使功能恢复、心理康复，进行家庭护理指导，使病人尽量恢复生活自理能力或是基本的劳动能力，进而延长寿命。

三级预防是一个有机整体，不同疾病的策略和措施各有所不同，以哪一级预防为主，主要取决于病因是否明确，病变是否可逆。但对于多数疾病，不论其病因是否明确，都应强调第一级预防。对于病因明确、病变不可逆的，主要采取一级预防（如尘肺）；对于病因不明确，一级预防效果尚难肯定，做好一级预防的同时重点是采取二级预防（如恶性肿瘤）；对已患病的病人要尽力做好三级预防。有些疾病的病因是多因素的，则要按其特点，通过筛检及早诊断和治疗会使预后较好，如心脑血管病，除了解其危险因素，致力于第一级预防外，还应兼顾第二和第三级预防。

六、第二次卫生革命

随着现代社会高度的工业化和城市化进程，大量人口集中于现代化的大城市，使生活空间十分拥挤，住房、交通、卫生、教育、娱乐等公共设施和事业发展远远跟不上需求，原有的大批农业村镇变成了工业化城市，导致了许多新的公共卫生与社会问题。从 20 世纪 40 年代开始，各国疾病谱、死因谱发生了明显的变化，影响人类健康的主要疾病已由传染病逐步转变为非传染性疾病，疾病谱的根本改变向卫生事业提出了新的挑战。一方面，由环境有害因素、不良行为习惯与生活方式、卫生保健服务的短缺等因素所引起的非传染性疾病与日俱增，如心脑血管疾病和恶性肿瘤的发病率、病死率大幅度增加，这些疾病的病因复杂，常与多种因素有关，且大多缺乏有效的根治方法，临床治疗只能缓解症状，不仅危害健康、影响生命质量，而且给家庭和社会带来沉重的经济负担，甚至影响有限的卫生资源的合理配置，造成大部分卫生事业费不得不用在维持病人晚期的、短暂的、痛苦的生命过程中。另一方面，通过研究表明，大多数慢性病的危险因素与个体的行为生活方式有关，而这些是可以通过个体的努力来避免或戒除的，在人群中培养健康行为即可控制慢性病的发生，或通过早期检查，在症状、体征出现前降低或去除有关危险因素，即可控制慢性病的发展。

1992 年，国际心脏保健会议提出的《维多利亚心脏保健宣言》指出，合理膳食、适量运动、戒烟限酒、心理平衡是健康的四大基石。美国经过 30 年的努力，使心血管疾病的死亡率下降 50%，其中 2/3 是通过改善行为与生活方式而取得的。为此，预防医学的任务逐步从群体的公共卫生预防转向个体与群体相结合；从生物学预防扩大到生物、心理、行为和社会预防；以独立的预防服务转向预防、治疗、保健和康复一体化的综合性预防；从以公共卫生人员为主体的预防转向以社会医疗卫生工作者为主体的预防；预防疾病的责任也从以社会为主转向以社会、家庭和个体的责任相结合为主，并从个体被动接受预防转向主动参与预防。预防医学的这一重大转折被称为第二次卫生革命。

七、全科医生的预防医学优势

在以疾病为中心的医学服务模式下，医疗机构有追求先进设备、过度检查和精确定位诊断的倾向，学科越分越细、排队越来越长、应诊时间越来越短。至于疗效如何、患者有何感受等则难以知晓，更无暇指导就诊者如何预防保健。在以患者为中心的医学服务模式下，全科医生把为病人或家庭的每一次服务，包括问题咨询、预防保健、诊断治疗等任何形式的就诊，都看作提供预防保健的时机，在整个服务过程中贯彻预防为主的服务原则。具有以下优势：

（一）服务地域上的优势

全科医生立足于社区，与社区居民接触最为密切，除增加了社区居民机会性就医外，也增加了许多机会性预防服务，因此全科医生有条件、有优势实施临床预防服务。

（二）专业水平上的优势

全科医生既掌握临床知识和技能，又掌握预防保健知识和技能，能够为患者提供防、治、保、康一体化的全方位服务，为提供有针对性的预防性服务打下了良好的基础。全科医生有很强的医疗资源协调能力，这一特点有利于预防工作的开展。

（三）服务过程上的优势

全科医生所提供的服务是“从生到死”的连续性照顾，这种连续性服务贯穿了人生的各个阶段，从围生期保健开始，直到临终关怀，全科医生照顾了人的一生。此外，全科医生对患者家庭的关注也是连续性的，与居民建立了朋友式的、彼此依赖的医患关系，比临床专科医生更有可能熟悉和掌握居民个人、家庭、社区的完整背景，有利于规范社区的预防服务。

（四）经济上的优势

全科医生在其服务中可同时接触到处于疾病或健康问题发生、发展不同阶段的人，有条件同时为患者和社区居民提供三级预防服务，能更好地节约卫生资源。

（五）医患关系上的优势

全科医生与患者及其家庭长期接触，使其更容易与患者及其家庭建立良好的医患关系，可以通过这种朋友式的医患关系，对患者及其家庭开展深入细致的健康帮助。

（六）服务时间上的优势

全科医生有机会了解患者个人、家庭和社会情况，能进行全面的健康危险因素评估，有利于制定超前性预防计划，对维护和促进健康更为有利。

项目二 健康教育与健康促进

一、健康教育的概念

健康教育是通过信息传播和行为干预，使个人与群体掌握卫生保健知识和方法，树立健康观念，自觉采纳有利于健康的行为和生活方式的教育过程。它是一个有计划、有组织和有系统的教育活动，旨在帮助对象人群或个体改变相关行为，避免或减少暴露于危险因素，帮助实现疾病预防、治疗康复及提高健康水平的目的。

以上定义强调了健康教育的特定目标是改善对象的健康相关行为，健康教育的干预措施主要为健康信息传播；健康教育的核心是教育人们改变不良健康行为与生活方式。但健康教育是包含多方面要素的系统的活动；健康教育的首要任务是致力于疾病的预防控制，帮助病人更好地治疗和康复，它还努力帮助普通人群积极增进健康水平。

健康教育与“卫生宣教”，既有联系又有区别。联系在于我国当前的健康教育是在过去的卫生宣教基础上发展起来的，现在健康教育的主要措施仍可称为卫生宣教。区别在于以下 3 个方面：

1. 健康教育不是简单单方面的信息传播，而是在调查研究基础上进行的有计划、有组织、有反馈、有评价、涉及多层面的系统社会活动。

2. 比之过去的卫生宣教，健康教育有明确的工作目标——促使人们改善健康相关行为，从而防治疾病，增进健康。

3. 健康教育涉及理论学科较多，主要有医学、社会学、心理学、教育学、行为科学、传播学、管理科学等，并在此基础上形成了自己的理论和方法体系。

随着人群疾病谱的改变，心脑血管及恶性肿瘤等慢性非传染性疾病成为当前危害人群健康的主要疾病，因这些疾病与人类行为关系密切，而且缺少有效生物学防治手段和治愈方法，从而使健康教育成为医疗卫生工作的一个独立的活跃的领域。同时，健康教育又是一种工作方法。健康教育对人们的健康相关行为及其影响因素进行调查研究的方法与健康教育干预方法、评价方法，已经被广泛应用于预防医学和临床医学的各个领域。在社区全科医学的日常工作中应用更多。

二、健康促进的概念

1995 年 WHO 西太区办事处发表的《健康新视野》中将健康促进定义为“健康促进是指个人及家庭、社区和国家一起采取措施，鼓励健康的行为，增强人们改进和处理自身健康问题的能力”。根据这一定义，理解为健康促进的基本内涵包含了个人行为改变与政府行为改变两个方面，并重视发展个人、家庭和社会对健康价值选择的潜能。健康促进涉及 5 个主要活动领域：

1. 制定促进健康的公共政策　健康促进的政策包括立法、财政措施、税收等，这些政策的协调使得健康、收入和社会政策更趋平等。

2. 创造支持性环境　系统地评估变化的环境对健康的影响，创造安全的、满意的和愉快的生活和工作环境，以保证社会和自然环境向着有利于健康的方向发展。

3. 强化社会行动　发动社区资源和力量，积极有效地参与卫生保健计划的制订与执行，帮助人们认识自己的健康问题，并提出解决问题的办法。

4. 发展个人技　教育并帮助居民提高选择健康的能力，准备应对人生各阶段可能出现的健康问题，学会应对慢性病和意外伤害的方法。

5. 调整卫生服务的方向　健康的主要责任是由个人、社会团体、卫生工作者、工商业机构和政府共同分担的，大家必须共同努力，建立一个有助于健康的卫生保健系统。

三、病人健康教育的基本内容

1. 病人的心理卫生教育医学模式的转变，强调了社会、心理因素对健康影响的重要性。良好的心理状态有利于疾病的好转和病人的康复。心理健康教育的重点是：疾病是可以预防控制的，保持让病人及家属树立起防病治病的信心和决心，正确对待疾病；教育病人及时消除不良心理因素，调节情绪，维持心理平衡；保护病人心理状态，无论家属还是医护人员都要尽量避免对病人的恶性刺激，针对病人的心理特点和矛盾，解除其心理负担，促进康复或防止病人的病情恶化。

2. 病人现患疾病的预防控制知识教育。

3. 病人行为指导与行为矫正：①矫正个人的不良心理反应引发的行为。例如，对冠心病病人进行解除压力的放松训练，以控制其行为。②矫正个人不良的行为习惯和生活方式，以降低疾病或意外伤害的危险因素。如指导病人采取运动疗法、控制体重或减肥、戒烟限酒，以及进行合理营养与膳食的饮食指导。③指导教育对象学习和掌握新的技能，建立健康行为模式，如教新生儿母亲学会如何进行母乳喂养；指导高血压病人家属学习如何在家庭中自测血压。④实施从医行为指导，增强病人对医嘱的依从性。例如，与高血压病防治相关的从医行为包括定期测量血压；发现病情变化及时就医；遵医嘱，坚持药物和非药物治疗。

四、社区健康教育和健康促进的基本内容

（一）农村社区健康教育和健康促进的基本内容

1. 农村常见病防治宣传教育，包括：①传染病和寄生虫病知识；②慢性病防治知识；③地方病防治知识；④农业劳动相关疾病防治知识等。

2. 移风易俗，改变不良卫生习惯教育。

3. 农村环境卫生和环境保护教育。

4. 健康观念与卫生法制教育。

（二）城市社区健康教育和健康促进的基本内容

1. 社区常见病防治的宣传教育，包括：①加强安全教育，防止意外伤害等；②防范传染病；③慢性病的社区防治。

2. 家庭健康教育，包括：①家庭饮食卫生与营养教育；②家庭急救与护理；③居室环境卫生知识；④生殖健康教育；⑤家庭心理卫生教育等。

3. 创建卫生城市的宣传教育。

4. 社会卫生公德与卫生法规教育。

五、社区健康促进的策略

1989 年，WHO 进一步探讨了健康促进在发展中国家的作用，明确提出了健康促进的三项主要策略：倡导、协调和赋权。

1. 倡导　即政策倡导，从政策上积极、主动争取各级领导对有利于健康活动的支持，争取立法。保证提供所必需的卫生资源，并作为经济和政治的一部分；倡导建立社会支持环境，以利于群众抉择。

2. 协调　需要协调所有相关部门（政府、卫生和其他社会经济部门、非政府与志愿者组织、地区行政机构、企业和媒体）的行动，发展强大的联盟和社会支持系统，争取各方的支持与合作，建立强大的健康促进联盟和支持系统。联盟的作用在于激发人们对健康促进的兴趣，鼓励个体和群体积极参与各项有益于健康的活动，从而产生有效的社会和政治氛围，以保证全面而公正地实现健康目标，促进健康的生活方式成为普遍接受的社会规范。卫生部门应主动协调各参与部门并明确其作用，完成其目标。

3. 赋权　健康是基本人权，应对个人赋权，通过各种手段和方法改变群众的态度，使他们积极参与，提高其知识和技能，促使他们能正确地、有效地控制和解决个体或群体的健康问题。通过各种渠道促使个体、群体和社会组织积极参与社区卫生规划，参与决策和管理，参加健康促进的各项活动。

六、社区健康教育与健康促进实施

社区健康教育与健康促进作为“医疗、预防、保健、康复、健康教育和计划生育技术服务六位一体”的社区卫生服务工作的重要组成部分，已成为普及健康知识，倡导健康文明的生活方式，促进社区居民健康的一个重要基石，是提高全体居民的健康知识知晓率、健康行为形成率的重要措施。通过对社区范围内的健康教育与健康促进活动，提高社区群众的卫生知识水平、健康意识及自我保健、群体保健能力，促进社区对健康的广泛支持，推动社区卫生服务，创造有利于健康的生活条件，以达到提高社区群众健康水平和生活质量。

（一）充分发挥社区健康教育领导小组的作用

广泛动员专业人员，动员社区内各单位、家庭、个人参与。把健康教育与健康促进目标转化为社会活动。

（二）社区每年制定健康教育工作计划

社区内各企事业单位、各住宅小区制订相应计划并组织具体实施，要进一步加强网络建设，定期组织健康教育培训，齐抓共管，创建一个有益于健康的社区环境。为社区健康教育投入必要的人力、财力、物力。

（三）加强社区健康教育阵地建设

办好宣传窗、黑板报，确定专业人员负责，定期更换、刊出。鼓励社区内单位、家庭积极征订健康书刊。对上级下发的健康教育资料及时张贴、分发。通过利用各种形式，积极传播健康信息。

（四）大力开展健康教育专题活动

针对社区内的健康人群、亚健康人群、高危人群、重点保健人群等不同人群，结合社区卫生服务，组织实施多种形式的健康教育与健康促进活动。以讲座培训为主要形式，辅以电话教育、展板、知识竞赛等，社区卫生服务站的医师定期给居民上课。结合各个卫生宣传日，开展社区常见疾病的健康教育，防止意外伤害与安全的教育，合理膳食与营养，居室环境卫生、生殖健康、体育健身等方面的家庭健康教育，创建文明卫生社区的宣传教育和社区卫生公德及卫生法规的宣传教育。并针对社区主要危险因素，对个体和群体进行综合干预。

（五）做好检查指导和效果评价

定期组织人员，对辖区内企事业单位、居民小区、学校、公共场所的健康教育工作进行指导、检查，完善健康教育活动计划及执行过程中的各种活动记录、资料。对社区居民要进行健康生活指导，引导居民建立科学、文明、健康的生活方式。通过居民健康知识知晓率、健康行为形成率的测试，对社区健康教育工作进行评价，总结经验。

项目三　传染病与突发公共卫生事件处理

一、突发公共卫生事件的定义和特征

突发公共卫生事件是指突然发生的，造成或者可能造成社会公众健康严重损害的重大传染病疫情、群体性不明原因疾病、重大食物和职业中毒及其他严重影响公众健康的事件。

该定义不仅仅指重大传染病疫情，群体性不明原因疾病、重大食物和职业中毒及其他严重影响公众健康的事件也属于突发公共卫生事件的范畴。重大传染病的概念也不专指甲类传染病，乙类与丙类传染病暴发或多例死亡、罕见的或已消灭的传染病、临床及病原学特点与原有疾病特征明显异常的疾病、新出现传染病的疑似病例等均包含其中。按照该定义，突发公共卫生事件具备以下特征。

（一）突发性和意外性

突发公共卫生事件不易预测，突如其来，但其发生与转归也具有一定的规律性。

（二）群体性或社区危害性

突发公共卫生事件往往同时波及多人甚至整个工作或生活的群体，危及的对象不是特定的人，而是不特定的社会群体，在事件影响范围内的人都有可能受到伤害。

（三）对社会危害的严重性

突发事件可对公众健康和生命安全、社会经济发展、生态环境等造成不同程度的危害，这种危害既可以是对社会造成的即时性严重损害，也可以是从发展趋势看对社会造成严重影响的事件。其危害可表现为直接危害和间接危害。直接危害一般为事件直接导致的即时性损害，间接危害一般为事件的继发性损害或危害，例如，事件引发公众恐慌、焦虑情绪等，对社会、政治、经济产生影响。由于其发生突然，累及数众，损失巨大，往往引起舆论哗然，社会惊恐不安，危害相当严重。

（四）处理的综合性

由于突发公共卫生事件发生突然，其现场抢救、控制和转运救治、原因调查和善后处理涉及多系统、多部门，政策性强，必须在政府领导下综合协调处理，才能稳妥。

（五）突发公共卫生事件的发生常与责任心不强有直接关系

虽然突发公共卫生事件发生突然，较难预测，一般情况下，只要坚持原则，依法办事，遵守操作规程和规章制度，认真负责则不会发生或极少发生。反之，其发生多与违法行为、违规违章操作、责任心不强有直接关系。

二、突发公共卫生事件的界定和分类

从定义和特征上看，并不是所有突然发生的事件都称之为突发公共卫生事件。根据突发公共卫生事件的性质、危害程度、涉及范围，突发事件划分为特别重大（Ⅰ级）、重大（Ⅱ级）、较大（Ⅲ级）和一般（Ⅳ级）四级，依次用红色、橙色、黄色、蓝色进行预警标识。突发公共卫生事件的界定有一定的依据，通常为以区（县）为单位发生，下列情况之一者为突发公共卫生事件。

1. 鼠疫 1 例、霍乱首例或爆发。
2. 肺炭疽首例或连续出现 2 例以上。
3. 5 天内发生肝炎 25 例、伤寒副伤寒 5 例、痢疾 50 例、出血热 3 例、流脑 10 例、乙脑 10 例、临床确诊脊髓灰质炎 1 例、狂犬致伤 3 人、艾滋病 1 例、食物中毒 30 例。
4. 导致死亡 1 例以上的传染病或食物中毒。
5. 在重大活动期间或特殊地区发生的传染病或食物中毒。
6. 肠出血性大肠杆菌 O157：H7 感染性腹泻等新发现传染病的暴发。
7. 需要多部门参与控制的人畜共患传染病等，或发生在重大自然灾害地区的传染病和意外事故。
8. 急性职业中毒 3 人或死亡 1 人以上，职业性炭疽 1 人以上。
9. 预防接种反应（事故）导致死亡或确认与预防接种直接相关的群体性癔症。
10. 学生预防性投药不良反应同时发生 30 人或死亡 1 人以上。
11. 局部地区短期内发生多例不明原因的疾病或死亡。
12. 医院或实验室感染暴发。
13. 使用伪劣化妆品出现多例严重不良反应患者。
14. 异常出现的病媒昆虫、动物。
15. 上级交办的其他需要参与相关工作的突发公共卫生事件。

三、突发公共卫生事件发生的原因

突发公共卫生事件从发生原因上通常可分为以下几个方面。

（一）生物病原体所致疾病

1. 重大传染病疫情。如 1988 年，在上海发生的甲型肝炎暴发；2004 年，青海鼠疫疫情等。

2. 群体性不明原因的疾病。这种疾病可能是传染病，可能是群体性癔症，也可能是某种中毒。如严重急性呼吸综合征（severe acute respiratory syndrome，SARS）疫情。

3. 新发传染性疾病。世界上新发现的 32 种新传染病中，有半数左右已经在我国出现，新出现的肠道传染病对人类健康构成的潜在危险十分严重。

4. 群体性预防接种反应和群体性药物反应。这类反应原因较为复杂，可以是心因性的，也可以是其他异常反应。

5. 群体性医院感染等。

（二）食物中毒事件

食物中毒是指人摄入了含有生物性、化学性有毒有害物质后或把有毒有害物质当作食物摄入后所出现的非传染性的急性或亚急性疾病，属于食源性疾病的范畴。如 2002 年 9 月 14 日，南京市汤山镇发生一起特大投毒案，造成 395 人因食用有毒食品而中毒，死亡 42 人。

（三）有毒有害因素污染事件

有毒有害因素污染造成的群体中毒甚至死亡的公共卫生事件是由污染所致，如水体污染、大气污染、放射污染等，波及范围极广。如 2002 年初，保定市白沟镇苯中毒事件，箱包生产企业数名外地务工人员陆续出现中毒症状，先后有 6 名工人死亡。

（四）核事故和放射事故

核事故和放射事故是指由于放射性物质或其他放射源造成或可能造成公众健康严重影响或严重损害的突发事件。如 1992 年，山西沂州钴 –60 放射源丢失，不仅造成 3 人死亡，数人住院治疗，还造成了百余人受到过量辐射的惨痛结局。2011 年 3 月日本福岛由于大地震而引起的核泄漏事件。

（五）自然灾害

自然灾害如地震、火山爆发、泥石流、台风、洪涝等的突然袭击，会在瞬间造成大量生命财产的损失、生产停顿、物质短缺，产生种种社会问题，并且还会带来严重的、包括社会心理因素在内的诸多公共卫生问题，从而引发多种疾病，特别是传染性疾病的发生和流行。

（六）意外事故引起的死亡

煤矿瓦斯爆炸、企业有毒原料泄露、飞机坠毁、空袭等重大生产安全事故和一些生活意外事故也在严重威胁着人们的安全。如2004年4月，发生在重庆江北区某企业的氯气储气罐泄漏事件，造成7人死亡，15万人疏散的严重后果。这类事件由于没有事前的准备和预兆，往往会造成巨大的经济损失和人员伤亡。

突发公共卫生事件强调的是一种紧急状态。紧急状态有以下几个特征：必须是现实的或者是肯定要发生的；威胁到人民生命财产的安全；阻止了国家政权机关正常行使权力；影响了人们的依法活动；必须采取特殊的对抗措施才能恢复秩序等。如果根据引起紧急状态的原因不同，又可以将突发公共卫生事件分为两类：一类是自然灾害引起的突发公共卫生事件；一类是由人为因素或社会动乱引起的突发公共卫生事件。

四、突发公共卫生事件的应急处理

（一）社区预防是预防突发公共卫生事件的基础

社区是若干社会群体或社会组织聚集在某一地域里形成的一个生活上相互关联的大集体。社区是疫情监测报告的基本单位，同一社区内居民容易了解和发现病人、可疑病人及其密切接触者，并实施医学观察。在社区内可有效发现外来人员，发现并有效隔离输入的病人。在同一社区内可确保消毒隔离措施和防护措施准确到位，保证有效的预防控制效果。如社区医务人员可通过病人的亲友、同事或其他知情人了解疫情，并采取有效措施控制疫情。不论是城市社区、农村社区或城镇社区，从其功能来看，它都承担着预防突发公共卫生事件的主要任务。面对突如其来的公共卫生事件，社区居民的积极参与，自助、互助精神的发扬是取得预防控制突发公共卫生事件的基础。社区内的居民在政府指导下，成立相应的组织和机构，调动各方面的卫生人力资源，采取必要的措施，可避免恐慌，有效控制疫情的蔓延。

（二）健康教育与健康促进是控制突发公共卫生事件的先导

以人群为对象的健康教育和健康促进可提高整个社区居民的健康意识和安全意识，社区居民的社区环境、职业卫生、住宅卫生、社区的计划免疫、妇幼保健、老年保健、合理营养、社区用电安全、社区饮用水、煤气管道的安全使用、交通安全常识、地震、火灾、洪水发生时的自助和救护等都是从整个社区人群的健康和利益出发而采取的健康促进措施。当疫情发生时，在社区可以将疫情的内容、方式、消毒隔离措施、正确的用药治疗等制成挂图、图片发放到社区居民的手中，从而提高居民的安全意识，是从源头预防控制突发公共卫生事件发生的重要措施。家庭是社区组成的基本单元，家庭内的每个成员之间具有相似的文化背景、生活方式、居住环境和卫生习惯。在家庭开展健康教育和健康促进是控制突发公共卫生事件的基本单元。通过健康教育和健康促进，家庭内成员可了解公共卫生事件的基本知识，掌握控制突发公共卫生事件的基本措施，提高居民的危机意识和防范意识。健康教育和健康促进的先导作用体现在通过提高居民的健康意识和安全意识，最大限度地减少突发公共卫生事件的发生及其造成的损失。

（三）群策、群防、群控是控制突发公共卫生事件的关键

突发公共卫生事件具有突发性、群体性，小的涉及一个社区、一个单位，大的则涉及几个社区、几个单位，甚至一个省乃至多个省。要在短期内控制突发公共卫生事件，首先需要进行社会动员，动员全社会的力量积极参与。公共卫生事件，如环境污染、传染病的流行等往往涉及多个方面、多个部门，控制公共卫生事件，需打破部门界限。建立有效的合作机制，明确各部门的职责和分工，避免重复，如卫生部门的医疗服务、民政部门的救护，文化教育、媒体等部门的宣传教育，公安、司法部门的社会治安和稳定等都应齐心协力，共同参与其中，才能有效控制突发公共卫生事件。群策群防群控网络的重要特征是全民参与。针对疫情的特征，群策体现在对公众进行大力宣传鼓动，发动群众，发现疫情并控制疫情。如每天的疫情报告制度，SARS 流行期间的测量体温，洪水到来时的疫情监测，饮用水监测，车站、码头、机场等港口的监测措施等；群防体现在全社会采取统一的防范措施上，各种宣传工具和媒体宣传卫生防病知识，如消除卫生死角，提倡戴口罩，公共场所的消毒，以及口服预防药物、接种疫苗等，这些是群防的具体措施；群控体现在就地诊断、就地隔离、就地治疗，设立专门医院，防止交叉感染，减少人员流动，取消大型集会，最大限度地控制疫情扩散。如 2003 年为防止 SARS 扩散取消的“五一国际劳动节”及推延成人高考等措施，是群控的具体体现。

五、突发公共卫生事件的三级预防

突发公共卫生事件应急处置工作目的，是运用“三级预防”的理念，通过有组织地实施预防控制策略，有效地防止突发公共卫生事件的发生和发展，防患于未然，以减少或消除其危害程度，保障公众健康。

（一）一级预防

突发公共卫生事件的第一级预防是采取各种有效措施消除危险因素，使之“无害化”，使居民免受其损害，并通过群体健康教育和健康促进，改善其健康状况。突发公共卫生事件的一级预防包括以下几个方面。

1. 加强突发公共卫生事件的防范，防患于未然　认真贯彻执行相关法律、法规，加强防范。①贯彻执行食品卫生法，防止食品的污染。加强监测和监督，对于不符合卫生标准的食品坚决销毁，严防集体食物中毒引起的公共卫生事件。②防治、消除环境污染，保护自然环境，尤其是对核辐射、生物恐怖等对自然资源的污染要加强防范，保护空气、水、土壤、植物等免受污染。在农村要重点抓好农村住宅卫生、饮用水卫生、粪便处理，改善生活环境。③加强《职业病防治法》的宣传教育，认真执行《工业企业设计卫生标准》及有关法律，对生产环境要采取防毒、防尘、防噪声等综合防治措施，加强工作场所的监测

及工人健康监护和健康教育，减少、防止劳动工伤等公共卫生事件的发生。④政府各部门应加强从事传染性疾病预防和治疗单位指导，认真贯彻执行《微生物生物医学实验室生物安全通用准则（WS233-2002）》的要求。对于烈性传染病的病人样品的采集、保存、运输和使用要严格按照卫生行政主管部门的规范执行，严防毒种的泄漏，从而污染环境，造成突发公共卫生事件。

2. 完善预警机制，阻止潜在公共卫生事件发生 建立科学的预警和应急系统，对公共卫生事件进行预测，从而根据公共卫生事件的性质做好物质上和心理上的准备，制定自我保护和群体防护的措施，阻止潜在公共卫生事件的发生，减少其造成的损失。

3. 增进健康，提高突发公共卫生事件的应对能力 坚持体育锻炼，注意合理营养，培养良好的生活方式，纠正不良的生活习惯等。开展社区精神卫生教育，提高社区居民的心理承受能力。开展经常性预防接种和应急接种，严格执行计划免疫程序，提高易感人群的免疫水平。开展安全饮用水和食品卫生安全教育，防止中毒性公共卫生事件的发生。社区居民的自我保健和家庭保健是提高应对突发公共卫生事件的重要环节。预防职业中毒、环境污染、烈性传染病引起的公共卫生事件，其主要手段就是通过健康教育与健康促进提高居民的健康保护意识。依靠卫生监督、卫生监测来保护生活环境和工作环境，通过自我保健来改善健康。

（二）二级预防

突发公共卫生事件的二级预防是指公共卫生事件发生初期的早发现、早应急、早处理和早控制。从而使突发性事件控制在萌芽状态，阻止其蔓延。

（三）三级预防

突发公共卫生事件的三级预防是指公共卫生事件发生后，给伤残者提供及时、有效的治疗措施，防止疾病恶化，预防并发症的发生，防止病残，促进健康。重大灾害往往给居民造成重大的心理创伤和躯体伤害，对于经历公共卫生事件的居民要提供心理咨询、心理康复和心理治疗，使之重返社会，提高其生活质量。

六、预防接种与计划免疫

（一）预防接种

预防接种，是有针对性地将生物制品接种到易感者体内，使机体产生对相应传染病特异性的免疫力，提高人群的免疫水平，从而预防传染病的发生或流行。

1. 预防接种种类

（1）人工自动免疫 指通过接种免疫原性物质，使人体自行产生特异性的免疫方式。免疫原物质包括处理过的病原体或其提炼成分及类毒素等。自动免疫制剂有下列三种：①活菌（疫）苗：如结核、麻疹、鼠疫、流感活疫苗等。其优点是接种的活疫苗能在机体内繁殖，长时间刺激机体产生抗体，接种量小，接种次数少。②死菌（疫）苗：将免疫原性强的细菌（病毒等）灭活后制成，如霍乱、伤害、副伤寒、狂犬病、百日咳菌苗等。它无须减毒，生产过程简单，但免疫效果较差，必须经多次接种才能获得较好的免疫效果。③类毒素：将细菌外毒素加甲醛去毒，使其失去毒性而仍保留免疫原性的制剂，如白喉和破伤风类毒素等。

（2）人工被动免疫　指通过接种含抗体的血清或制剂，使人体获得现成的抗体而受到保护。被动免疫的抗体半衰期短，主要用于疫情控制和临床治疗。常用的制剂有①免疫血清：用毒素免疫动物后取得含有特异性抗体血清称抗毒素。主要用于治疗，有时也可作预防用。②免疫球蛋白（丙种球蛋白及胎盘球蛋白）：由人血液或胎盘提取的丙种球蛋白制成。可作为麻疹、甲型肝炎等特殊需要的预防接种用，但并不能预防所有传染病，要避免滥用。

（3）被动自动免疫　指在接种被动免疫制剂的同时接种自动免疫制剂，是在有疫情时用于保护易感者（婴幼儿及体弱者）的一种免疫方法，兼有被动及自我免疫的长处，但只能用于少数传染病。如白喉可肌肉注射白喉抗毒素 1000~3000 单位，同时接种精制吸附白喉类毒素。

2. 预防接种注意事项

（1）各种生物制品的接种对象、剂量、次数、间隔时间、接种途径及保存条件等均应严格按说明书要求执行。接种时严格执行无菌操作，安全注射，严格掌握禁忌证。

（2）接种的禁忌证：①免疫异常：如免疫缺陷、恶性疾病（肿瘤、白血病），应用放射治疗或抗代谢药物等使免疫功能受到抑制者，不使用活疫苗；②急性疾病：如接种对象正患伴有发热或明显全身不适的急性疾病，应推迟接种；③以往接种疫苗有严重不良反应：需连续接种的疫苗，如果前一次接种后出现严重反应，如过敏反应、虚脱、休克或出现惊厥等，则不应继续接种；④神经系统疾病患儿：如未控制癫痫病、婴儿痉挛等不应接种含有百日咳抗原的疫苗。

（3）为保证疫苗从生产厂家到接种单位流转过程中的质量，所装备的多环节链式冷藏储存、运输的设备称为冷链，包括冷藏车、冷库、冰箱、冷藏箱、冷藏包等。接种前，疫苗方可从冷藏容器内取出。安瓿启开后，未用完的疫苗盖上无菌干棉球冷藏。活疫苗超过 0.5 小时、死疫苗超过 1 小时未用完，应将疫苗废弃。

3. 预防接种反应及处理

（1）一般反应　属正常反应，在接种后 24 小时内接种局部可有炎症反应，有时附近淋巴结肿痛；全身反应有体温升高、头昏、恶心、呕吐、腹泻；一般持续 1~2 天。一般反应不需处理，适当休息即可。

（2）异常反应　指使用合格疫苗在实施规范接种后所发生的概率极低的，对受种者机体组织器官、功能等造成损害的，与事件相关的各方均无责任的药品不良反应。如脓肿、晕厥、过敏性休克、过敏性皮疹、血管神经性水肿等。遇到异常反应发生时应及时救治，并向上级卫生机构报告。

（3）偶合病　是在接种后碰巧发生的其他疾病，常被误认为由接种引起。

（4）预防接种事故　指在接种工作中，因接种工作人员的过失或疫苗质量原因，造成受种者组织器官损伤、功能障碍、残疾、死亡等不良后果。实质上不属于预防接种反应范围。

（二）计划免疫

1. 概念　计划免疫是根据传染病的疫情监测结果和人群免疫水平的分析，按照科学的免疫程序，有计划地使用疫苗，对特定人群进行预防接种，以提高人群免疫水平，达到控制和消灭传染病的目的。简单地说，就是指科学规划和严格实施对所有婴幼儿进行的基础免疫（即全程足量的初种）和随后适时和“加强”（即复种），以确保儿童获得可靠的免疫。

2. 主要内容　计划免疫工作是当前我国卫生防疫工作的主要组成部分，其主要内容是按照免疫程序，对 7 周岁以下儿童有计划地进行卡介苗（BCG）、脊髓灰质炎减毒活疫苗（TOPV）、百白破三联混合制剂（DPT）、麻疹疫苗（MV）和乙肝疫苗（HBV）的基础免疫和加强免疫接种，从而达到防治结核、脊髓灰质炎、百日咳、白喉、破伤风、麻疹及乙型病肝炎等疾病的目的。

我国卫生部于 2007 年 12 月 29 日印发了《扩大国家免疫规划实施方案》。扩大国家免疫规划按照“突出重点、分类指导，注重实效、分步实施”的原则实施，内容包括两方面。

（1）在现行全国范围内使用的乙肝疫苗、卡介苗、脊灰疫苗、百白破疫苗、麻疹疫苗、白破疫苗 6 种国家免疫规划疫苗基础上，以无细胞百白破疫苗替代百白破疫苗，将甲肝疫苗、流脑疫苗、乙脑疫苗、麻腮风疫苗纳入国家儿童免疫规划，对适龄儿童进行常规接种。

（2）在重点地区对重点人群进行出血热疫苗接种；发生炭疽、钩端螺旋体病疫情或发生洪涝灾害可能导致钩端螺旋体病暴发流行时，对重点人群进行炭疽疫苗和钩体疫苗应急接种。

通过接种上述疫苗，预防乙型肝炎、结核病、脊髓灰质炎、百日咳、白喉、破伤风、麻疹、甲型肝炎、流行性脑脊髓膜炎、流行性乙型脑炎、风疹、流行性腮腺炎、流行性出血热、炭疽和钩端螺旋体病共 15 种传染病。新的《扩大国家免疫规划实施方案》是经卫生部批准的、全国统一使用的法定免疫程序，每个儿童都享有这种免疫权利，于 2008 年开始实施。扩大的国家免疫规划疫苗免疫程序（表 6–1）。

表6-1 扩大的国家免疫规划疫苗免疫程序

疫苗种类	接种方法及说明
1. 乙肝疫苗	接种对象为0月、1月、6月龄儿童，第1剂次在出生后24小时内尽早接种，第1剂、第2剂次间隔≥28天。说明：原儿童免疫规划疫苗；预防：乙型病毒性肝炎
2. 卡介苗	出生时接种1剂次。说明：原儿童免疫规划疫苗；预防：结核病
3. 脊灰减毒活疫苗	分别在儿童2月、3月、4月龄、4周岁接种4次，第1剂、第2剂次，第3剂、第4剂次间隔均≥28天。说明：原儿童免疫规划疫苗；预防：脊髓灰质炎。
4. 百白破疫苗（基础）	分别在儿童3月、4月、5月龄和18~24月龄共接种4剂次。第1剂、第2剂次，第3剂次，第4剂次间隔均≥28天。无细胞百白破疫苗免疫程序与百白破疫苗程序相同。无细胞百白破疫苗供应不足阶段，按照第4剂次至第1剂次的顺序，用无细胞百白破疫苗替代百白破疫苗；不足部分继续使用百白破疫苗。说明：原儿童免疫规划疫苗，新疫苗代换（无细胞百白破疫苗）；预防：百日咳、白喉、新生儿破伤风
5. 白破疫苗（加强）	在儿童6周岁时接种1剂次。说明：原儿童免疫规划疫苗；预防：白喉、破伤风
6. 麻疹疫苗	说明：原儿童免疫规划疫苗；预防：麻疹
7. 麻腮风疫苗（麻风、麻腮联合疫苗）	在儿童8月龄时接种1剂次麻风疫苗，麻风疫苗不足部分继续使用麻疹疫苗。18~24月龄接种1剂次麻腮风疫苗，麻腮风疫苗不足部分使用麻腮疫苗替代，麻腮疫苗不足部分继续使用麻疹疫苗。说明：新纳入儿童免疫规划疫苗；预防：麻疹、风疹、流行性腮腺炎
8. A群流脑流脑疫苗 9. A+C群流脑流脑疫苗	在儿童6~18个月龄接种2剂次A群流脑疫苗，两次间隔≥12月；3周岁、6周岁各接种1剂次A+C群流脑疫苗，两次间隔≥3年。说明：新纳入儿童免疫规划疫苗；预防：流行性脑脊髓膜炎
10. 乙脑减毒活疫苗	乙脑减毒活疫苗接种2剂次，儿童8月龄和2周岁各接种1剂次。乙脑灭活疫苗接种4剂次，儿童8月龄接种2剂次，2周岁和6周岁各接种1剂次。说明：新纳入儿童免疫规划疫苗；预防：流行性乙型脑炎
11. 甲肝减毒活疫苗	甲肝减毒活疫苗接种1剂次，儿童18月龄接种。甲肝灭活疫苗接种2剂次，在儿童18月龄和24~30月龄各接种1剂次。说明：新纳入儿童免疫规划疫苗；预防：甲型肝炎
12. 出血热双价纯化疫苗	16~60周岁均可接种，接种3剂次，受种者接种第1剂次后14天接种第2剂次，第3剂次在第1剂次接种后6个月接种。说明：新纳入疫苗；预防：出血热
13. 炭疽减毒活疫苗	接种1剂次，在发生炭疽疫情时接种，病例或病畜的直接接触者和病人不能接种。说明：新纳入疫苗（疫情控制储备疫苗）；预防：炭疽
14. 钩体灭活疫苗	接种2剂次，受种者接种第1剂次后7~10天接种第2剂次。说明：新纳入疫苗（疫情控制储备疫苗）；预防：钩体病

备注：序号1~6号为原儿童免疫规划疫苗，其中百白破疫苗被无细胞百白破疫苗替换；7~11号为新加入儿童免疫规划疫苗；12、13、14号为重点人群接种疫苗。

复习思考题

1. 以下哪项不是二级预防的措施（　　）

A. 子宫颈涂片检查　　B. 对医院职工进行的定期健康体检

C. 在内科门诊检测所有就诊者的血压　　D. 乳腺癌自查

E. 对居民进行健康知识宣传

2. 工人就业前体检和工作后定期体检说法正确的是（　　）

A. 就业前体检属第二级预防　　B. 工作后定期体检属第二级预防

C. 均属于第二级预防　　D. 工作后定期体检属第一级预防

E. 以上均否

3. 预防医学的工作模式是（　　）

A. 生物医学模式　　B. 生物 – 心理 – 社会医学模式

C. 环境 – 人群 – 健康模式　　D. 环境与疾病模式

E. 以上均错误

4. 疾病“三早”预防一般指的是（　　）

A. 早发现、早报告、早隔离　　B. 早发现、早诊断、早报告

C. 早诊断、早报告、早隔离　　D. 早发现、早诊断、早治疗

E. 早诊断、早报告、早治疗

5. 健康教育的核心是（　　）

A. 改变观念　　B. 掌握健康知识　　C. 转变态度

D. 行为改变　　E. 树立信心

6. 健康促进的三项主要策略是（　　）

A. 倡导、协调、赋权　　B. 倡导、协调、公平

C. 倡导、促进、赋权　　D. 促进、协调、赋权　　E. 以上均错

7. 关于突发公共卫生事件的特征，以下错误的是（　　）

A. 突发性和意外性　　B. 群体性或社区危害性

C. 社会危害的严重性　　D. 处理的综合性

E. 与责任心不强无关

8. 以下属于人工被动免疫制剂的是（　　）

A. 免疫球蛋白　　B. 活菌苗　　C. 死菌苗

D. 类毒素　　E. 以上均否

9. 以下属于预防接种一般反应的是（　　）

A. 过敏性休克　　B. 血管神经性水肿　　C. 恶心、呕吐

D. 晕厥　　E. 以上均是

10. 以下属于新增疫苗的是（　　）

A. 乙肝疫苗　　B. 卡介苗

C. 脊灰疫苗　　D. 甲肝疫苗

E. 以上均否

扫一扫，知答案

模块七

扫一扫，看课件

以问题为导向的健康照顾

【学习目标】

1. 掌握：以问题为导向健康照顾的基本概念、内涵及在全科医学实践中的意义。

2. 熟悉：如何通过探讨症状诊断和病因诊断的相互关系及医疗实践中的意义，分析探讨全科医生妥善处理好对症治疗和病因治疗两者关系的基本思路。

3. 了解：社区常见问题的特点，对比问题为导向的个体健康照顾和群体医疗照顾的联系与区别。

项目一 概 述

以问题为导向的健康照顾（problem-oriented health care）是指以发现和解决个人、家庭及社区的疾病与健康问题为导向，综合运用临床医学、心理学、预防医学与社会学等学科方法，对各种问题进行诊断，分析其产生的原因及影响因素，确定健康需要，制定和实施相应的诊疗措施，以实现对各种疾病与健康问题的有效治疗和照顾。以问题为导向的健康照顾是一种以问题的发现、分析、诊断和处理为主要思路的疾病诊疗和健康照顾过程。其为出发点是强调疾病与健康问题的发现和诊断，落脚点为问题的妥善处理，以及个体和群体的健康维护和健康促进目标的实现，并将以问题为导向的工作思维贯穿于整个服务过程中。

一、实施以问题为导向健康照顾的意义

实施以问题为导向的健康照顾，有助于全科医生在提供医疗服务的过程中，自始至终围绕问题这一个中心环节，使问题成为联系和贯穿治疗、康复、健康教育和促进健康管理等多种服务活动的主线和聚焦点。确保在发现、分析、诊断和处理问题的整个过程中，不

会因为各种因素的干扰而偏离目标靶向。面对众多纷繁而复杂的生命现象，提出以问题为导向的健康照顾有利于全科医生将主要精力应用于收集与患者健康需要密切相关的资料和信息，以更好地提高全科医疗服务质量，使其全科医疗服务更具有目标性、针对性和有效性。现代医学一直遵循着发现疾病、诊断疾病、治疗疾病的脉络而不断发展和壮大。

以问题为导向的健康照顾在全科医疗服务中之所以重要是因为：在实践工作中，全科医生的工作范围广泛、内容复杂、服务方式多样，因此要求工作必须有所侧重。强调以问题为导向，为全科医生的工作思路和流程提供了指引，使其在满足多元化健康需要的服务过程中，始终明确工作重心和方向。但是，全科医生实施以问题为导向的健康照顾过程中，还应了解和区分不同的健康问题，透过现象分析本质、理清思路，学会筛选本质问题、关键问题及重点问题，确定并实施优先干预策略。避免由于“眉毛胡子一把抓”而陷入问题堆中，诊疗不当而又精疲力竭。

此外，全科医生多处于基层卫生保健服务工作中，大部分健康问题尚处于早期未分化阶段，很多患者是以症状来就诊，而非有针对性疾病。有些症状是一过性，往往无需也不可能做出病理和病因学诊断；还有些症状属于健康问题，尚不属于疾病的范畴；但还有很多症状则可能是一些慢性病和严重疾病的早期症状。全科医生需要对产生症状的最可能病因做出诊断，同时排除严重的疾病。因此，全科医生必须掌握各种疾病的流行病学、诱因、自然过程和临床表现方面的知识，以确保问题的及时发现和准确诊断。

实施以问题为导向的健康照顾，不是要求人们眼睛只盯着问题本身，还要关注该问题产生的内在、外在环境因素及患者本身的相关因素。否则的话，机械地看待问题的诊断和治疗，忽视对人的整体性和目标性的关注，出现只见疾病不见人、只见“树木不见森林”的现象，致使人们陷入对具体问题处理的泥潭中不能自拔。特别是当身患多种疾病的慢性患者就诊时，如果医生为了让每一种问题都得到准确的诊断和治疗，很可能会开出一大堆诊断性检查单及分别治疗每一种疾病的几包药物，使患者成为名副其实的药罐子。避免因医生的目光中只有患者的一系列具体而详尽的问题，导致患者被淹没在这一系列问题的诊断和治疗活动之中。因此，实施以问题为导向的健康照顾，我们必须强调和牢记的是：任何疾病问题都是人的问题，必须将人作为整体和目标，整合所有的治疗方案，采取综合治疗策略来帮助患者全面恢复健康。

二、社区常见健康问题的特点

为了更好地实施以问题为导向的健康照顾，全科医生应首先学习和了解其所要面对的种种健康问题。与专科医生相比较，全科医生经常面对的健康问题主要有以下特点。

（一）多数健康问题处于疾病的早期和未分化阶段

在疾病和健康问题出现早期，很多人只有一些轻微症状或不适，或表现为情绪不佳、记忆力减退、倦怠乏力及心理等症状。对于疾病诊断来说，由于症状不典型和非特异性，此时在临床表现与疾病之间建立明确的逻辑联系比较困难；并且，很多问题也无法以疾病的概念来定义或做出明确的诊断。相对于问题的处理来说，这一阶段却往往是全科医生要实施治疗和干预的最佳时期，花费小而收益大。因此，全科医生应特别关注对早期未分化健康问题的及时发现和处理，并努力掌握相关的知识和基本技能。其中最重要的两种技能：一是能够在疾患的早期将严重的、威胁生命的疾病从一过性、轻微的疾患中鉴别出来；二是具备从生理、心理、社会维度对疾病或健康问题进行诊断的知识和技能，能够从问题产生的生物源性、心理与社会源性着手，对问题进行分析和鉴别，并进行有效干预。

（二）健康问题具有很大的变异性和隐蔽性

现代医学的专业化和精细化使得专科医生关注健康问题的视野越来越狭窄和局限，专科医生对疾病的诊治相对固定，而全科医生则面对的是其所有服务社区居民的所有疾病和健康问题，它不分性别、年龄、疾病部位，涵盖了从患者到健康人，从个体到群体，从生理、心理到社会，从微观到宏观等各个方面的健康问题。相对于专科医生而言，由于目前很多医生只在医院完成他们的专业技能培训，因此，很多从事全科医疗服务的医生往往缺乏经验，很难把握家庭、社区中健康问题的变异程度。此外，全科医生服务对象是整个社区人群，患者只是其中的一少部分，而多数是亚临床、亚健康和健康人群。由于很多人处于健康危险因素暴露阶段或疾病的潜伏期，症状和疾病的未分化程度较高，健康问题具有潜隐性。而且，此阶段人们很少主动就诊，更多的患者因种种原因没有来就诊，来看病的可能不是真正的患者，而真正的患者是家庭的其他成员，甚至整个家庭，这些患者的问题则需要全科医生主动去了解和发现。此时，患者提供的线索可能不是真正的原因，而与问题性质有关的重要线索却始终未被提及。问题可能不像表面上所表现的那样，关键性的问题可能隐藏在更深层次的心理、社会环境中。由于这部分人群数量很多，健康问题所占比例也很大。

（三）健康问题具有多维性和多层次性

现代疾病谱中的很多疾病既不是纯生物性的，也不是纯心理社会性的，而是生物、心理、社会诸因素不断交叉累积、相互作用的结果。任何健康问题都可以找到生物、心理、社会方面的原因，社会因素往往是引发疾病和健康问题的最重要原因。躯体疾病可以伴随大量的心理、社会问题，精神疾患，也可以伴随许多躯体症状。心理、社会问题既可以是躯体疾病的原因，又可以是躯体疾病的表现，反之亦然。由于社区中出现的心理、社会问题常常带有明显的隐蔽性，全科医生必须善于识别和处理这一类问题，在诊疗过程中充分关注就医者的认知、动机、需要、情感、意志、人格特征及社会适应等方面问题，并掌握发现、诊断、治疗上述健康问题的必要的知识和技能。

传统生物医学模式指导下的专科医疗服务更倾向于关注微观层面的躯体疾病问题，而生物、心理、社会医学模式指导下的全科医疗服务提倡对微观、中观、宏观层面健康问题的同等重视。全科医疗不仅应关注微观层面躯体、系统、器官、组织、细胞和分子上产生的异常，而且应关注个人、家庭、单位、社区等更大范围内的健康问题，并将宏观和微观的健康视野有机结合起来，而不是彼此割裂与独立。还原论强调把问题涉及的范围局限到单一的因果关系链中，因而难以把握问题的整体特性。事实上，社区中健康问题的原因和影响因素往往是复杂多样化的，可能涉及心理、躯体、生物、个人、家庭、社区、社会、文化、宗教、政治、经济等多种因素和多个方面，以上因素之间又存在错综复杂的相互互作用。如果不了解这些因素之间的相互关系和相互作用，那就难以把握疾病问题的整体特性，也难以全面、有效地解决这些问题。

（四）健康问题的联系性和系统性

个人、家庭、社区、社会都可以构成一个完整的系统，每一个系统都是由很多子系统构成，虽然各子系统有各自的结构和功能，但各个子系统之间是相互关联、密不可分的。以人为例，人的躯体和精神是密切联系的统一整体。全科医生对健康问题的关注，不仅仅局限于某一器官和系统疾病，而是重视各系统之间，身体与精神之间，生理、心理、社会问题之间的相互关联性及个人的疾病与其家庭、工作单位、社区环境之间的密切联系。

例如，一位在跨国公司工作的白领职员因反复发作性头痛最近明显加重，从而来社区中心就诊。患者主诉半年以来经常有不明原因的头痛，为钝痛，位于双侧颞部，头痛持续时间不等，时轻时重，总有昏昏沉沉的感觉，吃头痛药和休息后能够缓解。此外，最近经常感到睡眠不好、多梦、经常倦怠乏力，而且心情也不好，爱发脾气，和同事关系比较紧张。由于工作效率不高，导致老板交给的任务完成不好。医生对其血压、心、肺、神经系统等方面进行了必要的检查，未发现任何异常，在排除了各种可能的身体原因后，医生与患者认真交谈起来，通过仔细地交流发现，原来他所在的跨国公司工作压力非常大，工作经常是超负荷的，工作到很晚，妻子不但不体谅，还经常与他吵架。半年以来，他经常借酒浇愁。经过认真的交谈后，医生告诉他患的是紧张性头痛，是由工作压力大、夫妻关系紧张和过度饮酒导致的，医生为其进行了认真的心理指导和健康咨询，帮助其析了头痛问题产生的原因，并有针对性地提出了治疗建议。从此案例中可以发现，如果医生仅仅从生理角度对疾病进行诊断和治疗，那么其效果是不会好的，必须从导致其健康问题产生的家庭、单位不良关系调整，不良行为矫正及提供心理咨询和药物疗法等综合措施着手，才能有效解决此患者的健康问题。

（五）健康问题的广泛性

全科医疗服务以人为中心、以家庭为单位、以社区为范围提供预防、治疗等六位一体的服务，使得全科医生服务涉及的范围大、内容广、问题多。这要求其不仅关注患者，还应该关注亚临床、亚健康及健康人群的多种健康需要和健康危险因素问题；不仅应关注个体的生理、心理、社会维度的健康问题，还应关注家庭、单位、社区、社会环境中的健康问题；不仅应该关注疾病的治疗问题，还应关注疾病的预防、保健、康复及健康教育、健康促进等对个体、群体疾病的治疗、健康照顾、健康的维护和促进等多方面问题。

全科医生面对的健康问题的广泛性，要求其不仅要熟悉和掌握疾病的诊疗技能，还应熟悉和掌握非疾病状态健康问题的发现和处理方面的知识和技能。其主要包括：①及时发现并实施针对健康人群、亚健康人群、亚临床人群健康危险因素的干预，进行健康教育和健康促进的基本技能；②学会对高危人群进行生活方式管理、需求管理、疾病管理等方面的技能。

三、以问题为导向的个体健康照顾

全科医疗与专科医疗的主要不同点之一是：专科医师遇到的通常是已经分化了的、进展期的疾病；而全科医生在基层的医疗服务中，遇到的疾病通常都是初期的、未分化的、一过性的，并且多数属于心理、社会层面上的问题。因此，全科医生在日常诊疗的理念上应该以解决或协助解决患者的健康问题为其诊疗目标，即实施以问题为导向的健康照顾，而非机械地追求确切的生物学诊断及在明确诊断基础上才开始治疗。

此外，实施以问题为导向的个体健康照顾，不仅需了解各种症状问题产生的生物学原因，还应了解其产生的心理社会学原因。很多研究已经证明，在疾病的形成过程中，由生物学因素导致的疾病只占全部疾病的很小一部分，而不良行为、生活方式、心理、社会因素所占的比重却很大。因此，全科医生应对非生物学因素予以高度重视。

以问题为导向的健康照顾，要求全科医生在提供服务的过程中，始终围绕疾病与健康问题，准确分析和鉴别常见病的一般性症状和特异性症状，并善于从患者主述的一系列问题症候群中分清主要问题和次要问题，善于把握疾病问题的实质，从系统角度全面分析各种症状信息，从而避免可能发生的误诊。此外，由于疾病的发生、发展往往要经历一个相对漫长的自然进程，疾病症状表现的多样性，使得人们很难在疾病发生初期，找到疾病的特异性症状并做出准确的诊断。因此，全科医生应该充分利用与患者之间形成的相对稳定的医患关系，不断观察、跟踪疾病和健康问题的变化，及时收集各种相关信息，以调整和修正自己的最初判断和对疾病的处理方案。以下 3 个案例为全科医生在日常诊疗工作中正确处理各种疾病、健康问题提供了一定的启示。

案例 1

男性，52 岁，教师，因感中上腹隐痛就诊。下面是就诊时医师和患者的对话及诊疗过程。

患者："医生，我感觉上腹部中央隐隐作痛。"

医师："那您有过胃病吗？"

患者："有过。"

医师："经常犯吗？"

患者："不常犯。"

医师对患者作上腹部检查，未发现明确的压痛部位。

医师："大便正常吗？"

患者："正常。"

医师："粪便的颜色发黑吗？"

患者："好像有些发黑。"

医师："最近有做过胃镜检查吗？"

患者："没有。"

医师："那么，您应该做一次胃镜检查，不过您先得化验一次血，检查是否有乙肝病毒携带的情况，然后我们再给您安排做胃镜检查。"

患者："医生，我上腹痛。"

医师："等检查清楚，才能对症下药啊，回去吧。"

次日凌晨患者因上腹痛向右下腹转移诊断为急性阑尾炎穿孔，急诊入院手术治疗。

案例 2

男性，54 岁，杂志社主任编辑，因觉头痛就诊。据患者称其经常头痛，痛时需服止痛片方可缓解，并伴有失眠及倦怠等症状。检查可见患者略显焦虑，血压 140/80mmHg，心肺检查无异常，腹部未见异常体征，神经系统体征阴性。眼底镜检查发现轻度动脉硬化，眼压正常，老视眼，鼻腔、鼻窦及鼻咽部检查无异常，脑电图、脑血流图及颅脑 CT 检查除轻度脑供血不足外余无异常发现。根据检查遂意脑动脉硬化、脑供血不足作为诊断，给予口服丹参片等药物，然而不能解决问题。

案例 3

男性，62 岁，退休工人，因便血就诊。据患者称，近一个月来大便外染有鲜血，肛门无疼痛，既往有内痔史，亦曾有过类似情况，但 3~5 天即自愈。医师给予"痔疮锭"纳肛，并嘱高锰酸钾坐浴。半个月后，并未见效，复诊时医师做直肠指诊，发现俯卧位8点方位有内痔，并未触及肿块，仍嘱按前方法继续治疗。其后数月，一直按内痔治疗，出血时多时少，终未痊愈。病后半年，便血不止且大便次数增多，后经常经检查发现距肛门缘10cm处有一肿块，经活检证实为直肠腺癌，做了直肠癌根治术。

案例1患者得的是很简单的急性阑尾炎，其上腹痛是因阑尾炎早期可有反射性上腹痛之故。这个病例事实上被误诊了，被误诊的原因虽有体格检查不仔细、未检查右下腹麦氏点部位有无压痛之故，也是因为一种思维定式的结果，对中上腹痛的病例往往容易被考虑为溃疡病等胃部疾患。因此医师只做了上腹部有无压痛的检查，待检查证实未发现明显的压痛部位时更加深了医师对溃疡病的怀疑。在医师的提示下，患者含糊其辞地回答了粪便的颜色“好像有一点发黑”，更促成了医师对溃疡病的考虑。此时医师考虑的是患者的溃疡病可能有了癌变，至少也是溃疡病活动期，所以便劝告患者应做胃镜检查。医师对患者是认真负责的，并无可非议。不过接下来的诊疗过程是患者再次向医师提到腹痛的事，这是患者的关键健康问题，也是患者来就诊的目的，然而医师却不重视，只是强调需要检查清楚，表明医师只重视生物学的诊断而漠视了患者的问题，以致引起误诊。

第2个案例中患者的问题是头痛，虽然做了许多检查也不得要领。在检查中发现了轻度的脑动脉硬化及脑血供不足，便针对动脉硬化脑血供不足进行治疗。然而，患者的头痛与之并无因果关系，而是由于工作过于紧张、劳累所致，而且患者头痛症状的轻重也与其工作紧张的节奏相关。这是属于心理、社会层面的健康问题，是丹参片等药物无法有效解决的问题。而且该患者长期服用止痛片，并对止痛药产生了依赖性。最近他读到一篇医学报告中提到一些止痛药可能对肾脏造成损害，使他感到十分不安，这是促成他就医的动机。这位患者后来经过调整工作、劝导少服止痛药和经肾功能检查证实并未受到损害而消除了顾虑，头痛便逐步减轻并最终消失。

近年来，越来越多的医生认识到从单纯的生物医学模式转向生物医学、心理医学、社会医学模式的重要性。单一的医学思维导致了很多误诊现象的发生，其教训特别值得全科医生汲取。

例如，某厂有位中年女性患者，因胸闷、头晕三年余，呈规律性发病，多于情绪不稳或倒夜班时发病，多项检查结果阴性，先后诊断为“可疑冠心病、心脏神经症”，中西药物治疗效果不佳，后经与患者仔细交谈，发现患者有初恋失败史，长期以来难以摆脱感情的阴影，加之近几年工作、生活节奏加快，工作压力大，倒夜班休息不好等原因，长期心情压抑，屡发胸闷、头晕。经医生心理调节、合理安排工作生活、适当锻炼，连续1个月未服任何药物，自觉症状基本消失。这说明医生要尽快地从传统的医学模式中解脱出来，全方位地提高临床诊断思维水平。对每一个医学工作者来说，它不仅要求有深厚的医学专业知识，还要有深厚的心理、社会、人文、家庭、职业、人际等多方面知识。同时还要具备良好的职业道德，与患者有效沟通的能力与艺术，这样才能把诊断的科学性与艺术性完美地结合起来，达到正确认识和诊断疾病的目的。

案例 3 是临床工作中常见的案例。肿瘤专家甚至感叹直肠癌的病例几乎都曾被误诊过。被误诊为痔疮的可能性最高。许多误诊甚至出自患者，他们自己认定便血是痔疮引起。在这个案例中患者倒是认为便血持续时间较长，似乎和既往不同。然而医师仍按痔疮治疗，尤其在复诊时医师作了检查，确实发现痔的存在，而且直肠指诊并未触及肿块，所以便更进一步确认了痔疮的诊断，由于医师的认定，患者事实上也接受了这一诊断。其实患者的便血“时多时少”，这一健康问题一直都存在着，只是没有引起患者与医师的足够重视，直到便血不止合并大便次数增多，才做纤维结肠镜检查，证实直肠癌的存在，诊断被延误了半年多。患者的直肠癌长在距肛门 10cm 处，故直肠指诊未能触及，但持续便血的“问题”未得到足够的重视是被误诊的重要原因。

在全科医疗中有许多疾病是早期的、未分化的。这些疾病尚未“成形”，就诊时尚难达到明确的生物学诊断标准，然而全科医生却不能不给予处理。在全科医疗中还有许多心理或社会层面的不适或疾患（illness）而非疾病（disease），这些“疾患”常常没有确切的生物学诊断依据。对于这些问题和“疾患”，全科医生当然应该给予相应的处理，而且也应尽可能地寻找问题的成因。如案例 1 是一个典型的早期、未分化疾病的案例。医师如果不是只追求明确胃部疾病的诊断，而是重视其腹痛的问题，告知如腹痛向右下腹转移，应立即来复诊，或者就可以避免阑尾炎穿孔的结果。案例 2 中患者头痛的根本原因是社会层面的工作压力过重与心理层面的担心止痛药损害肾脏所造成的。此时，如果完全套用传统的生物医学标准，是无法对其进行确切的生物学诊断的，需建立对疾病的多维判断标准。只有瞄准头痛产生的社会、心理因素，才能从根本上解决他的头痛问题。而第 3 个案例，如果重视其便血“问题”并未解决，或许就会早些作纤维结肠镜检查而修正“痔疮”的诊断。所以，即使有明确的生物学的“疾病”，在临床诊疗过程中亦应重视问题是否已被解决，即以解决问题为目标。

所以，临床医疗应以问题，即患者的健康问题为导向。至少在诊断未确立之时，立足于解决患者的问题的思维方式是十分重要的。即使在诊断明确之后，针对疾病的诊断进行治疗仍需以“问题是否已获解决”来评价治疗的效果，甚至修正所获得的诊断。

四、以问题为导向的群体健康照顾

以问题为导向的健康照顾不仅适用于发生健康问题的个人，也适用于家庭和社区的人群。所不同的是家庭或社区的“问题”应该由全科医生去发现。

家庭（family）是一个通过感情关系、生物学关系或法律关系连接在一起的一个群体。

家庭对于健康的影响是双向的。家庭生活中的压力或危机事件如离婚、丧偶、失业、退休、患病、受伤、撤职、入狱等皆能影响其他家庭成员的健康。而家庭的温馨、关爱、支持等可以促进健康的恢复。所以全科医生应该努力发现不良因素对家庭成员健康的影响，即家庭成员的健康问题。帮助家庭成员规避这些因素或使这些因素对健康的影响减至最小化，而另一方面则应该调动家庭的有利因素来促进家庭成员健康问题的解决。

社区（community）是一定数量人群的聚居区。居民有相似的地理环境、文化背景、生活方式和认同意识，有一定的服务设施和管理机构。每个社区都有自己的特征和健康问题。像对每一个人的健康照顾一样，对社区人群的健康照顾也应以问题为导向，即以社区人群主要健康问题为导向，并像对个体健康问题做诊断一样，也要对社区的健康问题做出社区诊断。如一位社区全科医生在他工作的社区中发现不少老年人的营养状况不尽如人意。进行社区诊断的结果发现：老年人的营养不良不是由于经济原因，而是由于牙齿脱落未能很好修复，以致他们常年只是食用那些无须咀嚼的食物，从而导致营养缺乏。而脱落牙齿未能很好修复的原因则是该地区及附近明显缺少牙科医疗服务。所以这些老人的健康问题是牙齿缺损未能修复，而这个社区的健康问题是缺少牙科医疗服务。因此，该全科医生向地方卫生局建议增设牙科诊所，解决了社区的问题也就是解决了社区老人的健康“问题”。

项目二 以问题为导向的哲学思考

“症状”与“病因”是“标”与“本”的关系，是疾病存在的两个方面。有“标”必有“本”，世界上没有无源之水、无本之木，有表现一定就有其根源。全科医师要学会“透过症状看本质”，学会运用各种症状分析的技能和方法找到导致各种健康和疾病产生的根源和本质。因此科学的处理和把握疾病和健康问题的症状和本质之间的关系是全科医生必须学会和掌握的基本技能。

一、疾病的症状与本质

症状就是身体因发生病变而表现出来的异常状态，如咳嗽、发热、恶心、呕吐、疼痛、瘙痒等，这些都是症状表现。病因是指导致疾病出现的根本性原因，如导致各种传染病发生的特异性病原体。在全科医生的诊疗过程中，首先接触的是疾病症状问题，一般说来，症状反映出的只是疾病问题的表象，而不是问题的实质。症状是外显的，是可以直接感知的；而病因是内在的，是深刻的疾病本质，需要借助于一定的方法和手段才能把握。疾病症状所呈现出的现象分真象和假象，真象是从正面表现的本质，而假象是从反面歪曲表现事物本质。因此，必须透过现象看本质。

由于疾病的本质常常是潜隐的，其病理变化人们肉眼通常观察不到，必须借助于多种实验检查方法从整体水平到器官、组织乃至分子水平去深入探求。而各种症候则是疾病的外在表象，疾病的诊疗过程就是要通过观察各种疾病症状，去认识疾病本来面貌，只有在明确病因诊断之后，才可以从根本上对疾病进行治疗并将问题根除。但是症状和疾病的关系又是复杂的，不同的疾病可以出现相同的症状，而同一疾病也可以出现不同的症状。如病毒性感冒、肺癌、肺结核都可能出现咳嗽症状；而淋巴结肿大这一症状的出现，也可以由多种疾病引起，如恶性肉芽肿、慢性感染、淋巴瘤、重金属中毒等。

症状是标，在发展过程中会受到患者的年龄、职业、体质等多种外界环境的影响而呈现出多样性；而病因是本，在疾病发展过程中居于支配地位，决定着各种病症的表现和转变。全科医生的任务就是要从了解纷繁的症状入手，去探索疾病的发病机制和根源。

显现于外的症状常常是复杂和多样化的，症状和疾病之间存在着必然和偶然的关系。必然性是指客观事物联系和发展过程中一定要发生的、合乎规律的、确定不移的趋势。偶然性是指客观事物联系和发展过程中并非确定发生的，可以出现、也可以不出现、可以这样出现、也可以那样出现的不确定的趋势。症状与疾病的区别不是绝对的而是相对的，当一种慢性临床症状长期严重地威胁了患者的生活质量和工作能力时，人们已经逐渐将其当作一种疾病来看待，如原发性三叉神经痛、中枢性神经痛、外伤后损伤性神经病理性疼痛、偏头痛等，目前教科书中已经将它们作为疾病来描述。

二、症状在疾病诊断中的意义

症状包括自觉症状与他觉体征，是机体有了疾病时的外在表现，是诊断的依据。在医学发展的初期，人类对疾病并不了解，也无法对疾病的原因做出明确判断，因而，最初主要从认识症状和对症状治疗着手，并在长期的医学实践中逐步学会了从认识疾病现象到把握疾病本质的各种方法。因此，准确地发现症状，对症状进行辨别分析，了解其产生的原因，探讨其所反映的内在病理本质，对于诊断来说具有极为重要的意义。由于患者就诊时，往往表现出多种症状，因此，全科医生首先要做的是从患者主诉的症候群中，抓住和确定主要症状，并以此作为诊断的主要线索；在此基础上，还要全面了解病情，从整个系统的角度来把握症状，以防止误诊，达到实现正确诊断疾病的目的。

全科医生应该学会以系统和联系的观点全面、辩证地看待症状与疾病的关系。一个考虑不全面的医生往往对局部与整体、一般特征与个别特征之间的联系分析不够，忽视疾病局部症状与疾病整体的关系，从而导致无法正确诊断疾病甚至误诊发生。

案例 4

某医生先后收治16位以慢性顽固性咳嗽为主要症状的老年患者，病程呈3~27个月不等，双肺无哮鸣音。长期误诊为慢性支气管炎、呼吸道感染、慢性咽炎、支气管内膜结核等，经多种抗生素治疗无效。追问病史，多数因气候变化感冒而诱发，部分患者有哮喘家族史，或荨麻疹、过敏性鼻炎、药物过敏史，少数患者问不出任何相关病史。其中13例测定最大呼气流速（PEFR），变异率均在21%~24%；10例PEFR值低于正常；12例斑贴试验；7例阳性。后来经过全面系统的检查，最终16例患者均确诊为咳嗽变异型哮喘，经合理用药，2~3天咳嗽明显减轻，7~10天症状几乎全部消失。分析误诊原因，主要是忽略了哮喘的一般性和特殊性、局部症状与疾病整体的相互辩证关系。临床不能仅局限于以咳喘、双肺哮鸣音来确定哮喘的诊断。

三、实施症状治疗的意义与方法

长期以来，人们有一种错误认识，把对症治疗看作只是“头痛医头，脚痛医脚”，认为是诊疗水平低下的表现，甚至当作是医疗活动的缺点，这也是有失偏颇的。实际上，针对主要症状进行治疗也是临床医疗的一个重要组成部分，特别是当有些疾病的症状严重危及健康和生命时，治标便成为具有优先意义的事情了。如各种疾病引发的急性症状如脑出血发生时，毫无疑问，对症治疗是极其重要的，甚至成为疾病治疗的关键。因此，急则治其标，对于一些急症的治疗方法的探索无疑成为医疗探索的重要内容。此外，当人类对有些疾病病因尚未了解清楚，如很多原因不明性疾病的存在，或者虽然病因已经清楚，但限于人类医疗技术水平的局限性，尚未找到有效的针对病因的治疗办法，此时，有效而及时的对症治疗则成为医学的必要选择了。

然而，全科医生应特别注意的是，并不是所有针对症状的治疗都是有益无害的。有些疾病的症状是机体与病原体斗争时的一种必要武器。例如，感冒时人体的发热现象，如果医生通过检查确认是患感冒的话，只要发热的温度在患者可耐受的范围内，最好不要急于用各种退热药。因为，发热是人类机体在漫长进化过程中，建立的抵抗外界感染的有效应对机制之一，我们的机体通过升高体温来调动自身的防御系统杀死外来病菌，从而缩短疾病的时间，并有助于增强抗生素的治疗效果。因此，如果过早地使用药物来退热，会使体内的细菌暂时变成假死状态，并使他们产生抗药性，这样不利于病情的治疗。此外，治好了一种症状，并不等于治好了疾病。由于一种病可以表现为多种症状，如果对导致各种症状出现的疾病根源不消除的话，症状与疾病就好像一条长出许多枝叶的树根，剪除一个枝叶，又会有新的枝叶生长出来，这就是只追求对症下药的弊端。此外，如果过分重视消疾病症状，容易导致患者在治疗一段时间后，当令人痛苦的症状明显缓解、身体感觉到舒适、各项检查指标正常后，就放弃疾病的治疗，从而导致疾病无法根除、病情迁延，甚至失去治疗的最佳时期。全科医生应注意的是：任何疾病的治疗，都应该以帮助患者康复为目的，而不应仅仅是压制疾病症状。

四、病因在疾病诊断和治疗中的意义

治标不是全科医生的最终目标，若想最终消除疾病症状，必须以治本为目标和手段。因此，当危及患者健康的急性症状得到有效控制后，应及时将病因治疗放在首位。标本兼治是减轻和消除疾病症状的最根本的手段。

随着疾病谱的改变，慢性退行性疾病成为影响人类健康的主要疾病。对于这类疾病的治疗来说，治疗不仅需要改变某个指标，比如，血压、血糖、转氨酶、尿蛋白等，而且需要针对患者制定一个长期、完整的健康保健计划，以实现对患者的健康照顾目标。慢性病又被人们称为不良生活方式病，是由于人们长期采取不健康的生活方式、习惯及多种因素共同作用而形成的对人的器官、组织、系统的渐进性损害。从某种程度来讲，它主要是由于人们自制的危险因素不断叠加和累积的结果。例如，生活无规律，长期精神紧张，工作超负荷，经常熬夜，无节制地吸烟和饮酒，高脂肪、高热量饮食，缺少膳食纤维，经常静坐不动，缺乏体育锻炼等不良生活方式。从整体上来讲，慢性疾病的损害可能比许多急性病造成的损害还要大。因为慢性疾病一旦形成后，它损害的往往不是一个器官和组织的问题，而是一种系统的、全身性的损害。此时，一个疾病名称往往很难涵盖所有问题。

因此，全科医生不应拘泥于某个疾病的具体名称而忽略从整体和系统角度来认识疾病。当慢性病发展到一定阶段后，这些疾病名称也只是具有一定的参考价值。因为当慢性疾病进展到这一阶段时，已经不能简单地只从某个点、某个指标方面去治疗，而是要做全面、系统的调整才能够改善。

项目三　常见健康问题及其诊断策略与处理原则

一、常见的健康问题

医学的目的是为了帮助人们解除病痛，提高人群的整体健康水平。全科医生的工作正是通过具体的疾病诊疗和健康照顾等活动的开展，帮助人们解决健康问题，从而实现保护人群健康的目标。

任何一个人当他发生就医行为时，必定有他的动机。这个动机就是要解决他的健康问题。包括他自己察觉到的健康问题，以及他担心可能出现的健康问题，或者是他希望避免

出现的健康问题。

健康问题种类繁多，但常见的问题却相对集中。全科医疗中临床常见的问题有：生活行为方式相关的健康问题，如吸烟、酗酒问题；缺乏锻炼、超重与肥胖问题；营养过剩与营养不良问题；记忆力减退问题；避孕问题；青少年怀孕问题。此外，全科医生还要面对大量常见症状、疾病的诊断、治疗和干预等问题。

据国外专家统计，在一个全科医生的诊所中下列 15 种就诊目的及 15 种诊断约占其工作量的 60%。

常见的 15 种就诊目的是：咽喉痛、咳嗽、腰痛、腿部不适、要求做体格检查、关于药物的咨询、感冒、手臂问题、腹痛、妊娠检查、头痛、疲劳、血压高、体重增加、创伤。

常见的 15 种诊断是：一般医疗检查、急性上呼吸道感染、高血压、缺血性心脏病、糖尿病、软组织损伤、急性扭伤、出生、抑郁或焦虑、皮炎或湿疹、退行性骨关节病、泌尿系统感染、肥胖、急性下呼吸道感染、非真菌性皮肤感染。

我国居民就诊时的主诉表达形式或常见的诊断与国外稍有不同，以头晕、心悸、失眠、腹胀、食欲不振等为主诉的居多。慢性胃炎、胃溃疡、慢性肠炎、慢性肝炎、慢性胆囊炎、慢性支气管炎等是常见于基层诊所的诊断。尽管各种主诉和诊断的出现频率不同，但常见健康“问题”相对比较集中是肯定的。

二、常见健康问题的诊断策略

全科医生与专科医生的疾病诊疗模式比较而言，专科医生强调以分解、还原论为主导的思维模式来诊断疾病；全科医学需要更多地从系统、综合的思维模式及对各种疾病症状和健康问题的辩证施治思维和治疗出发，更好地践行现代医学模式的要求。全科医学要求改变生物医学模式下的精神和肉体的分离，将疾病的诊治从日益狭窄的专科划分中，以及从个体、系统、组织、器官、细胞、分子、基因等越来越细化和微观的拆分中整合和联系起来，运用逻辑思维和辩证思维，全面、系统地认识、处理和把握各种疾病和健康问题，运用动态、联系和发展的眼光来看待各种疾病现象和问题的发生、发展和相互关联、相互转化过程。不仅如此，还要求全科医生的诊疗必须将个体与其健康密切相关的工作环境、生活环境、社会环境及各种健康决定因素联系起来，学会运用临床医学、社会学、流行病学和循证医学等相关知识、技能和方法来诊断、解决和处理相关问题。

（一）全科医生的诊断思维模式

思维是指在表象（人脑所感知客观事物形象的重现）和概念基础上进行分析、判断、推理、综合等认识活动的过程。临床诊断思维模式是诊断的灵魂，全科医生所进行的正确诊断或治疗方案的确立，不仅仅需要其掌握诊疗疾病的基本理论、基本技能和临床经验，还必须具备正确的临床思维方法。全科医生所应具有的临床诊断思维是以患者为中心的系统思维，是以问题为导向、以证据为基础的临床思维。全科医学提出的医疗照顾是对个人、家庭、社区提供全面、综合、连续的照顾和服务。因此，与专科医生相比，全科医生服务涉及的范围更大，与专科医院中众多的医生聚在一起提供服务所不同的是，全科医疗服务往往需要全科医生具备更强的独立工作能力。特别值得注意的是，由于全科医生往往缺乏先进的高技术辅助诊疗设备和手段的支撑，要求全科医生更多地依赖其他信息和手段来实现对早期症状和疾病的初步推断，因此，全科医生需要更强的临床思维与判断能力。

（二）全科医生的主要诊断方法

1. 对健康问题初步诊断分类的方法　当人们无法清晰地勾勒和描述一个事物时，一个可行的办法是先勾勒出事物的大概轮廓，根据随后进一步获得的特征信息，再对其进行进一步的描述。对于健康问题的诊断也如此，当人们尚未掌握能够进行明确诊断的证据或资料时，可首先尝试对其进行初步分类。分类就是把患者的问题划分到健康的范畴还是疾患或疾病的范畴，并对疾病的可能性质和类型进行初步判断。

其基本思路是：①对问题进行初步定性；②进一步了解问题的来龙去脉和成因；③明确对问题采取进一步行动的基本思路和方向；④进行鉴别诊断；⑤为对症治疗、试验性治疗方案的制订提供依据；⑥推测未经治疗的疾病预后。

疾病的发生、发展总是遵循一定的规律，疾病诊断的最终确定或排除也往往依赖于某一关键性环节。因此，在疾病诊断过程中，找出这些关键环节尤为重要，它将有助于医生做出明确的诊断。对于某一具体疾病来说，医生可以根据诊断所涉及的关键环节来设计诊断或鉴别诊断的思路。并据此决定下一步诊断或处理的原则和方法，这种分类方法即称为多支分类法。

2. 临床推理基本方法及实施　临床推理的基本方法包括穷极推理法、模型识别和假设演绎推理等方法。①穷极推理法是通过详细询问病史、全面的体格检查及常规的实验室检查等系统回顾，进而进行归纳推理以得出可能的诊断，而在得出推理之前不做任何假设；②模型识别是指对于已知疾病的诊断标准、图像或模型相符的患者问题的即刻辨认，即通过观察患者得出与患者情况典型、符合的唯一疾病模拟；③假设演绎方法是根据患者的最初线索快速形成诊断假设，然后根据诊断假设推出并实施各项临床检查和实验室检查项目，进而依据检查结果对诊断假设进行归纳与逐一排除，包括诊断与鉴别诊断，最后得出最可能的诊断结果。

3. 基本的临床诊断思维方法　临床诊断基本思维方法包括 3 种，分别为从症状入手的诊断思维方法、从疾病入手的诊断思维方法和从系统入手的诊断思维方法。其中，从症状入手的诊断思维方法最为常见和通用。症状是患者就诊的主要原因，同时也是疾病的基本信号和线索，因此，从患者主要的症状、体征着手进行疾病诊断是最为常用的诊断思维方法，也最符合临床认知规律。该方法包括刻画诊断法、归缩诊断法、菱形诊断法、症状三联诊断法（diagnostic triads）等多种方法。

典型的症状三联诊断实例：

心绞痛 + 呼吸困难 + 一过性黑蒙 主动脉瓣狭窄

月经不调 + 肥胖 + 多毛症 多囊卵巢综合征

疲乏 + 肌无力 + 痛性痉挛 低钾血症

4. 运用概率方法来进行推理和判断 该方法属于流行病学判断方法。概率是指一个特定事件（疾病）将要发生的概率，在诊断工作中，概率统计方法常用于提出假设，验证假设。医生在进行临床推理、分析、评价及判断时，当地人群的疾病流行病学资料和数据，如发病状况、患病率、发病率、生存率、病死率等信息资料具有重要意义。

举例：一位 65 岁女性患者前来就诊。

患者：咳嗽很厉害。

医生：感冒的可能 =80%，慢性支气管炎 =15%，肺癌 =5%。

患者：咳嗽时有痰，且有时带血丝；15 岁起吸烟，2 包 / 天。

医生：感冒的可能 =20%，慢性支气管炎 =70%，肺癌 =10%。

患者：3 个月来，咳嗽日益加重，且体重减少了 15kg。

医生：感冒的可能 =1%，慢性支气管炎 =19%，肺癌 =80%。

此外，在全科医生的临床诊疗服务中，流行病学中的诊断试验和筛检试验方法也多用于临床医疗诊断中。

5. 对诊断假设进行验证的基本方法 专科医生往往习惯于开许多检查单，用"撒大网捕小鱼"的方法来检验诊断假设是否成立。而全科医生却没有专科医生那样的高级辅助诊断设备可以依赖。因此，全科医生应努力从以下几个方面着手来进一步检验诊断假设：①进一步询问病史，特别应针对几种需要鉴别的疾病假设，有目的、系统而深入地收集有助于鉴别诊断的相关信息，尤其是疾病自然史和症状出现的规律或特征性等方面的信息。此外，还应了解个人史、既往史、家族史及所在社区的疾病情况。②针对需要鉴别的疾病假设，有针对性地进行体检，以便发现一些隐藏的体征。③继续密切观察患者，等待更有价值的临床表现出现。④适当开展一些试验性治疗并对其干预效果进行追踪观察。⑤如有可能，寻求医生会诊。⑥必要时，建议患者去上级医疗单位做必要的特殊检查，但应考虑这些检查的灵敏度、特异性、预测价值和危险效益比率，尽量选择危险性小、无创性、费用少而预测价值高的检查项目。

（三）全科医生的诊断流程

全科医生作为基层医生，最重要的作用就是对产生症状的最可能的病因做出初步分析和诊断，并在同时排除严重的疾病。诊疗流程是疾病诊断过程中常用的工具，通过诊断流程图的构建可以帮助人们简明扼要地勾画出临床诊断、治疗、预防等关键环节与基本工作框架，为其提供思路清晰、逻辑性强、程序明确的临床工作流程和工具。

流程图在数学中有运算法则的内涵，它区别于一般意义上的工作流程图，全科医生诊疗流程图强调每前进一步都要求医生根据患者的具体情况加以认真的思考、“运算”从而做出判断，而不是简单地依据流程与步骤依次行事、照方抓药。该流程图的特点是有明确的开始与结束，而中间是一系列过程及重要决策点。全科医生需要在关键决策点做出重要的决策判断。在该决策流程中，确定急重患者是其关键步骤，这是全科医生在工作中首先作出判断的重要环节。确定为非急重患者后，仍需要根据流程图所示，进一步检查后再慎重地进行一次重复判断。在判断需要进行转诊时，应制订明确的转诊指征，做好转诊前的必要准备工作。总之，全科医生的诊疗工作流程中应注意以下几方面内容：

1. 注意识别或排除相关威胁　在医疗卫生服务中，患者安全是第一问题。面对患者的主诉和临床症状，首先需要及时识别或排除少见但可能会威胁患者生命的关键问题，这是全科医生充当首诊医师时必须具备的基本功。

2. 诊断鉴别分类　在接诊患者时一定要在得出正确的诊断假设之前，根据病史和查体的结果判断患者症状的轻重急缓，并进行相应处理。对危急重患者可以利用危险问题标识法，即在疾病鉴别诊断时，根据一定的主诉、症状、病史和其他临床线索判断患者有无重要的危险问题的一种非常有效的成本 - 效果方法。

3. 其他问题的相关要求　对于已明确或怀疑有危险问题的患者应及时进行转诊；对于需要留下来继续观察和治疗的患者需要告知患者病情发展的可能结果，在确认患者明白后，为了进一步确定诊断，要连续观察患者的病情。在此过程中，一定注意不可漏掉重要的检查项目或拖延宝贵的时间，防止患者的健康甚至生命受到损害和威胁。

（四）全科医生诊疗应掌握和运用的其他手段和技能

1. 充分利用个人、家庭、社区的健康档案资料，为诊断提供背景资料和诊断依据。由于全科医生面对的健康问题很多发生在疾病前期或无症状期，此时，即使有高级的医疗设备也很难检测出异常，况且大多数社区服务站和全科医生诊所也没有高精尖设备可以依赖。同样，很多心理、行为问题等也很难用仪器检测出来。全科医生与专科医生相比似乎存在着很大的劣势，但全科医生也有专科医生所无法比拟的资源，如个人、家庭、社区连续性的健康档案可以为其提供全面、系统、动态的疾病家族史、生活行为方式、高危因素等方面的资料，帮助其对疾病做出假设和推断。

2. 充分利用全科医生服务过程中的动态性、连续性优势，实现对健康问题的跟踪观测和考察，进一步完善对问题的诊断和处理全科医生与专科医生重要的区别之一是：全科医生并不是为患者提供一次服务就结束了，而是要实施连续性的服务。这就使全科医生可以充分熟悉和了解患者及其家庭、社区背景，并通过动态观察来实现对疾病认识的不断深入。因为在疾病初期，由于很多典型症状尚未显现，使得难以对问题下确切的结论，只能对患某病的概率进行大致的分析和推测。因为某些疾病典型症状的出现一般要等到一个特定的时间点上，不到那一刻，要做出诊断是很困难的，而且证据不充分时匆忙下结论也很容易导致误诊。此时，全科医生还可以利用时间进行试验性治疗和追踪观察，只有在为患者提供动态、连续性的服务过程中，才能使全科医生对问题的认识不断深化，并根据新收集的证据来修改、调整最初的判断，进一步明确诊断，从而达到减少误诊、提高诊断准确率的目标。

3. 耐心询问、充分交流和沟通是获取对健康问题诊断的关键。专科医生常以躯体疾病的诊疗为目标，而全科医生不仅关注躯体健康问题，而且关注疾病范畴之外的心理、社会健康问题。这些健康问题的产生往往与个人生活行为方式密切有关。对于全科医生来说，诊断的含义已不再停留在疾病范畴的划分上，而是已扩展到健康问题性质或类型的鉴别上，其诊断已从疾病的临床表现扩展到患者和健康人的生活、行为方式问题及与生活背景相关联的健康问题的诊断上。对于全科医生而言，学会从生物学、医学心理学、人文与社会学视角来诊断疾病已成为必备的技能。与生物医学模式下过分依赖高科技诊疗设备，对疾病进行诊断的模式不同，全科医生对心理、社会维度问题的诊断，在更大的程度上依赖医生与患者之间良好的沟通和交流。只有通过充分的沟通与了解，全科医生对自己的服务对象及其背景才能了如指掌。通过分析过去的健康状况、目前的健康问题和健康危险因素，可以推测出个人将来可能出现的健康问题及其危险程度。

4. 掌握对健康问题进行初步诊断分类的基本技能。当全科医生收集的患者资料令之仍无法对健康问题做出明确而具体的诊断时，应尝试对健康问题进行初步分类。初步分类的意义在于：当人们无法清晰地勾勒和描述一个事物时，一个可行的办法是先勾勒出事物的大概轮廓，直到人们获取更多事事物的特征信息后，再对其进行进一步的描述，对于健康问题的诊断也如此。当我们尚未掌握能够进行明确诊断的证据或资料时，可首先尝试对其进行初步分类。分类就是把患者的问题划分到健康的范畴还是疾患、疾病的范畴，并对疾病的可能性质和类型进行初步判断。其目的是：①对问题进行初步定性；②进一步了解问题的成因和来龙去脉；③明确对问题采取进一步行动的基本思路和方向。

疾病的发生、发展总是遵循一定的规律，疾病诊断的最终确定或排除也往往依赖于某一关键性环节。因此，在诊断过程中，找出这些关键环节很重要，它将有助于医生做出明确的诊断。对于某一具体疾病来说，医生可以根据诊断所涉及的关键环节来设计诊断或鉴别诊断的思路，并据此决定下一步诊断或处理的原则和方法，这种分类方法即称为多支分类法。

5. 运用流行病学方法建立诊断假设，进行初步诊断。大量的流行病学资料显示：一组相关的临床症状可能与一种或几种疾病高度相关。全科医生可以收集和利用相关资料建立对患者的诊断假设，并根据每一种假设成立的可能性大小来对几种疾病假设进行排序。初步诊断是指按一定顺序来排列几种诊断假设，然后尽量收集相关信息对某些假设进行排除。决定如何排序的参照标准主要有两点：一是假设成立的可能性大小，可能性最大的排在前面；二是疾病的严重性和可治疗性。即如果某一诊断假设成立的话，可根据疾病的严重性或可治疗性程度，将最严重的但又可治的或不进行及时治疗将产生严重后果的疾病诊断排在前面，而把病情较轻、属自限性或无治疗手段的疾病诊断排在后面。

三、以问题为导向的处理原则

（一）健康照顾与疾病治疗并重的原则

医生最基本的任务就是识别患者的疾患，找出病因，并对疾病实施治疗。因此，疾病治疗在全科医生的服务活动中无疑占有重要的位置，其对全科医学的重要性也是毋庸置疑的。然而，与专科医生相比，全科医生的服务对象更广，包括不同性别、年龄、不同系统、不同器官疾病的患者，还包括大量虽拥有各种健康问题的人，但他们并非一般意义上的患者，而只是需要获得健康照顾的人。因此，倡导以人为中心的全科医学服务理念，强调治疗和照顾并重，关注对各种健康问题人群提供生理、心理、社会的全方位照顾，也日益成为全科医生的重要服务内容。

（二）急则治标、缓则治本、标本兼治原则

全科医生应该辩证地看待症状治疗与病因治疗的关系，并妥善地处理好治标和治本的关系，确保问题从根本上得到解决。当某些疾病引发的症状危及患者的健康和生命或给其带来很大的痛苦，或病因不清、对病因无有效治疗方法时，治标无疑具有重要的意义。但是，对疾病问题根本性的解决手段还是要依赖对病因的根除。因此，在治疗过程中，全科医生需十分小心地审视问题是否已经从根源上得到解决。因为，在日常生活中，有些患者往往在症状缓解后，就放弃了治疗，结果导致疾病迁延不愈，甚至错过最佳的治疗时期。例如，结核耐药病株的不断产生和流行使得中国耐药结核病患者数超过全球耐药结核患者的 1/4。研究发现耐药结核病产生最主要原因之一就是患者的依从性比较差。一些患者在症状改善以后就擅自停药，治一治便停一停，导致结核杆菌产生耐药性，结核病迁延不愈，从而使得疾病问题无法从根本上得到解决，治疗目标难以达到。

（三）全面性、联系性和系统性的原则

由于疾病本身的复杂性，使得疾病的表现形式多种多样，同一症状可以源自多种疾病，同一疾病也可呈现多种症状。有的疾病可以表现为典型症状，有的疾病也可以以非典型症状出现，甚至可以假象出现。因此，全科医生必须以全面、系统和联系的观点来分析、诊断和处理疾病问题。如有的心梗患者发作时，并无胸痛、胸闷、发热、心悸等症状，而是以头痛、左上肢疼痛为主要症状，如果全科医生对各种疾病所表现出的真象、假

象缺乏全面的了解，并只从疾病的局部表象来看待问题，缺乏全面、系统、联系的观点，很容易被患者所表现出的头痛和肢体痛这一症状所迷惑，从而丧失对患者进行抢救的宝贵时机。

（四）以人为中心的健康照顾原则

医生要准确地认定问题之所在，要确认问题已被真正解决，就必须以人为中心，而不是以他们的疾病或疾患为中心。不仅如此，以患者或健康人为中心，还体现在整个问题的诊断和处理的过程中。体现以人为中心，不仅仅要求尊重患者的知情权和隐私权，而且应允许患者在一定程度上参与诊断与治疗的决策。具体来说包括：①充分了解他们就医的目的和期望，了解他们对疾病或健康问题的感受和担忧，了解他们对自己存在问题的解释模式即他们自己对问题的看法；②详细说明医师对这些问题的看法，拟采取处理的方法、目标与可能的结果，通过详细的解释和知情同意，使患者更好地参与和配合疾病治疗工作；③在针对疾病进行治疗的同时，还应对导致问题产生的各种因素进行干预，包括为患者提供健康教育，实施心理指导，帮助他们采取多种措施纠正不良健康行为和生活方式，指导他们实施自我健康保健和自我照顾，教会他们各种健康改善策略和方法。

（五）动态、渐进性的问题处理原则

很多疾病和健康问题在就诊初期往往很难定性。就诊者的健康问题到底是一个暂时性的问题，还是某一种疾病的初期症状，由于出现的症状非特异、不典型，在缺乏足够的证据时很难下结论。因为很多疾病的发生和发展过程往往遵循一定的规律性，在某一种疾病最特异性症状出现之前，匆忙下结论和处置，都可能导致误诊、误治。因此，有必要通过对问题演变进程的动态观察、跟踪和随访来实现对疾病问题的进一步明确诊断，并利用时间进行试验性治疗和追踪观察，不断收集证据来修改、调整最初的诊断和处理，以最大限度地减少误诊的发生。

项目四　全科医生应积极探究问题的根源及解决对策

一、以问题为导向的全科医疗强调对疾病根本问题的诊断

实施以问题为导向的健康照顾，最重要的是要弄清问题之根源所在。患者的主诉一般都是迫使患者来就诊的原因，当然也就是患者需要解决的“问题”，但却不一定是患者的根本性问题。实施以问题为导向的健康照顾，并不能简单地将主诉或咨询的内容归为需解决的问题予以处理，而是应该努力探究问题实质，尽量接近对疾病的诊断，因为只有准确的诊断才能真正掌握问题之所在，找到解决问题的最终靶点，从而使健康照顾的目标能够得以实现。

二、全科医生应掌握的问题诊断与处理技能

（一）对个体问题的诊断与处理技能

由于全科医生面对的大量的疾病和健康问题处于早期、未分化期，在处理这些健康问题时，要求全科医生具备多种知识和技能，其中两个重要的技能是：首先在疾病的早期，能够将严重的、威胁生命的疾病从一般问题中识别出来并及时转诊的技能；其次，具备确认与健康问题有关的问题性质的能力，即与健康问题有关的问题性质是生物源性的，还是心理、社会源性的。相当多就诊患者由于心理、社会原因引发的躯体症状和各种不适的表现并未体现出明显的特异性，常常容易与其他躯体疾病的症状相混淆，而在患者的主诉中，也常常会忽略对相关因素的描述，因此，对这类问题准确诊断需要全科医生具有良好的沟通技能及对相关疾病和症状的了解和诊断知识和技能。

为了提供优质的全科医学服务，全科医生首先要全面熟悉和掌握医学知识和临床诊断技能，这是对全科医生最基础和基本的技能要求。此外，还应了解和掌握对各种健康相关生命质量评价的常用方法，学会运用动态、联系、系统的观点和方法来诊断和处理各种健康和疾病问题；学会运用个人、家庭和社区的健康档案来实施对疾病的诊断；重视良好医患关系的建立，学习和掌握与患者进行沟通和交流的技能；掌握常见健康问题的全科医学处理方法；对危险因素干预、不良健康行为指导及疾病管理等方面的技能；了解和掌握对个体心理健康进行诊断和评价的基本工具及实施心理干预的基本措施和方法。

（二）对家庭问题的诊断和干预技能

全科医学强调以家庭为单位的健康照顾。因此，了解家庭的结构、功能与关系、家庭环境、家庭生活周期、家庭角色、家庭资源、家庭价值观、家庭重大生活事件等重要因素对家庭成员健康产生影响的途径和作用机制，学会运用家庭访问、家庭健康咨询和指导的基本方法及运用各种家庭评估工具，对家庭的健康问题、家庭压力与健康危险因素进行评价，掌握实施家庭干预和治疗的基本原则和基本技能。

（三）对社区问题的诊断和干预技能

全科医学强调以社区为范围的综合性健康保健。因此，了解社区的基本构成要素、社区主要健康问题、社区可动用资源，学会运用流行病学、统计学、社会学等综合研究方法，找出影响社区健康的主要危害因素，掌握社区诊断的基本步骤与方法，诊断社区主要健康问题，掌握社区重点疾病干预计划的制定、实施和评价等方面的基本知识和技能。针对社区人群的不同健康需求、健康危险因素及健康问题，有针对性地开展生活方式管理、需求管理、疾病管理等健康管理活动，同时学会整合健康教育、心理指导、行为干预等多学科的知识和手段来实现对社区全体居民的健康维护与促进。

三、全科医生在实施以问题为导向健康照顾中的优势

实施以问题为导向的健康照顾，是强调在基层医疗工作中对一些早期、未分化疾病或因心理、社会问题而导致的疾患提供诊疗服务的一种医疗模式。专科医疗实践这种模式面临许多困难，而全科医疗在这方面则有许多优势可以进一步发挥，具体优势如下。

（一）良好的医患关系

医患关系良好，则医生较容易了解到患者在心理、社会层面上的问题，使问题掌握得更为准确。同样，医患关系良好，也增加了患者对治疗的依从性，心理支持和疏导的成功率也高。

（二）持续的健康照顾

全科医生对患者及其家庭存在着持续的照顾关系，因此可以观察到病程的变化及治疗的效果。持续照顾中的细致观察和跟踪观察是全科医疗的一大优势，它也是全科医生避免误诊的关键。一个患者申诉头痛，全科医生在接诊后初步排除了引起头痛的器质性疾病，便可以给予止痛药物进行对症治疗。但由于引起头痛的器质性病变被排除是初步的，是否确实没有器质性疾病与止痛药治疗能否解决头痛问题是这个病例处理中的两个不确定因素。如果 3 天后全科医生对这个患者进行随访，知道患者头痛的问题已经解决，反过来也证明了排除器质性病变的考虑是正确的，止痛药处理亦是有效的。如果随访患者时发现止痛药未起作用，则医生应重新审视其诊断的准确性与用止痛药处理的适宜性问题，并要求患者随时通报其症状。如两天后，患者除头痛外又增加了呕吐的问题，此时全科医生便应该敏锐地考虑到问题的严重性而将患者及时转给专科医师诊治。所以随访是全科医生临床诊疗中的一大利器。而这种密切的随访事实上也只有全科医生才能做到。

（三）提供协调性的健康照顾

全科医生为居民提供协调性的健康照顾，可以利用各方面资源，动员包括家庭、社区在内的多方面积极因素来解决问题，并为居民的健康提供服务。如对吸烟、嗜酒、缺少运动的人，全科医生可以动员其家属参与帮助纠正不良嗜好，建立健康的生活方式；对开车不系安全带的人，也可以通过其家属给予劝告，有时效果比医生的忠告更好；糖尿病患者的饮食控制更需其家属了解饮食控制的必要性和做法。遇到疑难或危重的患者，全科医生可以利用其掌握的社会医疗资源将患者及时转诊到技术精良、医德高尚的医疗中心，并向接受转诊的医生介绍患者情况，甚至可以利用社会资源帮助经济拮据的患者获得医疗费用的支持等。

总之，全科医生在以问题为导向的医学照顾中有着许多专科医师无法替代的优势，充分发挥这些优势，将使患者、家庭及社会获得更多、更好的医学照顾。

复习思考题

1. 以问题为导向的诊疗模式中，所指的主要问题包括（　　）

A. 病人所患的疾病　　B. 病人的就业问题

C. 病人的不健康行为　　D. 病人辅助检查的阳性发现

E. 以上都是

2. 按照国家新医改要求，全科医生应成为社区首诊医生，应能够应对大约（　　）常见疾病和常见问题。

A. 30%　　B. 50%　　C. 80%

D. 95%　　E. 以上都不对

3. 全科医生对病人进行辅助检查，应遵循的原则不包括（　　）

A. 依据病史、体格检查及病情需要来选定

B. 不需要做的坚决不做　　C. 需要做的一定要做

D. 可做可不做的尽量不做　　E. 费用高的一律不做

4. 全科医生的临床专科训练应以（　　）

A. 社区常见健康问题为主　　B. 慢性疾病为主　　C. 疑难杂症为主

D. 急症重症为主　　E. 传染性疾病为主

5. 全科医生转诊病人的目的不应包括（　　）

A. 确诊疾病　　B. 进一步做化验、辅助检查

C. 其他医疗机构提出的有偿要求　　D. 专科复诊、随访要求

E. 遵循上级规定

6. 全科医疗服务应（　　）

A. 以问题为目标　　B. 以疾病为目标　　C. 以治愈为目标

D. 以经济为目标　　E. 以控制症状为目标

7. 全科医生避免误诊的关键是（　　）

A. 利用高科技的生物学检查　　B. 持续性的医疗照顾　　C. 快速转会诊

D. 试验性治疗　　E. 充分解释病情

8. 全科医学的临床思维应体现的基本特征为（　　）

A. 以病人为中心、以问题为导向、以证据为基础

B. 体现生物－心理－社会医学模式

C. 遵循辩证思维、逻辑思维的基本认识规律，坚持科学的批判性思维

D. 运用流行病学的医学科学思维方法评价与决策临床问题

E. 以上都是

扫一扫，知答案

扫一扫，看课件

模块八

全科医疗中病人教育和社区重点人群健康教育

【学习目标】

1. 掌握：病人教育的概念、原则、途径；病人教育计划制订方法；病人教育的技巧。

2. 熟悉：病人教育理论基础和教育程序；社区重点人群健康教育的内容。

3. 了解：病人教育意义；病人教育的常用评价方法。

随着医学模式转变为生物－心理－社会医学模式和健康教育理论的深入发展，病人教育已经作为一种预防和治疗手段广泛应用于临床，它对于提高病人的自我保健能力、预防和减少并发症、促进功能的康复起到了积极的作用。全科医疗和健康教育同是社区卫生服务的基本功能，病人教育作为两大功能的有机结合点，体现了社区卫生服务防治结合的原则，对于促进社区卫生服务的持续、深入发展，满足居民不断发展的卫生保健需求具有重要的现实意义。

项目一　概　述

一、病人教育的概念

全科医疗提倡以家庭为单位、社区为范围的整体照顾。传统的病人教育是以医疗机构为基地，但不应仅限于社区卫生服务机构，社区健康咨询、家庭访视等也是开展病人教育的好时机。病人教育的目的是针对病人的生活背景和患病特点，通过有针对性的教育活动帮助病人树立正确的健康观和生活方式，掌握疾病防治知识和自我保健技能，预防并减少并发症，促进身心康复和提高生活质量。随着社区卫生服务的深入发展，病人服务需求的不断增加，病人教育将会发挥越来越重要的作用。

病人教育是以医疗机构为基地，以病人及其家庭成员为对象，通过有计划、有目的、有评价的教育活动，使病人采取有益于健康的行为，去除不良的生活方式和行为，加强遵医行为，预防疾病，促进健康。

病人教育是全科医疗服务的重要组成部分，对病人及其家属进行全面的、有针对性的教育是全科医学的特色，也是社区卫生服务机构完善服务功能，加强社区卫生服务内涵建设的重要手段。开展病人教育可以帮助医护人员挖掘社区居民的潜在卫生服务需求，有助于社区卫生服务机构其他服务的拓展。

二、病人教育的原则

病人教育是一种特殊形式的健康教育，开展病人教育应符合健康教育的一般原则，同时也要考虑到病人教育自身的特点，在全科医疗服务中开展病人教育应遵循以下原则：

（一）团队合作原则

病人教育应以团队合作的形式进行，由全科医生为核心，与社区护士、公共卫生医师、康复医师、营养医师、心理医师、中医医师等一起，各司其职，共同为病人提供教育服务。如全科医生应该在疾病知识、治疗方案等方面开展病人教育；社区护士则以病人的用药知识、饮食运动指导、功能康复及心理保健为教育侧重点；所有参与病人教育的人员应及时将教育效果和发现的问题反馈给全科医生，并共同商讨解决办法。

（二）病人及其家属参与原则

病人教育是全科医生与病人教与学互动的过程，病人及其家属能否积极参与学习对教育效果有直接影响。病人教育的对象不仅限于病人，也要鼓励病人家属积极参与其中，努力激发病人及其家属的学习兴趣。对不能参与教学的病人，应以病人家属为教育对象，尤其对需要开展家庭病床的病人，一些基本的家庭照顾和护理操作技能，更需要家属参与教育。对病人的行为改变或进步及时做出肯定性评价，使教育活动取得良好效果。

（三）优先满足病人需要的原则

由于不同病人的生活背景和患病特点不同，对卫生保健知识的需求也不尽相同。如对急诊、病情危重或处在急性发病期的病人，教育的原则是首先考虑满足病人生存、休息、睡眠等基本的生理需要，待病情允许施教时，再考虑病人的教育学习需要。即使是危重病人也有接受健康教育的需要。这就要求开展病人教育时应该因人施教，因病施教，注意分析病人的需求和意愿，根据病人的兴趣和学习动机选择教育内容和方式，制订科学合理的教育计划，满足不同病人的教育需求。

（四）通俗易懂原则

由于病人多不具有医学背景，因此应将医学专业知识转化为病人看得懂、听得懂的健康常识。在教育资料的制作过程中，应注意图文并茂，符合病人阅读习惯。在与病人交谈过程中，尽量不使用病人难以理解的专业术语，而用通俗易懂的语言进行表达和交流。此外，病人教育应采取患者易于接受的形式，注意教育手段的趣味性和多样性，如通过演示、图表、录像、病人现身说法等直观的教育手段，使抽象的医学知识形象化、具体化，加深病人对医学知识的理解，留下深刻的印象。

（五）目标适宜、实用原则

病人教育应根据病人的特点和疾病的类别制订适宜的目标。在病人教育过程中，病人最感兴趣的是与自身疾病特征直接相关的健康知识，如外科病人最关心的是术后疼痛的处理、并发症的预防和功能的恢复。内科病人最关心的是疾病的控制和正确用药等知识。这些需求特点说明病人对健康教育内容普遍持有实用主义的态度。因此在选择教育内容、确定教学目标时应遵循适宜、实用的原则，教育目标制定不要过高或是过低，太高则很难实现，挫伤其接受教育的积极性。过低则不能起到激励作用。应遵循目标适宜原则，以医患双方共同努力可达到为宜，即保证满足病人的学习需要，又能达到预定的教育学习效果。

（六）循序渐进原则

病人在治疗期间要接受的教育内容比较多，要使病人能有效掌握这些内容，病人教育过程应由浅入深，由易到难，由具体到抽象，循序渐进地开展教育活动。不能将病人所学的内容一次性教完，这样做，虽然形式上完成了教学任务，但病人却因为对所学知识没有真正做到理解和掌握，而影响了学习效果。另外，病人教育要有阶段性，据疾病发生和发展的各个时期的特点和需求，制定相应的健康教育内容和教育目标，分期进行病人教育，使病人在治疗的不同阶段都能获得实用连贯的健康指导。

（七）及时评价原则

病人教育是一项贯穿于全科医疗服务的系统性活动，及时对教育效果进行评价是保证病人教育质量的重要因素。通过即时评价和阶段评价，及时对病人教育活动进行监测，并根据评价结果修改教育计划。

三、病人教育的途径

（一）门诊教育

门诊教育是全科医疗中开展病人教育的主要途径，是指在门诊诊疗过程中对病人进行健康教育。由于门诊病人复杂，各人情况和要求不同，且人数多、流动性大、停留时间短等特征，因此门诊教育要抓住门诊就医过程的主要环节，针对病人共性的问题，简明扼要实施教育活动。包括以下几个方面。

1. 候诊教育 是指在病人候诊期间，针对社区常见疾病或该科室主要疾病所进行的教育活动。候诊教育一般采用宣传栏、宣传材料、闭路电视及导医台、代售卫生科普读物等形式。开展候诊教育可以使病人获得一定的健康知识，同时起到安定病人情绪，维持良好的就诊秩序。

2. 随诊教育　是指在医护人员对病人进行检查或诊疗过程中，根据病人所患疾病进行简单讲解和指导。门诊病人一般对教育的需求较强烈，这为随诊教育提供了有利的条件。由于门诊病人停留时间短，教育时间有限，可通过多次随诊教育或向病人发放所患疾病的健康教育处方来弥补。随诊教育具有较强针对性和灵活性，是病人教育的重要形式。

3. 门诊咨询教育　健康咨询是指医务人员对门诊患者及其家属提出的有关疾病和健康问题进行的解答和指导。开展门诊咨询教育要求医务人员具有丰富的医学知识和临床经验，具有一定专业水平，同时还要注意病人的个体差异，解答要因人而异。健康咨询在社区卫生服务中应用广泛，如开展计划生育咨询门诊、慢性病管理咨询门诊及计划免疫咨询门诊等。

4. 健康教育处方　指在全科诊疗过程中，以医嘱的形式对病人的行为和生活方式给予教育和指导，如发给病人有针对性、便于病人带走和阅读的健康教育材料。

5. 专题讲座和培训班　根据病人及家属的需要，针对某一特定疾病或健康问题而举办的教育活动。这种形式适用于对慢性病病人及其家属进行教育，如将辖区高血压、糖尿病病人集中起来，对疾病的相关知识进行讲解和介绍，也可以举办专门的疾病防治培训班，如母乳喂养培训班、流感防治培训班等。

（二）住院病人教育

住院病人教育是指医护人员对住院病人及病人家属进行的健康教育，由于病人在院时间较长，便于医患之间相互了解，有利于有计划、有组织地安排病人教育活动。可分为入院教育、病房教育和出院教育。

1. 入院教育　是指病人入院初期对病人及其家属开展的关于病情、治疗方案及可能的预后等方面的教育。主要内容：由当班护士向病人及家属介绍住院规章制度及服务内容，并进行必要的安慰。主管或值班医生首次接诊病人时，向病人及其家属说明病情、检查安排、初步诊断和治疗方案。教育的目的是帮助病人尽快熟悉住院环境、稳定情绪、遵守住院制度和提高病人遵医行为。

2. 病房教育　是指病人在住院期间接受的经常性的健康教育。病房教育是住院教育的重点，全科医生、社区护士、公共卫生医师及其他人员要各司其职，有步骤地向病人及家属讲授疾病防治知识及有关注意事项。住院教育形式主要有随机教育、病人咨询会、医患座谈会、科室专题讲座、卫生科普读物入病房等。

3. 出院教育　是指在病人出院前以口头谈话或健康教育处方形式，向患者及其家属说明住院治疗的结果、疾病现状和预后，提出继续用药和定期复查等注意事项，进行生活方式和家庭保健等方面的指导。目的是使病人出院后巩固住院治疗效果、防止疾病复发和意外情况发生。同时还可征求意见，改进工作。

（三）其他形式教育

除了可以开展门诊教育和住院教育之外，社区医务人员还可以通过家庭访视、电话、互联网等途径开展病人教育。

1. 家庭教育　是指社区医务人员在家庭内对病人及其家属进行的健康教育。如在开展家庭访视、家庭病床等上门服务时，对病人进行个体化的健康教育，努力提高病人自我管理能力和家属的保健技能水平，从而促进病人早日康复。

2. 电话教育　是一种经济实用、医患双方都易于接受的健康教育方式，有利于节省时间成本。全科医疗中大量随访任务是通过电话完成的，如社区医务人员在开展高血压、糖尿病等慢性病随访管理过程中，可以通过电话访问监测病人的血压、血糖情况，同时也可进行合理用药、饮食及运动方面的健康教育。此外，病人也可进行电话咨询，了解自身疾病有关的问题。

3. 网络教育　随着信息技术的发展，网络已经被广泛应用于各个领域。在全科医疗服务中，可以开发基于移动网络终端设备应用的病人教育专业网站，为病人提供基于网络平台的健康教育。也可借助网络平台与病人进行良性互动，开展网上健康咨询，及时解决病人的健康问题。

除上述途径外，也可以借助爱国卫生运动、卫生日、健康促进学校、卫生进社区等健康促进活动开展病人教育，以满足不同层次病人的健康教育需求。随着病人教育深入发展，许多地区还尝试病人自我管理模式，如成立患者俱乐部等，收到了较好的效果。

四、全科医疗中开展病人教育的意义

（一）开展病人教育是全科医疗服务发展趋势的要求

全科医学是伴随着生物 - 心理 - 社会医学模式的确立而发展起来的。其目标是提高人群健康水平，非单纯治疗疾病，内容涉及生理、心理和社会的多个方面。以特有的整体理论思维来认识和处理健康问题，是一种以预防为主、全方位、立体式的服务，提倡以病人为中心，提供人性化服务，使病人了解自身的健康问题并选择最佳治疗方案，充分发挥病人的主观能动性。这些都需要通过良好的病人教育来实现。病人教育是预防服务和临床服务的结合点，也是实施心理保健服务的重要途径，开展全科医疗必然要求实施病人教育。

（二）病人教育是一种有效的治疗手段

病人教育是一种有效的治疗手段具体表现在以下 3 个方面。

1. 病人教育本身就是一种治疗方法　许多疾病的发生发展与不良生活方式密切相关，如吸烟、酗酒、缺乏锻炼、高脂高盐饮食等是高血压等心脑血管疾病的重要危险因素。在临床治疗中，除应用药物治疗以外，更多地依赖于个人不良行为的改变，需要患者坚持合理膳食、适当的体力活动、戒除不良嗜好等非药物治疗，病人教育可以帮助病人实现这些非药物治疗方法。

2. 有利于提高患者的依从性，增强治疗效果　医护人员在对患者进行化验、检查、手术治疗等服务时，同时配合各种耐心细致的病人教育，就能取得良好的治疗效果。国内大量研究表明，实施病人教育可以有效提高高血压患者血压控制率。病人教育还能增强患者的自我保健能力，预防并减少并发症，提高生活质量。

3. 可以实现病人的心理治疗，消除不良情绪反应　目前发病率较高的心身疾病（如消化性溃疡、神经性皮炎、紧张性头痛等）的直接病因是不良的心理反应，在治疗这类疾病时常常以心理治疗为主，同时辅以药物或其他疗法。只有通过病人教育，才能消除患者的异常心理反应，帮助他们树立战胜疾病的信心。研究表明，病人教育对一些心身疾病，如冠心病、消化性溃疡、原发性高血压等疾病具有良好效果。

4. 是社区卫生服务的重要内容　健康教育作为社区卫生服务的重要内容，它涉及预防、医疗、保健和康复等多方面，贯穿于社区卫生服务的各项服务当中。旨在帮助服务对象建立有益于健康的行为和生活方式，消除或减轻影响健康的危险因素，促进健康和提高生活质量。病人教育是社区卫生服务中开展健康教育的重要形式，如在家庭病床、慢性病随访管理等服务项目中，患者规范用药督导、生活方式指导均为重要内容。

5. 有利于改善医患关系，促进卫生事业的和谐发展　实施有效的病人教育是构建和谐医患关系的重要途径。通过病人教育使病人了解自身疾病的发生、发展和转归，增进医患双方的理解。其次，病人教育的开展有助于强化社区医护人员的服务意识，规范全科医疗行为，增强病人对医护人员的信赖感，提高病人对全科医疗服务的满意度。通过病人教育，可以提高其卫生服务利用能力，降低医疗费用，缓解群众看病难、看病贵问题，促进我国卫生事业的和谐发展。

五、实施病人教育对社区医护人员的要求

病人教育具有系统性、科学性和长期性的特点，为了有效地实施病人教育，社区医护人员应达到以下几点。

（一）明确认识，更新观念，树立“以人为本”的服务理念

在全科医疗服务中，病人教育是“以人为本”的服务理念的重要表现形式。作为医护人员，应该树立“以病人为中心”的服务理念，充分理解病人，了解病人对医生的期望。首先，病人教育活动要以“病人需求”为中心，教育的内容、形式、场所都要优先考虑病人的意愿，与病人共同制订教育计划。其次，医护人员要真诚地对待患者，言行得体，态度诚恳，在实施教育计划过程中，要积极主动，不能坐等病人提问。

（二）熟悉健康教育相关理论

健康教育有自身的一套理论和方法，涉及临床医学、行为医学、教育学、心理学、管

理学、社会学、传播学及经济学等及其他有关学科领域。在病人健康教育实施中，行为学、传播学和预防医学是应借鉴的主要基础学科。行为科学是健康教育基础理论的主课。因为健康教育的主要目的是培养健康行为，它所关心的是人们的认识、态度和行为的转变。健康教育者不仅要考虑人们获得知识、改变态度和转变行为的过程，而且也要了解影响这种变化的因素。掌握行为理论，将有助于健康教育者知道如何解释行为的存在，如何改变个体、群体和社会的行为。传播学是健康教育者实践的理论基础，健康教育者必须掌握健康教育的传播理论和传播方法，了解病人的需要，根据病人的不同文化、习惯和需求采用不同的传播方法。全科医疗服务强调医疗、预防、保健相结合型的“全科”服务，强调治疗和预防相结合，以预防为主，因此必须加强预防医学知识的学习。医护人员要熟悉传播学的理论和方法，以便于根据病人的背景和特点选择适宜的传播方法，对病人实施有针对性的教育。病人教育的最终目的是通过教育活动促使病人的行为向有利于健康的方向转变，掌握行为理论，将有助于医护人员提高病人教育技能，从而更好地为病人提供服务。

（三）建立和谐的医患关系

病人教育是医患之间共同开展的健康促进活动，良好的医患关系是实施健康教育的保证，全科医师应注意自身素质的培养，用满腔热情及精湛的技术无私地为病人服务。病人对医护人员的信任程度和主观能动性对病人教育的效果有重要影响。传统治疗中，病人往往是被动接受者的角色，主观能动性不足，以致治疗效果不理想。因此，建立良好的医患关系，发挥病人的主观能动性是成功开展病人教育的基本前提。这要求医护人员在全科医疗服务中应同情、理解病人，与病人建立互相尊重、互相关心的平等关系，在对病人的医疗服务中注意与病人的交流与沟通，建立相互信任、相互尊重的良好的医患关系，充分发挥病人的主观能动性，提高病人对医疗的依从性教育，使病人成为能有效解决自身健康问题的主动参与者，从而提高健康教育的有效性，使健康教育达到预期目的。

（四）具备良好的沟通技能

医患沟通是人际沟通的特殊类型，它贯穿于整个全科医疗活动过程中。通过沟通，人们互相认知、互相吸引、互相影响。有效的沟通可以使医患双方充分、有效地表达对医疗和健康活动的理解、意愿和要求。在以现代医学模式为指导的医疗实践活动中，医患沟通更显重要，良好的沟通技能可以增强信息传递的效果，有利于建立良好的医患关系。特别是对全科医师来说，其所面对的是一个身体和心理方面有病的脆弱而敏感的特殊个体，沟通也就成了开展临床医疗工作的一项特殊工具，良好的沟通本身也起着治疗作用，这更增加了沟通的难度，医护人员只有掌握良好沟通技能和教育技巧才能提供优质的病人教育服务。

项目二　病人教育理论基础

一、影响个体学习的理论

（一）行为主义学说

行为主义者认为，在行为形成的过程中，通过不断强化可以逐渐塑造某种行为。医护人员在指导病人戒烟、戒酒或体育锻炼时可应用行为学说，在促进改变行为的过程中，对病人取得的每一点进步都要给予适当的鼓励，并使他们明白这些行为的改变对其健康的重要意义。这种“逐步逼近法”的关键是要不断强化，因为一旦强化停止，行为就可能会复原，即医护人员应该不断地对病人督促检查，使健康行为逐渐成为习惯。

（二）社会学习学说

社会学习理论认为，人们学习各种行为可以不通过自身受到强化（奖励），而只通过观察他人的成功行为学习到。社会学习理论使我们认识到他人的行为对教育对象有重要影响，医护人员在病人教育中，应该多以小组讨论形式，给患者提供相互交流的机会，并努力在同类患者中树立“典型”，以取得良好的榜样作用。

（三）协同学理论

协同学理论强调系统中各要素的协同效应。在病人教育过程中，医护人员的知识结构、表达能力等应与病人及其家属的需求相适应。这要求医护人员应根据病人需要不断完善自身的知识结构，不断提高自己的实践能力，从而更好地对病人进行健康教育。

二、个体行为改变理论

（一）“知－信－行”理论模式

行为学的研究表明，知识与行为之间有着重要的联系，但不完全是因果关系。一个人的行为与知识有关，也与其价值观和信念有关，更与其长期的生活环境有关。“知信行”理论是行为改变较为成熟的模式，可表示为：信息－知－信－行－增进健康。其中，“知”代表知识和学习，是基础；“信”是指信念和态度，是动力；“行”则是产生促进健康行为、消除危害健康行为等行为改变的过程，是目标。知识是基础，但知识转变成行为尚需要外界条件，而健康教育就是这种把知识转变成行为的重要外界条件。

但是，要使人们从接受转化到改变行为是一个非常复杂的过程：信息传播－觉察信息－引起兴趣－感到需要－认真思考－相信信息－确立信念－尝试行为－态度坚决－动力定型－行为确立。其中，关键两个步骤：信念的确立和态度的改变。知、信、行三者间不存在因果关系，但必须有必然性。在现实生活中，我们常会遇到许多知而不行的情况。

分析知而不行的原因，根源问题就是人们的态度没有发生转变，造成行为也没有发生改变，所以说态度改变是关键。

例如，为了帮助吸烟者达到戒烟的目标，可以根据“知信行”理论作以下考虑：对吸烟者而言，吸烟行为是社会行为，是通过学习得来的，要改变它、否定它，也得学习教育者或社会给予的知识。健康教育者必须通过多种方法将有关烟草的有害性、有害成分、戒烟的益处及如何戒烟的知识传授给吸烟者。具备了知识，只要采取积极的态度，对知识进行有根据的独立思考，对自己的职责有强烈的责任感，就可以逐步形成信念，知识一旦上升为信念，就可以支配人的行动。当吸烟者采取积极的戒烟态度，相信吸烟有害健康，并相信自己有能力戒烟时，戒烟就可成功。

（二）健康信念理论模式

健康信念模式是用社会心理学方法解释健康相关行为的重要理论模式，它提出健康行为来自心理社会因素的共同影响。该模式认为对疾病易感性和严重性的认知与预防疾病的行为是相关的。健康信念是人们接受劝导、改变不良行为、采纳健康促进行为的关键。

健康信念模式主要遵循3个步骤：首先，充分让人们对不良行为方式感到害怕（知觉到危险和严重性）；其次，让人们坚信一旦改变不良行为方式会得到非常有价值的后果（知觉到效益），同时清醒地认识到行为改变中可能出现的困难（知觉到障碍）；最后，使人们感到有信心、有能力通过长期努力改变不良行为（自我效能）。研究表明，这个模式可能更适用于对拥有平均水平以上教育程度的社会经济群体开展健康教育工作。

项目三　病人教育程序

对病人的健康教育是全科医师日常医疗实践中的一部分，要搞好病人健康教育使其科学化、规范化，制定正确的健康教育程序是关键，病人教育程序包括四个方面，即评估病人需要、制定教育计划、实施教育计划和教育效果评价。

一、评估病人需要

病人健康教育的对象是病人及其家属或陪护人。由于所患疾病的种类和性质不同，且每个病人的个体差异和经历各有不同，他们也必然有着不同的心理反应和不同的需求。因此，正确评估病人的需要成为制定病人教育计划和教育内容的先决条件，为今后制定恰当的教育目标和措施提供依据。其评估内容包括以下几方面：

（一）评估病人基本特征

病人基本特征包括病人的年龄、性别、文化程度、职业、经济状况、不良嗜好、饮食习惯、睡眠习惯、运动情况等。病人的学习需要受个人自身特征的影响，尤其是生活方式和行为，直接影响病人对于教育的态度。

（二）评估家庭和社区环境因素

家庭是病人赖以生存的情感基础，通过对其家庭结构、家庭功能状态等进行评估，了解病人家庭成员的态度和行为、亲朋好友的影响、家庭经济状况。社区作为病人生活和工作的主要场所，影响病人处理健康问题的能力和方式，应了解病人所在社区的基本状况、地理和文化特征，以便开展有针对性的病人教育。

（三）评估病人的学习期望

评估病人的学习期望即病人在主观上有无接受健康教育的要求，是否愿意和渴望了解有关信息。评估内容包括病人及家属对其所患疾病的了解程度，如病人是否了解自己的病情、治疗方法、诊断结果，对哪些知识及内容的学习感兴趣，病人乐于接受的健康教育形式、时间和场所等。

（四）评估病人学习能力

评估病人学习能力主要包括病人的文化水平、听力、阅读能力、理解能力、记忆力、体能、患病轻重等。评估病人的学习能力对于选择适宜的教育方法和手段至关重要。通过评估病人有无学习能力，以指导制定学习计划。病人在剧烈疼痛、极度疲劳、意识丧失或听力较差的情况下，不可能接受教育，对此，可推迟实施教育时间或选择病人家属为教育对象。

（五）评估病人心理状况

准确评估病人的心理状况有利于及时发现病人的不良心理因素，有针对性地开展心理健康教育和干预。主要包括评估病人的个性特征、对健康和疾病的价值观、对疾病的适应状况等。如病人是否对患病存在恐惧，影响病人接受教育的心理因素有哪些，病人关心的问题包括哪些。

总之，在对病人教育需要的评估中主要应围绕以下 3 个核心问题进行，即病人缺乏哪些健康知识和技能；病人对哪些健康知识和技能感兴趣；病人需要改变哪些态度和行为；影响病人改变行为习惯的因素包括哪些。

评估时要注意遵循两个原则：一是科学性原则，评估方法力求科学、可靠，不能仅凭医护人员的主观判断来确定病人的学习需求。要通过积极主动与病人及其家属进行交谈的方式，进行良好的医患沟通，或是通过侧面观察病人的表现、阅读病历等来收集与病人学习需要有关的准确、可信的信息资料，评估的内容应全面、系统，不能以偏概全。二是发展性原则，病人病情不是一成不变的，随着病情的发展与转归，病人教育需求也会发生变化。因此学习需求评估也不是一次性的，它贯穿于为病人服务的整个过程。评估学习需求不能仅限于病人住院期间，而应根据病人的不同疾病阶段及生理、心理状态，适时进行评估，并根据评估结果及时调整教育计划。

二、制订教育计划

制订教育计划是病人教育的决策过程，计划制订得科学与否直接影响到教育的效果。应在病人需求评估的基础上，根据评估结果有针对性地制订适合不同个体的病人教育计划。在制订病人教育计划时应以患者需求为中心，与病人及其家属共同协商制订，且要明确医务人员、患者、家属三方各自在病人教育工作中的任务。教育计划内容包括教育目标、教育内容、教育方法等。

（一）确定教育目标

制定教育计划，其核心是确定教育目标，由于每个病人的文化水平、学习能力、对疾病的了解程度、对自身健康的责任感等不尽相同，因此，即使是同一病种的病人，对其制定的教育目标可能也大不相同，应根据病人评估结果制定个性化的教育目标。

1. 教育目标的分类　根据健康教育的知、信、行三级目标，病人教育目标通常可分为以下三类。

①认知目标：是指病人通过对知识的学习和理解等认知过程，所能达到的目标。目标陈述：病人能说出……、病人能列出……、病人能描述……、病人能区别……。如“教育实施 1 周后，病人能说出 3 种与肥胖相关的慢性病”。

②态度目标：指病人通过对价值的自我认识，而产生态度改变的行为目标。目标陈述：病人能接受……、病人能配合……、病人能表达……。如“开展病人教育两周后，病人能够接受患病的事实”。

③技能目标：指病人通过学习而达到掌握某种技能的目标。目标陈述：病人能操作……、病人能示范……、病人能完成……。如“实施病人教育两周后，病人能完成血糖的简易检测方法”。

常用的教育目标行为动词见表 8-1。

表 8-1　病人教育目标常用行为动词

目标分类	行为动词
认知	确定、复述、叙述、描述、说出、说明、列出、指出、找出、解释、报告、评论、举例说明、分类、分析、辨识、辨别、对照、比较、区分
态度	表示、接受、选择、同意、判断、评定、批评、讨论、证明、保护、帮助
技能	应用、使用、利用、示范、扮演、模仿、收集、操作、练习、安排、计算、设计、制作、准备、测量、完成、记录、参与及一切动作（走到、抽出、摆动、拿起……）

2. 制定教育目标注意事项　①目标陈述必须包括三个要素，即行为、情况和准则。行为是使用能被测量的行为动词，如说出、指出、报告、描述等。情况包括教学的时间、地点、进度、特别的仪器、工具等。准则包括次数、频率、准确率、速度等。②教育目标是

使病人能够达到的结果。目标陈述的主语应该是病人，即明确病人及家属应该学习或掌握什么。如“产妇在出院前学会给婴儿洗澡的方法”，不应陈述为“教产妇在出院前学会给婴儿洗澡”。③目标应具有针对性。要以病人需要评估为依据，根据病人的健康问题和教育需求而提出，可以有多个教育目标，但一个教育目标只能针对解决具体的某一个问题。④教育目标要具有可行性。是通过健康教育干预可以实现的，并且不与病人同时接受的其他治疗行为发生冲突，应以使病人具有良好的自我效能感为原则。⑤教育目标应是具体的、可测量的、可观察到的改变。如“使患者改变态度遵守医嘱”这样的教育目标描述是不明确的，而明确的教育目标描述应为“患者能够执行饮食计划”或“做到定期按时到门诊复查”。

（二）选择教育内容

病人教育由于受不同教育对象的个体特征、不同病种、疾病的不同阶段等因素的影响，教育内容包罗万象。具体教育内容选择应以病人需要为导向，以教育目标为依据，设置个性化的健康教育内容。教育内容可归纳为以下几个方面。

1. 一般卫生知识 以理论教育为主。包括人体卫生知识、健康生活方式和行为习惯知识、合理营养和平衡膳食知识、适度运动知识、不良情绪自我调节、优生优育知识、吸烟危害知识、家庭急救与防止意外伤害知识等。

2. 疾病防治知识 一般包括常见病、多发病防治知识、慢性病防治和康复知识及传染病防控知识等内容。针对教育对象所患特定疾病或存在健康问题，帮助患者了解所患疾病相关知识。主要内容为病因及发病机制、疾病的影响因素、高危因素、疾病的症状、并发症、疼痛的控制、预后、疾病的自我检查和急救知识等。

3. 各种检查治疗及合理用药知识 检查治疗知识包括各种仪器和器械的检查知识、化验检查知识、介入治疗知识、手术知识及放疗和化疗知识等。主要内容为：检查的禁忌证、适应证、检查治疗方法、配合要点、并发症预防等。合理用药知识包括病人所用药物的适应证、禁忌证、用法、用量、剂量、副作用、贮存等。

4. 心理卫生知识 研究表明，心理因素对于疾病的发生、发展及转归有重要影响，应注意研究病人心理，了解病人的心理需求，具体内容可包括以下几方面：①教育病人正确对待疾病，帮助病人树立战胜疾病的信心。②指导病人家属及陪护人员在精神上给病人以支持和鼓励，避免不良刺激。③对晚期病人及其家属开展临终关怀和死亡教育，使其正视病痛，正视死亡，提高生命价值和生活质量。因此，通过适时对病人进行心理指导，使病人控制情绪、保持良好人际关系及正确对待疾病不同阶段心理反应。

5. 临床治疗相关技能训练 教育内容包括：①治疗期间自理能力训练：包括生活自理能力如洗漱、更衣、进食、排便；病情自我监测技能如自测血压、自检尿糖、自记尿量等；自我治疗技能如胃管进食、自我服药等；②住院适应能力训练：包括练习床上排便、留取标本、手术前后教育等。如痰标本留取晨起第2口痰，尿标本留取晨起第一次中段尿，粪标本留取少量异常部分等。③康复能力训练：包括术后功能恢复、功能康复、运动康复等，如术后排尿、进食、有效咳嗽、有效排痰、术后行走、义肢锻炼等。

6. 健康相关行为干预　是在传播疾病防治及卫生保健知识的基础上，有计划、有目的、有针对性地协助病人，改变不良卫生行为习惯，采纳健康行为。主要内容包括：①对不良行为和生活方式进行干预，矫正与病人健康问题相关的不良行为和生活方式，控制危险因素。如对高血压病人进行膳食、运动及戒烟指导。②矫正不良心理反应引发行为，如对因悲观、绝望心理而导致拒绝治疗的绝症病人进行劝说和开导。③对遵医行为进行指导和干预，以增强病人对医嘱的依从性，如高血压病人的遵医行为指导包括坚持按医嘱服药和非药物治疗，定期接受随访管理。

除了以上介绍的教育内容以外，在全科医疗服务中，医务人员还应该积极向病人介绍全科医疗性质、服务对象、诊疗范围、服务特色等，引导病人合理利用社区卫生服务。

（三）选择教育方法

1. 教育方法分类　根据不同的健康教育手段，病人教育方法可分为以下几类：①语言教育：语言教育又称口头教育，是最常用的病人教育方法。基本方式包括个别谈话、咨询、讲座、讨论、座谈会等。优点是以语言为工具直接交流、方便易行、适用性强，并可充分利用语调、表情等使教育更具有感染力。不足之处是对健康教育者的自身素质有较高要求，要掌握人际交流的技巧，要与群众有共同语言。听众有限，受时空限制，教育内容听众可能不能全部理解。②文字教育：是利用各种文字印刷材料，如传单、小册子、健康教育处方、科普读物、报刊、橱窗、板报等对病人进行教育的方法。特点是方便实用，不受时间和空间限制，可广泛散发，内容较系统，作用比较持久，材料可反复使用。但要求读者具有一定的文化水平和阅读能力。③形象化教育：是运用形象资料进行病人教育的方法。基本形式包括实物、模型、图画、照片、标本等。其特点是生动、形象、直观，与文字资料配合使用，比单纯文字教育更具有吸引力，给人的印象也更深刻，可增强理解和记忆力。④电化教育：也称为视听教育，是运用现代音像设备开展健康教育活动。其特点是形象、直观、有声有色、群众喜闻乐见。电化教育极大丰富了教育形式和内容，克服了时间和空间的限制，可表现出许多文字和语言表达不出来的教育内容；并可以动态表现事物的连续性，十分适用于微观生命奥秘的展示和技能训练时操作过程的演示，有较佳的健康教育效果。常见的形式有广播、电视、录像、录音、幻灯、投影等。⑤综合教育：综合使用上述几种健康教育手段，开展病人教育活动。特点是内容丰富、形式多样、有系统性、声势较大，给人的印象深刻。如图文并茂的卫生展览，以及依托于现代互联网技术开展的移动信息健康教育平台等。

2. 常用的病人教育形式　①个体指导：这是病人教育中最常见的教育形式，包括在门诊、病房或病人家里进行的一对一的指导和教育。该方法优点是针对性强，教育者与教育对象彼此熟悉，可以根据病人特征选择个性化的教育内容和方法，且有较好的情感交流，效果较好。缺点是人力和时间成本较高。②集体授课：是指对有相同教育目标和教育内容的一组病人进行的集体教育。如对慢性阻塞性肺疾病患者讲解有关该病的病因、发病机制、临床表现、并发症、治疗方法等。在授课实施过程中，通常可综合多种教育手段，其优点是经济且有效，与个别指导相比，其成本要低一些；缺点是针对性不强，病人处于被动者地位，互动性差。适用于相同病种或同样治疗方法病人的集体学习。③小组讨论：是一种科学的教学形式，是教育者与教育对象一起有意识地围绕某一主题展开讨论，在讨论中鼓励人们相互交流，相互提问。该方法的优点是可以提供交流观点和感情的机会，通过双向交流，提高对不同观点的认识，个别病人还可以现身说法，提出个人经验供其他病人借鉴和学习，效果比教育者直接劝说和教导要好。不足的是相比授课花费时间较多，讨论可能被个别人控制，讨论中心易分散、走题。因此不适用于讨论复杂的内容，同时教育者要有较强的现场控制和组织能力。④视听材料：视听材料是病人教育中常用的工具。如在社区卫生服务中心候诊大厅，可播放常见病防治的视频录像。在专题讲座中，也可以使用视听材料来增加演讲的说服力。运用视听材料的优点是可以提高病人的兴趣。⑤健康教育处方：健康教育处方是在全科医疗中开展病人教育的重要形式，由于全科医疗人力和时间的有限性，开具有针对性的健康教育处方供病人带走和阅读是一种好的解决方法。⑥行为干预：通过技能训练和指导，帮助教育对象掌握健康相关技能或实现特定的行为改变。行为干预可通过技能培训、角色扮演、模仿学习等方式开展。如通过角色扮演的方法帮助矫正儿童不良行为，增强儿童心理素质，改善儿童人际关系。

3. 选择教育方法的原则 ①能有效达成教育目标。教学方法是实现教学目标的手段，应根据教育目标选择适宜的教育方法，如对于认知层面的目标，可选择授课法，对于情感层面的目标，小组讨论法则效果更好。②要注意教学方法对受教育人员和场地的要求。如小组讨论参与人数不宜太多，授课法需要良好的教学场所，开展视听教育需要具备相关的多媒体教育设施。③必要时多种方法联合应用。每一种教育方法都有其优缺点，要实现教育目标，通常要多种教育方法配合使用，实现优势互补。

案例 1

糖尿病病人教育计划

1. 病例介绍

（1）病人基本资料 钟某，男性，65 岁，退休在家，小学文化。被诊断为Ⅱ型糖尿病 3 年，未出现并发症。

（2）病人需要评估 ①病人文化水平低，学习能力差；②吸烟，不饮酒，很少运动；③平时服药不规范；④病人自身有了解糖尿病防治知识的兴趣和愿望；⑤病人家属对其健康十分关心，希望能掌握糖尿病家庭保健知识和技能。

2. 教育计划

（1）教育目标 ①认知目标：实施教育两周后，病人基本了解糖尿病的基础知识，能说出糖尿病非药物治疗、遵医嘱的重要性；②态度目标：具有良好的心态，积极配合医生的治疗；③技能目标：实施教育 4 周后，病人及家属学会尿糖定性测量、血糖仪使用方法等。

（2）教育内容 ①糖尿病基础知识：包括糖尿病定义、类型、临床表现等；②辅助检查知识：包括尿糖测定、血糖测定、葡萄糖耐量试验、视网膜检查、肾功能检查等项目的意义和作用；③治疗知识：药物治疗、饮食治疗、运动治疗等；④心理保健指导：帮助病人正确认识和对待糖尿病，树立战胜疾病的信心；⑤其他知识：如低血糖的症状及处理、酮症酸中毒的表现及预防等；⑥技能指导：帮助病人戒烟，教会病人及家属学会尿糖定性测量方法、血糖仪的使用方法等。

（3）教育方法 ①将其纳入慢性病随访管理项目，利用门诊随访、电话随访和家庭随访对其进行个体化的口头指导和教育，开展随诊教育，并发放健康教育处方供病人家属阅读；②邀请病人及其家属参与社区卫生服务中心组织的病人自我保健技能培训班，进行尿糖测量及血糖仪使用等技能的培训和训练；③劝导该病人加入糖尿病患者俱乐部，通过医生的演讲和其他病人的现身说法对其进行教育。

（4）效果评价 ①在随访过程中，通过询问了解其是否掌握学过的相关知识；②利用家庭访视机会，让患者演示尿糖测定和血糖仪的操作过程；③在与病人接触过程中，观察病人是否成功戒烟；④使用问卷调查或询问的方法了解病人饮食、运动、合理服药等行为的变化。

（5）责任分工 该糖尿病患者的教育由社区卫生服务中心全科诊疗团队和慢性病管理团队共同参与，全科诊疗团队负责开展门诊教育和随诊教育，慢性病管理团队负责在随访管理（包括门诊随访、电话随访和家庭随访）过程中对病人进行教育。病人家属负责监督患者，及时向医护人员反馈病人情况。

三、实施教育计划

实施教育计划是按照预先制订的计划开展病人教育活动。计划的实施也是医务人员将健康教育理论和技能应用于实践的过程，因此，医务人员只有熟悉并掌握病人教育相关技巧，才能顺利实施教育计划。

（一）病人教育技巧

1. 个体教育技巧　在对个体病人进行教育和指导时，应注意以下几点：①真诚对待病人：病人教育的基础是医患之间相互信任，坦诚相对。医务人员接触病人时应主动向病人表示友好，如用“您好”或“请坐”等问候可以使医患之间有一个良好的开始。②学会倾听和观察：一方面医生的用心倾听是对患者重视和关注的表现，另一方面认真地倾听可以得到准确的信息，进行正确的诊断和治疗。因此，在病人教育中医护人员要学会倾听，不要随意打断患者的叙述。同时要注意观察病人不自觉地以表情等非语言形式表达的情感及其内在含义，体察其言外之意，这有助于对其谈话内容的理解和解释。③经常换位思考：因为只有这样才能真正理解病人，领会到患者的感受和需要。④避免争论：因为无论争论的结果如何，医务人员的教育都注定是失败的。如果病人始终持有偏激的意见时，可以适当延缓教育或转换话题。⑤让病人复述：在对病人教育过程中，保证病人真正理解是非常重要的。所以当医生向病人讲授后，应要求病人谈谈他所知晓的内容，以验证病人是否真的明白。⑥为患者提供选择：健康问题通常都有多种解决办法，医生应该为病人提供多种解决方案，并说明每种方案的利弊，用商量的口吻与患者一起做出选择，增加患者的参与度和对自身健康的责任感。⑦善于利用表达技巧：运用巧妙的表达技巧可以增强话语的说服力。如医生要注意个人仪表，整洁庄重的职业着装可以给人以信任感；注意谈话场所的选择，人在不同场合的心理体验是有差异的，如医生在办公室与病人谈话可以增加其话语的说服力；在劝说病人接受医生的建议时，尽可能提供证据或运用例证，最好能提供一些事实、数据，或者举一些成功的病例，让患者了解与他们患同种疾病的人的治疗措施和预后情况，则会使病人更容易接受。

2. 演讲技巧　举办专题讲座也是全科医疗中开展病人教育的重要方法，要取得好的演讲效果除了要求演讲内容科学、观点明确，条理清晰、通俗易懂，演讲者口齿清晰、语速适当等基本要求以外，演讲者应掌握必要的演讲技巧：①时刻注意听众的反应，抓住听众的心理，随机应变，根据听众的细微变化调整演讲的进度，让听众跟上自己的思路。②恰当使用辅助教具。包括挂图、模型、幻灯片等，这些材料可以有效抓住听众注意力，提高学习兴趣。但是要善于运用，如使用幻灯片作为辅助教具时，应注意避免过多的文字，最好图文并茂，如能辅之以动画或影像资料效果会更好。③注意讲授的艺术性。设计一个好的开场白和结束语可以最快的速度吸引听众和给观众留下深刻印象；合理运用语音、语调、语速的变化，用语言的变化来感染和吸引听众；善于运用比喻、幽默、重复性语言来调节气氛，增强效果；恰当使用手势、目光、表情等非语言技巧作为辅助性的沟通手段，保持与听众情感上的交流。④避免不良讲课习惯。要避免“报告式”的演讲，即过于偏重理论，内容枯燥，缺乏吸引力；又要避免“读讲义式”演讲，即只顾宣读材料，缺乏与听众的沟通和交流；更要避免“跳跃式”演讲，即内容缺乏组织，条理不清，东拉西扯，讲解内容缺乏联系。

3. 小组讨论技巧 小组讨论是指在一位主持人的带领下，一小组人围绕某个专题进行座谈讨论。通过小组成员共同学习，交流经验，寻求帮助，共同促进行为改变。如在病人戒烟小组、糖尿病患者俱乐部活动中通常可采用小组讨论的形式，是病人教育中常用的方法。①小组讨论准备：A. 拟定讨论提纲：具体包括讨论的主题、目的、目标、拟讨论的问题等，制定详细的讨论提纲有助于主持人熟悉讨论的内容和把握讨论的方向。B. 确定参加人员：讨论小组应根据讨论的主题选择有着相似健康问题或共同需求和兴趣的病人参加讨论。如关于冠心病防治的专题讨论可组织高血压患者、肥胖患者及血脂异常者等参加；小组讨论人数一般 6~10 人为宜。C. 安排时间和地点：时间和地点的选择应充分考虑参加者的意见，尽量安排在所有参与者都认为较为合适的时间，讨论时间长短要根据讨论内容和参与者的情况而定，一般掌握在 1~2 小时。讨论应选择在安静、舒适的场所，环境布置整洁、有序，座位应尽量排成圆形或马蹄形，方便参与者交流。②主持技巧：在小组讨论中，主持人是个关键角色。主持小组讨论的技巧包括：A. 热情接待：主持人应主动热情地招待参与者，使人们放松，使所有参与者尽快熟悉起来。B. 说好“开场白”：通过开场白向人们说明讨论的目的和主题，并做好自我介绍。开场白应通俗易懂，严谨而又不失幽默。并表明每一个参加者的意见都是非常重要的，使他们感到自己对讨论的作用。C. 建立关系：开场白之后，请小组每个成员作一下自我介绍，使人们相互初步了解，建立起和谐的关系。D. 打破僵局，鼓励发言：在讨论开始时通常会出现无人发言的困境，主持人可根据提纲，提出一个引起争论的开放性问题或者举一个实例，为参与者提供一个思维的框架和空间，鼓励大家积极发言。可用点名法或轮流发言法来促进发言。E. 善于控制局面：小组讨论的一个弊端就是当讨论深入时容易出现偏题的现象，此时主持人应该及时提醒参与者。如果有人非常健谈，出现“一言堂”局面时，主持人应该礼貌地插话，如“你的想法很好，不过我也希望听听其他人的意见”，使所有人都能积极参与讨论。F. 不要急于下结论：对于个别参与者出现的错误言论，或参与者之间发生争执，主持人不要急于肯定或否定，应该充分听完每个人的发言，待每人的见解都已表达时，再对有争议的问题做出分析。G. 讨论总结：讨论结束时，主持人应对讨论问题、主要讨论意见做出总结，并对大家的参与表示感谢。

4. 行为干预技巧 病人教育的主要目的是改变病人不良行为方式，采纳健康行为。行为干预方法可分为行为指导和行为矫正两类。①行为指导：是指通过语言、文字、声像等材料和具体的示范指导，帮助教育对象形成健康态度、做出行为决策、学习和掌握新的行为方式。如对孕妇的母乳喂养指导、对糖尿病人的饮食营养指导、术后病人的康复指导。行为指导中重要的技术是技能训练与示范技巧。开展技能训练应注意以下几点：A. 训练前准备：选择宽敞、光线较好的地点，便于病人观看和练习。准备好训练所用器材，示范所用材料和器材应是学习者可就地取材的用具，如量取食盐可用酒瓶盖，而不用天平之类。B. 示范前详细说明：示范之前应向病人及家属说明所要示范的内容，并强调该技能训练的目的、意义，同时要详细讲解技能训练所有器材的相关原理和构造。C. 正确示范动作：准确、完整地示范操作过程。注意操作时面对学习者，要按步骤操作，切忌操作过快，要边操作边讲解，使病人理解每一步操作的要领和意义。D. 让病人模仿训练：首先，由医务人员将操作动作分解开，让病人边观察边模仿，注意及时纠正病人的错误动作。其次，让病人独立重复操作，医务人员给予指导和评价，直到病人掌握动作要领为止。E. 随访观察：利用门诊随访或家庭随访的机会，对病人的技能掌握和应用情况进行跟踪，及时给予现场指导和帮助。②行为矫正：又称为行为改变或行为治疗，是帮助病人通过学习改变不良行为习惯的一种技术，是快速取得健康教育效果的一种有效手段。特别适用于戒烟、减肥等成瘾行为及儿童的不良行为矫正。常用的行为矫正方法有脱敏法、强化法、消除法、厌恶法等。行为矫正的步骤一般是：A. 确定目标行为，如戒烟。B. 测量干预前行为发生的频度，如每天吸烟多少支。C. 确定干预方法，实施行为矫正，如果教育目标是要加强目标行为的频度，如培养儿童饭前洗手的习惯，应施加连续的正向刺激。反之，则应给予连续的负向刺激，如用厌恶法戒烟。D. 实现预期目标之后，逐渐减少刺激频度，直至目标行为完全建立。

案例 2

病人自测血压行为训练

1. 目的　教会病人家属掌握水银血压计测量方法，便于病人在家庭内自我监测血压。

2. 方法

（1）选择全科诊室、健康教育室作为训练场所；准备好血压计、听诊器等。

（2）向病人及家属介绍定期监测血压对于防治高血压的重要意义。

（3）介绍水银血压计：包括其原理及构造，每个部件的作用。

（4）向病人及家属示范测血压的步骤和方法：边操作边讲解注意事项。

具体步骤：①取体位（注意：取坐位或仰卧位，肘部置于与心脏同一水平位置）。②开启水银槽开关。③扎袖带（注意气囊中部应对准肱动脉，袖带松紧以恰能放进一个手指为宜）。④戴听诊器。⑤置听诊器体件。⑥袖带内充气（充气不可过快过猛）。⑦缓慢放气，同时听搏动音，看汞柱下降位置。⑧解开袖带。⑨水银回位，关闭开关，平稳放置；⑩记录血压（发现血压听不清或异常，休息片刻后要重复测量）。

（5）医务人员分步操作，让病人家属边观察边模仿：医务人员注意纠正病人错误操作。

（6）让病人家属独立完成测量血压的步骤：医务人员给予评价和指导，反复重复操作，直到病人家属能掌握操作要点为止。

5. 特殊病人教育技巧 ①儿童病人教育技巧：儿童是全科医疗中的一类特殊病人，由于儿童的心智不够成熟，表达和理解能力有限，医护人员对儿童患者的教育实际上是对患者家长的教育。但同时也应根据儿童心理发展特点，对儿童开展有针对性的安抚和教育活动。A. 对于婴幼儿患者，医护人员应尽快与病儿熟悉起来，尽可能由一个人保持连续性医疗护理，可以经常给孩子以抚摸、搂抱和微笑，满足婴儿情感上的需求，同时给家长以良好的印象。B. 对于学龄前儿童患者，和他们谈话时可用讲故事、打比方的方法简单告诉其生病的原因、治病的道理，可让他们事先知道某项检查或治疗会对他带来什么影响，使病儿有必要的心理准备，也可以通过玩具等减少孩子的陌生感和恐惧感，对好的表现及时予以表扬和鼓励。C. 对于学龄儿童可以使用较复杂的语言，通过商讨和交流，辅之以图画、模型等教具，使他们了解疾病发生的原因、治疗方法等。②低文化层次病人教育技巧：文化水平低甚至文盲的病人认知能力差，缺乏理解力，对他们开展健康教育时应该遵循简单、易懂的原则。具体包括：A. 使用简明生动的语言，语速要适中，吐字清晰，尽量口语化和方言化，使用患者熟悉的或生活中常见的事物、物体作形象化的比喻。在进行技能训练时，示范操作过程要缓慢，并使用模型、图画等增强演示效果。B. 每次传递给病人的信息不宜过多，教育过后立即让病人复述教育内容或重复操作相关技能，直至正确掌握每一步骤。C. 在开展新的教育内容之前，应该要求病人对上一次教育内容要点进行回顾，以便巩固效果。对于门诊或家庭病床的病人，第一次就诊时给以最需要的信息，同时告诉病人复诊的时间及其对教育内容的安排，有助于激励病人保持学习的动机。

（二）实施教育计划应注意的事项

在实施病人教育计划过程中，要注意监测病人的躯体和心理变化，不断地评估病人的需要、学习效果及目标实现的程度，以便对计划进行相应的调整。重点注意以下几点。

1. 创造轻松愉快的学习环境 因人、因时、因地、因需灵活安排教育时间，尽可能让病人及其家属共同参与教学活动。医护人员应将病人健康教育融会在整个社区卫生服务过程中，凡是与病人沟通交流的场合都可以开展机会性的教育。可利用门诊服务、家庭随访等机会对病人进行教育，还可对候诊病人进行集中式的教育。

2. 注意保护病人隐私　对病人保持热情和尊重的态度，注重与病人建立良好的医患关系。及时给予病人心理支持，对病人取得的每一点进步及时给予一定的表扬和鼓励，不断加以强化，以达到更好的效果。避免使用医学术语，尽可能用通俗易懂的口语、方言进行教学。

3. 帮助病人克服学习障碍　病人的学习障碍主要来自于生理和心理两方面。对听力障碍者可提供书面材料或录像片；视力受损的病人可用声音资料或大字排版的书面材料；对于智力低下或受教育程度低者，可在家属的帮助下，用简单的图片或录像说明教育内容；对悲伤或焦虑的病人，可先采用倾听的办法鼓励其说出自己的感受，而后再帮助其寻找解决的办法；对于处于疾病急性期、身体状况差的病人，可推迟教育时间或简要介绍核心内容。

4. 调动患者个体积极性　充分利用病人以往的学习经历，引导病人积极参与教育活动，鼓励患者写心得体会、与其他患者交流等，发挥其主观能动性，将所学知识应用到病人的生活中去，并能立即解决问题。

四、评价

病人教育评价的目的是保证教育计划的合理性和有效性，监测教育活动的质量，明确病人教育目标的实现程度及对病人教育活动的总结。评价是全面监测病人教育计划的执行情况、控制计划实施质量及确保教育目标实现的关键性措施，贯穿于病人教育活动的整个过程。

（一）评价内容

病人教育评价的内容主要包括以下几个方面。

1. 形成性评价　是指在教育计划实施前或早期阶段对教育计划的适宜性和科学性所做的评价。评价内容主要包括病人及家属对教育目标、教育内容及教育方法的看法，如病人的学习需要是否得到满足，有无遗漏；教学目标是否可以实现；是否具备实施教育计划所需要的资源，如教育资料、仪器设备、人力、时间等；教育计划实施可能遇到的问题及可能的解决预案等。

2. 过程评价　是对病人教育活动过程质量的控制。它贯穿于教育计划实施的全过程。主要内容是：评价医务人员是否严格按病人教育计划实施、教育的时机与场合是否恰当、选择的教育材料是否适用、教育手段与方法是否得当等。便于及时发现存在的问题，并有针对性地对计划及教育内容、方法等进行调整和修订，保证病人教育计划目标的实现。

3. 效果评价　病人教育的最终目的是让病人做到知、信、行改变，评价的重点应是病人的知识掌握程度、态度改变与否和行为取向如何。其中较早出现变化的是病人知识水平的提高和态度的转变，然后才是行为的改变，而疾病和健康状况的变化则是远期效应。因此，效果评价可分为以下几个方面：①病人知、信、行评价：是指对病人知识、态度、信念及行为的评价，主要包括病人对疾病相关知识的掌握程度，对疾病及治疗态度的转变与否及行为的改变程度等。②病人满意度评价：包括病人对教育内容、方法及医务人员教育水平及态度的满意程度。③病人健康状况及生活质量评价：评价教育计划实施后，病人健康状况和生活质量的改善程度。但由于影响健康状况和生活质量的因素众多，包括病人的自身疾病的严重程度、经济状况、生活环境及家庭等多方面，很多因素超出了全科医疗的范围，因此，进行此项评价时应慎重下结论。

4. 总结评价　是对形成性评价、过程评价及效果评价进行综合，对整个病人教育活动进行总结和反思，力求为今后的病人教育活动提供可借鉴的经验。

（二）评价方法

病人教育常用的评价方法有下面几种。

1. 观察法　在全科医疗服务过程中，通过对病人教育前后行为改变的观察，可以判断病人学习的效果。如可以观察病人是否按医嘱服药、是否遵守住院规定、是否配合治疗，以及是否摒弃吸烟、酗酒等行为，也可以通过病人的情绪、神态、语言、表情等了解病人的态度、信念的变化。

2. 提问和面谈　主要用于考察病人及其家属对健康知识和技能的掌握程度。可直接询问病人或病人家属，让其复述疾病防治相关知识或技能操作要点，提问应使用开放式提问方式，如“引起冠心病的高危因素有哪些”，尽量少使用封闭式提问方式。

3. 问卷法　根据病人教育目标和内容，编制调查问卷，了解病人及家属在知识、态度和行为方面的改变情况。对于文化程度较高的病人，采用病人自填式问卷调查；如果病人理解力或阅读能力欠缺，应该由医务人员开展面对面询问调查。此外，问卷法也可以评价医务人员是否严格按教育计划开展相关教育活动。

4. 行为演示法　主要用于对行为训练效果的评价。让病人演示行为训练的操作方法，如有效咳痰方法、自行注射胰岛素方法等，判断是否正确。

5. 自我评价法　指病人自己评价学习的效果，通过自我评价不仅可以了解对健康知识和技能的掌握情况，还可以增强患者的参与意识和责任心。

病人教育评价与病人教育过程是紧密联系的，且不是一次性活动，而是贯穿于病人教育的全过程。医务人员应该根据病人教育计划，及时对病人教育活动进行评价，不断提高病人教育的效果和效率，使其成为提升全科医疗服务质量的重要手段。

项目四　社区重点人群健康教育

社区内青少年、妇女、老年人和残疾人的特殊社会、经济地位和生理特点使他们身心脆弱、易受伤害，因而成为社区卫生工作中卫生服务和健康教育的重点人群。社区重点人群的健康教育即是基于这几类人群的健康需求，有针对性地开展的健康教育活动。

一、妇女健康教育

通过对妇女进行健康教育提高她们的健康意识，培养她们养成良好的心理、行为和生活习惯，不仅提高妇女自身的健康水平，而且也有利于下一代的健康成长和发展，充分体现妇女在家庭健康教育中的重要作用。

（一）妇女各生理期健康教育

1. 月经期 包括青春期少女进行月经初潮教育、正确认识月经、痛经防治教育；月经的生理知识、经前期紧张症、月经期的心理情绪变化、经期卫生保健的重要性与常识及心理卫生教育等，避免因不注意经期卫生而引起的急性妇科病。

2. 妊娠期 妊娠期妇女生理和心理都发生很大变化，通过健康教育使她们懂得妊娠的生理、心理卫生知识，合理安排劳动、休息和营养，孕期用药及性生活注意事项，孕期的自我监护和胎教，主动进行定期的产前检查，消除不健康因素。

3. 围生期 一般是指妊娠满 28 周到婴儿出生后 7 天这一时期，主要包括围产期的生理和心理卫生知识；分娩的先兆；临产、分娩的过程；无痛分娩的配合；产褥期的卫生保健知识等。这段时间妇女的心理状态至关重要，良好的心理状态有助于母婴的健康和产程的顺利，婴儿出生后产妇的身心变化较大，教育产妇纠正不利于母婴健康的心理因素。

4. 哺乳期 教育妇女了解母乳喂养的重要性，母乳喂养是促进婴儿发育和确保健康的重要方式，应树立自己哺乳的信心，教会她们科学的哺乳方法和注意事项。

5. 更年期 教育妇女明白更年期综合征的生理表现和心理特征；认识到这是一定年龄阶段必然出现的生理现象，帮助女性正确对待更年期，学习心理调节的方法，维护身心健康。

（二）常见妇女疾病的防治教育

一些常见多发的妇科疾病严重影响女性的健康和生活，如月经不调、功能失调性子宫出血等月经病；阴道炎、宫颈炎等生殖系统炎症；乳腺肿瘤、卵巢肿瘤等生殖系统肿瘤及淋病、梅毒等各种性病。通过各种渠道采取多种方式，对不同层次女性人群进行妇科病的防治知识教育，使她们懂得妇科病的预防措施及早期症状，认识定期普查对防治妇科病及妇科肿瘤的重要意义，能够进行自我防护和及早就医。

（三）科学育儿教育

母亲在家庭育儿中的作用是家庭中任何人都无法替代的。妇女应该具备优生优育知识，学习并掌握妊娠前的准备、孕期保健、母乳喂养及婴幼儿的营养；积极教育她们如何处理孩子出现的各种异常情况，了解儿童的心理、语言发育特点及情感意志的发展特点。

实施早期教育，培养孩子认识并掌握良好卫生习惯的内容和方法等。

（四）家庭健康教育

家庭主妇作为家庭的主要管理者，让妇女掌握必要的家庭卫生保健知识和技能，如根据家人不同营养需求与健康状况，科学、合理地安排饮食，注意营养与平衡膳食、食品卫生与安全知识；积极倡导科学文明、健康向上的生活方式，营造乐观向上、和谐温馨的家庭氛围，对家庭成员的卫生习惯和健康观念的形成有重要作用。另外，妇女的健康美容观念也应成为妇女健康教育的内容。

二、青少年健康教育

青少年时期是人的生理、心理走向成熟的阶段，处于长知识、长身体的关键时期，身心健康方面的问题较多，对青少年实施健康教育是一项投资少、收效大、有战略意义的卫生保健措施。应根据具体对象选择相应的内容。

（一）生理、心理卫生知识教育

对青少年的生理卫生知识教育，主要包括人体各系统器官的生理功能和特点、什么是青春发育期、青春发育期的特点和卫生问题等内容。可以结合青春期生理发育特点，从正面讲解有关性的卫生知识。对青少年进行心理卫生教育，诸如性心理、恋爱心理等的认识和疏导，包括怎样正确对待男女同学之间的交往，如何对待早恋，如何克服学习、友谊、爱情中的矛盾和困扰等。培养青少年良好的心理素质，克服不良的心理倾向，促进心理健康发展。

（二）防病知识教育

通过健康教育，普及各类常见病的有关知识，使青少年掌握相应的预防知识和技术措施。包括常见流行病的基本防治知识，如流感、流行性腮腺炎、肝炎、肺结核等；了解寄生虫病的防治知识，如蛔虫、蛲虫等常见病的防治知识，了解近视、沙眼、龋齿、脊柱异常等的发病原因及预防措施；正确认识和对待吸烟、喝酒对身心健康的损害，同时还应进行性病、艾滋病防治知识的教育等。

（三）生活卫生知识

青少年中某些不良的生活方式和卫生习惯的形成，往往是缺乏必要的卫生科学知识所致。通过健康教育，使青少年做到合理作息时间，保证充足的睡眠；认识不吃早点对健康的影响；明白偏食、挑食、暴饮暴食对身体的危害；做到平衡膳食，合理营养；养成良好的个人行为习惯，如不吸烟、不喝酒、勤洗澡、勤理发、积极参加各种体育活动等；知晓保护视力的重要性，掌握预防近视的主要方法，看书写字的正确姿势；处理好学习与休息和体育锻炼的关系；能正确对待和缓解学习中的压力和挫折等。

（四）安全教育及拒绝毒品知识

安全教育有交通安全、家居安全、劳动安全、体育锻炼中的安全等；使青少年掌握意外伤害时的自救与互救训练，如触电、溺水、狗咬伤等；使青少年知道吸毒给个人、家庭和社会带来的巨大危害。

三、老年人健康教育

我国规定60周岁以上的公民为老年人。随着我国老龄化进程的加快，老人健康问题日益加重。通过老年人健康教育，促使老年人树立健康意识，维护身心健康，采纳和养成良好的心理、行为和生活方式，提高健康水平和生活质量。

（一）行为生活方式指导

指导老年人选择科学、合理的生活方式，规律的生活起居，良好的生活习惯，纠正不良的行为和生活方式，限制吸烟、饮酒等。指导老年人科学合理地平衡膳食，以富含蛋白质、低脂、低胆固醇、少盐、少糖、富含维生素和微量元素的食物为主，少吃多餐、定时定量；帮助他们学会选择与使用保健品；娱乐、运动和劳动适度，避免过劳，加强个人防护，避免意外伤害。让他们认识到长寿必须健康，只长寿不健康是痛苦的，而养成良好的生活方式对增进健康非常有益。

（二）心理卫生干预

老年人生理上的衰退导致心理上的变化，再加上退休后的各种改变，易产生孤独寂寞感和消极悲观心理。鼓励老人交往朋友，参加社会活动，保持与社会接触，从社会生活中寻找人生的价值；构建和睦家庭，老人与子女相互适应、相互支持。既给老人以物质保障，又要以精神帮助和支持，鼓励老人参与力所能及的活动，维护身心平衡；帮助老年人合理安排自己的生活和作息时间，加强健脑锻炼，预防老年痴呆。保持乐观的情绪，避免孤独，减少焦虑情绪。

（三）常见病防治知识教育

老年人常见病有心脏病、脑血管疾病、糖尿病、白内障、气管炎、青光眼、腰腿疼、关节炎等。让老年人学会预防，做到无病预防、有病早治，会自救或他救，合理用药等。根据老年人的特点，定期开展健康知识讲座，教会他们具体的预防措施和方法，使他们掌握常见疾病的防治知识及一定的自我护理能力。

（四）正确运动指导

根据老年人自身健康特点和兴趣爱好，选择适宜体育活动项目，进行适度的运动是健康之必须，体力活动必须量力而行，适可而止。如广播操、健身舞、太极拳、武术等项目锻炼，也可进行步行或慢跑等有氧运动，提高老年人群的健康水平和生活质量。

四、残疾人健康教育

残疾人是社会大家庭中的弱势群体，更需要关爱和帮助，绝大多数残疾人可以通过康复训练恢复和补偿功能，提高生活自理和社会适应能力。

（一）推进残疾人的社区康复

对于伤残人士，及时了解、掌握社区残疾人的康复需求，为他们提供切实服务，组织、指导残疾人开展以家庭为基础的康复训练，进行健康教育，普及健康知识。具体内容包括功能锻炼方法、自我安全保护能力、早期康复训练等。

（二）生活技能培训

伤残人士的生活能力都会受到不同程度的影响，通过培训和教育，大多数又能不同程度得以恢复。如聋哑人通过训练可理解哑语，盲人可识别盲文，下肢截瘫者可以用手操作轮椅，有的还能学会按摩为病人解除疾苦。对于伤残人士生活技能训练的内容，可根据不同的残疾状况进行科学的选择。

（三）活跃残疾人的文化生活

建设社区无障碍环境，激励残疾人发扬自强精神，积极参与社区建设和社会生活，组织开展各种健康有利的活动，培养残疾人积极向上的生活情趣，丰富科学文化知识。

（四）心理健康教育

残疾人士由于身心受损，往往会出现自卑、失望、自暴自弃的不良心理；对残疾人士进行健康教育，首先要使他们摆脱一系列不良情绪，使他们正确对待伤残现实，树立起坚持生活的信心。对于患有心理疾病的残疾人士，就要耐心细致地进行心理指导，通过心理康复治疗，恢复日常生活及健康心理。心理康复教育还要针对焦虑、抑郁等不良情绪和具有自杀、攻击、敌意等不良行为的人士给予相应的教育和疏导，使之重建良好的心理状态，克服不良的情绪和行为。

（五）保障残疾人的合法权益

残疾人比一般人群更容易受到伤害和不公正对待，所以要把残疾人作为重点对象予以关注。要深入宣传，提高社区群体保障残疾人合法权益的法律意识，为残疾人提供优先、优质、优惠的法律服务，调解有关纠纷，依法维护残疾人的正当权益。

健康教育是提高人民身心健康素质的重要手段，认真抓好社区重点人群的健康教育，既是实现社区健康促进的有效途径，也是创建现代文明城市的必要措施。

复习思考题

1. 病人教育的原则，下列哪项正确（　　）

A. 团队合作、及时评价原则　　B. 优先满足病人需要、病人及家属参与原则

C. 通俗易懂、循序渐进原则　　D. 目标适宜、实用原则　　E. 以上均是

2. 病人健康教育的目的（　　）

A. 增进人们的健康，使个人和群体为实现健康目标而努力

B. 提高或维护健康

C. 预防非正常死亡、疾病和残疾的发生

D. 改善人际关系，增强人们的自我保健能力

E. 以上都是

3. 以下病人教育中属于门诊教育的是（　　）

A. 候诊教育　B. 出院教育　C. 病房教育

D. 电话教育　E. 以上均否

4. 为更好开展病人教育，社区医务人员应做到（　　）

A. 树立“以人为本”的服务理念　B. 熟悉健康教育相关理论

C. 建立和谐医患关系　D. 具备良好沟通技能　E. 以上均是

5. 关于病人教育技巧，错误的是（　　）

A. 真诚面对病人　B. 学会倾听　C. 让病人复述

D. 积极争论　E. 经常换位思考

6. 病人教育的程序是（　　）

A. 评估需要 – 制定计划 – 效果评价 – 实施计划

B. 制定计划 – 评估需要 – 实施计划 – 效果评价

C. 评估需要 – 效果评价 – 制定计划 – 实施计划

D. 评估需要 – 制定计划 – 实施计划 – 效果评价

E. 以上均否

7. “教育实施 1 周后，病人能说出 3 种与肥胖相关的慢性病”属于病人教育目标中的（　　）

A. 认知目标　B. 态度目标　C. 技能目标　D. 行为目标　E. 以上均否

8. 如“开展病人教育两周后，病人能够接受患病的事实”属于病人教育目标的（　　）

A. 认知目标　B. 态度目标　C. 技能目标　D. 行为目标　E. 以上均否

9. 如“实施病人教育两周后，病人能完成血糖的简易检测方法”属于病人教育目标的（　　）

A. 认知目标　B. 态度目标　C. 技能目标　D. 行为目标　E. 以上均否

10. 在病人教育中，使用实物、模型、图画来进行的归属于（　　）

A. 语言教育　B. 文字教育　C. 形象化教育　D. 电化教育　E. 以上均否

扫一扫，知答案

模块九

全科医学中的医患沟通及技巧

【学习目标】

1. 掌握：医患关系的概念和模式；医患沟通的目的和特征。
2. 熟悉：医患关系的影响因素；全科医疗中医患沟通的技巧。
3. 了解：不同类型病人的沟通技巧。

人际关系是在社会活动中形成，建立于个人情感基础上，人与人之间的相互联系。全科医疗服务扎根于社区基层，面对的服务群体范围广、类型多，医患之间人际关系复杂，为保证全科医疗服务有效开展，良好的人际沟通必不可少。

项目一　医患关系及其模式

一、医患关系

医患关系（doctor-patient relationship）是指医务人员与病人在医疗卫生服务过程中形成和建立起来的人际关系，它是医疗服务活动中最重要、最基本的人际关系。狭义的医患关系是指医生与病人之间的关系，广义的医患关系包括医疗服务机构各类人员与病人及其家庭或其他有关人员的关系。

二、医患关系的模式

根据医患双方在医疗活动中主动性的不同，有下面 3 种基本模式。

（一）主动 - 被动型

该模式中医生处于主动或支配地位，病人完全是被动的。一般而言，对于昏迷、手术、婴幼儿或精神病人适合用于此模式。由于病人没有主动性，完全听任医务人员处置，这就要求医务人员务必具备高度的责任感、高尚的医德、精湛的技术，一切措施必须慎重考虑，认真负责地执行。

（二）指导 - 合作型

该模式中病人意识清醒，有自己的意志，需要医生帮助，并愿意合作。病人常把医生置于权威的地位，医生也自觉或不自觉地在使用权威，发挥其指导作用。这是目前最常见的医患关系模式，多适用于急性疾病和手术恢复期的病人。该模式易出现的问题是，医生以恩赐者自居，病人过度依赖医生，从而对医患关系产生消极影响，有时可能延缓病人的康复过程。

（三）共同参与型

该模式以平等关系为基础，医患双方都有共同愿望，能各自发挥各自的积极性和主动性，相互支持，协同配合，共同参与疾病的防治。该模式特别适合于当前迅速增加的慢性疾病和生活方式病的防治，这要求病人能认识到维护与促进健康的责任主要由自己来承担，医护人员应对病人及其家庭起到帮助、教育和指导的作用。

项目二　良好医患关系的建立

一、影响医患关系的主要因素

（一）医务人员方面

医患关系如何，主要取决于医护人员的态度。医生对病人表现出亲切、关怀、真诚与负责的态度时，就容易取得病人的信任。医生的态度受本身人格特质、社交能力、医疗能力及其对职业和生活的满意度等的影响。医生常见的问题是：以自我为中心、缺乏弹性与包容、过度科学化而少人性化和追求完美的强迫人格等。医务人员应对自己有自制力，克服私心与偏见，正确认识自己的能力，适时利用转会诊，以符合病人的最大利益。同时，医生应具有较高的道德水平和职业素质，对事业有进取心，对病人富有同情心，尊重其人格，以优质服务取信于病人，不断提高自己的专业能力与沟通能力。

（二）病人方面

病人对疾病的认知态度是与其社会、经济、文化背景，保健知识，个人经验及采取行动的可行性等因素（健康信念模式）所决定的。其态度主要受到病情、情绪、人格特质、对健康和疾病的认识，以及医生、病人间交流互动状况的影响。在社区卫生服务中，全科医生首先要了解病人的愿望与态度，包括求医目的、对自身问题的解释等，在不影响医疗质量的前提下，首先应适度认同病人的态度，适当满足其需求，帮助疏解疾病带来的压力，在取得病人信任和建立起良好的医患关系后，再以专业权威的影响力来加强病人正向的健康行为。

（三）医疗管理及制度方面

医患关系不仅仅是医生和病人之间的事，与医疗机构、医疗保险等也有必然的联系。

医生通常是医疗机构的员工，其要为机构的发展和利益负责，所以在动用各种资源诊治病人时会顾及机构的利益，这会与其维护病人利益的使命产生矛盾。如对无支付能力病人的救治问题、过度医疗增加病人负担等。

医疗保险制度在经济层面上的限制，对医患关系的影响更为直接。对被保险人而言，其医疗资源的获取是有限制的，选择治疗方式的权利减少了。医生从医疗的决策者变成保险规定的执行者与医疗费用的控制者的角色，医生在医疗服务中，不仅要考虑病人的利益与期望，同时必须替医疗保险系统把关，而两者角色会产生冲突。

二、良好医患关系的作用和重要性

医患之间对健康和疾病的看法和信念直接影响医患关系的建立和发展。由于医生和病人各有其对疾病与症状的认知和解释模式或处理办法，医患双方需要通过交流和互动，达到求同存异和相互融合，才能维持良好的医患关系。

医患关系的优劣与疾病的转归有着密切的联系，良好的医患关系对疾病本质的了解和治疗效果均能起到积极的作用，同时也能提高医疗的顺从性和病人的满意度。良好的医患关系是全科医生深入社区、走进家庭的重要工作基础。

良好的医患关系的在全科医疗服务的中有至关重要的意义。①良好的医患关系是医疗活动顺利开展的必要基础。例如从诊断方面看，医患之间没有充分的交往，医生就往往采集不到确切的病史资料。从治疗方面看，患者遵从医嘱是治疗成功的关键。②融洽的医患关系会造就良好的心理气氛和情绪反应。对于患者来说，不仅可消除疾病所造成的心理应激，而且可以从良好的情绪反应所致的躯体效应中获益。对于医生来说，从这种充满生气的医疗活动中亦可得到更多的心理上的满足，即良好的医患关系本身就是一种治疗的手段，它不仅可以促进患者的康复，而且对医生的心理健康也是必需的。

项目三　沟通是良好医患关系建立的主要途径

沟通是信息借助一定的载体在发送者到接收者之间进行传递，并寻求反馈获得相互理解的过程。

一、医患沟通的目的与特征

医患沟通（doctor-patient communication）是医患双方在医疗卫生服务活动中围绕病人疾病与健康问题互动进行的信息交流。主要内容包括医疗信息的沟通和思想情感的沟通等。

（一）医患沟通的目的

1. 掌握病人健康危险因素　现代社会发展，疾病谱中慢性非传染性疾病（简称慢性病）已成为健康的主要敌人。一般来说，慢性病的病因及发病机制复杂，这需要良好的医患沟通，掌握病人的健康相关危险因素。

2. 改善病人的遵医行为　病人是否能按医嘱进行治疗及建立健康的生活行为方式，需要良好的医患沟通来改善病人的遵医行为。

3. 协调医患关系　沟通不足产生医疗信息不对称，病人很容易产生不满意的情绪，从而也会影响到治疗的效果和病后的自我保健。

4. 提高医务人员素质　在思想上重视沟通，增强沟通意识和应用沟通技巧，提高沟通能力，做好与病人的沟通工作是一名医生良好的职业素质的体现。

5. 医疗机构的可持续发展　拥有良好医患沟通能力的医疗机构在社会上会形成良好的声誉，病人倾向于选择医疗技术过硬声誉好的医疗机构就医。

（二）医患沟通的特征

1. 双向互动性。医生与病人沟通疾病的治疗方案时，医生需要向病人讲解病情，解释治疗方案，病人在接受信息的同时也向医生询问治疗方案选择，是否存在其他的治疗方案等信息。

2. 情境性。医患沟通是发生在一定的场合的沟通过程，这种场合通常是指特点的时间、地点、参与的人、病情程度等，称为情境。不同的情境，沟通方式也将有所区别。

3. 接近性。医患沟通双方是医疗服务人员与病人面对面的沟通，沟通方式运用了非语言性和语言性沟通。

4. 信息与情感传递的双重性。

二、全科医学中医患沟通技巧

沟通时态度上体现出平等、诚实、亲切；沟通时表达简明，所用的语言或非语言方式能为沟通双方所正确理解；描述问题客观而全面，不带有主观倾向；保证信息通道的通畅是有效沟通的前提。具体沟通技巧有语言性和非语言性两类。

（一）语言沟通技巧

1. 语言　医务人员在进行沟通时应选用通俗易懂并为病人理解的语言。

2. 倾听　善于倾听是全科医生的素质体现，倾听的技巧是：一要全神贯注；二是适时回应；三是轻易不打断病人；四是及时核实陈述内容。

3. 提问　收集病人信息、核实信息的必要手段，提问决定了所收集资料的有效性。善于提问是一名医生的基本功，提问方式主要分封闭式和开放式两种类型：① 封闭式提问：这类提问只需要病人做出“是”与“否”的回答，“您咳嗽吗”就是封闭式问题。尽管此种提问获取信息较少，但信息明确可以节省时间。② 开放式提问：这种提问获取信息多，但需要花较多的时间，“您感觉哪里不舒服”是开放式问题。

4. 核实　医务人员对病人描述中一些不完整、模糊的语言产生疑问时，需要采用适宜的方法来核实自己的理解是否准确。核实应客观，不加入医务人员的主观意见和感情。核实的技巧有：重述、释义和澄清。

（二）非语言沟通技巧

1. 仪表　是人的容貌、神态、服饰、发型、体态等的综合，在一定程度上反映了一个人的气质特征和精神面貌，在人际关系的初次交往中非常重要，即是所谓的“第一印象”。医务人员的仪表应符合工作环境要求，态度和蔼，举止稳重。

2. 表情　人的喜、怒、哀、乐都可以通过面部表情表现出来，医生可以通过病人的面部表情获得病情信息，而病人也能通过医生的面部表情了解医生内心活动。医患沟通中，医务人员的微笑是最常用和最有用的表情，微笑要发自内心，结合礼貌语言和肢体语言，促进沟通的进行。

3. 眼神　可传达用语言难以表达的情感，医患沟通中，医务人员不能把不良的情绪带到工作中，因为眼神是情绪化的目光语，在沟通过程中，应保持对病人的关注、友善和亲和。

4. 手势　通过手势符号进行思想交流，医患沟通中，手势语加强病人的视觉系统的刺激信号，但要注意动作幅度、频度适宜，自然不僵硬。

5. 人际距离　有 4 种：①亲密距离：0.5 米以内，这种距离可以允许身体接触，可感到对方的气味、体温等，只有在情侣、夫妻、家人、极亲密的朋友之间才会产生。在医疗服务中，某些操作检查需要进入亲密距离进行，如触诊，男医生检查女病人身体时应有女护士在场。② 朋友距离：0.5~1.2 米，这种距离可以碰到对方的手，但一般不接触对方的身体，一般熟人、朋友、同事之间交谈多采用这种距离。医生在健康教育、心理咨询、谈及隐私时与病人沟通时保持的距离。③社交距离：1.2~3.5 米，在小型会议、宴会、商务洽谈时采用。当与传染病、性病病人交谈时，保持在社交距离内，以免加重病人的心理压力，利于医患沟通的进行。④ 公众距离：3.5 米以上，是群体交往距离，在公共场合走路与陌生人之间采取此距离。公共距离不适宜个人交谈。

6. 肌肤接触　包括抚摸、握手、拥抱、搀扶等。触摸的方式可分为：社交礼貌型、友谊温暖型和功能职业型，医务人员对病人的触摸是功能职业型，检查时医生触摸病人时手的温度、轻重、频率等都会影响到病人的情绪。

7. 辅助语言　又称为副语言，帮助表达语意的效果。人说话的频率、语调的高低、音色等可以成为人们理解言语表达信息的线索。

三、临床会谈程序与接诊技巧

（一）临床会谈程序

医患会谈时如何获取一些病人不愿意告知的资料，有赖于医患关系和会谈的技巧。全科医疗应诊过程中临床会谈程序分以下三个阶段。

1. 开始阶段　主要是打招呼和自我介绍，营造轻松、和谐的会谈氛围，然后再切入主题，判断病人的就诊目的和需求。

2. 中间阶段　是资料的收集阶段，是会谈最重要的部分，其质量会直接影响诊断与处理的正确性。

3. 结束阶段　医生应简述或总结本次会谈，并对病人提出疾病管理方案，通过病人或其陪伴人员复述来确定病人明确医嘱内容。

（二）会谈接诊技巧

1. BATHE 问诊　由背景（background）、情感（affection）、烦恼（trouble）、处理（handling）和移情（empathy）五部分构成，可以使对病人进行心理评估时复杂的方法显得简明而有序，有助于将生物医学与心理学结合起来。

（1）背景　通过一个提问如“最近你过得如何”，就可以了解病人来访的背景。

（2）情感　问题如“你的心情如何”，反映了病人当前的情绪状态。

（3）烦恼　问题如“现在最让你困扰是什么问题”，将医生和病人的注意力集中到目前需处理的健康问题上。

（4）处理　问题如“你是如何处理你所烦恼的问题”，给医生提示病人当前的功能状态。

（5）移情　问题如“这对您来说真不容易啊”表现出医生对病人的关切。

2. 营造宽松和谐的氛围　医生的仪表整洁、态度亲切，面带微笑招呼病人，有助于消除病人的紧张与不安，良好的第一印象有助于后面的会谈进程。此外，安静整洁的环境可以使病人感觉放松、心情愉快。

3. 保持注意力集中　医生在会谈过程中应集中注意力倾听病人的谈话，尽量避免随意打断会谈过程，并保持与病人的眼神接触，对病人的谈话内容及时做出反应，鼓励病人进一步谈话。

4. 引导会谈方向　会谈时医生要善于引导会谈方向，保持会谈过程自然流畅，分清病人健康问题的主次，在病人讲述与病情无关的情况时应有技巧的通过开放式提问引导病人重新进入到健康问题的描述，注意态度不要伤害病人的自尊心。

5. 及时澄清问题　会谈时遇到病人因为顾虑而对健康问题的描述隐瞒或含糊介绍时，医生应及时把握重点，要求病人进一步说明，尤其是这部分被病人刻意简略的资料是诊治的必要资料时，应委婉地向病人说明这些资料的意义，消除其顾虑。

6. 会谈过程中需注意的几个问题　① 避免暗示：会谈中提问要选择“中性”的词语；② 一次只问一个问题：一次提问数个问题，会令病人紧张，并且回答问题容易出现前言不搭后语；③不要重复提问：重复提问病人可能误认自己的上一次回答有错，从而改变回答内容而影响病情资料的真实性。

四、不同类型病人的沟通

（一）儿童病人

儿童的天性是好奇、好玩，因此在候诊室准备玩具、卡通画、儿童图书等以减少儿童的不安。儿童病史的叙述多由父母完成，但医生也要留心儿童的反应，给予适度的关爱和鼓励，与儿童沟通时应选择简单的词汇，用熟悉形象的事情做比喻，易于为儿童所理解。如果涉及特殊的处置方式，除与家长沟通外，也应向儿童交代，争取得到儿童的配合，在处置过程也需要及时给予鼓励和表扬。

（二）青少年病人

青少年处于青春期，不愿父母代其发言，因此在与青少年会谈时，尽量让其发挥，并征询是否需要父母陪伴。青少年成长过程中常伴有很多身心问题，其中有些问题对青少年来说是高度隐秘的，因此除非其同意，医生应予以保密。

（三）老年病人

老年人听力和记忆力处于衰退期，与其沟通时，医生要充满耐心和同情心，在反馈疾病治疗方案时，适当的提高音量，重复治疗要点，必要时需要条理清晰地记录在纸上，方便老年人查看。

（四）预后不良病人

与患有预后不良疾病的病人沟通时，应表现出同情心和正面积极的态度，为病人制定最优的疾病管理方案。在沟通过程中除了减轻病痛的一般治疗信息支持外，也应对病人给予心理上的支持。

（五）问题病人

问题病人指特别难以相处的病人，分以下几类。

1. 疑病性神经症病人　此类病人有疑病倾向，过分关注自己的身体状况，总是担心自身某部分有病。医生面对疑病型病人时，应认真排除其身体疾病，并给予适度的关爱，努力发掘病人日常生活情况，帮助病人正视现实中遇到的困难，指导其自我调整。

2. 抑郁症病人　全科医生可使用 BATHE 技术，鼓励其在生活上多做一些小的积极的改变是非常有益的。

3. 多重抱怨病人　这类病人因处于生活压力事件、缺乏家庭社会资源等情况下自我调适异常，引发了焦虑及不满的心理，因此医生在沟通时要抓住导致病人多重抱怨的原因而不是抱怨的项目上。

4. 愤怒的病人　这类病人易与医护人员发生冲突，不遵医嘱。全科医生与其沟通时应以坦诚的态度，表现出积极治疗的意愿，设法从导致病人愤怒的源头着手加以疏导。

5. 依赖性强的病人　这类病人过于依赖医生，事无巨细地咨询。全科医生要鼓励并协助病人自助解决其力所能及的事件。

6. 自大的病人　这类病人表现的行为自大，认为自己懂得多。医护人员与其沟通时应利用病人的这种性格特点，适当引导病人对治疗方案认同。

（六）高危人群

高危人群并不是患病人群，对疾病威胁感受不强。医生与这类人群沟通时，首先应让其认识到自己对哪种疾病存在易感性，并解释这种疾病的危害，使其感受到疾病对自己的潜在威胁，他们才有可能采纳医生的健康教育处方，采取积极的预防措施。

复习思考题

1. 正常的医患关系模式不包括（　　）
   A. 主动 – 被动型　B. 指导 – 合作型　C. 相互戒备型
   D. 共同参与型　E. 医生决定型
2. 维护健康的责任主要由病人自己承担的医患关系模式是（　　）
   A. 主动 – 被动型　B. 指导 – 合作型　C. 共同参与型
   D. 以上都不是　E. 以上均是
3. 若目的在于使谈话对方绕开正在谈论的话题，采用的应答是（　　）
   A. 聆听式应答　B. 回避式应答　C. 提问式应答
   D. 安抚式应答　E. 反问式应答
4. BATHE 问诊不包括（　　）
   A. 病人的背景信息　B. 病人的疾病体征　C. 病人的情绪状态
   D. 病人的自我管理能力　E. 病人的症状
5. 利用 BATHE 问诊方式，医生可以（　　）
   A. 获得更为详尽的信息　B. 适用于每一个病人
   C. 缓和病人的社会压力和心理压力
   D. 在较短的时间内收集到简略而又相当集中的信息
   E. 缓解病人压力
6. 在医生与病人的交谈过程中，下列不恰当的是（　　）
   A. 交谈应有针对性　B. 医生是交谈的主导者
   C. 语言要伴有丰富的感情色彩　D. 医生的说话时间应达 2/3
   E. 交谈随意性
7. 非语言交流不包括（　　）
   A. 副语言　B. 身体语言
   C. 情感交流　D. 个人空间
   E. 个人嗜好

扫一扫，知答案

模块十

扫一扫，看课件

全科医学中的临床诊疗模式

【学习目标】

1. 掌握：临床诊断辩证思维。
2. 熟悉：临床诊断和治疗思维流程。
3. 了解：社区常见健康问题的临床特点。

临床诊疗思维是医生在临床诊断、治疗过程中，以辩证唯物主义认识论和方法论为指导，将分析、综合、比较、概括、逻辑等多种思维方法相结合，反映疾病本质与治疗规律的辩证途径和逻辑思维方法。全科医学的临床诊疗思维的特征是：以病人为中心的思维定式，以问题为导向的临床诊疗思维模式，运用流行病学和循证医学的科学思维方法评价与决策临床问题。

项目一　全科医学的临床诊疗思维及流程

临床诊疗思维过程包括临床诊断思维和临床治疗决策。临床诊断是医生运用已有的医学理论和经验对于疾病的认识过程；临床治疗是为解除病人病痛所实施的医疗行为。正确临床诊断及成功治疗方案的确立除了要掌握疾病诊疗的基本理论、基本技能和丰富临床经验，还需具备正确的临床思维方法，而正确的临床诊疗思维的培养一定要建立在丰富的临床实践基础上。

一、临床诊断思维及流程

诊断是医生通过对人体健康状态的诊察和对疾病所提出的概括性判断。人们对疾病诊断所持的态度及其总的看法称之为诊断观。诊断疾病的过程，就是医生正确认识疾病的过程，也是有效治疗疾病的前提。

（一）临床诊断的基本原则

1. 整体性原则　是指全科医生在临床诊断过程中，坚持从普遍联系的观点出发，把病人看成是一个有机联系的整体，这不仅是诊断观的要求，也是医学科学自身发展规律的要求。全科医生在诊断过程中要坚持整体性的原则，就必须做到：牢固树立事物是相互联系的观点，处理好局部和整体性的关系。首先，全科医生要从整体联系中识别局部变化的实际意义；其次，要全面地揭示局部变化在复杂的整体运动中的因果联系，认清局部变化的实际地位；再次，要从整体联系中预见到局部变化的发展。

2. 具体性原则　把疾病与特定的时间、地点、条件联系起来，放到动态发展的过程中，放到与其他事物的联系中加以观察和研究。现代医学发展的趋势之一，就是疾病的分类、分型越来越细，各种疾病的差异性、同一种疾病的多样性等，都要求全科医生必须采取具体问题具体分析的思维原则。

3. 动态性原则　就是要求全科医生必须用发展、变化的观点看待病人、看待疾病。人体作为一个有联系的整体，时刻都处在运动变化之中，人体生命活动中各方面相互联系的特性，只有在运动中才能显示出来。临床诊断不是一次完成的，而是一个反复观察、反复思考、反复验证、反复改进的动态过程。

4. 安全性原则　是指全科医生在诊断时，要从抢救和保障病人生命安全，有利于病人身体康复出发，以病人为中心，一切为病人着想，为病人负责，尽可能选择最优诊断。

（二）临床诊断思维的流程

临床诊断思维主要是从思维规律和思维方法的角度来研究正确诊断疾病的规律。疾病诊断程序包括三个步骤：①临床资料的收集、分析和评价；②做出初步诊断；③确立及修正诊断。

1. 临床资料的搜集、分析及评价

（1）病史的采集　病史是病人就医的直接原因，也是诊断的重要依据。采集病史是一个分析、综合、归纳、演绎的过程。采集病史时，应力求客观，避免主观，注意临床资料的真实性和完整性。真实性是指诊察所获得的资料符合客观实际，准确无误，不能是虚假的、歪曲事实的资料；完整性是要求搜集的资料不仅真实可靠，而且全面准确，没有遗漏重要的线索和有价值的资料。

（2）体格检查　是采集病史的继续，与采集病史相比较，查体获得的资料能够比较客观地反映病情，并可以补充病史资料的不足，还可以印证采集病史获得的资料。但是，体格检查也有其局限性，它仅能反映病人就诊时的体征，即疾病的静态特征，而不能反映疾病的发展进程和动态表现。

（3）辅助检查　随着科学技术的迅猛发展，辅助检查方法不断更新改进，检查的敏感性、准确率不断提高，已成为临床诊断的重要辅助手段。各种有针对性的、特异性的辅助检查不仅可以验证初步诊断，深化医生的认识水平，而且增添了临床思维的新线索。

（4）临床资料的综合分析

1）病因分析：①了解病人是否存在暴露的危险因素，如传染性疾病的接触史；②寻找病因证据，如食物中毒检测摄入食物；③病因的多样性分析，包括分析外部致病因素和机体防御功能、分析直接病因和间接诱因、分析自然生物因素和心理社会因素等；④病因因果链分析，疾病的因果常互相转化，某种病因引起某种疾病，该疾病又会成为另一疾病的原因，形成互为因果、不断转化的链条。

2）病征分析：其实质就是症状分析，包括分析症状的真假与虚实、主要症状与次要症状、症状的发展变化、症状的显现过程及不同阶段、不同症状的联系等。

3）病程分析：分析病程的长与短（慢性病与急性病）、连续性和阶段性，分析既往史与现病史之间的关系。

4）病情分析：包括分析发病的急缓程度、病情的轻重程度、典型症状的有无、阳性资料与阴性资料的意义。

（5）检查结果的综合评价　查体获得的主要体征能提示诊断思维的方向，而结合相关伴随体征进行诊断与鉴别诊断分析，能起到排除或肯定诊断的作用。辅助检查可以补充病史和查体的不足，但辅助检查可受检查部位、标本采集、试剂配制、设备的精确度和灵敏度、操作程序、方法的特异性及检查者的判断等多种因素的干扰和影响，不可避免地带有一定的局限性。所以，临床医生对任何检查结果的可信度都不能孤立地看待，要结合病史和查体进行综合分析，当检查结果与临床所见不符时，要适时进行必要的重复检查，并注意结果的比较分析。同时要结合疾病的发展变化分析检查结果，兼顾机体的不同反应性，处理好疾病发展的动态和检查结果的静态之间的矛盾。

2. 做出疾病的初步诊断　通过采集病史、体格检查、辅助检查搜集到的临床资料都是反映疾病现象的，诊断疾病的过程就是要通过这些现象去发现疾病的本质。作为全科医生，在搜集到大量感性资料后，一般采用下列思维方式进行综合分析，做出初步诊断。

（1）类比诊断法　临床医生在诊断过程中，将新的病例与曾经诊断处理过的旧病例相比较，找出它们的相似之处，由已知推导出未知，对新病例做出相应的诊断。类比诊断法的优点是直接、简捷，能对常见病、多发病及病情单一、表现典型或医生熟悉的疾病做出及时正确的诊断。但类比推理仅考虑了事物之间的相似性，而忽略了事物之间的差异性，如“异病同症”或“同病异症”等特殊情况，对非典型病例及疑难病例就容易造成误诊、漏诊。

（2）假设诊断法　这是临床诊断中运用最多最普遍的一种思维形式，可以说凡是没有经过证实的一切印象诊断都可视为假设诊断。假设诊断的意义在于为临床医生的活动提供线索，指明方向，有助于选择有针对性的辅助检查来验证诊断。如果辅助检查结果与病情相符，假设诊断即被证实；如果不符，假设诊断被否定后，临床医生又提出新的假设诊断，再去验证……直至形成正确的诊断。

（3）演绎诊断法　是临床医生在医疗实践中积累的经验，运用由个别到一般的归纳法形成的对某一疾病的诊断模式为大前提，以病人的临床表现为小前提进行逻辑推理，如果病人的临床表现与大前提相仿就可推导出本病的诊断。演绎诊断法适用于有明确诊断标准的疾病的诊断，如糖尿病的“三多一少”、肠梗阻的“痛、吐、胀、闭”。如果诊断标准本身不确切，这时运用演绎诊断法进行诊断就易误诊。

（4）排除诊断法　是临床诊断中又一常用的思维方法。临床医生根据病人的临床表现提出一组与其表现相似的疾病，按照各个疾病的特征与病人的临床表现逐一进行比较分析，依次排除，无法排除的疾病就是该病人的诊断。

3. 确立及修正诊断　尽管症状和体征是诊断的客观依据，但诊断结论是经过医生的思维之后做出的，带有一定主观性。无论诊断的依据如何充分，医生的分析如何客观；无论是比较明确的诊断，还是假设性的诊断，都有待于临床处理和治疗的检验。一个正确的诊断，一般需要经过从感性认识到理性认识，再从理性认识到医疗实践的多次反复才能产生出来。

全科医生通过对病人进行病史采集、体格检查和必要的辅助检查，掌握第一手材料，经过分析、综合、类比、判断、推理的思维活动，做出对疾病本质的、理性的、抽象的判断，得出疾病诊断的理性认识，继而根据诊断采取相应的治疗措施并观察治疗效果，反过来验证原来的诊断，进一步肯定或修改甚至完全否定原来的诊断，如此多次反复，使全科医生对疾病的认识逐步深化。所以，临床诊断是一个从感性到理性、从理论到实践即实践－认识－再实践－再认识的过程。

（三）诊断的辩证思维

思维离不开辩证逻辑，辩证法是一门研究事物矛盾的运动、发展、变化基本规律的科学。为了使临床诊断与治疗决策更加接近于疾病的本质，全科医生要运用唯物辩证法来认识疾病发生、发展及诊断、治疗的临床规律。

1. 现象与本质　疾病所引起的征象都具有一定的临床意义，但同一征象可由不同的疾病所引起，再就需要临床医生能够透过复杂的临床表现去认识疾病的本质。例如在心尖部听到隆隆样舒张期杂音，提示二尖瓣狭窄，可以是二尖瓣瓣膜本身的病变所致的器质性二尖瓣狭窄，也可以是主动脉瓣重度反流所造成的二尖瓣相对性狭窄。再就需要结合其他临床表现透过现象看本质，进一步确立诊断。再如急腹症病人都有腹痛的表现，在判断急腹症病因时可以根据腹痛的性质、部位、程度及伴随征象进行区别。

2. 常见病与少见病　疾病的发病概率决定了临床上常遇到的是常见病、多发病。因此，对于一个症状的性质判定，一定要遵循首先考虑常见病、多发病，再适当考虑少见病的原则。提高对常见病的临床思维能力和诊断水平，有助于对少见病的辨认；加强对少见病的认识，有助于对常见病的鉴别诊断。

3. 一元病论与多元病论 一元病论是用一种疾病来概括解释临床现象，多元病论是用多种疾病来解释不同的临床现象。一般情况下，一个病人在某一特定时期罹患一种疾病比同时患多种疾病的可能性大，所以临床诊断要遵循首先考虑一元病论的原则，尽可能用一个疾病统一解释多种临床症状，便于指导治疗。但是临床实践中也有不少多种疾病共存的事实，当无法用一元病论解释时就必须考虑到多元病论，即若干疾病共存的情况。

4. 器质性与功能性 器质性疾病是指组织结构上有病理变化的疾病，功能性疾病是指虽有临床症状但检查未发现有组织结构的改变。器质性疾病与功能性疾病常处于动态变化中，病人有症状但检查未发现出异常，并非就一定没有器质性疾病，它可能是器质性疾病的早期阶段；而异常体征也并非就由器质性疾病所引起，如情绪激动时的心率增快。在临床处理上应遵循首先考虑器质性疾病的原则，在没有充分证据排除器质性疾病之前，不可轻易诊断为功能性疾病。

5. 全身与局部 一个病症既可以是全身疾病的局部表现，也可以是病症所在部位脏器的局部疾病，这需要医生在诊断时加以区别。局部病变可影响全身，全身病变也可突出地表现在局部，如恶心、呕吐既可由消化道疾病所引起，也可是全身病变的伴随症状。此时整体观是思维的主导思想，要遵循首先考虑全身疾病的原则，从局部变化的相互关系中认识整体变化，在排除全身疾病后再考虑局部疾病。

6. 典型征象与非典型征象（个性与共性） 典型征象是具有一定确定性和特异性的疾病现象，是从多种疾病原型中概括出来的标准模式，具有一定的特征性；而非典型征象是不确定的、缺乏特异性的疾病现象。

（1）掌握典型征象的意义 掌握典型征象是用归纳法中的求同法来认识疾病，从纷繁复杂的疾病表现中概括出共同特性，以此为指导进一步认识个性特征，其意义在于：①有利于发现疾病的主要特征，将不同的疾病区别开来；②确定疾病的诊断标准，有利于疾病的诊断。

（2）确认非典型征象的意义 确认非典型征象是用归纳法中的求异法来认识疾病。疾病征象的非典型性、个体性、变异性是不同个体疾病的本质现象，是鉴别诊断的基础。

（3）典型征象与非典型征象的关系 ①典型征象与非典型征象的区别具有相对性：一是典型之中含有不典型，如某一典型征象在某种疾病的表现中占85%，所以缺乏这一典型征象并不能排除该疾病的存在；二是同一疾病中既有典型征象又有非典型征象，两者均要兼顾。②典型征象与非典型征象是可以变异的：如大叶性肺炎的典型X线表现是胸片示大片致密阴影，但因抗生素的早期大量使用，病变很少侵犯整个肺大叶，X线检查呈小片状阴影，这过去被认为的非典型征象现已成为大叶性肺炎的典型征象了。

影响临床表现不典型的因素有：①年老体弱病人；②疾病晚期病人；③治疗的干扰；④多种疾病共存的干扰；⑤婴幼儿；⑥器官异位症；⑦医生的认识水平等。

7. 良性疾病与恶性疾病　判定一个临床症状是由良性还是恶性疾病引起的，要遵循按照恶性病检查、按良性病治疗的原则。如中年男性病人出现上腹疼痛伴黑便，不管有什么倾向性，必须把检查的重点放在肯定或否定胃癌等恶性疾病上。未确诊前，在积极检查的前提下，应按良性疾病治疗，否则一旦是溃疡病而在治疗上采用了抗癌方案，显然是错误的。

8. 主要矛盾和次要矛盾　疾病的临床表现过程一般比较复杂，往往包括许多症状和体征。面对复杂的病情，临床医生要善于分清主次，找出主要矛盾。例如，一病人有食欲缺乏、腹胀、腹泻等消化系统症状，同时出现心悸、气促、下肢水肿、发绀等循环系统症状，颈静脉怒张、肝大、心尖区隆隆样舒张期杂音等典型心瓣膜病理征。正确的诊断是二尖瓣瓣膜病变导致心衰，消化道症状属胃肠道淤血所致。循环系统的临床表现是疾病的主要矛盾，而消化系统的临床表现只是次要矛盾。

9. 诊断的问号与句号　医生的工作目标是使其诊断结论尽可能快地接近本质，病人也迫切希望医生尽快得出正确诊断。但在临床实际工作中，由于和病人接触的有限性、对病情了解的肤浅性、抢救要求的紧迫性、占有资料在短期内的不完整性等，都有可能造成确立某一项诊断的不成熟性。因此在印象诊断后面加一个问号就比加一个句号更客观，即思维应遵循“留有余地”的原则。

10. 动与静　病情变化是绝对的，不变是相对的；而人们的认识是有过程的、有阶段性的。从发展变化角度看，思维应始终遵循“动”是绝对的原则。医生做出的临床诊断，是对疾病发展到当前阶段的初步认识，随着病程的发展，会出现新的症状和体征，医生应根据病情的变化调整、完善诊断。

总而言之，在临床诊疗过程中应在辩证思维的指导下，坚持以下原则：①实事求是的原则，避免主观臆断，减少误诊；②“一元病论”原则，尽量用一个疾病去解释多种临床表现，有利于医生识别、把握基本表现的内在联系，但不适用于老年病人身患多种疾病时；③用发病率和疾病谱观点选择诊断的原则，诊断时首先考虑常见病、多发病，以及当地流行的传染病、地方病；④先考虑器质性疾病，后考虑功能性疾病的原则，以免延误疾病的治疗时机；⑤首先考虑可治性疾病的原则，在未确诊为不可治疾病前，先考虑可治性疾病，这样可以最大程度的减少贻误治疗的可能性；⑥以病人的整体角度和最高利益为出发点，权衡利弊，抓准重点、关键的临床问题，特别是处理急重症病人时，力求避免“见病不见人”的现象发生。为避免误诊、漏诊，按照唯物辩证法的要求，一定要力求避免：先入为主、自圆其说的主观性思维；抓住一点、不及其余的片面性思维；只见树木、不见森林的表现性思维；固守初见、一成不变的静止性思维；套用模式、僵化处理的习惯性思维。过分夸大和依赖仪器的唯仪器论思维方法，过高的评价所谓的特异性检查，已成为误诊的主要原因。

二、临床治疗思维与策略

（一）明确临床处理目标

全科医生应该根据疾患的性质，正确的做出临床处理决定，而做出临床处理之前应首先明确临床处理目标。最基本的治疗目标有：①等待观察，利用时间作为治疗手段；②根治性（临床治愈）治疗；③诊断性治疗；④姑息性治疗；⑤支持性治疗；⑥对症治疗；⑦预防性治疗；⑧康复治疗；⑨转诊；⑩临终关怀。

（二）临床治疗的思维与策略

一般情况下，临床治疗的基本思维程序分三个阶段：治疗方案的扩展阶段（要尽可能全面地考虑各种备选方案）、不适合方案的淘汰阶段、最佳处理方案的确认阶段。

在临床治疗方面，全科医疗中对于疾患的治疗是以问题为向导的，治疗是否成功的标准要以在病人身上产生的结果来衡量，而不在于治疗过程的指标与标准。需要处理的问题可以是症状、疾病或者并发症、功能紊乱、治疗的副作用、预防复发或者恶化，以及与医疗体制有关的行政方面的问题。决策处理方案时需要有病人全程参与，一起讨论权衡各种处理方案的利与弊，尽可能寻找更可靠的临床证据及相关研究证据来帮助正确并全面做出决策。

需要注意的是，对于同样的疾病与同样的治疗，由于病程的发展难以预料，有的病人顺利治愈，而有的病人病情反复，更有的病人疗效不佳，病情恶化甚至导致死亡。因此，医生不能事前根据经验断言某病人治疗效果的好坏，要严密观察检测，随时准备修正既定诊疗方案。

治疗疾病，就是全科医生根据诊断，对病人施以药物、手术等措施，并配合休息、锻炼等方法，使病情得到控制、好转或痊愈。所谓治疗观，就是指全科医生如果能按照唯物辩证法的原则，以全面、联系、发展的观点看待治疗的作用，就是正确的治疗观，就能使疾病早日治愈。

1. 临床治疗的基本原则

（1）整体性原则　所谓整体性原则，就是临床医生在治疗过程中，必须从人体是一个有机联系的统一体这个观念出发，在使用药物、进行手术时都必须在整体观念和全局思想的指导下，予以通盘考虑，全面衡量，正确处理好整体和局部的关系。局部治疗必须服从整体治疗，整体治疗也必须兼顾局部治疗，防止“头痛医头，脚痛医脚”的形而上学的治疗方法。

整体治疗是指药物作用于全身或是改善全身各种器官的功能和代谢，或是增强整个身体的抗病能力，或是药物虽在局部器官发挥作用，但该器官功能的加强，能够改善全身的代谢状况。所谓局部治疗是指药物治疗措施仅仅作用于病灶的局部。这种治疗虽然也会对全身产生影响，但其影响只是轻微的、间接的、次要的，这种治疗同全身治疗比较起来，具有明显的局部性质。

局部变化往往以整体变化为前提，只有从整体观念出发，才能解决治病的根本任务，才能既治标又治本，使病理状态恢复到生理状态。从整体观念出发，在一定意义上说，就是在疾病治疗中，要着眼于全局，只有抓住全局性的东西，才能有效地战胜疾病。整体治疗是主要的，全身状态良好，往往使局部病灶的治疗收到事半功倍的效果。但是，忽视局部对整体的影响也是不对的。

（2）针对性原则　唯物辩证法认为，世界上万事万物千差万别，各有其特殊本质。所谓针对性原则，就是指对疾病要进行具体分析，按其发生的时间、地点及病人的性别、年龄和体质的不同，予以区别对待，做到对因治疗，对症治疗。

坚持针对性原则，首先要做到对因治疗。所谓对因治疗，就是针对引起疾病的病因所采取的治疗措施。疾病是一定因素造成的结果，对因治疗一直是人类所向往的理想的治疗方法。全科医生要做到对因治疗，必须首先弄清病因，病因搞清楚，才能有的放矢。

坚持针对性原则，就是对症治疗。所谓对症治疗就是针对疾病的临床症状所采取的治疗措施。

（3）主次性原则　所谓主次性原则，实际就是指主要矛盾和次要矛盾这一哲学原理在治疗中的运用。全科医生在治疗疾病过程中，必须识别病变的主要矛盾和矛盾的主要方面，针对病变的性质，分清主次、先后、轻重、缓急，围绕着解决主要矛盾，集中力量，突出重点，恰当采取治疗措施，达到救死扶伤的目的。这就是我们说的治疗中主次性原则。

2. 临床治疗中的辩证范畴

（1）治病与致病　治病与致病是对立的统一。治病的目的，是在于疾病痊愈，使病人恢复健康。但在临床治疗中却往往具有二重性，既能治病，同时又能致病。只有把握治病与致病的关系，理解治疗的二重性，全科医生在治疗过程中才能自觉地制定最佳治疗方案，选择最优治疗方法，以尽量减少致病因素。因治疗而导致的疾病叫医源性疾病。

（2）治标与治本　中医学理论中的“标本治则”是唯物辩证法本质与现象这一范畴的体现。所谓“标”，一般是指疾病的外部表现形式，属于现象方面的东西；所谓“本”，一般指疾病的内在联系，属于本质的方面的东西。一般来讲人体为“本”，疾病为“标”；以正为“本”，以邪为“标”。

在病因与症状的关系中，认为病因为“本”，症状为“标”。因为现象是由本质决定的，症状是在病因的基础上产生的。病因是疾病的本质，症状是疾病的外部表现。在原发病与继发病的关系中，原发病为本，继发病为标。因为原发病可以导致人体病变器官及系统的病理改变，继而导致继发性病变的发生。

（3）可治与不可治　从发展来看，从整个人类的认识能力上看，是不存在不治之症的，一切疾病都是可治的。不治之症与可治之症是辩证的，是可以转化的，就每个个体来说，任何可治之症都有治愈的因素，任何不治之症也存在着可治的因素。癌症在治疗的某个阶段，也可出现一定转机的趋势。

（4）特效疗法与一般疗法　特效疗法是相对于一般疗法而言的，是指特定的治疗方法和药物对于相应的疾病有特殊的效果和作用，也就是说有时间短、疗效好、见效快的特点。而一般疗法则称之为支持疗法。它的功效不在于针对特异病因，而在于能够迅速改善全身状况，维持组织器官正常的功能活动，为特效疗法创造条件。在临床治疗过程中，特效疗法与一般疗法是相辅相成的，要视病人病情发展的需要而灵活运用的。

3. 辨证论治　辨证论治是中医的诊断治疗学的主体，是中医基本理论阴阳五行、脏腑经络、病因病机、治则方药等知识在临床实践中的综合具体运用。通过辨证论治，以达到认识疾病和治疗疾病的目的。

辨证是认识、诊断疾病的过程。通过望、闻、问、切及实验检查等手段，搜集病史、主客观症状、体征及其他临床资料，然后以八纲辨证等基本理论来分析、综合、推理，辨清疾病的原因、性质、部位、正邪状态等，从而揭示出疾病的本质，判断属何症。论治是根据辨证结果确定治疗原则，制订治疗方案和给予恰当治疗的过程。辨证和论治是密切相关密不可分的两个阶段。辨证是论治的依据，论治是辨证的目的，治疗效果是检验辨证论治是否正确的客观标准。

辨证论治的特点是：强调从整体上分析机体对疾病的反映，既重视病邪的消长，更重视正气的强弱；既注意到某证的共同规律，更注意具体病人的个体差异；论治要求原则性与灵活性相结合，如标本兼治，同病异治，异病同治，因时、因地、因人制宜等，使治疗个体化，更具针对性。

总之，全科医学的诊疗观是以辩证唯物主义为指导，以生态医学模式为目标，以人为本，与时俱进，遵循科学的思维方式和思维原则，用全面、联系、发展的观点来认识、分析、解决疾病的诊断和治疗问题，对病人既要做出生物诊断，又要做出心理和社会诊断；既要做出生物治疗，又要做出心理和社会治疗。

项目二 以患者为中心、以问题为导向的诊疗模式

一、以病人为中心的全人照顾的思维模式

以人为中心的全科医疗服务提供的是全人照顾，应符合以下基本要求：

1. 全面地考虑服务对象的健康问题　除了要了解疾病、诊断疾病、治疗疾病外，还需要考虑症状背后潜在的心理、社会、文化背景问题及影响因素，并做出相应的心理问题诊断、家庭诊断和社会诊断。

2. 视服务对象为一个整体的人，而不仅是疾病的载体　不仅要了解病人病情的发生发展变化，还要了解病人的患病体验、患病行为、求医行为、遵医行为等。

3. 团队工作模式为病人提供连续的、整体的医疗卫生服务　全科医疗所关注的不仅是寻找有病变的器官组织，更重要的是维护病人的整体健康。

为此，全科医生应当把病人看作是自己的合作伙伴，从一个“完整的人”的角度，全面系统地去考虑其生理、心理、社会、精神等方面的需求，采取一整套的综合措施去加以解决。通过这种建立在医患之间亲密关系的人性化服务，全科医生可以更好地调动病人的主动性，使之积极参与和配合健康维护和疾病控制的全过程，提高医疗服务的有效性。

二、以问题为导向的临床诊疗思维模式

在全科医疗中有许多疾病是早期的、未分化的，这些疾病尚未“成形”，没有明确的生物学的诊断标准，所以全科医生只能以解决病人的问题为目标。与专科医生相比，全科医生所面对的疾病与健康问题的内涵和外延更为广泛及多样化，涵盖了从健康到疾病动态转变过程中可能出现的一系列问题，不仅要关注病人的主诉、症状、体征、辅助检查结果，还要关注与病人的疾病和健康相关的心理、行为、社会、经济、文化等多方面的问题。

强调以问题为导向的诊疗模式，不仅为全科医生指明了应遵循的工作思路和流程，而且对全科医生的知识和技能提出了新要求，全科医生既要掌握躯体问题的诊疗技术，还要懂得心理和社会问题的发现及处理，与个人、家庭、社区健康问题相关的预防、保健和康复服务的知识和技能。

三、社区常见健康问题的临床特点

（一）对“疾病”“疾患”“生活问题”的审视

各种病因引起机体产生一系列病理过程，当它影响到机体功能，导致功能障碍时即表

现为疾病；疾患是指患病所产生的一系列复杂的心理反应，也称为患病体验。一般而言，有一种疾病肯定会有一种疾患，而一种疾患却不一定有一种疾病。例如，忧郁症病人常有明显的身体不适与精神痛苦，但医生却常常找不到疾病的客观证据。生活问题、疾病与疾患肯定会影响病人的生活，包括个人生活质量、家庭生活与社会生活，同时还会影响病人的生理功能，加重疾患与疾病的过程，形成不良循环。全科医生应仔细审视疾病、疾患与生活问题的关系，特别应重视对疾患与生活问题的处理，这样才能够提高完整的医疗服务质量。

（二）健康问题处于原始状态

全科医生所接触的健康问题多处于早期未分化阶段，这时的健康问题具有症状不典型、体征不明确、实验检查资料缺如的特点，仅有一些模糊的非特异性的症状，极难根据诊断标准来确立诊断。疾病的表现有它自身的发生发展规律，整个过程受到时间、程度等因素的影响，这给全科医生临床工作带来相当大的困难。有些疾病允许通过一定时间使之表露出来，而有些疾病可能引发突发的意外事件。这些健康问题的认识及处理，给全科医生的意识和能力提出了更高的要求。

（三）疾病学科界限不清

由于全科医生所接触的健康问题多在原始状态阶段，这些问题的性质与所属专科往往难以界定。例如，一个胸痛的病人可能是胸膜与肺疾病（呼吸科），也可能是心绞痛（心血管科），还有可能是肋间神经痛（神经科）或带状疱疹（皮肤科）等，这种学科界限不清给医生的处理带来极大的麻烦。另一方面病人就诊也不单纯为解决某一专科问题，健康问题常涉及多个系统与器官。如糖尿病属内分泌与代谢疾病，但并发症涉及心血管、神经、肾脏、眼及皮肤等多个脏器。这就要求全科医生的知识结构应从纵横两方面发展，积累丰富的临床经验，逐步深化专科知识与技能。

（四）慢性疾病多

慢性疾病常占据社区疾病谱的首位。如冠心病、高血压、糖尿病等这些慢性病病人需要连续性医疗服务，其就诊率相当高，是全科医生日常工作的主要对象。全科医生对慢性疾病的健康服务更具优势，如高血压病人，能有效监测记录血压、调整治疗方案与药物剂量、了解病人的生活习惯及家庭状况等，便于健康教育，真正实施高血压的个体化防治。

（五）健康问题的隐蔽与变异性

社区中有健康问题的人仅有1/4 ~1/3会主动求医，其余病人常因疾病尚未明确、疾患尚能忍受等原因，未能及时就医。主动发现这些“潜在的”病人和健康问题，也是全科医生工作的任务之一。另外，全科医生是在社区中、家庭中处理病人的健康问题，环境影响较复杂，很多问题也不像预先设想的那样按一定规律发展，经常出现一些意想不到的事件。因此熟悉了解、立足社区的社会经济状况、文化与居民特点，正确应付与处理意外问题，也是全科医生应具备的能力之一。

（六）健康问题的成因和影响错综复杂

问题的原因可能涉及生物、心理、社会多个方面，影响到个人、家庭、社区、人际关系、文化、宗教、政治、经济、医生与医疗保健组织等多个层面，各因素之间又存在着错综复杂的相互作用。全科医生在社区中能接触到问题的所有方面，对把握问题的整体特性极为有利，但要把握问题的整体特性，分析各因素之间的相互关系和相互作用，就必须掌握广泛的知识和系统论的方法及相应的技能。

（七）处理社区常见健康问题的基本策略不同于专科医生

全科医生处理社区常见健康问题的诊治目标已不仅仅是缓解症状或治愈疾病，而更着重于预防疾病、满足病人的需要；利用的资源也不仅是医疗资源，还包括广泛的社会资源；医患之间的交往已不再局限于病人就诊期间，而是一种不受时间、空间、疾患类型、患病与否、是否就诊等因素限制的、伙伴式的、连续性的频繁交流。

四、全科医疗常见的临床问题

这里所指的问题是临床问题，不仅仅是指疾病，而对于全科医生来说更加强调的是病人主诉、常见症状、体征、辅助检查结果，以及与病人的疾病和健康有关的心理、行为、社会、经济、文化等方面的问题。

在基层卫生保健服务中，绝大多数病人都是以症状（问题）而不是疾病就诊，并且绝大多数的症状都是由于自限性疾病引起，往往无须也不可能做出病理和病因学的诊断，而有些症状根本就是由于心理、社会因素引起的。

（一）常见症状

不同的症状反映不同的疾病，一个症状可以在诸多疾病中出现，一个疾病又可产生多种不同的症状。一个症状可能反映多个器官、系统的疾病，继而涉及临床上多个专业科室。所以沿着在诊断中治疗、在治疗中诊断这条主线，扩大对症状的临床思考是正确诊断和处理的首要前提。全科医疗中常见的 30 种症状（表 10–1），约占社区常见症状的 85%，前 20 种症状约占常见症状的 75%。

表 10–1　全科医疗常见症状

发生频数排序	常见症状
前 10 位	发热，咳嗽或咳痰，流鼻涕，咽痛，耳部不适、疼痛、耳鸣，消化不良，便秘，腹痛，腹泻，肩部疼痛
中间 10 位	腿痛或痉挛，胸痛，腰背痛，皮疹，皮肤瘙痒，白带增多或阴部瘙痒，月经异常，心悸，失眠，眼部疼痛或不适
后 10 位	头晕，头痛，气短，便血，视力降低或视物模糊，泌尿道症状，疲劳或乏力，体重减轻，局部肿块

（二）常见问题

全科医疗中常见的问题有：吸烟问题，酗酒问题，毒品问题，性乱问题，家庭暴力（虐待儿童、妇女、老人）问题，文化低与健康知识贫乏问题，营养不良问题，记忆力减退问题，避孕问题，青少年怀孕问题，儿童早期智力开发问题，一般医疗检查问题，计划免疫问题，难对付的病人问题，各种预防保健问题，各种健康教育问题，宗教问题及经济、社会、家庭的其他问题。

（三）常见疾病

表 10–2 列举了全科医疗中各系统的常见病，覆盖了基层医疗保健中诊断的前 80% 的疾病。

表 10–2　全科医疗常见疾病

病变的系统或器官	疾病种类或名称
呼吸系统	上呼吸道感染（病毒性或细菌性），过敏性鼻炎，慢性阻塞性肺疾病，哮喘
咽喉耳鼻	咽鼓管功能紊乱，耳道炎，鼻窦炎
心血管系统	高血压，缺血性心脏病，心力衰竭，脑血管意外
消化系统	胃肠炎，便秘，肠易激综合征，消化不良，溃疡性 / 非溃疡性结肠炎，痔疮
泌尿生殖系统	尿道感染，阴道炎，慢性前列腺炎，更年期综合征，功能性子宫出血，前列腺肥大
神经系统	头痛，头晕或眩晕，压迫综合征（腕管综合征）
眼	结膜炎，流泪问题（鼻泪管堵塞），眼睑疾病，白内障，结膜下出血
皮肤	感染，湿疹，过敏，病毒疹（水痘、蔷薇疹），痤疮
运动系统	肌肉及软组织扭伤或拉伤，关节炎（骨关节炎、风湿性关节炎、痛风），脊柱退行性疾病（颈椎关节强直、腰椎强直、椎间盘问题），肩部综合征（肩周炎、疼痛性弓形综合征），腱鞘炎（扳机指、网球肘），足底筋膜炎
内分泌系统	糖尿病，甲状腺疾病，骨质疏松症
精神及心理问题	抑郁，焦虑，依赖（烟草依赖、酒精依赖、赌博依赖、互联网依赖等）

五、处理全科医疗问题的管理要求

1. 及时转诊　对已明确或怀疑病人存在危险问题而社区卫生服务中心（站）又无法处理时应及时转诊，以免延误治疗或抢救时机。

2. 观察治疗　对这类病人的处理应注意：① 告知同事及病人，做好病人的交接班工作并记录；②告知病人当前的病情及预后；③动态观察病情变化及治疗反应；④必要的辅助检查。

3. 适时转诊　在观察治疗期间，有下列需要时可向专科医院转诊：①完善辅助检查；②明确诊断；③进一步治疗；④专科复诊、随访；⑤规定的转诊项目，如传染病、地方病或公共卫生问题；⑥病人要求。

项目三　循证医学方法在全科医疗中的应用

一、循证医学的概念

循证医学（Evidence Based Medicine，EBM）意为“遵循证据的医学”，指全面系统地收集、整理和应用所获得的最好的客观证据，对患者个体作出合理的临床决策，制订、实施有科学依据的诊断、治疗方案。其核心内容和基本精神是如何寻找证据，分析证据和运用证据，以做出科学合理的治疗决策。循证医学是最好的研究证据与医师的临床实践和病人价值三者之间的结合。

二、循证医学的实施步骤和主要内容

（一）提出问题

提出问题是将病人的需求转化为可以回答的问题。

（二）寻找证据

证据的来源可以是研究原著、系统评价报告、实践指南、其他针对治疗指南的综合研究证据或专家意见。目前可为循证医学提供证据的主要来源有：① Medline 医学索引在线；② Cochrane 图书馆；③中国生物医学文献数据库（CBM）；④中国循证医学 /Cochrane 中心数据库。

（三）评价证据

在评价有关临床研究的文献时，通常需要评价：①文献结果的真实性；②结果是什么；③结果是否有助于处理我的病人三方面。

（四）应用证据

应用证据处理自己的病人，制定出有效、安全、病人愿意接受的诊治方案。

（五）后效评价

随访、观察和评价应用最佳证据指导解决具体问题的效果和收益。

应用循证医学解决临床问题的简便方法是找到可以直接应用的系统综述或实践指南。但需要注意的是，无论系统综述或者实践指南，均存在时效性、地区性和科学性，在应用时同样需要评价结论是否科学、结果大小及是否适用自己的病人。

三、循证医学方法在全科医疗中的应用

由于全科医生的特殊工作条件和环境，往往需要独当一面做出临床决策，因此在全科医疗中实施循证医学尤为重要。现举例全科医疗中的一慢性病型肝炎的治疗。

一位 35 岁慢性病型肝炎（HCV-RNA 阳性）的男性患者。肝活检诊断有早期肝硬化的病理改变，他咨询医生是否应该治疗，哪种药物效果好？

1. 提出问题　首先医生根据这一临床情况和临床知识提出问题：对 HCV-RNA 阳性的患者，采取干扰素加利巴韦林治疗与单用干扰素或不给予治疗相比，哪种方案清除 HCV 更有效。

2. 寻找证据　经过查寻，得出结论，单纯用干扰素治疗后随访 24 周时的 HCV-RNA 阳性率为 81%，而干扰素加利巴韦林阳性率为 57%，需要治疗的患者数 NNT 为 4，95% 可信区间（3，6）。

3. 评价证据　用相关评价证据的方法对检索出的研究报告进行评价后，认为文章的真实性和可靠性好，结果有重要的临床意义。

4. 应用证据　证据中的患者情况与该患者相似，NNT 值较小，且精确性较好，可以应用于这位患者。但该证据中未提供干扰素加利巴韦林治疗后对 HCV 清除的远期疗效资料。医生把这些证据告诉这位患者，患者决定采用干扰素加利巴韦林治疗。

5. 后效评价　医生对该患者进行追踪观察，在用药后的不同时期评价 HCV-RNA，还可以观测用药后的远期（＞24 月）效果。

复习思考题

1. 以下哪项不是诊断类型（　　）

A. 模型辨认　　B. 穷尽推理　　C. 归纳法

D. 演绎方法　　E. 逻辑方法

2. 全科医生为病人选择相应的实验室检查项目时应该遵循的标准，哪一项是错误的（　　）

A. 病人提出就可实行　　B. 要符合成本 - 效益原则

C. 实验室检查的效益大于其危险性　　D. 实验室检查的结果将对诊断有有效的帮助

E. 实验室检查的结果将对治疗有有效的帮助

3. 全科医生对病人进行临床资料收集时，错误的是（　　）

A. 病史的采集　　B. 体格检查　　C. 实验室检查

D. 心理资料的采集　　E. 不考虑社会资料

4. 基层医疗可处理和照顾的医疗健康问题大约有（　　）

A. 60%~80%　　B. < 50%　　C. 15%~20%

D. 5%　　E. 90%

5. 循证医学的实施步骤不包括（　　）

A. 提出问题　　B. 寻找证据　　C. 评价证据

D. 应用证据　　E. 回复问题

扫一扫，知答案

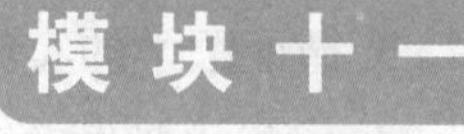

扫一扫，看课件

全科医疗资源与质量管理

【学习目标】

1. 掌握：全科医疗质量的概念和特点；全面质量管理。
2. 熟悉：全科医疗质量的要素；质量管理的内容和评价指标。
3. 了解：全科医疗资源。

作为一名全科医生，在从事全科医疗的工作过程中，掌握质量管理的基本程序与方法，对于提高工作效率，达到提供高质量的符合社区居民需求的全科医疗服务目的是十分重要的。

项目一　全科医疗质量

一、全科医疗质量的概念和特点

（一）全科医疗质量的概念和内涵

医疗行为具有“双重效应”。一个是为达到治疗疾病或保全生命目的有意的、直接的效应，另一个是可以预防而无法避免的，并非有意的但有害的间接效应。

医疗质量指医疗机构提供医疗服务质量的优劣。狭义角度指医疗服务的及时性、有效性和安全性，又称诊疗质量；广义角度不仅包含诊疗质量的内容，还强调病人的满意度、医疗工作效率、医疗技术经济效果（成本效果比）及医疗的连续性和系统性，又称医疗机构（医疗）服务质量。

医疗服务质量的内涵体现在以下方面：①医疗服务质量是病人感知的对象；②医疗服务质量既要有客观方法加以制止和衡量，更多地要按病人主观的认识加以衡量和检验；③医疗服务质量发生在服务生产和交易过程之中；④医疗服务质量是在病人“消费”服务的真实瞬间实现的；⑤医疗服务质量的提高需要机构内部形成全面有效的管理和强大的支持系统。

全科医疗质量（quality of general practice）全科医疗服务机构向居民提供的全科医疗服务效果的优劣。这种医疗服务是否全面、准确，如疾病诊断是否周密、细致、贴切，尤其是预防保健服务的有无和是否符合规范是全科医疗服务质量的重要标志；全科医疗服务是否快捷、方便和连续；提供各种服务的安全性是否周密、稳妥、可靠；服务效率是否快捷、高速、省时；服务成本是否低廉、节约、经济。全科医疗质量的标志主要体现在以下方面：疾病的诊断；治病的方法或方案；对病人和家庭的护理；预防保健服务；全科医疗服务的安全性、效率和成本等。

（二）全科医疗质量的特点

全科医疗服务的性质、特点及提供服务的社区卫生服务机构与一般医疗机构的差别决定了全科医疗服务质量的特点。①内容的广泛性。六位一体化服务。②范围的扩大性。院内疾病的诊治扩大到到院外。③影响因素的复杂性。外在的服务态度质量和工作过程质量受自然、社会、经济、文化、心理等多因素影响。④学科的综合性。涉及自然科学、社会科学和人文科学。⑤技术的相对性。受经济文化发展水平和医学科学技术制约。⑥提供者的敏感性。全科医疗服务提供者会因发生医疗缺陷或造成不良后果而对质量管理敏感，接受服务的居民也会因自己的健康受损而对医疗质量敏感。

二、全科医疗质量的要素

全科医疗服务是一项系统工程，由各种各样的要素构成。要素本身具有质量，全科医疗质量首先取决于各项要素的质量。

（一）全科医疗基础质量

全科医疗基础质量指形成、维持和支撑整个全科医疗质量的基础条件。涉及人力、技术、资金、设备和设施、时间和制度标准。基础质量各成分的质量和结构是全科医疗质量的决定因素，直接影响整体全科医疗质量的高低。

（二）全科医疗环节质量

全科医疗环节质量是全科医生从事全科医疗活动中各个阶段、工作节点、有关步骤所表现出的服务效果，是在全科医疗活动过程中所产生的质量。全科医疗服务环节是全科医疗服务活动中不可缺少的结构，各个环节形成的整个服务过程，同时全科医疗环节质量是满足质量要求的核心，是能否达到质量目标的关键。例如护理工作是全科医疗服务的重要环节，如果没有护理环节，医疗服务活动就进行不下去，也就没有全科医疗质量。

全科医疗服务的环节设计方方面面，其环节质量也比较复杂，可以从以下几个方面考虑：根据诊疗程序分类（诊断质量、治疗质量、护理质量和保健质量）；根据服务对象分类（个体服务质量、家庭服务质量和社区服务质量）；根据工作环境和工作方式分类（在社区卫生机构内提供服务质量和在家庭社区提供服务质量）。

（三）全科医疗终末质量

全科医疗终末质量是反映整个全科医疗活动终结后的质量，是对全科医疗服务活动效果的评价。终末质量标准项目大多数是国家和上级机关规定的统计指标，如病死率、患病率、老年人生活质量水平的提高等。

全科医疗终末质量评价方法。根据评价的对象不同，分为整体终末质量和某一对象终末质量；根据服务的内容不同，分为诊疗质量、预防保健质量、康复教育质量；根据服务的范围不同，分为全科医疗机构内的质量、转诊和转院指标、家庭服务和社区卫生服务质量。

三、全科医疗服务质量管理内容

全科医疗质量管理包括对实现服务质量过程的管理，对参与质量活动的全体人员的管理，以及对业务、技术、服务、行政等全部卫生服务工作与活动的管理。①疾病诊断和治疗管理；②双向转诊质量管理；③家庭病床质量管理；④健康档案质量管理；⑤社区卫生服务管理；⑥全科医疗风险管理。

四、全面医疗质量管理方法

（一）全面质量管理

为了能在最经济的水平上并考虑到充分满足顾客（病人）要求的条件下进行医疗卫生服务市场调查、服务项目设计、服务项目提供，把卫生服务机构内各部门的基础质量、维持质量和提高质量的活动构成为一体的一种有效的质量活动体系、制度、手段和方法的总称。全面质量管理有以下特点：①全面性的质量管理。一是技术质量管理，二是服务质量管理，三是安全质量管理，四是成本控制为主要内容的经营质量管理。②全过程的质量管理。对以个人为中心，家庭为单位，社区为范围的六位一体综合性、连续性服务的全过程实施质量管理。③全员参加的质量管理。对所有从事社区卫生服务的卫生技术人员工作质量的管理。④管理方法的多样化。基础医学、临床医学、流行病学、社会学等多种方法管理。

全面质量管理的基本工作方法有戴明环又称 PDCA 循环法。由英文 plan——计划、do——执行、check——检查、action——处理，几个词的第一个字母组成。它是最早由美国质量管理专家戴明提出来的，故称为“戴明环”。

（二）全科医疗质量标准化管理

标准是实施科学管理的基础，也是质量要求的具体体现，全科医疗服务的技术管理和服务活动离不开标准，也是在一定的标准约束下进行的管理活动。全科医疗质量标准化管理可以使全科医疗服务技术过程的每个环节有章可循，科学、合理地对医疗技术进行管理，保证预防、医疗、保健；康复、健康教育等各项工作的高质量、高效率；标准化管理还可以使社区卫生服务机构的各专业在协作和配合下运转；标准化管理为全科医疗服务水平和质量评价提供科学依据。

全科医疗质量标准化体系是把各部门、各环节、各类标准按一定的方式组合起来，形成各部门之间、人员之间、人员与部门之间互相联系、制约的标准系列。全科医疗质量标准化体系包括总体质量标准、基础质量标准、环节质量标准和质量监控标准。

（三）全科医疗质量控制方法

按时限进行质量控制的方法，分为事前控制和事后控制；按对象层次进行质量控制的方法，分为自我控制、逐级控制、平行控制和越级控制。

五、全科医疗质量评价指标

（一）全科医疗资源指标

资源指标反映政府、单位及居民等社会各方面对全科医疗的投入力度。包括人力（每千人口的全科医生/护士）、物力（每千人口的全科医疗设备）、财力（社会投入的人均全科医疗服务费用）和时间指标（平均每病人服务时间、平均每病人等候时间、家庭和社区服务时间站工作时间的比例等）。

（二）全科医疗服务过程指标

疾病诊断治疗，包括初诊准确率、误诊率、治愈率和好转率、差错发生率、不合理用药发生率等；会诊和转诊，包括会诊比例、平均每名医生转诊人次数、社区卫生机构转诊到上级医疗机构占总门诊人次比例、上级医疗机构转诊到社区卫生机构人次数占总门诊人次数比例；护理，包括护理优良率、平均每名护士家庭护理人次数、平均每个家庭得到护理次数；连续性服务，包括平均每名全科医生或护士的随访人次数、利用非全科医疗服务的病人比例、平均每个家庭得到随访次数、治疗中断发生的比例；健康教育，包括保健知识知晓率、居民保健知识知晓率、健康行为形成率；健康档案，包括个人、家庭和社区健康档案的建档率；预防保健，包括周期性预防筛查比例、儿童计划免疫、慢性非传染性疾病系统管理率；家庭病床，包括平均每位全科医生家庭病床数、平均每个家庭开设家庭病床数日数；保健合同，包括家庭保健合同签订率、平均每名医生的签约病人数。

（三）全科医疗利用指标

反映服务利用的质量是否满足了居民的要求。可以从社区居民就诊的情况说明。常用的指标有平均每名全科医生年门诊人次数、两周未就诊率、社区居民每年就诊次数、每千人口两周就诊人数、每千人口两周就诊次数等。

（四）健康状况指标

健康状况指标常用的指标有慢性病指标（患病率、疾病构成、法定传染病发病率和残疾率）、死亡指标（总死亡率、死亡构成、婴儿死亡率、孕产妇死亡率）、平均期望寿命、每人每年卧床 / 休学日数、老年人生活能力增加率、慢性病人生活能力增加率、精神病人社区康复率。

（五）满意指标

居民和病人等社区的各种人群和部门对全科医疗服务的满意状况。常用的指标有社区病人的投诉率、病人不遵医嘱发生率、病人满意度、医务人员满意度等。

（六）全科医疗服务费用指标

在全科医疗服务过程中的有关费用，一方面可以说明全科医疗服务的效益，同时费用的高低与居民的承受能力有关，这也将影响到全科医疗服务的利用。常用的指标有平均每张处方费用、平均每诊疗人次费用、平均每一个家庭病床每天医疗费用、平均每一个全科医生年业务收入、药费占业务输入的比例等。

项目二　全科医疗资源及其管理

全科医疗资源是卫生资源的组成部分，具有一般卫生资源的特点，全科医疗资源的投入一定要与社会经济发展水平相适应，一定要以社区居民的健康需求为依据。合理使用全科医疗资源，将使有限的资源发挥出最大的优势。全科医疗资源的评价和分析就是分析资源的数量、质量和内部结构，评价全科医疗服务的能力。

一、全科医疗资源

全科医疗资源是在一定条件下，国家、社会、个人提供的用于全科医疗服务的人力、财力、物力、技术、信息的总称。

（一）全科医疗人力资源

全科医疗人力资源主要是指提供全科医疗服务的全科医生和社区护士。由于全科医疗服务的是一种综合性的、团队式的服务，因此离不开医技人员、公共卫生人员、心理精神卫生工作者、康复医学工作者、社区营养师和社会工作者等。原则上社区卫生服务中心按每万名居民配备 2~3 名全科医师；全科医师与护士的比例，目前按 1∶1 的标准配备；另配 1 名公共卫生医师。每个社区卫生服务中心在医师总编制内配备一定比例的中医类别执业医师。其他人员不超过社区卫生服务中心编制总数的 5%。

（二）全科医疗机构

全科医疗机构由社区卫生服务中心和社区卫生服务站组成，具备条件的地区可实行一体化管理。政府原则上按照街道办事处范围或3~10万居民规划设置社区卫生服务中心，根据需要可设置若干社区卫生服务站。业务用房、床位、基本设备（符合成本效益原则）、常用药品和急救药品（安全、有效、价廉、易存储、方便、易得）应根据社区卫生服务的功能、居民需求配置；卫生人力应按适宜比例配置。

（三）全科医疗机构的信息

全科医疗服务信息是用于说明全科医疗服务中各种活动发生、发展和结果及其影响因素的定性和定量数据、情报等，这些数据情报和图像是全科医疗的重要资源，也是全科医疗服务工作的支持系统。全科医疗信息要求及时性、完整性、准确性、科学性和可行性。全科医疗信息的来源有两个途径：现存资料和专项调查。其中健康档案是现存资料中的最重要信息来源。全科医疗信息包括社区人口学特征、危险因素资料、卫生服务需要资料、卫生服务状况资料、社区现患病资料和社区服务成效等信息。

二、全科医疗的管理制度

全科医疗要充分合理使用有限资源，就必须建立和完善相关的管理制度，以确保资源发挥最大效益。对社区卫生机构来说应包括以下内容：

1. 各项技术服务操作规程。
2. 家庭卫生保健服务技术规范。
3. 社区卫生服务站工作制度。
4. 服务差错、事故防范制度。
5. 转诊制度。
6. 医疗废弃物无害化处理制度。
7. 财务、药品、设备管理制度。
8. 档案、信息管理制度。
9. 质量管理的考核制度。
10. 社会民主监督制度。
11. 其他有关制度。

全科门诊工作制度：①全科诊室的工作应由具有执业医师资质的全科医师或持有全科岗位培训合格证书的医师担任。②全科医师应对病人的健康状况进行全面整体的检查和评估，并将结果准确记载于健康档案。两次不能确诊的病人应及时请上级医师会诊。对需要转诊的病人，认真填写转诊单，协助转诊至上级医院。③全科医师应根据病人具体情况，有针对性地进行健康指导和发放健康教育处方，并记入健康档案。④全科医师对慢性病病人应进行规范管理。⑤认真填写门诊日志及相应信息，按时上报。⑥发现传染病病人，及时做好疫情报告，消毒、隔离及转诊。⑦全科医师必须严格遵守国家有关法律法规。自觉执行各项医疗制度和技术操作规范。按规范填写门诊手册，门诊处方及各种申请单。科学合理用药。⑧全科医师要具备良好医德医风，为病人提供良好的人性化服务。

复习思考题

1. 医疗卫生服务质量管理的主要方法是（　　）

A. 建立高质量的质量管理队伍　B. 建立全面的管理条例

C. 抓好医疗技术的管理　D. 全面质量管理　E. 以上都对

2. 全科医疗管理的核心是（　　）

A. 医疗质量问题　B. 医患关系　C. 医疗收费问题

D. 医生技术水平　E. 以上都对

3. 全科医疗标准化管理的意义不在于（　　）

A. 合理组织医疗技术服务，保证各项工作的高质量、高效率

B. 使社区卫生服务机构的各专业在协作和配合下运转

C. 不产生医疗费用

D. 为全科医疗服务水平和质量评价提供科学依据

E. 以上都对

4. 以下哪项是全科医疗资源指标（　　）

A. 每千人口全科医生　B. 辅助检查阳性率　C. 转诊率

D. 门诊确诊率　E. 治愈率

5. 质量结构中最为重要的是（　　）

A. 基础质量　B. 环节质量　C. 终末质量

D. 成果质量　E. 以上都对

6. 全科医疗质量管理不包括（　　）

A. 预防保健质量管理　B. 医疗质量管理　C. 医德医风的管理

D. 医院设施的管理　E. 以上都对

7. 从源头上避免卫生资源损耗的基本决策之一是提高人口健康素质并降低（　　）

A. 人口出生率　B. 人口发病率　C. 人口患病率

D. 人口死亡率　E. 以上都对

8. 以下哪项是全科医疗服务的结果的评价指标（　　）

A. 社区卫生人员数　　B. 门诊确诊率

C. 每千人口家庭病床数　　D. 治愈率　　E. 好转率

9. 属于全科医疗质量评价指标中服务指标的是（　　）

A. 免疫五苗接种率　　B. 年家庭病床费收入　　C. 人均月流水收入

D. 病人次均诊疗费用　　E. 以上都对

扫一扫，知答案

扫一扫，看课件

模块十二
全科医疗健康档案

【学习目标】

1. 掌握：建立完整的社区居民健康档案步骤、方法和内容。
2. 熟悉：建立社区居民健康档案的目的和意义。
3. 了解：建立个人、家庭健康档案的重要性。

项目一　建立社区居民健康档案的目的

社区居民健康档案与以疾病为中心的病史记录方法有显著区别。生物医学模式的健康档案一般只包括门诊病历、住院病历和保健卡，着眼于描述疾病自然史、患者主诉症状、体征及实验室检查结果，以解决疾病的生物学诊断和治疗为目的。全科医疗本身具有的各种特点，要求其健康档案有别于传统的生物医学模式医疗记录，体现出个体、家庭和社区；生物、心理和社会及预防、治疗、保健、康复一体化服务等全方位、全过程的管理特色。其建立的目的和意义有以下几方面。

一、掌握居民的基本情况和健康现状

以健康问题为中心的健康档案特别重视社区居民的基本资料，包括生物、心理、行为方面的背景资料，注重记录健康问题的形成、发展和转归过程中健康危险因素及其干预效果，有利于全科医生全面掌握居民的基本情况和健康现状，为制订临床预防、诊断治疗、预防保健和康复计划提供可靠的依据。

二、开展社区卫生服务

健康档案是开展社区卫生服务的必备工具。首先，居民健康档案详细记录了居民个

体和家庭的健康情况及相关危险因素，有利于全科医生及时提供防、治、保、康、教一体化服务。其次以社区妇女、儿童、老年人、慢性病人、残疾人等为重点建立的居民个人健康档案，为解决社区主要卫生问题，满足基本卫生服务需求提供了可靠的资料。再次，围绕居民个体、家庭和社区建立的健康档案能够详细了解和掌握社区家庭卫生问题和卫生资源，为制订社区卫生保健计划及合理利用卫生资源提供依据。最后，利用健康档案实行双向转诊、会诊服务，为协调性医疗提供参考资料。

三、为解决社区居民主要健康问题提供依据

建立社区健康档案是全科医生主动挖掘并掌握社区卫生问题和有效配置资源的最佳途径。只有对社区居民疾病谱、死因谱等资料进行统计分析，才能全面了解社区居民的主要健康问题，制订出切实可行的卫生服务规划；只有利用社区内外一切可利用的卫生资源，才能把提供系统性、协调性和连续性的卫生服务，以及把解决社区居民主要健康问题落到实处。

四、为全科医学教育和科研提供信息资料

在我国，发展社区卫生服务，是解决普通居民健康问题有效途径，是人人享有卫生保健的基础。基于我国社区卫生状况，高素质的社区医疗卫生服务人才十分缺乏，现有的基层卫生服务人员，也只有经过全科医学的继续教育培训，才能使全新的卫生服务模式得以建立并顺利发展，建立规范化的社区居民健康档案可以为全科医学教育提供生动的教材内容，同时也为维护社区居民健康所进行的科研活动提供信息。

五、为评价社区卫生服务质量提供依据

全科医疗的卫生服务模式与其他专科医疗有着显著的不同，对专科或综合性医院医生的服务质量评价制度和指标，不适用于全科医生。健康档案的完整性和科学性，可在一定程度上反映全科医生基层工作质量和技术水平。此外，健康档案的原始记录具有全面性、客观性和公正性，或可以为解决医疗纠纷或某些司法服务提供客观的依据。

项目二　居民健康档案的基本内容

居民健康档案内容包括居民个体健康档案、家庭健康档案和社区健康档案。个体健康档案及家庭健康档案采用以问题为导向的记录方式，社区健康档案则需要通过社区调查统计分析社区卫生服务状况、卫生资源及居民健康状况建立。

一、居民个体健康档案

居民个体健康档案记录与居民健康有关的资料，包括个体生物、心理、行为学基本特征，社会经济状况，问题的形成、进展、处理和转归，以及健康检查记录。

以问题为导向的健康档案记录方式（problem oriented medical record，POMR）是1968年由美国的Weed等首先提出来的，要求医生在医疗服务中采用以个体健康问题为导向的记录方式。优点是：个体的健康问题简明、重点突出、条理清楚、便于计算机数据处理和管理等。POMR记录方式很快受到医学界，特别是家庭医生的欢迎。POMR目前已成为世界上许多国家和地区建立居民健康档案的基本方法。我国主要根据原卫生部《居民健康卡技术规范》（卫办发〔2011〕60号）、第二次修订说明（卫统中心便函〔2012〕26号）、《居民健康卡（联名卡）技术方案》等相关文件，编制健康档案记录方式。

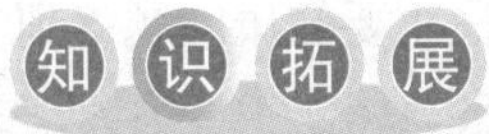

健康档案与体检报告的关系

健康档案是记录每个人从出生到死亡的所有生命体征的变化，以及自身所从事过的与健康相关的一切行为与事件。具体的内容主要包括每个人的生活习惯，以往病史，诊治情况，家族病史，现病史，体检结果及疾病的发生、发展、治疗和转归的过程等。

体检报告作为个人身体检测的数据手册，详细记录了受检者整个身体状况。体检报告中的每一个数据，是对整个身体状况的细分。医生在判断某种疾病时往往要参考上年的体检数据，通过对比，才能判断是否存在潜在的疾病。

从这个意义上而言，定期体检并善待体检报告、将体检报告纳入个人的健康档案对自身的健康大有裨益。

（一）病人的基本资料（表12-1、表12-2）

1. 人口学信息　包括姓名、性别、出生日期、出生地、国籍、民族、身份证号码、文化程度、婚姻状况等。

2. 社会经济学信息　包括户籍性质、联系地址、联系方式、职业类别、工作单位等。

3. 亲属信息　如子女数、父母亲姓名等。

4. 社会保障信息　如医疗保险类型等。

5. 基本健康信息　如血型、过敏史、预防接种史、既往病史、家族遗传病史、健康危险因素、残疾情况、亲属健康状况等。

6. 建档信息　如建档日期、档案管理机构、建档医生等。

表 12-1　个人基本信息表

<table>
<tr><td rowspan="13">身份识别数据</td><td>姓名</td><td></td><td>出生日期</td><td>□□□□年□□月□□日</td></tr>
<tr><td>性别</td><td colspan="3">0 未知的性别　　1 男　　2 女　　3 未说明的性别　　□</td></tr>
<tr><td>身份 标识</td><td colspan="3">居民身份证号码：□□□□□□□□□□□□□□□□□□
其他证件________　证件号码：□□□□□□□□□□□□□□□□□□
新居民证（卡）号：□□□□□□□□□□□□□□□□□□
健康档案编号：□□□□□□□□□□□□□□□□□</td></tr>
<tr><td>民族</td><td>1 汉　　2 少数民族________□</td><td>本人电话</td><td></td></tr>
<tr><td>婚姻</td><td colspan="3">1 已婚　2 未婚　3 离婚　4 丧偶　5 未说明的婚姻状况　□</td></tr>
<tr><td>职业</td><td colspan="3">1 国家机关、党群组织、企业、事业单位负责人　2 专业技术人员　3 办事人员和有关人员　4 商业、服务业人员　5 农、林、牧、渔、水利业生产人员　6 生产、运输设备操作人员及有关人员　7 军人　8 不便分类的其他从业人员　□</td></tr>
<tr><td>文化 程度</td><td colspan="3">1 文盲及半文盲　2 小学　3 初中　4 高中 / 技校 / 中专　5 大学专科及以上　6 不详　□</td></tr>
<tr><td>联系人</td><td colspan="3">1 姓名____________与持卡人的关系______________电话______________；
2 姓名____________与持卡人的关系______________电话______________；
3 姓名____________与持卡人的关系______________电话______________；</td></tr>
<tr><td>户籍地址</td><td colspan="3">________省________市________县（区）________乡（镇、街道）________村（居委会）</td></tr>
<tr><td>居住地址</td><td colspan="3">________省________市________县（区）________乡（镇、街道）________村（居委会）
（当现居住地址与户籍地址不符合时填写）</td></tr>
<tr><td>医疗费用支付方式</td><td colspan="3">1 城镇职工基本医疗保险　2 城镇居民基本医疗保险　3 新型农村合作医疗
4 贫困救助　5 商业医疗保险　6 全公费　7 全自费　8 其他　□/□/□</td></tr>
<tr><td rowspan="4">基础健康数据</td><td>生物标识</td><td colspan="3">ABO 血型：1A 型　2B 型　3O 型　4AB 型　5 不详　□
RH 阴性：1 否　2 是　3 不详　□</td></tr>
<tr><td>医学警示</td><td colspan="3">1 哮喘 □　2 心脏病 □　3 心脑血管病 □　4 癫痫病 □
5 精神病 □　6 凝血紊乱 □　7 糖尿病 □　8 青光眼 □
9 透析 □　10 器官移植 □　11 器官缺失 □　12 可装卸的义肢 □
13 心脏起搏器 □　14 其他医学警示</td></tr>
<tr><td>过敏物名称</td><td colspan="3">过敏物 1：名称____________过敏反应：______________
过敏物 2：名称____________过敏反应：______________
过敏物 3：名称____________过敏反应：______________</td></tr>
<tr><td>免疫接种</td><td colspan="3">疫苗 1：疫苗名称______________接种时间__________
疫苗 2：疫苗名称______________接种时间__________
疫苗 3：疫苗名称______________接种时间__________
疫苗 4：疫苗名称______________接种时间__________
疫苗 5：疫苗名称______________接种时间__________
疫苗 6：疫苗名称______________接种时间__________
疫苗 7：疫苗名称______________接种时间__________
疫苗 8：疫苗名称______________接种时间__________
疫苗 9：疫苗名称______________接种时间__________
疫苗 10：疫苗名称______________接种时间__________</td></tr>
</table>

填表说明：

1. 性别：按照国标分为未知的性别、男、女及未说明的性别。

2. 出生日期：根据居民身份证的出生日期填写。按照年（4 位）、月（2 位）、日（2 位）顺序填写，如 20110612。

3. 居民身份证号码：需如实、完整填写。如果不是居民身份证，需填写证件名称及证件号码。

4. 新居民卡（证）号：适用于已建卡的参合农民，需完整填写，最多 18 位数字。

5. 健康档案编号：适用于已建健康档案者，需完整填写。

6. 民族：少数民族应填写全称，如彝族、回族等。

7. 联系人：指紧急情况联系人。需至少填写一位联系人的姓名、与持卡人的关系、联系电话。这里要求填写与建卡对象关系紧密的亲友姓名，该联系人应为当遇特殊情况或紧急情况无法与建档对象直接沟通而急需建卡对象亲友提供帮助时，确实可以取得联系并能提供帮助的人。

8. 联系人电话：填写确实能够及时、有效取得联系的电话号码。

9. 婚姻

（1）已婚：指在婚者，包括曾离婚或丧偶现已再婚的人。

（2）未婚：指建档之前从未结过婚的人。

（3）离婚：指建档时已与配偶解除婚姻关系，且未再婚的人。

（4）丧偶：指配偶去世未再婚的人。

10. 职业

“国家机关、党群组织、企业、事业单位负责人”指在中国共产党中央委员会和地方各级党组织，各级人民代表大会常务委员会，人民政协，人民法院，人民检察院，国家行政机关，各民主党派、工会、共青团、妇联等人民团体，群众自治组织和其他社团组织及其工作机构，企业、事业单位中担任领导职务并具有决策、管理权的人员。

“专业技术人员”指专门从事各种科学研究和专业技术工作的人员。

“商业、服务业人员”指从事商业、餐饮、旅游、娱乐、运输、医疗辅助服务及社会和居民生活等服务工作的人员。

“办事人员和有关人员”指在国家机关、党群组织、企业、事业单位中从事行政业务、行政事务工作的人员和从事安全保卫、消防、邮电等业务人员。

“农、林、牧、渔、水利生产人员”指从事农业、林业、畜牧业及水利生产、管理、产品初加工的人员。

“生产、运输设备操作人员及有关人员”指从事矿产勘查、开采，产品的生产制造、工程施工和运输设备操作的人员及有关人员。

11. 户籍地址：需如实填写户籍所在地，准确到村（居委会）。

12. 现居住地：当居住地与户籍地址不符时填写，该地址应为建卡人常住或近期居住地址。

13. 医疗费用支付方式：可填多项。

14. 医学警示：符合医学警示情况，在其后“□”打“√”，没有列出的医学警示，如高血压、恶性肿瘤、结核、肝炎及其他法定传染病，需在空白处填写医学警示名称。

15. 过敏物名称：主要指青霉素、磺胺、链霉素等药物名称，如有其他药物或食物等其他物质（如花粉、酒精、油漆等）过敏，请写明过敏物质名称。“过敏反应”描述发生过敏时患者的症状。

16. 免疫接种：需详细填写曾接种的疫苗名称及最后一次接种时间，以计划免疫为主。

表 12-2　个人健康体检表

姓名：　　　　编号□□□ - □□□□□

<table>
<tr><td>体检日期</td><td colspan="2">年　月　日</td><td colspan="2">责任医生</td><td></td></tr>
<tr><td>内容</td><td colspan="5">检 查 项 目</td></tr>
<tr><td>症状</td><td colspan="5">1 无症状 2 头痛 3 头晕 4 心悸 5 胸闷 6 胸痛 7 慢性咳嗽 8 咳痰 9 呼吸困难 10 多饮
11 多尿 12 体重下降 13 乏力 14 关节肿痛 15 视力模糊 16 手脚麻木 17 尿急 18 尿痛
19 便秘 20 腹泻 21 恶心呕吐 22 眼花 23 耳鸣 24 乳房胀痛 25 其他
□/□/□/□/□/□/□/□/□/□</td></tr>
<tr><td rowspan="9">一般状况</td><td>体温</td><td>℃</td><td>脉率</td><td colspan="2">次 / 分钟</td></tr>
<tr><td rowspan="2">呼吸频率</td><td rowspan="2">次 / 分钟</td><td rowspan="2">血压</td><td>左侧</td><td>/　mmHg</td></tr>
<tr><td>右侧</td><td>/　mmHg</td></tr>
<tr><td>身高</td><td>cm</td><td>体重</td><td colspan="2">kg</td></tr>
<tr><td>腰围</td><td>cm</td><td>体质指数（BMI）</td><td colspan="2">kg/m²</td></tr>
<tr><td>老年人健康状态自我评估 *</td><td colspan="3">1 满意　2 基本满意　3 说不清楚　4 不太满意　5 不满意</td><td>□</td></tr>
<tr><td>老年人生活自理能力自我评估 *</td><td colspan="3">1 可自理（0~3 分）　2 轻度依赖（4~8 分）
3 中度依赖（9~18 分）　4 不能自理（≥ 19 分）</td><td>□</td></tr>
<tr><td>老年人认知功能 *</td><td colspan="3">1 粗筛阴性
2 粗筛阳性，简易智力状态检查，总分</td><td>□</td></tr>
<tr><td>老年人情感状态 *</td><td colspan="3">1 粗筛阴性
2 粗筛阳性，老年人抑郁评分检查，总分</td><td>□</td></tr>
<tr><td rowspan="3">生活方式</td><td rowspan="3">体育锻炼</td><td>锻炼频率</td><td colspan="2">1 每天　2 每周一次以上　3 偶尔　4 不锻炼</td><td>□</td></tr>
<tr><td>每次锻炼时间</td><td>分钟</td><td>坚持锻炼时间</td><td>年</td></tr>
<tr><td>锻炼方式</td><td colspan="3"></td></tr>
</table>

续表

<table>
<tr><td>体检日期</td><td colspan="3">年 月 日</td><td colspan="2">责任医生</td></tr>
<tr><td>内容</td><td colspan="5">检 查 项 目</td></tr>
<tr><td rowspan="11">生活方式</td><td>饮食习惯</td><td colspan="4">1 荤素均衡 2 荤食为主 3 素食为主 4 嗜盐 5 嗜油 6 嗜糖 □/□/□</td></tr>
<tr><td rowspan="3">吸烟情况</td><td>吸烟状况</td><td colspan="3">1 从不吸烟 2 已戒烟 3 吸烟 □</td></tr>
<tr><td>日吸烟量</td><td colspan="3">平均 支</td></tr>
<tr><td>开始吸烟年龄</td><td>岁</td><td>戒烟年龄</td><td>岁</td></tr>
<tr><td rowspan="5">饮酒情况</td><td>饮酒频率</td><td colspan="3">1 从不 2 偶尔 3 经常 4 每天</td></tr>
<tr><td>日饮酒量</td><td colspan="3">平均 两</td></tr>
<tr><td>是否戒酒</td><td colspan="3">1 未戒酒 2 已戒酒，戒酒年龄：岁 □</td></tr>
<tr><td>开始饮酒年龄</td><td>岁</td><td>近一年内是否曾醉酒</td><td>1 是 2 否 □</td></tr>
<tr><td>饮酒种类</td><td colspan="3">1 白酒 2 啤酒 3 红酒 4 黄酒 5 其他 □/□/□/□</td></tr>
<tr><td>职业病危害因素接触史</td><td colspan="4">1 无 2 有（工种从业时间年） □
毒物种类 粉尘防护措施 1 无 2 有 □
放射物质 防护措施 1 无 2 有 □
物理因素 防护措施 1 无 2 有 □
化学物质 防护措施 1 无 2 有 □
其他 防护措施 1 无 2 有 □</td></tr>
<tr><td rowspan="4">脏器功能</td><td>口腔</td><td colspan="4">口唇 1 红润 2 苍白 3 发绀 4 皲裂 5 疱疹 □
齿列 1 正常 2 缺齿 3 龋齿 4 义齿（假牙） □
咽部 1 无充血 2 充血 3 淋巴滤泡增生 □</td></tr>
<tr><td>视力</td><td colspan="4">左眼 右眼 （矫正视力：左眼 右眼 ）</td></tr>
<tr><td>听力</td><td colspan="4">1 听见 2 听不清或无法听见 □</td></tr>
<tr><td>运动功能</td><td colspan="4">1 可顺利完成 2 无法独立完成其中任何一个动作 □</td></tr>
<tr><td rowspan="11">查体</td><td>眼底 *</td><td colspan="4">1 正常 2 异常 □</td></tr>
<tr><td>皮肤</td><td colspan="4">1 正常 2 潮红 3 苍白 4 发绀 5 黄染 6 色素沉着 7 其他 □</td></tr>
<tr><td>巩膜</td><td colspan="4">1 正常 2 黄染 3 充血 4 其他 □</td></tr>
<tr><td>淋巴结</td><td colspan="4">1 未触及 2 锁骨上 3 腋窝 4 其他 □</td></tr>
<tr><td>肺</td><td colspan="4">桶状胸：1 否 2 是 □</td></tr>
<tr><td>心脏</td><td colspan="4">心率 次 / 分钟 心律：1 齐 2 不齐 3 绝对不齐 □
杂音：1 无 2 有 □</td></tr>
<tr><td>腹部</td><td colspan="4">压痛：1 无 2 有 □
包块：1 无 2 有 □
肝大：1 无 2 有 □
脾大：1 无 2 有 □
移动性浊音：1 无 2 有 □</td></tr>
<tr><td>下肢水肿</td><td colspan="4">1 无 2 单侧 3 双侧不对称 4 双侧对称 □</td></tr>
<tr><td>足背动脉搏动</td><td colspan="4">1 未触及 2 触及双侧对称 3 触及左侧弱或消失 4 触及右侧弱或消失 □</td></tr>
<tr><td>肛门指诊 *</td><td colspan="4">1 未及异常 2 触痛 3 包块 4 前列腺异常 5 其他 □</td></tr>
</table>

续表

<table>
<tr><td>体检日期</td><td colspan="2">年　　月　　日　　　　责任医生</td></tr>
<tr><td>内容</td><td colspan="2">检　查　项　目</td></tr>
<tr><td rowspan="7"></td><td>乳腺 *</td><td>1 未见异常 2 乳房切除 3 异常泌乳 4 乳腺包块 5 其他　□/□/□/□</td></tr>
<tr><td rowspan="5">妇科</td><td>1 未见异常　2 异常　□</td></tr>
<tr><td>1 未见异常　2 异常　□</td></tr>
<tr><td>1 未见异常　2 异常　□</td></tr>
<tr><td>1 未见异常　2 异常　□</td></tr>
<tr><td>1 未见异常　2 异常　□</td></tr>
<tr><td>其他 *</td><td></td></tr>
<tr><td rowspan="16">辅助检查</td><td>血常规 *</td><td>血红蛋白 ________g/L　白细胞 ________×10⁹/L　血小板 ________×10⁹/L
其他 ______________________________</td></tr>
<tr><td>尿常规 *</td><td>尿蛋白 ________ 尿糖 ________ 尿酮体 ________ 尿潜血 ________
其他 ______________________________</td></tr>
<tr><td>空腹血糖 *</td><td>______________mmol/L 或 ______________mg/dL</td></tr>
<tr><td>心电图 *</td><td>1 正常　2 异常　□</td></tr>
<tr><td>尿微量白蛋白 *</td><td>______________________________mg/dL</td></tr>
<tr><td>大便潜血 *</td><td>1 阴性　2 阳性　□</td></tr>
<tr><td>糖化血红蛋白</td><td>%</td></tr>
<tr><td>乙型肝炎
表面抗原 *</td><td>1 阴性　2 阳性　□</td></tr>
<tr><td>肝功能 *</td><td>血清谷丙转氨酶 U/L　　血清谷草转氨酶 U/L
白蛋白 g/L　　总胆红素 μmol/L
结合胆红素 μmol/L</td></tr>
<tr><td>肾功能 *</td><td>血清肌酐 μmol/L　　血尿素氮 mmol/L
血钾浓度 mmol/L　　血钠浓度 mmol/L</td></tr>
<tr><td>血脂 *</td><td>总胆固醇 mmol/L　　甘油三酯 mmol/L
血清低密度脂蛋白胆固醇 mmol/L
血清高密度脂蛋白胆固醇 mmol/L</td></tr>
<tr><td>胸部 X 线片 *</td><td>1 正常　2 异常</td></tr>
<tr><td>B 超 *</td><td>1 正常　2 异常</td></tr>
<tr><td>宫颈涂片 *</td><td>1 正常　2 异常</td></tr>
<tr><td>其他 *</td><td></td></tr>
</table>

续表

体检日期	年　月　日		责任医生		
内容	检查项目				
中医体质辨识*	平和质	1 是　2 基本是			□
	气虚质	1 是　2 倾向是			□
	阳虚质	1 是　2 倾向是			□
	阴虚质	1 是　2 倾向是			□
	痰湿质	1 是　2 倾向是			□
	湿热质	1 是　2 倾向是			□
	血瘀质	1 是　2 倾向是			□
	气郁质	1 是　2 倾向是			□
	特秉质	1 是　2 倾向是			□
现存主要健康问题	脑血管疾病	1 未发现　2 缺血性卒中　3 脑出血　4 蛛网膜下腔出血　5 短暂性脑缺血发作　6 其他			□/□/□/□/□
	肾脏疾病	1 未发现　2 糖尿病肾病　3 肾功能衰竭　4 急性肾炎　5 慢性肾炎　6 其他			□/□/□/□/□
	心脏疾病	1 未发现　2 心肌梗死　3 心绞痛　4 冠状动脉血运重建　5 充血性心力衰竭　6 其他			□/□/□/□/□
	血管疾病	1 未发现　2 夹层动脉瘤　3 动脉闭塞性疾病　4 其他			□/□/□
	眼部疾病	1 未发现　2 视网膜出血或渗出　3 视盘水肿　4 白内障　5 其他			□/□/□
	神经系统疾病	1 未发现　2 有			□
	其他系统疾病	1 未发现　2 有			□
住院治疗情况	住院史	入/出院日期	原因	医疗机构名称	病案号
		/			
		/			
	家庭病床史	建/撤床日期	原因	医疗机构名称	病案号
		/			
主要用药情况	药物名称	用法	用量	用药时间	服药依从性 1 规律　2 间断　3 不服药
	1				
	2				
	3				
	4				
	5				
	6				

续表

<table>
<tr><td>体检日期</td><td colspan="2">年　月　日</td><td>责任医生</td><td></td></tr>
<tr><td>内容</td><td colspan="4">检 查 项 目</td></tr>
<tr><td rowspan="4">非免疫规划预防接种史</td><td>名称</td><td>接种日期</td><td colspan="2">接种机构</td></tr>
<tr><td>1</td><td></td><td colspan="2"></td></tr>
<tr><td>2</td><td></td><td colspan="2"></td></tr>
<tr><td>3</td><td></td><td colspan="2"></td></tr>
<tr><td>健康评价</td><td colspan="4">1 体检无异常 □
2 有异常
异常 1________________
异常 2________________
异常 3________________
异常 4________________</td></tr>
<tr><td>健康指导</td><td colspan="3">1 定期随访
2 纳入慢性病患者健康管理
3 建议复查
4 建议转诊
□/□/□/□</td><td colspan="2">危险因素控制： □/□/□/□/□/□
1 戒烟　2 健康饮酒　3 饮食　4 锻炼
5 减体重（目标）
6 建议疫苗接种
7 其他</td></tr>
</table>

填表说明

1. 本表用于居民首次建立健康档案及老年人、高血压患者、Ⅱ型糖尿病患者和重性精神疾病患者等的年度健康检查。

2. 一般状况

体质指数 = 体重（kg）/ 身高的平方（m^2）。

老年人认知功能粗筛方法：告诉被检查者“我将要说三件物品的名称（如铅笔、卡车、书），请您立刻重复”。过 1 分钟后请其再次重复。如被检查者无法立即重复或 1 分钟后无法完整回忆三件物品名称为粗筛阳性，需进一步行“简易智力状态检查量表”检查。

老年人情感状态粗筛方法：询问被检查者“你经常感到伤心或抑郁吗”或“你的情绪怎么样”。如回答“是”或“我想不是十分好”，为粗筛阳性，需进一步行“老年抑郁量表”检查。

3. 生活方式

体育锻炼：指主动锻炼，即有意识地为强体健身而进行的活动。不包括因工作或其他需要而必须进行的活动，如为上班骑自行车、强体力工作等。锻炼方式填写最常采用的具体锻炼方式。

吸烟情况：“从不吸烟者”不必填写“日吸烟量”“开始吸烟年龄”“戒烟年龄”等。

饮酒情况：“从不饮酒者”不必填写其他有关饮酒情况项目。“日饮酒量”应折合相当于白酒“多少两”。白酒1两折合葡萄酒4两、黄酒半斤、啤酒1瓶、果酒4两。

职业暴露情况：指因患者职业原因造成的化学品、毒物或射线接触情况。如有，需填写具体化学品、毒物、射线名或填不详。

4. 脏器功能

视力：填写采用对数视力表测量后的具体数值，对佩戴眼镜者，可戴其平时所用眼镜测量矫正视力。

听力：在被检查者耳旁轻声耳语“你叫什么姓名”（注意检查时检查者的脸应在被检查者视线之外），判断被检查者听力状况。

运动功能：请被检查者完成以下动作：“两手触枕后部”“捡起这支笔”“从椅子上站起，行走几步，转身，坐下”判断被检查者运动功能。

5. 查体：如有异常请在横线上具体说明，如其他淋巴结部位、个数；心脏杂音描述；肝脾肋下触诊大小等。

足背动脉搏动：糖尿病患者必须进行此项检查。

乳腺：主要询问乳房是否随月经有周期性疼痛，检查外观有无异常、有无异常泌乳及包块。

妇科：

外阴　记录发育情况及婚产式（未婚、已婚未产或经产式），如有异常情况请具体描述。

阴道　记录是否通畅，黏膜情况，分泌物量、色、性状及有无异味等。

宫颈　记录大小、质地、有无糜烂、撕裂、息肉、腺囊肿；有无接触性出血、举痛等。

宫体　记录位置、大小、质地、活动度；有无压痛等。

附件　记录有无块物、增厚或压痛；若扪及块物，记录其位置、大小、质地；表面光滑与否、活动度、有无压痛及与子宫及盆壁关系。左右两侧分别记录。

6. 辅助检查：该项目根据各地实际情况及不同人群情况，有选择地开展。

空腹血糖：老年人健康体检、高血压患者、Ⅱ型糖尿病患者和重性精神疾病患者年度健康检查时应免费检查的项目。

尿常规中的“尿蛋白、尿糖、尿酮体、尿潜血”可以填写定性检查结果，阴性填“-”，阳性根据检查结果填写“+”“++”“+++”或“++++”，也可以填写定量检查结果，定量结果需写明计量单位。

血钾浓度、血钠浓度为高血压患者年度健康检查时应检查的项目，建议有条件的地区为高血压患者提供该项检查。

糖化血红蛋白为糖尿病患者应检查的项目，建议有条件的地区为糖尿病患者提供该项检查。

眼底、心电图、胸部X线片、B超结果若有异常，具体描述异常结果。其中B超写明检查的部位。

其他：表中列出的检查项目以外的辅助检查结果填写在“其他”一栏。

7. 中医体质辨识：该项由有条件的地区基层医疗卫生机构中医医务人员或经过培训的其他医务人员填写。

体质辨识方法：采用量表的方法，依据中华中医药学会颁布的《中医体质分类与判定标准》进行测评。根据不同的体质辨识，提供相应的健康指导。

8. 现存主要健康问题：指曾经出现或一直存在，并影响目前身体健康状况的疾病。可以多选。

9. 住院治疗情况：指最近一年内的住院治疗情况。应逐项填写。日期填写年月，年份必须写4位。如因慢性病急性发作或加重而住院 / 家庭病床，请特别说明。医疗机构名称应写全称。

10. 主要用药情况：对长期服药的慢性病患者了解其最近一年内的主要用药情况，西药填写化学名（通用名）而非商品名，中药填写药品名称或中药汤剂，用法、用量按医生医嘱填写。用药时间指在此时间段内一共服用此药的时间，单位为年、月或天。服药依从性是指对此药的依从情况，“规律”为按医嘱服药；“间断”为未按医嘱服药，频次或数量不足；“不服药”即为医生开了处方，但患者未使用此药。

11. 非免疫规划预防接种史：填写最近一年内接种的疫苗的名称、接种日期和接种机构。疫苗名称填写应完整准确。

（二）以问题为导向的记录方式

全科医疗将健康问题成为“问题”，即指需要诊断或处理的任何健康问题，病人的任何不适或病人感受到会干扰其生活质量的事情，如疾病问题、家庭问题、心理问题、环境问题、社会问题等。全科医生接诊时，应在短时间内对患者的健康状况进行快速、有效的回顾，从而设立问题目录，迅速了解患者过去和现在的健康问题，使在接诊和照顾患者时不仅考虑患者现在的问题或疾病，而且要考虑到患者系统的、连续的健康状况。设立问题目录的目的，是为了便于使全科医生在短时间内对病历进行回顾。问题目录分为主要问题目录和暂时性问题目录。一般放在健康档案的开始部分，是健康问题的索引；健康问题按诊断日期的顺序编号排序。

（三）问题描述及问题进展记录（全科诊疗记录）

这是POMR的核心部分，是病人每一次就诊的记录，采用SOAP的形式。S：代表病人主观资料（subjective data）。主观资料是由病人或其就医时的陪伴者提供的主诉、症状、病人的主观感觉、疾病史、家族史和社会生活史等。O：代表客观资料（objective data）。

医生在诊疗过程中所观察到的病人的资料，包括体检所见，实验室检查结果，心理行为测量结果及医生观察到的病人的态度、行为。A：代表对健康问题评估（assessment）。评估是问题描述中的最重要的一部分。完整的评估应包括诊断、鉴别、问题的轻重程度及预后等。它不同于以往的以疾病为中心的诊断模式。问题可以是生理问题、心理问题、社会问题或未明确原因的症状和/或主诉。P：代表对问题的处理计划（plan）。处理计划是针对问题而提出的，体现以病人为中心、预防为导向及生物－心理－社会医学模式的全方位考虑，而不仅限于开出药物。计划内容一般应包括诊断计划、治疗计划、对病人的各项健康指导等。

（四）病情流程表（随访记录表）

病情流程表是对某一健康问题的进展情况进行跟踪的动态观察记录，多在慢性病人的病情记录中运用。它是将长期追踪的一个或多个问题的相关观察与评价指标记录在一张表上，包括症状、体征、实验室检查、用药、转归及转诊、会诊结果等。也可以按医生的意愿个性化设计。对此表格进行定期小结，可以系统观察病情变化，了解其变化规律，掌握病情进展状况，修订治疗和处理计划，捕获可能发生的潜在问题（表12–3、表12–4）。

表12–3　高血压患者随访服务记录表

姓名：　　　　编号□□－□□□□□

	随访日期	年　月　日		年　月　日		年　月　日		年　月　日	
	随访方式	1门诊 2家庭 3电话□		1门诊 2家庭 3电话□				1门诊 2家庭 3电话□	
症状	1无症状 2头痛头晕 3恶心呕吐 4眼花耳鸣 5呼吸困难 6心悸胸闷 7鼻衄出血不止 8四肢发麻 9下肢水肿	□/□/□/□/ □/□/□/□ 其他：		□/□/□/□/ □/□/□/□ 其他：		□/□/□/□/ □/□/□/□ 其他：		□/□/□/□/ □/□/□/□ 其他：	
体征生活方式指导	血压（mmHg）								
	体重（kg）	/			/		/		/
	体质指数								
	心率	/			/		/		/
	其他								
	日吸烟量（支）	/			/		/		/
	日饮酒量（两）	/			/		/		/

续表

随访日期		年　月　日		年　月　日		年　月　日		年　月　日	
	运动	次/周　分钟/次 次/周　分钟/次		次/周　分钟/次 次/周　分钟/次		次/周　分钟/次 次/周　分钟/次		次/周　分钟/次 次/周　分钟/次	
	摄盐情况（克/天）	/			/		/		/
	心理调整	1 良好　2 一般 3 差　□		1 良好　2 一般 3 差　□		1 良好　2 一般 3 差　□		1 良好　2 一般 3 差　□	
	遵医行为	1 良好　2 一般 3 差　□		1 良好　2 一般 3 差　□		1 良好　2 一般 3 差　□		1 良好　2 一般 3 差　□	
辅助检查 *									
服药依从性		1 规律　2 间断 3 不服药　□		1 规律　2 间断 3 不服药　□		1 规律　2 间断 3 不服药　□		1 规律　2 间断 3 不服药　□	
药物不良反应		1 无　2 有　□		1 无　2 有　□		1 无　2 有　□		1 无　2 有　□	
此次随访分类		1 控制满意　2 控制不满意　3 不良反应　4 并发症　□		1 控制满意　2 控制不满意　3 不良反应　4 并发症　□		1 控制满意　2 控制不满意　3 不良反应　4 并发症　□		1 控制满意　2 控制不满意　3 不良反应　4 并发症　□	
用药情况	药物名称 1								
	用法		每次　mg	每日　次	每日　次	每次　mg	每日　次	每日　次	每次　mg
	药物名称 2								
	用法		每次　mg	每日　次	每日　次	每次　mg	每日　次	每日　次	每次　mg
	药物名称 3								
	用法		每次　mg	每日　次	每日　次	每次　mg	每日　次	每日　次	每次　mg
	其他药物								
	用法		每次　mg	每日　次	每日　次	每次　mg	每日　次	每日　次	每次　mg
转诊	原因								
	机构及科别								
下次随访日期									
随访医生签名									

填表说明

1. 本表为高血压患者在接受随访服务时由医生填写。每年的综合评估后填写居民健康档案的健康体检表。

2. 体征：体质指数 = 体重（kg）/ 身高的平方（m^2），如有其他阳性体征，请填写在“其他”一栏。体重和心率斜线前填写目前情况，斜线后下填写下次随访时应调整到的目标。

3. 生活方式指导：在询问患者生活方式时，同时对患者进行生活方式指导，与患者共同制定下次随访目标。

日吸烟量：斜线前填写目前吸烟量，不吸烟填“0”，吸烟者写出每天的吸烟量“多少支”，斜线后填写吸烟者下次随访目标吸烟量“多少支”。

日饮酒量：斜线前填写目前饮酒量，不饮酒填“0”，饮酒者写出每天的饮酒量相当于白酒“多少两”，斜线后填写饮酒者下次随访目标饮酒量相当于白酒“多少两”。白酒 1 两相当于葡萄酒 4 两，黄酒半斤，啤酒 1 瓶，果酒 4 两。

运动：填写每周几次，每次多少分钟。横线上填写目前情况，横线下填写下次随访时应达到的目标。

摄盐情况：斜线前填写目前摄盐量，根据患者的饮食情况计算出每天的摄盐量，斜线后填写患者下次随访目标摄盐量。

心理调整：根据医生印象选择对应的选项。

遵医行为：指患者是否遵照医生的指导去改善生活方式。

4. 辅助检查：记录患者在上次随访到这次随访之间到各医疗机构进行的辅助检查结果。

5. 服药依从性：“规律”为按医嘱服药；“间断”为未按医嘱服药，频次或数量不足；“不服药”即为医生开了处方，但患者未使用此药。

6. 药物不良反应：如果患者服用的降压药物有明显的药物不良反应，具体描述哪种药物，何种不良反应。

7. 此次随访分类：根据此次随访时的分类结果，由责任医生在 4 种分类结果中选择一项在“□”中填上相应的数字。“控制满意”意为血压控制满意，无其他异常；“控制不满意”意为血压控制不满意，无其他异常；“不良反应”意为存在药物不良反应；“并发症”意为出现新的并发症或并发症出现异常。如果患者同时并存几种情况，填写最严重的一种情况，同时结合上次随访情况确定患者下次随访时间，并告知患者。

8. 用药情况：根据患者整体情况，为患者开具处方，填写患者即将服用的降压药物名称，写明用法。

9. 转诊：如果转诊要写明转诊的医疗机构及科室类别，如某市人民医院心内科，并在原因一栏写明转诊原因。

10. 随访医生签名：随访完毕，核查无误后随访医生签署其姓名。

表 12-4 Ⅱ型糖尿病患者随访服务记录表

姓名： 住址： 联系电话： 编号□□-□□□□□

随访日期					
随访方式		1 门诊 2 家庭 3 电话 □	1 门诊 2 家庭 3 电话 □	1 门诊 2 家庭 3 电话 □	1 门诊 2 家庭 3 电话 □
症状	1 无症状 2 多饮 3 多食 4 多尿 5 视力模糊 6 感染 7 手脚麻木 8 下肢浮肿 9 体重明显下降	□/□/□/□/ □/□/□/□ 其他	□/□/□/□/ □/□/□/□ 其他	□/□/□/□/ □/□/□/□ 其他	□/□/□/□/ □/□/□/□ 其他
体征	血压（mmHg）				
	体重（kg）	/	/	/	/
	体质指数				
	足背动脉搏动	1 未触及 2 触及 □	1 未触及 2 触及□	1 未触及 2 触及□	1 未触及 2 触及□
	其他				
生活方式指导	日吸烟量	/ 支	/ 支	/ 支	/ 支
	日饮酒量	/ 两	/ 两	/ 两	/ 两
	运动	次/周 分钟/次	次/周 分钟/次	次/周 分钟/次	次/周 分钟/次
	主食（克/天）	/	/	/	/
	心理调整	1 良好 2 一般 3 差□	1 良好 2 一般 3 差□	1 良好 2 一般 3 差□	1 良好 2 一般 3 差□
	遵医行为	1 良好 2 一般 3 差□	1 良好 2 一般 3 差□	1 良好 2 一般 3 差□	1 良好 2 一般 3 差□
辅助检查	空腹血糖值	mmol/L	mmol/L	mmol/L	mmol/L
	其他检查 *	糖化血红蛋白 % 检查日期： 月 日	糖化血红蛋白 % 检查日期： 月 日	糖化血红蛋白 % 检查日期： 月 日	糖化血红蛋白 % 检查日期： 月 日
服药依从性		1 规律 2 间断 3 不服药 □	1 规律 2 间断 3 不服药 □	1 规律 2 间断 3 不服药 □	1 规律 2 间断 3 不服药 □
药物不良反应		1 无 2 有□	1 无 2 有□	1 无 2 有□	1 无 2 有□
低血糖反应		1 无 2 偶尔 3 频繁□	1 无 2 偶尔 3 频繁□	1 无 2 偶尔 3 频繁□	1 无 2 偶尔 3 频繁□

续表

此次随访分类		1控制满意2控制不满意3不良反应4并发症 □		1控制满意2控制不满意3不良反应4并发症 □		1控制满意2控制不满意3不良反应4并发症 □		1控制满意2控制不满意3不良反应4并发症 □	
用药情况	药物名称1								
	用 法	每日 次	每次 mg	每日 次	每次 mg	每日 次	每次 mg	每日 次	每次 mg
	药物名称2								
	用 法	每日 次	每次 mg	每日 次	每次 mg	每日 次	每次 mg	每日 次	每次 mg
	药物名称3								
	用 法	每日 次	每次 mg	每日 次	每次 mg	每日 次	每次 mg	每日 次	每次 mg
	胰岛素	种类： 用法用量：		种类： 用法用量：		种类： 用法用量：		种类： 用法用量：	
转诊	原 因								
	机构及科别								
下次随访日期									
随访医生签名									

填表说明

1. 本表为Ⅱ型糖尿病患者在接受随访服务时由医生填写。每年的综合评估填写居民健康档案的健康体检表。

2. 体征：体质指数＝体重（kg）/ 身高的平方（m^2）。体重和体质指数斜线前填写目前情况，斜线后填写下次随访时应调整到的目标。如果是超重或是肥胖的患者，要求每次随访时测量体重并指导患者控制体重；正常体重人群可每年测量一次体重计体质指数。如有其他阳性体征，请填写在“其他”一栏。

3. 生活方式指导：在询问患者生活方式时，同时对患者进行生活方式指导，与患者共同制定下次随访目标。

日吸烟量：斜线前填写目前吸烟量，不吸烟填“0”，吸烟者写出每天的吸烟量“多少支”，斜线后填写吸烟者下次随访目标吸烟量“多少支”。

日饮酒量：斜线前填写目前饮酒量，不饮酒填“0”，饮酒者写出每天的饮酒量相当于白酒“多少两”，斜线后填写饮酒者下次随访目标饮酒量相当于白酒“多少两”。白酒1两相当于葡萄酒4两，黄酒半斤，啤酒1瓶，果酒4两。

运动：填写每周几次，每次多少分钟。横线上填写目前情况，横线下填写下次随访时应达到的目标。

主食：根据患者的实际情况估算主食（米饭、面食、饼干等淀粉类食物）的摄入量。为每天各餐的合计量。

心理调整：根据医生印象选择对应的选项。

遵医行为：指患者是否遵照医生的指导去改善生活方式。

4. 辅助检查：为患者进行空腹血糖检查，记录检查结果。若患者在上次随访到此次随访之间到各医疗机构进行过糖化血红蛋白或其他辅助检查，应如实记录。

5. 服药依从性："规律"为按医嘱服药；"间断"为未按医嘱服药，频次或数量不足；"不服药"即为医生开了处方，但患者未使用此药。

6. 药物不良反应：如果患者服用上述药物有明显的药物不良反应，具体描述哪种药物，何种不良反应。

7. 低血糖反应：根据上次随访到此次随访之间患者出现的低血糖反应情况。

8. 此次随访分类：根据此次随访时的分类结果，由责任医生在 4 种分类结果中选择一项在"□"中填上相应的数字。"控制满意"意为血糖控制满意，无其他异常；"控制不满意"意为血糖控制不满意，无其他异常；"不良反应"意为存在药物不良反应；"并发症"意为出现新的并发症或并发症出现异常。如果患者同时并存几种情况，填写最严重的一种情况，同时结合上次随访情况，决定患者下次随访时间，并告知患者。

9. 用药情况：根据患者整体情况，为患者开具处方，并填写在表格中，写明用法、用量。

10. 转诊：如果转诊要写明转诊的医疗机构及科室类别，如某市人民医院心内科，并在原因一栏写明转诊原因。

11. 下次随访日期：根据患者此次随访分类，确定下次随访日期，并告知患者。

12. 随访医生签名：随访完毕，核查无误后随访医生签署其姓名。

二、家庭健康档案

家庭健康档案是以家庭为单位，记录其家庭成员和家庭整体在医疗保健活动中产生的有关健康基本状况、疾病动态、预防保健服务利用情况等的资料信息。是全科医疗中居民健康档案的重要组成部分，内容包括家庭基本资料、家系图、家庭评估资料、家庭主要问题目录、问题描述和家庭各成员的个人健康记录。

（一）家庭基本资料

家庭基本资料通常放在家庭档案的前面，包括家庭住址、电话、成员及基本资料等（表 12-5、表 12-6）。

表 12-5　家庭健康档案封面

市社区卫生服务

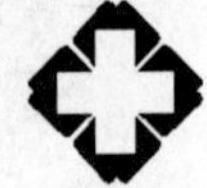

家庭健康档案

乡镇（街道）:

社区（居委会）:

地　　址:

户　　主:

家庭电话:

建档机构:

责任医生:

建 档 人:

建档日期:

某市某区卫计委监制

表 12-6 家庭基本情况

家庭基本情况

建档日期	□□□□□□□□		家庭档案编号		□□–□□□–□□–□□□		
建档单位		建档医生		建档护士		责任医生	
户主姓名		家庭人口数（户口数）			人	现住人口数	人
家庭平均月收入:（指全家成员年收入总和除以 12）							元
住房类型	1. 平房 2. 楼房　□					住房使用面积	平方米
家庭燃料类型		1. 煤气 / 天然气 2. 电 3. 煤炉 4. 沼气 5. 其他　□					
厕所类型	居室内厕所	1. 水冲式 2. 其他　□					
	居室外厕所	1. 完整下水道水冲式 2. 粪便分离式 3. 双瓮漏斗式 4. 三联沼气式 5. 三格化粪池式 6. 其他　□					
	公共厕所（注明类型）						
家庭成员信息	序号	姓名	健康档案号	与户主关系	主要健康问题		档案存放地
				户主			

（二）家庭评估资料

家庭评估资料包括家庭结构、家庭生活周期、家庭功能、家庭内外资源、家庭压力和家庭危机等。家庭功能评估的方法很多，常用的有家庭圈、家庭关怀度指数测评量表（APGAR 问卷）。二者均反映家庭成员主观上对自己及其他成员的认识，对家庭的看法及相互关系的满意度。这种主观看法只代表当前的认识，会随时间不断发生变化，可以快速、粗略地评价当前的家庭功能的结果等。

（三）家庭主要问题目录及描述

家庭主要问题目录及描述主要记录家庭生活周期各阶段存在或发生的重大生活压力事件及对家庭功能评价的结果等。对家庭问题的记录可以参照基层医疗国际分类中对社会问题的分类。对家庭问题的具体描述可依次编号，以 POMR 中的 SOAP 的方式进行描述。

（四）家庭健康指导计划

汇总上述各项家庭健康档案收集的信息，分析家庭存在的主要健康问题，提出综合而具体的家庭健康干预与指导计划，包括解决问题的方案、措施和建议等。

（五）家庭成员健康记录

家庭成员健康记录是指家庭成员个人健康档案。也就是说，个人健康档案纳入家庭健康档案，构成完整的家庭健康档案。

三、社区健康档案

社区健康档案是全科医生提供以社区为范围的、协调性的医疗保健服务的基础，是了解社区卫生状况、确定社区中主要健康问题及制订卫生保健计划的重要文件资料。社区健康档案内容主要包括社区卫生服务资源、卫生服务状况、居民健康状况统计分析等。

（一）社区基本资料

1. 社区地理及资源分布图 是按一定比例绘制的社区地图，可直观地显示村庄或居民区分布、人口数目、社区机构的名称（如机关、学校、医疗站点、工厂、商店）等。还可在地图上用不同符号标明每个医疗单位的管辖范围、相互关系、负责人姓名、医生人数、服务人口数等资料。

2. 经济状况 用表或图的形式反映社区内每个村或居民区每一年的经济状况，动态观察社区的经济水平变化情况，以便做出符合当地经济发展水平的卫生决策。

3. 卫生资源 用表或图的形式反映社区内各医疗保健机构的现有规模、病床数、门诊量、人力资源及医疗设备情况，以及基本服务和特色服务项目。

4. 社区人口资料 包括人口数量、年龄及性别构成、社区新生儿~14 岁及 65 岁以上人口构成、文化构成、民族构成、婚姻状况、职业分布、家庭结构等。

（二）社区人口统计资料

1. 出生统计与死亡统计常用指标

出生率：社区人口出生率是指社区在一定时期内（通常是1年）出生（活产婴儿）人数与同期社区平均人口数之比。

计划生育率：社区计划生育率是指一定时期内符合计划生育要求的活产儿数占同期出生的活产婴儿数的比例，一般以百分率表示。

病死率：社区人口病死率是指社区在一定时期内（通常是1年）死亡人数与同期社区平均人口数之比。

死因构成：表示某类死因的死亡人数与同期社区内总死亡人数之比。

死因谱：各类死因构成按由高到低排列即组成社区死因谱，根据死因顺位次序，可以了解社区主要死亡原因，为制订预防保健重点措施提供依据。

人口自然增长率：表示某一定时间内（通常是1年）因出生和死亡而引起的人口自然波动。

2. 疾病统计常用指标

发病率：社区人口某病发病率是指社区在一定时期内（通常是1年）某种疾病新发病人数与同期社区平均人口数之比。

患病率：社区人口患病率是指社区在某时点或某时期内，该人群中的现有病例数。

病死率：表示一定时期内（通常是1年），患某病的全部病人中因该病死亡者的比例。

生存率：指在接受某种治疗的病人或患某病的人中，经若干年随访（通常是1年、2年、3年、4年、5年）后，尚存活的病人数所占的比例。

疾病谱：社区内各种（类）疾病的病例数占社区全部病例数的构成比，按由高到低排列即组成社区疾病谱，可以了解到社区居民健康的主要问题，为制订重点疾病预防工作计划提供依据。

（三）社区卫生服务状况

1. 卫生服务机构包括　①医疗保健机构，如医院、防疫站、私人诊所等。②福利机构，如福利院、敬老院等。③医学教育机构，如医学院校、护士学校等。

2. 社区卫生服务统计包括　①每一年的门诊量、门诊服务内容分类。②家访人次、家访原因、家访问题分类及处理。③转诊人次、转诊率、转诊原因、转诊问题分类及处理。④会诊人次、会诊率、会诊原因、会诊问题分类及处理。⑤社区卫生服务与公众需求之间的关系。⑥社区卫生服务的性质及构成，如预防、医疗、保健、康复、健康教育和生育技术服务人次及构成比。

项目三 社区居民健康档案管理及信息化

健康档案可以帮助全科医生全面了解服务对象，挖掘潜在需求。帮助社区居民建立新的健康观念，使全科医生真正成为社区健康知识的传播人。健康档案完整、准确、全面地反映一个人一生的健康状况。健康档案的建立、保管、使用、保密等都应有严格的制度、统一的规范，并配置相应的设备和管理人员，妥善管理。由于我国的社区建设及卫生服务模式还处于起步和推广阶段，医疗保险体系尚不完善，因此，如何科学、规范地进行健康档案的建立、保管、使用等，全科医生必须根据实际情况，积极开展档案的登记、建立工作。建档后还应实现资源共享，合理使用。

一、健康档案管理

社区居民健康档案的建立有两种基本的方式：一种是个别建档，即在个别家庭成员来就诊时建档，然后通过临床接触和家访，逐步完善个体健康档案和家庭健康档案；另一种是全社区所有家庭普遍建档，由全科医生在一段时间内访问社区中的每一个家庭，一方面做好全科医疗的宣传工作，另一方面对每一个家庭成员及整个家庭做一次全面评价，收集个体及其家庭的基础资料。同时，针对普遍存在的健康危险因素，开展健康教育和健康促进。这种方式可能会耗费较多的人力、物力和时间，但却是全科医生能在短期内全面了解社区居民及其家庭健康状况的最佳途径，也是一次发现和解决潜在的个体及其家庭健康问题的良好机会。

（一）健康档案建立过程应遵循的原则

1. 逐步完善的原则 居民健康档案中的内容，有些是可以通过短期观察和了解就可得出定论，如家庭环境、家庭成员的基本情况。有些问题则比较复杂，只有通过长期的观察、分析、综合，才能得出全面、正确的判断，如社会适应状态、家庭关系印象、人格特征等。另外，还有些资料只有到病人或家庭成员非说不可或全科医生与其建立了非常亲密的关系时，全科医生才能了解到。建立系统、完整的健康档案是做好社区卫生服务的基础，然而它有一个逐步完善的过程，全科医生应积极主动地发现居民及其家庭的有关健康问题，不断丰富和完善档案的内容。

2. 资料收集前瞻性原则 健康档案中问题记录的重点，应是过去曾经影响、目前仍在影响、将来还会影响个体及家庭健康的因素。档案资料的重要性，有时并非目前都表示社区卫生服务机构一览表能认识到的，它随着病人或家庭所面临问题的变化而变化。因此，在描述某一问题时应遵循前瞻性原则，注意收集与问题密切相关因素的资料，并及时更新和保存，增加健康档案的参考价值。

3. 基本项目动态性原则 健康档案所列出的基本项目，尚不能包含影响到个体或家庭健康的全部资料，在应用中必须对一些不切实际或已经发生变迁的资料进行及时更改、补充，以免因墨守成规而丢失宝贵的资料。

4. 客观性和准确性原则 健康档案资料的客观性和准确性是其长期保存、反复使用的价值所在。在收集资料时，全科医生要以严肃、认真、科学的态度规范操作。全科医生在接受病人或家庭其他成员提供的主观资料的同时，应通过多次的临床接触深入了解病人及其家庭，并通过家访和社区调查获得更多客观准确的资料。

5. 保密性原则 居民健康档案中可能涉及个人的隐私问题，应充分保障当事人的权利和要求，不得以任何形式向无关人员泄漏。作为卫生服务使用时，也应实行分级管理。

（二）居民个人健康档案的建立和使用流程

居民个人健康档案的服务对象分类及确定见图 12–1，居民个人健康档案的建立与维护如图 12–2 所示。

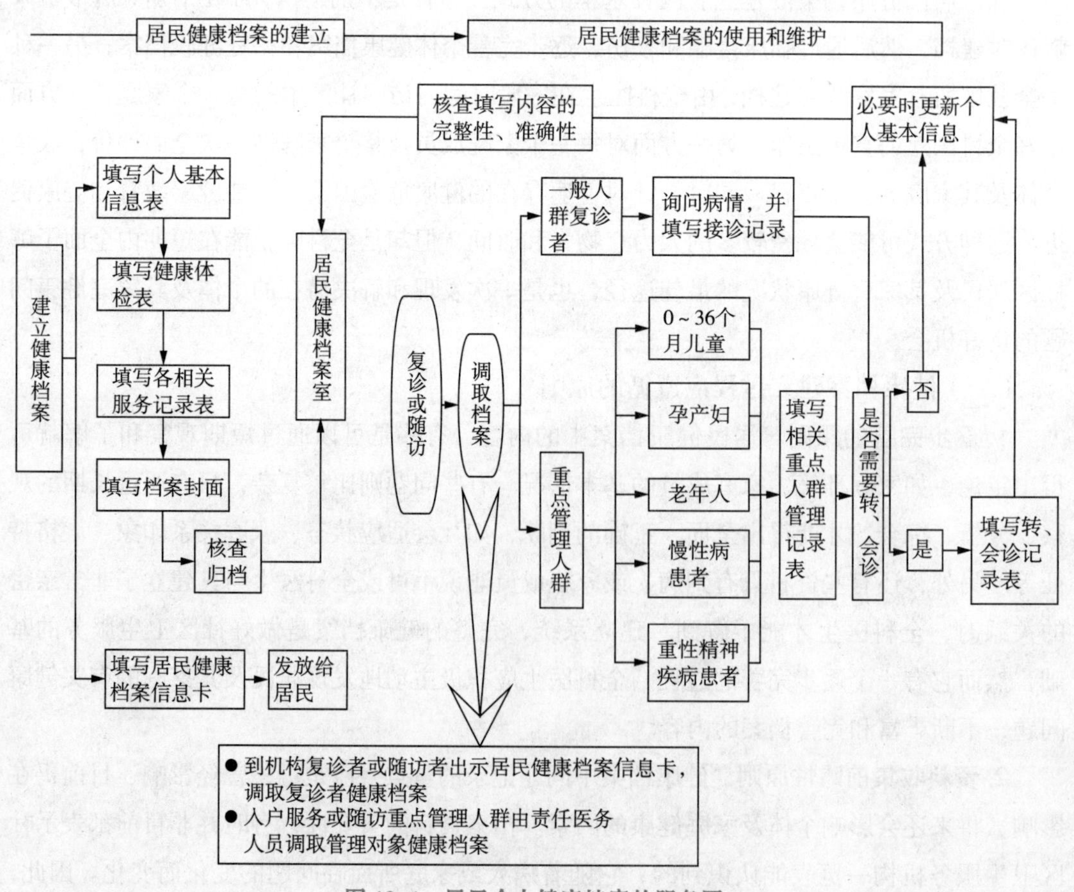

图 12–1 居民个人健康档案的服务图

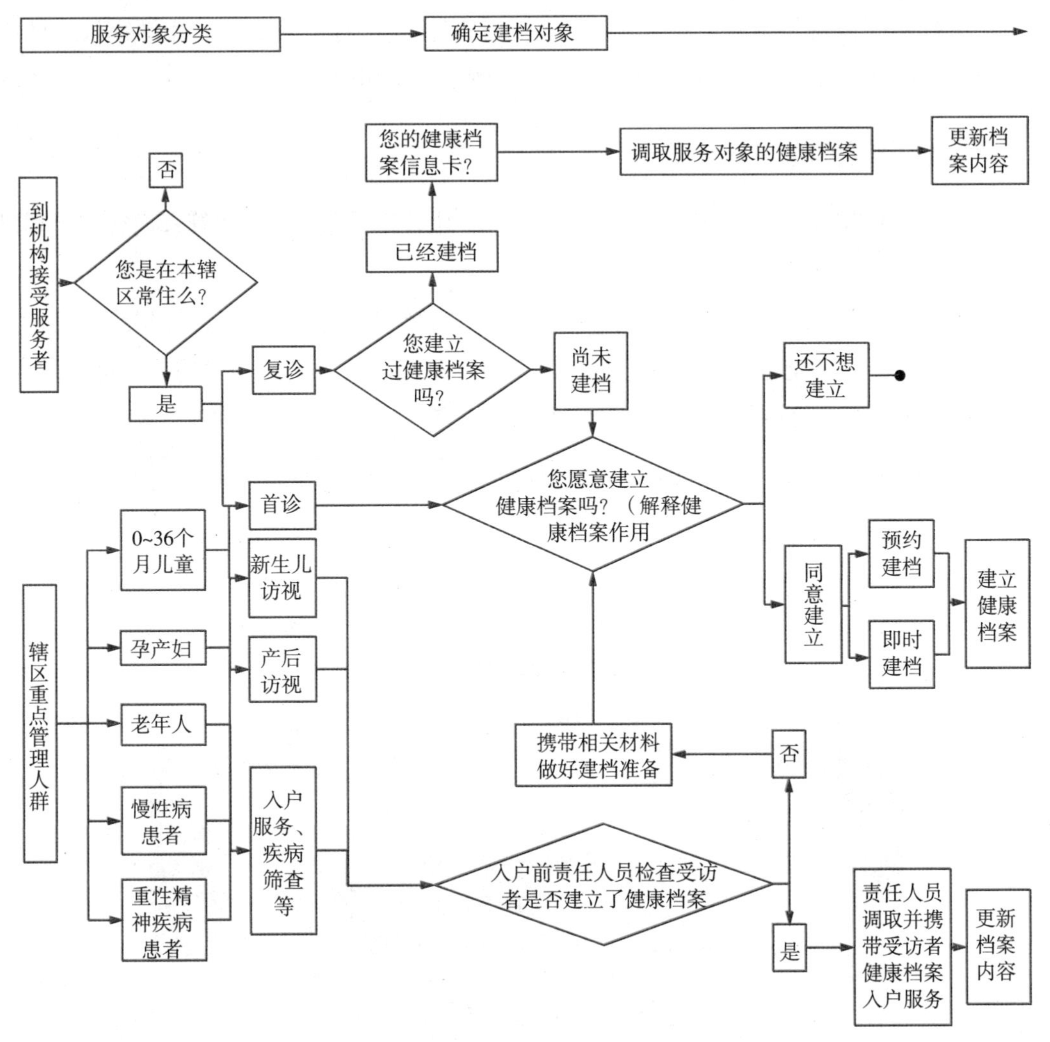

图 12-2 居民个人健康档案的建立与维护

首先，按照社区卫生工作服务内容，将社区服务对象分为两大类：一类为本社区常住居民；另一类为重点管理人群，如老年人、育龄期和更年期妇女、孕产妇、0~3 岁幼儿高血压及糖尿病和精神病等部分病种的慢性病患者。其次，确定需要建立个人健康档案的对象和建档方式。最后，建立居民个人健康档案。其中包括四类表格：个人基本情况表、主要问题目录、健康管理年检表、服务记录本（接诊记录、各重点人群随访表、儿童计划免疫记录表、转会诊记录表）。

（三）健康档案归档管理

健康档案归档管理一般以家庭为单位，每个家庭拥有一个档案袋，内装家庭健康档案及其所有成员的个体健康档案，在醒目位置标明家庭档案编号，以楼栋和小区为单位存放于档案柜中。

健康档案一般每年更新或增补一次，原则上应长期保存，对有些使用频率很高的档案，要及时更换或添加有关资料，并按分类进行装订，防止资料丢失。

二、健康档案的信息化管理

我国目前社区居民健康档案纸质化管理和电子化管理并重，纸质化管理内容和流程已经规范，电子化管理工作正逐步推进。

目前，我国对健康档案的计算机网络管理处于初级应用阶段，通过计算机终端的社区档案管理软件，在一定范围内联网运行，对个人、家庭、社区健康档案的信息进行录入、查询、检索等。管理终端软件界面如下（图 12-3、图 12-4）。

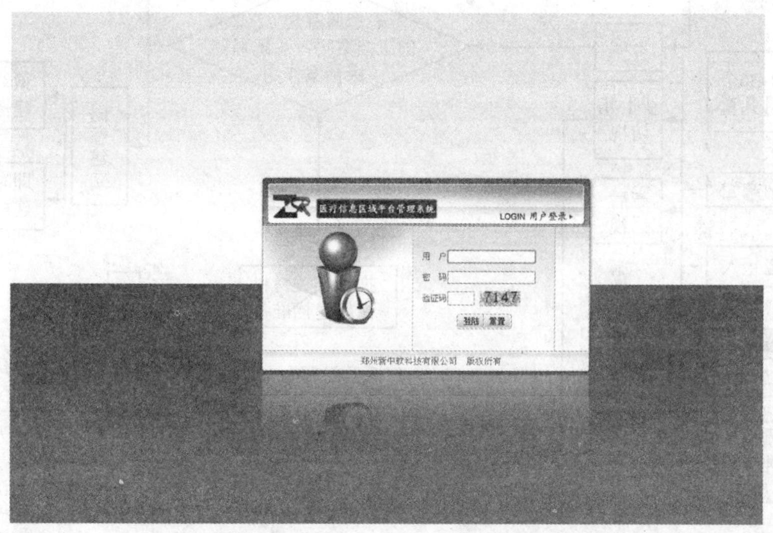

图 12-3 某地区卫生信息管理系统登录界面

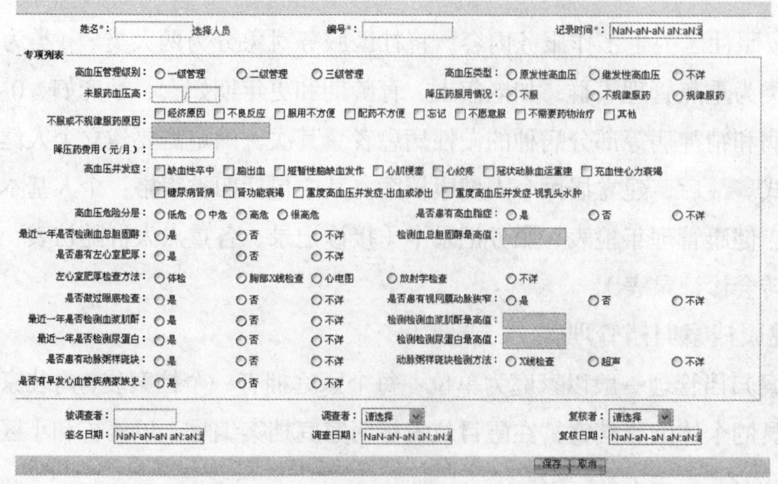

图 12-4 居民健康档案管理界面

复习思考题

1. 全科医疗健康档案与其他专科病历的相同之处在于（　　）

A. 对病人家庭资料记录的全面性和翔实上

B. 档案记录的形式上　　C. 对健康问题的描述上

D. 临床体征的描述上　　E. 实验室检查

2. 下列哪项不是个人健康档案的基本内容（　　）

A. 健康问题目录　　B. 健康问题描述　　C. 病程流程表

D. 病人的人口学信息　　E. 家庭功能评估资料

3. 以 SOAP 形式进行健康问题描述时不包括（　　）

A. 主观资料　　B. 客观材料

C. 完整的流行病学调查材料　　D. 健康问题的处理计划

E. 健康问题的评价

4. 以问题为导向的记录方式（POMR）的核心是（　　）

A. 病人的基本资料　　B. 问题目录

C. SOAP 形式问题描述及进展记录　　D. 随访记录　　E. 化验及辅助检查

5. 出生率指（　　）

A. 指一定地区医院内出生人口总数与该地区总人数之比

B. 指一定地区一年平均每百人口的出生（活产）人数

C. 指一定地区一年平均每千人口的出生（活产）人数

D. 指一定地区在一定期间内平均出生（活产）人数

E. 以上都不对

6. 关于社区诊断手段，以下说法正确的是（　　）

A. 病人病史的收集　　B. 病人的体格检查　　C. 实验室检查

D. 运用社会学、人类学和流行病学的研究方法

E. 运用社会经济学的研究方法

7. 以下居民健康档案表单内容需要年度更新的是（　　）

A. 个人基本情况　　B. 健康体检表

C. 孕产妇健康管理记录表　　D. 新生儿家庭访视记录表

E. 高血压患者随访服务记录表

8. 建立居民健康档案工作目前存在的主要问题不包括（　　）

A. 资金投入得不到保障　　B. 对居民健康实现动态管理

C. 医务人员对工作认识水平不到位　　D. 工作管理制度尚未健全

E. 信息管理系统不完善

扫一扫，知答案

第三篇　常见健康问题的全科医学处理

模块十三

扫一扫，看课件

心、脑血管疾病的全科医学处理

【学习目标】

1. 掌握：心、脑血管疾病的主要危险因素。
2. 熟悉：心、脑血管疾病的流行病学特征。
3. 了解：心、脑血管病健康教育；指导人们改善不良生活方式。

项目一　心脑血管疾病的全科医疗及家庭保健

一、心、脑血管疾病是人类健康的主要威胁

随着人类科技的日益进展，经济的逐步发达，以及生活方式的改变，人类疾病谱也发生了很大的变化。预计到2020年，许多疾病死因排序将有重大变化，但是冠状动脉粥样硬化性心脏病（冠心病 coronary heart disease）和脑卒中（stroke）仍是人类死因的第一位和第二位。目前，我国因心、脑血管病所致死亡者约占总死亡构成比45%。由此可见，心、脑血管疾病不仅是今天危害人类健康的主要疾病，更是未来人类致死致残的头号杀手。目前，心、脑血管疾病的防治工作已列为国家重点课题之一，因此，重视对心、脑血管疾病的诊断，治疗和预防的实施是广大全科医师一项重要的任务。

二、心、脑血管疾病的社区管理及家庭保健

由于医学模式的改变，个人、家庭和社区的人群要求高质量、方便、经济、有效的医疗保健服务，心、脑血管疾病一般病程长，预后差，易复发，伴有严重并发症，是一种慢性病，通常需要长期甚至终身治疗，特别是高血压病患者需测量血压，调整用药；脑中风瘫痪病人，需长期康复治疗，但他们往往因多种原因不能到门诊就医，而且心、脑血管疾病是一个长期贯穿预防、治疗和康复等过程，需长期跟踪服务的疾病。它不仅要求药物治疗，而且需要心理、环境、生活方式等多方面的综合服务，这些都是过去单纯依靠医院和专科医师所不能解决的。传统的医生只关心个体病人的健康，着眼于个人病患及疾病的医疗，而全科医师提供以个人为中心、家庭为单位、社区为基础的综合性医疗保健。社区管理，即为病人提供方便就医的服务，又可省去许多医疗费用，因而心、脑血管疾病的预防和管理必须依靠社区，依靠全科医师才能达到，开展和加强心、脑血管疾病的社区管理，则是势在必行的重要任务。

根据原国家卫生和计划生育委员会疾病控制司制定的社区慢性病综合防治规划，首先将高血压、冠心病、脑卒中等列为社区管理的重点。例如，高血压是一个威胁群众健康的严重疾病，但又是一个可以预防的疾病，因此，在社区内根据不同的血压水平对居民进行管理，定会收到降低高血压患病率，减少脑卒中和冠心病等发病率和死亡率的效果。由于高血压患者没有症状，有的病人直到出现严重并发症如脑卒中或心肌梗死后才发现血压升高，因此，应在社区早期检出高血压患者，同时，由于部分高血压患者需长期甚至终身服药，这就需要有良好的顺从性。全科医师生活在社区群体之中，易于接触病人、提高依从性，使高血压的管理易于成功。

而在社区内诊断冠心病有时是比较困难的，因此要注意登记由有关医院已诊断的冠心病患者。同时，对来诊可疑冠心病如心绞痛，心律失常或心力衰竭患者，应通过仔细询问病史和体检，尽力做到早期诊断。在经济高度发展的当今年代，加强对青少年冠心病的预防尤为重要，目前，在我国社区内加强儿童保健，多做宣传教育，贯彻法规，减少在校青少年的吸烟率，倡导家长对儿童的膳食搭配，减少儿童过度肥胖，提供儿童户外活动的场所和条件等，都是目前需要解决的问题。

家庭是个人健康和疾病发生、发展最重要的背景，因而了解家庭与健康及心、脑血管疾病的关系是全科医学的中心任务。早在 1959 年 Kraus 的研究就表明，年青鳏夫脑血管损伤比对照组高 8 倍，高血压性心脏病高 10 倍，动脉粥样硬化性心脏病高 5 倍。而 Medalie 和 Goldbourt（1976 年）发现，家庭的支持对慢性心、脑血管疾病和残疾的治疗和康复有很大的影响，如心、脑血管疾病的危险因素糖尿病的饮食控制中，家人的合作与监督是最关键的因素；脑中风瘫痪病人的康复，更与家人的支持密切相关。

因此，虽然心、脑血管疾病的诊断与治疗，尤其是个人治疗是专科性很强的工作，但心、脑血管疾病早期的诊断、长期的治疗及预防，却必须依靠以社区管理、家庭保健的全科医学照顾，提高病人疗效，改善其预后。

项目二　心、脑血管疾病的流行病学特征

流行病学是研究心、脑血管疾病在人群中发生、分布、动态特征及影响这些特征的因素，并据以制订预防控制以至消灭这些疾病的对策与措施的科学。流行病学研究有两种：一是回顾性研究（retrospective study），又称“病例对照”研究；二是前瞻性研究（prospective study）。

流行病学的调查内容包括心、脑血管疾病的患病率、死亡率等，这往往需要大规模乃至多地区协作的同步监测研究。全科医师位于基层，有社区工作经验，与社区居民关系紧密，有利于开展该方面的工作，然而全科医师更重要的是应对心、脑血管疾病的流行病学特征有所了解，则更利于做好社区居民的疾病预防工作。

一、地区分布

心、脑血管疾病的流行趋势在世界各国呈现不同类型。与西欧和北美国家相比，东欧及俄罗斯的冠心病和脑卒中发病率更高；我国及其他部分发展中国家，脑卒中高发而冠心病发病相对较低。

我国北方冠心病发病率、死亡率明显高于南方。高血压患病率分布情况同样是北方高、南方低。同一地区心脑血管疾病的发病率城市高于农村。

二、季节分布

近年来，冠心病、脑卒中的发病率和死亡率上均呈现上升趋势。脑卒中在一年四季均可发病，随季节的变化，气温、气压和湿度的不同，脑卒中的发病率和死亡率也不同。一般冬季多于夏季。不同类型的脑卒中变化趋势有所不同，表现为缺血性脑卒中呈增加趋势，而出血性脑卒中呈下降趋势。且在气温低、气候干燥及气压高的冬季较多发生出血性脑卒中。冠心病发病季节同脑卒中，在冬季较为频发，而 1 月为发病高峰。

三、人群分布

随年龄的增加，脑卒中患者的死亡率及发病率都显著增高，年龄每增加 5 岁，脑卒中患者的死亡率接近增加 1 倍。同样，高血压患病率随年龄增长而增加，男性年龄超过 40 岁，冠心病患病率随年龄增长而升高，每增长 10 岁，患病率上升 1 倍；女性发病年龄平

均较男性晚 10 岁，但绝经期后的女性，患病率与男性接近。

西方国家，脑卒中的男女之比为 1.35 : 1，我国为 1.27 : 1。脑卒中患者的性别比例是男性稍多于女性，但无统计学意义。而冠心病患者在 50 岁以前，男女患病率之比为 7 : 1，60 岁以后，两性患病率大体相等，而高血压患病率男女两性差别不大。

社区是居民重要的生活场所，也是居民及其家庭健康和疾患的重要背景，全科医生接触广大的社区居民，拥有社区居民的保健及医疗资料，可连续性地接触和观察病人，因而了解心、脑血管疾病的流行分布情况，以及心、脑血管病的危险因素，有利于开展流行病学的调查研究工作，做好群防群治工作，以控制心脑血管疾病的患病率和死亡率。

以社区为服务范围，全科医生应掌握社区人群疾病谱和主要健康问题。心、脑血管疾病是当今严重威胁人类生命和健康的常见疾病。心、脑血管疾病的预防、随访普查、后续治疗、康复治疗等，都需要依靠广大的全科医生完成，因此，开展心、脑血管疾病的全科医学服务是全科医生义不容辞的责任。

项目三　心、脑血管疾病的全科医学照顾

一、心、脑血管疾病的常见危险因素

（一）高血压

自 Framingham 研究以来，多项前瞻性研究表明，高血压不论是稳定的或不稳定的、收缩期的或舒张期的、轻度的或重度的，在任何年龄、性别，都是冠心病和脑卒中最主要危险因素（risk factor）之一。

最近，美国、欧洲和 WHO 的高血压防治指南都将最佳的血压水平定在 120/80mmHg 内；而收缩压大于等于 140mmHg 或舒张压大于等于 90mmHg 即诊断为高血压。血压升高和冠心病、脑卒中发病的关系并不仅限于达到高血压的水平者，在一般认为是正常偏高的血压水平时，冠心病、脑卒中的发病率已显著上升，为了预防心、脑血管疾病，除应对确定的高血压患者进行积极有效的治疗外，更应注重对血压正常偏高和临界高血压的群体进行积极防治，预防和控制高血压是降低心、脑血管疾病死亡率的主要措施。

（二）吸烟

WHO 资料显示：吸烟增加整个年龄段冠心病和缺血性脑卒中的危险。吸烟者与不吸烟者比较，冠心病的发病率和病死率增高 2~6 倍，吸烟量大的男性患者发生脑卒中的危险性为非吸烟者的 3 倍，且与每日吸烟的数量成正比，吸烟可使心率增快，心肌需氧量增加，外周血管和冠状动脉收缩，并使血压升高；另外吸烟可降低脑血流量，加速脑动脉硬化，降低脑血管的舒缩功能或提高血小板的聚集性，导致心脑血管疾病特异危险度高。因

此，戒烟是预防冠心病、脑栓塞形成等心、脑血管疾病的重要措施。

（三）血脂异常

我国流行病学研究资料表明：血脂异常，如总胆固醇（TC）、甘油三酯（TG）、低密度脂蛋白（LDL-C）或极低密度脂蛋白（VLDL-C，即前 β 脂蛋白）增高，高密度脂蛋白（HDL-C）减低，不仅增加冠心病发病危险，也增加缺血性脑卒中发病危险。近年认为载脂蛋白 A（ApoA）的降低和载脂蛋白 B（ApoB）的增高也是独立的致病因素。因此，将血脂异常防治着眼于冠心病的同时也应着眼于脑卒中，在我国人群中有重要的公共卫生意义。

（四）糖尿病

患糖尿病者常伴有全身性大小血管病。代谢异常、肥胖及高血压使糖尿病的危险增加。而糖尿病又可使患者动脉粥样硬化和心、脑血管疾病的危险增加，糖尿病人中冠心病发病率，发生脑卒中的危险性比血糖正常者高近 2 倍，在糖尿病的并发症中，脑卒中甚多，糖尿病是发生冠心病、脑卒中的一个独立的危险因素，并将糖尿病列为冠心病的等危症。

（五）肥胖

脂肪含量超过体重的 25%（男性）或 30%（女性）称作肥胖。体重指数（body mass index BMI）是最常用的指标。BMI= 体重（kg）/ 身高（m^2），若 28 ＞ BMI ≥ 24 时为超重，BMI ≥ 28 时为肥胖。

肥胖在高血压和动脉粥样硬化代谢的改变上起着决定性的作用，特别是腹形肥胖常伴随其他几项重要的危险因素存在，如高血压、血脂异常、非胰岛素依赖性糖尿病。肥胖在心血管病发生中具有独立的作用。肥胖虽与遗传有一定的关系，但主要与久坐少动的生活方式、膳食不平衡有关。控制肥胖除能降低血压和血脂外，还能使糖尿病患者的血糖代谢有所改善，预防人群肥胖有重要的潜在意义。

（六）代谢综合征

代谢综合征是近年来被认识到的一种临床证候群，是一组代谢起源的相互关联的危险因素的集合，中国人群研究表明，有代谢综合征者发生心血管事件的风险，比无代谢综合征者显著增多。

根据 2004 年中华医学会糖尿病学分会建议，近年来并加以修订，具备以下的三项或更多者判定为代谢综合征：

（1）腹部肥胖：腰围男性＞ 90cm，女性＞ 85cm。

（2）血 TG ≥ 1.70mmol/L（150mg/dL）。

（3）血 HDL-C ＜ 1.04mmol/L（40mg/dL）。

（4）血压≥ 130/85mmHg。

（5）空腹血糖 ≥ 6.1mmol/L（110mmol/L）或糖负荷后2小时血糖 ≥ 7.8mmol/L（140mmol/L）或有糖尿病史。

（七）其他因素

遗传因素，体力活动不足，长期精神紧张、易激动、致动脉粥样硬化性饮食等都是影响因素。

二、心脑血管疾病的三级预防

“预防为主”是我国既定的卫生方针，预防服务是全科医生的重要责任，根据疾病自然史的不同阶段，预防可以分为三级，社区卫生服务的重点是一级预防。

（一）一级预防（primary prevention）

一级预防又称病因预防，主要是疾病尚未发生时针对致病因素（或危险因素）所采取的措施，也是预防疾病和消灭疾病的根本措施。以无病防病、促进健康为主要手段，全科医生肩负着全社区医疗保健的重任。指导未患心、脑血管疾病的社区居民，开展对心、脑血管疾病的防病教育。恪守戒烟限酒、清淡饮食、适量运动及心理平衡的四大基石，长期坚持以健康为中心，科学生活。要指导人们改善不良的生活方式，防止危险因素的加重，提高人们对预防心、脑血管疾病的自觉性。

1. 合理膳食　膳食与心、脑血管疾病，尤其与高血压、冠状动脉粥样硬化性心脏病及脑卒中的关系密切。

（1）控制体重　众所周知，减重主要通过限制热量摄入和增加热量消耗来实现。后者主要靠有规律的运动，而限制热量摄入应遵循以下原则：食用低脂（脂肪摄入量不超过总热量的30%，其中动物性脂肪不超过10%），低胆固醇（每日不超过300mg）膳食，并限制酒、蔗糖及含糖食物的摄入。

（2）减少膳食脂肪，增加蛋白质摄入量　年过40岁者即使血脂无异常，也应避免经常食用过多的动物性脂肪和含胆固醇较高的食物，如肥肉、肝、肾、肺等内脏，牡蛎，鱿鱼，墨鱼，猪油，蛋黄，奶油及其制成品，可可油等。如血清胆固醇、甘油三酯等升高，应食用低胆固醇、低动物性脂肪食物，如鱼肉、鸡肉、各种瘦肉、蛋白、豆制品等。

（3）限钠补钾　提倡适量钠盐摄入和足够含钾食物，高盐易引起血压升高。WHO建议成人每人每日食盐摄入量不超过5g，钾补充在高血压防治中具有明显作用，补钾的最佳方案是依赖食物来源维持正常血钾浓度，如新鲜水果、蔬菜等。

2. 适量运动　参加一定的体力劳动和体育运动，对预防肥胖、锻炼循环系统的功能和调整血脂代谢均有裨益，是预防心、脑血管疾病的一项积极措施

3. 戒烟限酒　吸烟是心、脑血管病的主要危险因素。应该反复宣传吸烟的害处，鼓励和支持戒烟。推荐不饮酒或适度饮食，是预防心、脑血管疾病的重要措施。

4. 积极治疗 治疗与本病有关的一些疾病，如高血压、高脂血症、糖尿病等，为减少脑卒中发生的重要途径，还应积极治疗各种心脏病。

5. 心理社会因素 随着医学模式的转化，生物－心理－社会模式向我们提出要求，对心、脑血管疾病（如急性冠脉综合征、脑卒中等）的预防不仅仅是生物学指标的干预，心理社会因素的干预同样对本病有影响。

职业性紧张是引起心、脑血管疾病的危险因素。紧张和压力引起的焦虑、烦恼、惊恐、敌意和易怒等不良情绪，可导致神经内分泌功能紊乱，血液黏度增加，小动脉痉挛和血压升高，累积至一定程度时就会产生更严重的健康问题，不但对老年人危害极大，也是导致许多中青年英年早逝的重要原因，不能忽视。突然的心理应激、情绪剧变，可造成血压骤升或心脏电生理紊乱，引起严重的心律失常，甚至猝死；对已有缺血性心脏病患者和脑动脉硬化患者易诱发急性心肌梗死和脑卒中。

因此，对于心、脑血管疾病患者应加强这方面的宣传、调整和咨询，生活要规律，保持乐观、愉快的情绪，学会调整自己的情绪，注意自我保健。

全科医生，有接近社区居民、开展一级预防的便利条件。在临床工作中，应评估患者的家族史，能发现其他家庭成员是否具有遗传因素和相同的环境危险因素，以避免心、脑血管疾病发生。应注意检出就诊居民或体检者的心、脑血管疾病患者危险因素，评价高危个体，并及时指导他们有效地改变危险因素。对社区服务对象定期了解和检出是否吸烟、缺少体力劳动、高盐饮食、血脂水平偏高和高血压。如有高血脂或高血压，应尽量找出相关原因，如肥胖、血糖、饮食情况、工作和生活方面精神压力，尽早地解除致病危险。

（二）二级预防（secondary prevention）

二级预防是以阻止或延缓疾病的发展而采取的措施，对已患心脑血管疾病的病人强调早发现、早诊断和早治疗（三早），及时处理疾病和早期症状，防止或减缓疾病的进展，降低心、脑血管疾病的致残率及复发率。落实“三早”的主要方法和措施是：一方面要加强对社区居民的卫生宣传和教育，提高群众自我检查，早期发现疾病和就诊的意识；另一方面提高全科医生自身的诊断水平，正确指导社区群众自我防病意识，及时转送有关病人至上级医院进一步诊治。具体做法如下：

1. 筛检疾病 对心、脑血管疾病的主要危险因素如高血压、血脂异常、糖尿病进行筛检（screening），对社区居民定期普测血压，检测血脂血糖水平，以便早期采用药物和非药物治疗，可使脑血管疾病、缺血性心脏病的发生率和死亡率明显下降。

高血压是没有症状的，高血压的检查只能依靠血压测量。建议 3~20 岁的儿童和青少年应每年测量 1 次血压，25 岁以上的成年人每次就诊时，都应测量血压。有高血压病的病人要经常测量血压，有高血压家族史或其他危险因素的人，每年至少测量二三次血压。

2006 年发表的《中国成人血脂异常防治指南》中提出血脂检查的重点人群为：

（1）已有冠心病、脑血管病或周围动脉硬化者。

（2）有高血压、糖尿病、肥胖及吸烟者。

（3）有冠心病及动脉粥样硬化家族史者，尤其是直系亲属中有早发病或早病死者。

（4）有皮肤黄色瘤者。

（5）有家族性高脂血症者。

（6）其他可考虑作为血脂检查的对象：① 40 岁以上男性；②绝经期后女性。

指南建议：20 岁以上成年人至少每 5 年测一次空腹血脂；缺血性心血管病及高血压、糖尿病、肥胖等人群，则应每 3~6 个月测一次血脂。

糖尿病患者的早期检测方法主要是测定无症状人群血中的葡萄糖含量，血糖测定有随机测定、空腹测定、餐后二小时测定或者葡萄糖耐量试验（简称 OGTT）。

另外，静止和运动后心电图检查，可显示出潜在的冠心病迹象，对预测冠状动脉疾病的长期危险因素有帮助，但无证据表明对心电图（ECG）异常的人进行早期治疗可降低冠状动脉疾病的发病率和死亡率。

2. 警惕先兆症状 高血压患者凡出现偏身麻木或无力，或突然出现的失明、黑蒙、眩晕等症状，虽然症状立即恢复，仍应及时就医，明确有否短暂性脑缺血发作。

对频发心绞痛，较原来的心绞痛加重或频繁，药物不能缓解或突然出现胸闷不适、气短心慌、烦躁不安，都应警惕心肌梗死的发生。

3. 进一步确诊的检查方法 心电图运动试验、超声心动图、发射型计算机断层扫描仪（ECT）等均有助于冠心病、心绞痛的诊断。心肌梗死的诊断依靠心电图、血清酶的动态变化，冠脉 CT 诊断是许多患者冠状动脉钙化程度和范围的可靠方法，冠状动脉造影是临床上判断冠状动脉病变，并确定其部位和程度的最可靠的方法，为临床诊断冠心病的“金标准”；脑 CT 和颅脑磁共振成像（MRI）是诊断脑血管病的最有效、安全和精确检查，可直接、精确地显示病变部位、范围和数量；经颅多普勒超声（TCD）能了解颅内各动脉分支血流的速度、流量，二维超声描记可直接检查颈总、颈内和颈外动脉，且无创伤性。

4. 防治措施 针对不稳定心绞痛和心肌梗死患者伴有血脂异常或高血压或糖尿病者，分别开展药物血脂、血糖调控和降压治疗，可提高患者生活质量，延长寿命。对急性心肌梗死和急性缺血性脑卒中患者，发病后及早开展静脉内或动脉内溶栓治疗能显著地防止梗死面积的扩大，逆转或延缓病情，改善预后。对于冠心病和缺血性脑卒中患者长期使用小剂量阿司匹林或氯吡格雷（如波立维）等药物抗凝和抗血小板聚集治疗，可分别减少心肌梗死和脑卒中复发，预防性服用 β 受体阻滞剂如美托洛尔、比索洛尔类药物，能明显减低高血压、减慢心率，以及冠心病患者的心律失常和猝死发生率。多项研究表明 LDL-C 升高是冠心病的主要危险因素，调脂治疗的首要目标是降低 LDL-C 水平，对于有冠心病或冠心病等危症者应将 LDL-C 降至 2.6mmol/L，他汀类药物除了对冠心病的一级预防和二级预防有肯定作用外，对脑卒中也有肯定的预防作用。

（三）三级预防（tertiary prevention）

三级预防又称为临床预防，是为了减少疾病的危害而采取的措施。三级预防可以防止伤残和促进功能恢复，提高生存质量，延长寿命，降低病死率。主要是对症治疗和康复治疗措施。例如引导高血压病患者坚持良好的卫生习惯，注意饮食，坚持服药，定期查体，并持之以恒等。对脑卒中病人实施康复治疗，可以降低残疾程度，有利于病人康复，恢复生活质量。

对于全科医生而言，对社区人群应开展综合防治，心脑血管疾病要与基层医疗和初级卫生保健相结合，一级预防和二级预防相结合，多种危险因素综合预防一般居民与高危居民防治相结合，药物与非药物协调治疗，以上是心脑血管疾病人群防治的发展方向和根本途径，有着广泛的应用前景。

项目四　心脑血管疾病诊疗过程中全科医师的职责

一、专科治疗前的工作

与专业医师不同，全科医师不是在其他医师对病例进行诊断后再做评估，而是必须在整个医学疾病谱中筛选。在此阶段，严重病例在早期症状和自限性、轻微失调之间的差别很不明显。因此，全科医师应快速收集信息并逻辑性很强地组织这些资料，鉴别病人所有重要问题。

心脑血管疾病见的临床症状有胸痛、头痛、呼吸困难、心悸、眩晕、晕厥、昏迷等。对于既往无心、脑血管疾病的患者首次发作以上症状，全科医生应全面分析病情，仔细询问病史和体检，采用常规检查手段，密切观察病情变化，随访，尽早做出正确诊断。如不能确诊，则应向病人及家属说明诊断情况及需要进一步诊断的必要与可能需要做的检查，如冠状动脉造影术、CT、核磁共振，必要时行脑血管造影术等，并推荐至相应的专科医生，介绍病情及治疗经过，或请专科医生会诊，以确定诊断和治疗方案。对于已确诊的心脑血管疾病患者，应坚持随访，并建议、督促病人坚持服药，控制好高血压、糖尿病、高脂血症等，定期复诊。而对于在治疗过程中反复发作或病情急变时，应随时请专家会诊或转有关医院。若应用 3 种或以上配伍合理的降压药治疗，血压仍不能控制者（一般指舒张压高于 95~100mmHg），属顽固性高血压；或高血压病例伴有急性进行性靶器官病变，可危及生命，如血压突然升高，舒张压常＞ 120~130mmHg，可伴高血压脑病，甚至可并发脑出血；心、血管方面可有急性左心室衰竭、不稳定性心绞痛或急性心肌梗死，常需收入

ICU 或 CCU 处理。另外，反复发作短暂性脑缺血或心绞痛患者，应防止脑梗死或心肌梗死的发生。对于不稳定性心绞痛患者，充分药物治疗后，仍不能满意控制的，应建议病人尽早进行冠状动脉造影，并决定对这些患者是否考虑行经皮冠状动脉腔内成形术（PTCA）或主动脉 – 冠状动脉旁路移植术（CABG）。对于急性心肌梗死、脑出血、脑栓塞急性期等患者应及时转诊治疗。对于病情较重又有并发症存在的病人，最好能在发病现场抢救，如心脏骤停多因室颤所致，无电除颤设备者，可拳击心前区，待病情基本稳定后再转院。

二、专科治疗后的工作

心、脑血管疾病的治疗有药物治疗、介入治疗和手术治疗。经专科医生诊断确立或经专科治疗后病情稳定，病人则出院回家，进一步在社区和病人家庭中治疗，以后长时间的后续治疗将继续由全科医生完成。全科医生应注意了解和记录病人在专科医院治疗的情况、诊断意见及后续治疗建议。一方面可从中学到新的诊断技术，另一方面督促患者完成医嘱要求，以提高诊疗效果。对于严重心、脑血管疾病的患者，即使在恢复期中，全科医生仍应严密观察病情变化，并注意预防心肌梗死的再发生及新的脑梗死出现。如再发生心肌梗死，或新的脑梗死等应再次及时转专科治疗。慢性心衰病人的病程相对较长，预后差，花费巨大，而用药须逐渐调整剂量，我们提倡将病人管到院外，管在社区，使患者特别是一些慢性的重病患者回归社会，回归家庭。在治疗中并应注意药物的副反应及疾病的并发症，随时调整治疗方案，并给予相应的对症处理。这里特别强调医院专科医生与社区全科医生的联防，在治疗中发现新的问题应立即与专科医生联系，反映病情变化并争取专科医生的指导。

智慧医疗的发展

智慧医疗是一个新兴起的专有医疗名词，通过打造健康档案区域医疗信息平台，利用最先进的物联网技术，实现患者与医务人员、医疗机构、医疗设备之间的互动，逐步达到医疗领域的信息化。智慧医疗更多的是对人类产生全程帮助的系统，提供多方位的立体服务，提供长期跟踪服务，提升客户黏度，随着现代科学的不断发展，智慧医疗在生物医药领域越来越广泛。医疗卫生信息化建设成为我国医疗体制改革的重要突破口和着力点。

作为医疗卫生工作者，我们正处在科技快速发展的新时代，在面临巨大机遇的同时，也必将面临各种挑战。

项目五 心、脑血管疾病病人的健康教育及康复医疗

一、病人教育

病人教育（patient education）的目的是为病人提供健康信息，使病人采取有益于健康行为，去除不良的行为和生活方式，预防疾病，促进健康。病人教育是预防医学的重要措施，是临床诊疗的不可缺少的环节。

（一）教育原则

病人教育原则是反馈、强化、个体化、易行、相关性及利用多方面教育渠道。反馈是指告诉病人接受教育后在对健康认识方面取得的进展；强化指对病人取得的进展进行鼓励和赞赏；个体化考虑患者需要、愿望和特点，和每位病人商谈他们的特殊治疗目的；掌握使病人对疾病的认识发生改变的资料、条件或技术训练；教育相关性是结合治疗方案学习有关术语以提高教育质量。

（二）心理教育

短暂性的脑缺血发作对病人来说是一个脑卒中的信号，使病人在情感上增加了负担，而脑卒中造成的躯体功能丧失是突然发生的，因此病人在急性期易发生严重的焦虑和慌乱，随病情的稳定和功能的恢复，病人对治疗寄予希望，但多数病人可能遗留不同程度的肢体瘫痪和语言障碍造成的残疾，病人易发脾气，易患抑郁症。

急性心肌梗死的患者，一部分人在发病初期，对本病紧张或恐惧心理致心率增快，休息和睡眠不好，容易诱发心律失常，而另一部分病人对本病毫无认识，在胸痛缓解后对治疗不重视，不够配合或擅自早期活动，容易导致心力衰竭、心脏破裂等。因此，全科医生应对以上病人做好卫生宣传教育，普及正确的认识，即要树立信心、解除顾虑，也要合理重视，劝告病人面对现实，鼓励引导病人提高对家庭、社会的顺从性。

（三）生活教育

全科医生应该教育病人养成良好的生活习惯，注意劳逸结合，避免情绪活动，保持适当的体育锻炼和体力劳动，消除不利于心理和身体健康的行为和习惯，如采用低盐饮食、控制体重、戒烟、戒酒，摄入低脂饮食，多吃蔬菜和植物油，少吃动物内脏、动物油等胆固醇含量高的食物等措施。

（四）防治教育

大多数心、脑血管疾病病人需要终身治疗，而康复医疗又是一个漫长的过程，全科医生对病人及家属进行各种心、脑血管疾病的一般常识的宣教，并推荐有关疾病的科普读物，以提高患者的自我监测和防治水平，要使患者主动地介入到自己的健康管理之中，与

医生合作，坚持治疗，定期随访，训练高血压患者和家属，让他们学会测量血压，以便医生能及时了解患者服降压药后血压下降的情况，选择合适的降压药物，注意和重视心、脑血管疾病的先兆征象，有效地控制短暂性脑缺血、心绞痛发作，及时有效地控制对心脑血管疾病有损害的其他疾病，如常见的糖尿病、血脂异常等。防止心、脑血管疾病的相互影响，如心肌梗死并发脑卒中或脑卒中并发心肌梗死。

二、康复医疗

由于心脑血管疾病康复的大部分工作是在家庭和社会中进行的，所以全科医生应对此有一个全面的了解。

（一）心脏康复

心脏康复是指心脏病患者通过有处方的运动锻炼、医学的教育和咨询、心理营养、职业和回归社会的指导，以重新获得正常或接近正常的生活状态。美国心脏协会和美国心肺康复协会指出：所有心脏康复计划其目的是尽可能减少心血管病危险因素，培养良好的健康行为，减少致残率，提高心血管病人的生活质量。因此，康复的目的不仅仅是训练因心血管疾病而致残的患者去适应环境，而且要使他们能最大限度地回归到社会生活中去。

冠心病的康复Ⅰ期以循序渐进地增加活动量为原则，一旦生命体征稳定，无并发症即可开始。其治疗方案是根据患者的自我感觉，尽量进行可以耐受的日常活动。Ⅱ期康复目标为逐步恢复一般日常生活活动能力。Ⅲ期康复通过个体化、循序渐进、持之以恒的训练方案，以期巩固Ⅱ期康复成果，控制危险因素，改善或提高体力活动能力和心血管功能，恢复发病前的生活和工作。

原发性高血压的康复治疗主要强调非药物治疗，其主要内容包括：规律的运动锻炼、放松训练、医疗体操、行为治疗和高血压危险因素控制。以达到协助降低血压，减少药物用量及靶器官损害，提高体力活动能力和生活质量的康复目的。

慢性充血性心力衰竭的康复治疗应该是全面的治疗，包括运动、心理、饮食或营养、教育，以及针对原发疾病的治疗。通过康复治疗，可以降低、安静心率和亚极量运动时的心率，相对降低定量运动时的通气量，改善通气功能，改善运动肌肉的血流量，提高最大摄氧量、运动耐力，延长生存期。

（二）脑血管意外后康复

脑血管意外的各种类型都适合进行康复治疗，而且康复治疗贯穿脑血管意外的各个时期，只是各个时期采取的康复治疗手段有所不同。康复治疗开始的时间越早越好，只要患者神志清醒，生命体征稳定就可开始。一般脑梗死患者病后2日~3日，脑出血可稍推迟至一周左右。

在恢复期中，不仅需要对肢体的功能进行康复训练和治疗，而且需要对患者整体的生活自理能力或独立能力进行训练和康复，而且后一个目的更为重要。它不仅需要肢体功能最大程度的恢复，而且更需要患者本人及其家属理解康复处理的目的，争取最大程度的生活自理能力，这尤其需要心理的和社会的康复。

三、周期性健康检查

周期性健康检查是运用健康筛检表格，针对不同年龄和性别而进行的预防为导向的措施，其目的在于早期发现常见的病患及危险因素，及时采取防治措施，进行一、二级预防，以无症状的个体为对象，是全科医生的重要工作内容，应包括以下内容：

1. 冠状动脉粥样硬化性心脏病（CHD） 预防重点在于相关的危险因子，因而周期性健康检查项目应包括对高血压、高脂血症、糖尿病、吸烟、缺乏锻炼、肥胖、社会压力等的评价。

2. 脑血管病（CVD） 主要因素为高血压、糖尿病、各种心脏病，如 CHD 的减少和高血压的良好控制，因而周期性健康检查应包括高血压、糖尿病、各种心脏病的检查项目。

3. 高血压 是 CHD 和 CVD 的确认的危险因素，任何周期性的健康检查均把血压列入筛检项目，对高血压患者需要治疗，并定期追踪。

4. 高脂血症 低密度的脂蛋白（LDL-C）、胆固醇（TC）和甘油三酯（TG）的升高，高密度脂蛋白（HDL-C）降低是动脉粥样硬化的重要危险因子，应定期检测。

5. 吸烟 本身不是一种疾病，但吸烟是 CHD、CVD 最重要的危险因素之一，吸烟应列为成年人周期性健康检查的内容。

复习思考题

1. 周期性健康检查，属于（　　）

A. 第一级预防　　B. 第三级干预　　C. 病因预防

D. 临床预防　　E. 第二级预防

2. 免疫接种，属于（　　）

A. 第一级预防　　B. 第二级干预　　C. 临床前期预防

D. 第三级预防　　E. 临床预防

3. BMI 的计算公式为（　　）

A. 体重 / 身高　　B. 身高 / 体重　　C. 体重 ^{2}/ 身高

D. 体重 / 身高 ^{2}　　E. 体重 ^{2}/ 身高 ^{2}

4. 心脑血管疾病的主要危险因素有（　　）

A. 糖尿病　　B. 吸烟　　C. 大量饮酒
D. 支气管哮喘　　E. 高血压

5. 患者男性，45 岁，下班回家后突然出现剧烈头痛、呕吐，四肢活动好，查体颈抵抗明显，Kering 征（+），脑脊液均匀、血性，最重要的检查（　　）

A. 脑 CT　　B. 颅脑 MRI　　C. 脑电图
D. 脑超声　　E. DSA（数字减影）

6. 高血压伴劳力性心绞痛，选择降压药物最佳方案是（　　）

A. α_1– 阻滞剂　　B. β – 阻滞剂　　C. 利尿剂
D. ACEI　　E. 钙拮抗剂

扫一扫，知答案

模块十四

扫一扫，看课件

恶性肿瘤的全科医学处理

【学习目标】

1. 掌握：三级预防在康复医疗中的作用。
2. 熟悉：肿瘤诊疗中全科医师的职责。
3. 了解：肿瘤流行病学方面的工作。

项目一 恶性肿瘤患者需要全科医学照顾

一、恶性肿瘤是严重危害人类的健康

随着经济的发展和社会的进步，曾经严重危害人类生命健康的营养缺乏与传染性疾病，在20世纪中期以后已经被逐步消除或控制，在一些工业化国家或中等社会进步的国家无不如此。这些成就被称为第一次卫生革命。但随之而来的就是以针对慢性病的防治为目标的第二次卫生革命的严峻挑战。

慢性病，当前主要指心、脑血管疾病，恶性肿瘤，脂代谢紊乱，动脉硬化，高血压，冠心病，糖尿病，慢性阻塞性肺部疾病，精神心理性疾病等一组疾病。其中心、脑血管疾病与恶性肿瘤在许多发达国家已成为人口死亡的最主要原因。我国虽然尚属发展中国家，不幸的是也以心、脑血管疾病与恶性肿瘤为人口死亡的第1、2位原因。据统计，估计到2020年，我国恶性肿瘤患者死亡数将达到1500万例。无论从发病人数、死亡人数还是现患人数来说，恶性肿瘤都是一个严重的健康问题。

二、恶性肿瘤患者需要全科医师的医学照顾

恶性肿瘤是一种严重危害人们生命健康的疾病，如果恶性肿瘤得不到有效的预防和控

制的话，恶性肿瘤患者的健康问题将受到进一步的影响。恶性肿瘤的治疗，无论是手术治疗、放射或化学治疗、生物治疗甚至中药治疗，都需要专科医师的施行；但专科治疗后，恶性肿瘤患者的身心的康复治疗，患者的家庭乃至社区所需要的全面医学照顾，又是专科医师无法涵盖的，故恶性肿瘤的治疗是多学科的综合性治疗。针对恶性肿瘤患者及其家属不了解医疗情况，全科医师应该指导恶性肿瘤患者进入有效的专科医疗程序。全科医师若怀疑患者患有恶性肿瘤，则应向患者和家属说明目前的诊断情况及进一步检查的必要性，推荐给患者有经验、服务良好的专科医生；为患者联系并安排好专科。

恶性肿瘤的诊断非常重要，诊断结果的正确与否直接关系到患者疾病的治疗情况。只有诊断明确才能选择有效的治疗方案、做出明确的分期、估计预后效果。因此医疗实践中常常需要借助实验室检查、影像学检查，甚至一些侵入性检查，当然这些都应该由专科医生来完成。全科医师或专科医生可以向患者及家属介绍采取的治疗方案，对一时不能确诊的患者制订随访检查计划，督促执行。对排除恶性肿瘤的患者给予解释，使患者和家属从中解脱出来。在恶性肿瘤的治疗过程中，全科医师可以成为患者及其家属的咨询医生，为患者及其家属提供心理上的支持，同时协助专科医生，这样更加有利于患者的治疗。全科医师应根据专科医生的建议做出综合性考虑，在恶性肿瘤患者的后续治疗中起主导的作用，将在综合性治疗过程中出现的问题及时反映，及时取得指导，充分了解放疗、化疗的毒副作用，对症处理，并鼓励患者树立信心，坚持治疗。

恶性肿瘤早期常常缺乏临床上的特异性症状，诊断有时很容易混淆。一旦等到症状明确、诊断确立时已经属于晚期，各种治疗乏术，即使勉强治疗效果也不佳。此时，肿瘤专科医生常常无能为力，只好放弃治疗。更何况对疾病的恐惧给患者及家属带来了不安及对前途的忧虑，造成抑郁情况等，所以恶性肿瘤患者的心理问题要比其他疾病的患者更加严重。这些问题的解决并非恶性肿瘤专科医生之长，乃为全科医师的任务。

即使恶性肿瘤患者获得早期明确诊断，甚至成功进行了手术治疗，对恶性肿瘤患者来说其身体和心理仍需要进行康复医疗，同时也还需防止复发和转移，甚至需要预防第二原发癌（secondary primary cancer）的发生，此类医学照顾甚至需要陪伴终生，所以肿瘤专科医生事实上不可能提供给患者全程治疗，唯独全科医师可以为社区患者提供全面的医学照顾。全科医学涵盖了患者、家庭、社区所需要的全面医学照顾，对于恶性肿瘤患者的整个家庭来说，患者在家庭中所实际承担的角色常常需要转换，家庭成员中的人际关系也可能需要调整。家庭成员中有的有血源上、遗传学上的关系，社区的人群之中有的有共同的生活方式、环境条件，也都应该注意对此类恶性肿瘤的预防等。这些都需得到医生的指导和帮助，但并非肿瘤专科医生所能做到。

项目二 恶性肿瘤预防是全科医师应尽之职责

恶性肿瘤是严重威胁人类健康和生命的常见病、多发病。尽管长期以来世界各国在抗癌斗争中投入了大量的人力、物力和财力，但仍然未能得到对恶性肿瘤的满意控制，所以恶性肿瘤的预防和早期发现、早期治疗就显得更加重要，愈来愈受到医学界的重视。国际抗癌联盟认为 1/3 恶性肿瘤是可以预防的，1/3 恶性肿瘤如能早期诊断是可以治愈的，1/3 恶性肿瘤可以减轻痛苦、延长寿命。预防恶性肿瘤是由环境、营养、饮食、遗传、病毒感染和生活方式等多种不同的因素相互作用而引起的，如果在上述各个环节中进行预防，一定能对降低恶性肿瘤发病率有所作用。

恶性肿瘤的预防措施分为一级预防、二级预防和三级预防。一级预防是病因预防，即在恶性肿瘤发生前就进行必要的干预，在病因明确的基础上控制病因，如监测环境污染情况及职业危害因素，改善环境状况，降低人群对危险因素的暴露水平。二级预防是指恶性肿瘤的普查、早期发现、早期诊断、早期治疗。三级预防是对已确诊的恶性肿瘤患者治疗后的康复，尽可能达到根治或减少痛苦、延长生命，提高患者的生存率。恶性肿瘤的预防概念与其他疾病预防概念不同，它不仅着眼于减少恶性肿瘤的发生，而且着眼于降低恶性肿瘤的死亡率。

一、全科医师参与恶性肿瘤一级预防工作

恶性肿瘤一级预防（primary prevention）是根本性措施，主要是全科医师鉴别、消除危险因素和病因，提高防癌能力，以防患于未然。全科医师主要是以预防恶性肿瘤发生为目标，避免人们接触已知的危险因素，增强人们的保健意识，达到防止恶性肿瘤发生的目的。约 80% 以上的人类恶性肿瘤的发生与环境因素有关，如饮食危险因素（腌制品、化学甜味剂、缺少纤维素等）、不良嗜好危险因素（烟酒、用药不当等）、个人卫生不良危险因素（早婚、多产、不洁性生活等）、职业危险因素（生产环境、接触物等）、生态环境危险因素（空气污染、土壤污染、水污染、长期紫外线照射等）。致癌物大量存在于人们的日常生活环境中，它们的侵入常常与人们的不良行为和生活习惯有关。约 85%的恶性肿瘤发病与不良生活行为习惯有关，故称为“生活方式癌”。流行病学及相关资料表明，引起恶性肿瘤的致癌物（carcinogen）包括启动剂（initiator）、促进剂（promoter），它们大量存在于人们的生活环境中。这些物质侵入人体，主要与人们的不良行为和生活习惯有关。在行为生活习惯中，饮食因素与不良嗜好又占大半。如长期摄入富含亚硝酸盐类致癌物的腌制食品，而又缺少蛋白质与新鲜蔬菜，则易患食管癌与胃癌。过多的脂肪饮食、缺少纤维素类食品则可使大肠癌的发病率增加。吸烟者与不吸烟者相比，肺癌的相对危险度

（relative risk rate）高 8~12 倍，喉癌高 8 倍，食管癌高 6 倍，膀胱癌高 4 倍，都有显著的统计学意义。嗜好嚼槟榔者易患口腔癌亦已被流行病学研究证实。改善生活习惯如戒烟，注意环境保护较为重要。近年来开展的免疫预防和化学预防均属于一级预防范畴，可望为恶性肿瘤预防开拓新的领域。

既然大多数恶性肿瘤的发生与行为生活习惯有关，那么预防致癌因素侵入人体便是要纠正人们不良的生活行为，而代之以健康的生活方式。全科医师的工作立足于家庭与社区，与居民有密切的接触，而且具有良好的关系。所以全科医师最有可能帮助人们改变不良的生活行为，建立健康的生活方式。全科医师所具有的独特的知识和技能如健康教育、健康咨询等，足以使其胜任恶性肿瘤的一级预防工作。

全科医师应该了解所管理的社区、家庭及其成员的生活习惯、行为嗜好，分析其中不利于健康的问题，尤其是与恶性肿瘤发病相关的因素，如高脂肪低纤维素膳食、盐摄入过多、缺少新鲜蔬菜与水果、吸烟、嗜酒、口腔卫生和性卫生不良等，并提出纠正和改进的建议。这些建议可以在为患者诊疗时提出，也可以在家庭访视时提出，对于较为普遍性的问题则可以通过社区健康教育的形式，使广大居民皆能了解，并设法督促纠正。

二、全科医师从事恶性肿瘤二级预防工作

恶性肿瘤二级预防（secondary prevention）是指致癌因子虽已侵入人体，但恶性肿瘤尚未形成或尚未临床发作时阻断恶性肿瘤发生、发展进程的措施。肿瘤的病因不像传染病那样明确，但它们无处不在，甚至时时可能入侵人体，能真正完全预防肿瘤的发生不易。但随着临床诊疗技术的进步，肿瘤一旦形成，多可发现做进一步的诊疗，并且可能取得良好的效果。尚处于“扩散前期”的恶性肿瘤若被早期发现，多数能进行手术切除并可望治愈。合理治疗可以提高生存率，降低死亡率，通过二级预防约 1/3 的恶性肿瘤可以得到控制。故恶性肿瘤的二级预防通常是指早期发现、早期诊断、早期治疗。

二级预防的关键是早期发现（early detection），即要在正常的人中筛检（screening）出事实上已患上恶性肿瘤的患者。对高发区及高危人群定期检查是较确切可行的方法，一方面从中发现癌前病变并及时治疗，是二级预防中的一级预防效应。例如切除胃肠道腺瘤或息肉，及时治疗子宫颈慢性炎症伴不典型增生病变，治疗慢性胃溃疡或经久不愈的下肢溃疡等。全科医师应将社区内的这些高危对象进行登记，并定期给予检查，或督促他们到有关专科医院进行检查。对于乳腺癌高危妇女，还应该教她们学会乳房自检。一旦发现可疑患者，应向其介绍检查结果及其含义，同时给予安慰和安排，督促其进一步检查，直到确诊或排除可疑的疾病。一旦确诊，则应将其转入专科医院或三级医院的专科进行抗恶性肿瘤治疗。

恶性肿瘤的普查是通过一定的检查手段在无症状的人群中发现恶性肿瘤，属于恶性肿

瘤的二级预防。当已出现明确的症状和体征，或在就诊中因某项检查阳性需进一步加以诊断时，则称为诊断性检查，应与普查的概念相区别。当前适于进行普查的恶性肿瘤主要包括乳腺癌、宫颈癌及恶性黑色素瘤，其次是肺癌、前列腺癌、甲状腺癌、膀胱癌、胃癌、子宫内膜癌、卵巢癌等。在准备做恶性肿瘤普查时，应首先制订一个普查方案，来指导普查工作准确有序地进行。一个普查方案是否有效，必须包括两个关键性的组成部分，首先是所应用的普查方法或手段应确实能检出早期恶性肿瘤；其次是对普查确诊的恶性肿瘤施以有效的治疗，其疗效确比自然发病而诊断的要好，能明显改善其预后。如达不到上述预期效果，则说明该项普查是不成功的。选择要普查的病种时，必须选择普查地区发病率和死亡率较高、对群众健康已构成严重威胁的恶性肿瘤，这样才能取得较大收益。选择好要普查的恶性肿瘤后，就要确定被普查的对象（该恶性肿瘤的易感人群），有明确的目标才有较高的恶性肿瘤检出率。如普查乳腺癌时应选择在35岁以上的妇女中进行，肝癌普查可选择乙型肝炎患者作为易感对象，这样可以节省大量的人力、物力和时间。所选择的检查方法，必须有较高的灵敏度，能发现和检出早期恶性肿瘤。由于普查的工作量通常比较大，选择初筛检查手段时，要考虑简单易行、适合在大面积的人群中开展工作的方法，对所采用的检查方法还要求准确、可靠，避免出现过多的假阳性和假阴性。普查是在健康的人群中进行筛检，不同于到医院就诊，检测方法应是安全的，医疗方面的效益应优于其可能带来的危害。通过普查确诊的患者，应得到及时、有效的治疗，对普查显示阳性但进一步检查未能明确诊断的人群，应做好定期随访工作，以免漏诊。开展一项普查工作有时需定期反复进行，一般至少坚持3~5年。因此在普查方案执行初期就需有长期的考虑和安排，对普查所需的人力、器材设备及其他资源的消耗应有充分的估算，尽可能取得较大的社会效益和经济效益。

全科医师适合在社区进行普查的恶性肿瘤应具有下列特征：①普查的恶性肿瘤必须是发病率较高而且预后不良的恶性肿瘤。②普查的恶性肿瘤应有能被检出的临床前期，最好是有能被检出的扩散前期。③普查方法必须是简便、经济、准确（特异性和敏感性皆高）及可接受性强的早期发现的方法。④普查对象若早期发现，及时诊断、治疗，则有治愈的可能。

目前被确认有价值的筛检是用宫颈脱落细胞涂片法筛检子宫颈癌及用体检法辅以钼靶X线摄影筛检乳腺癌。此外，用甲胎蛋白检测与超声检查筛检肝癌、直肠指检筛检直肠癌、纤维结肠镜检查筛检大肠癌、食管拉网筛检食管癌及粪便隐血试验与纤维胃镜筛检胃癌等皆有一定的价值。

筛检的对象应该是易患该病的高危人群（high risk group），如40岁以上的乙型肝炎或丙型肝炎病毒感染者为肝癌的高危人群；胃息肉、萎缩性胃炎、经久不愈的胃溃疡患者及胃大部切除术后者为胃癌的高危人群；家族性大肠息肉症、慢性非特异性结肠炎及克隆病患者为大肠癌的高危人群；慢性囊性乳腺病患者及直系亲属有乳腺癌史者为乳腺癌高危人群等。全科医师应将社区内的这些高危人群登记在册，定期给予检查或督促其到有关专科医院检查。对于乳腺癌高危人群的妇女还应该教会她们自己检查乳房的方法。

全科医师一旦检出可疑病例，应向该可疑病例患者介绍检查的结果及其意义，给予安慰，安排并督促其进一步诊断，直到确诊或排除。而一旦确诊则应将其导入到有效的专科治疗中。

总而言之，中晚期恶性肿瘤尚无理想的治疗方法，所以恶性肿瘤的二级预防——早期发现、早期诊断、早期治疗是目前控制恶性肿瘤、提高治愈率的重要手段之一。虽然乳腺癌、宫颈癌的普查防治工作已显示了令人鼓舞的前景，但对发病率较高、危害较大的消化道恶性肿瘤及肺癌等尚未取得令人满意的成效，还存在不少问题有待全科医师在今后的实践中进一步完善、解决。

三、全科医师从事恶性肿瘤三级预防工作

恶性肿瘤三级预防（tertiary prevention）又称临床预防或康复性预防，是指以延长生存及提高生活质量为目的而进行积极综合治疗，并预防癌症复发和转移，防止并发症和后遗症。其目标是防止病情复发，提高生存率，减少死亡率。即对已经确诊的癌症病人采用多学科手段进行积极的医学治疗，尽可能地治愈或控制肿瘤。规范地实施严格的随访制度，及时发现肿瘤复发和/或转移。正确选择合理的、最恰当的康复诊疗方案，尽可能地恢复功能，提高生活质量，减少肿瘤复发和/或转移，延长生存时间，甚至重新恢复正常生活。

对症治疗以改善生存质量或延长生存时间，包括各种姑息治疗和对症治疗。

姑息治疗（palliative care）指为那些对治愈性治疗无反应的患者，提供积极的、全面的治疗与照顾，以使这些患者及其家庭获得最佳的生活质量。以控制症状（缓解疼痛及其他躯体症状）、心理疏导及支持、使患者及其家庭获得尽可能好的生活质量为主要任务。晚期恶性肿瘤以姑息治疗为主，对恶性肿瘤晚期患者的姑息治疗主要是控制疼痛。

对癌痛的治疗，WHO 提出了三级止痛阶梯治疗方案，其基本原则为：

①最初用非吗啡类药，效果不明显时追加吗啡类药，仍不明显时换为强吗啡类药或考虑药物以外的治疗。

②从小剂量开始，视止痛效果逐渐增量。

③口服为主，无效时直肠给药，最后注射给药。

④定期给药。

全科医师在日常诊疗工作中应该注意早发现恶性肿瘤。虽说恶性肿瘤的早期症状不明显，但既然是一种疾病，则发生之后总会有些不易引起患者与医生重视的蛛丝马迹。如身体任何部位的肿块或者身体任何部位没有外伤而发生的溃疡，特别是经久不愈的不正常的

出血或分泌物，或进食时胸骨后灼痛、胀闷、有异物感，或进行性加重的吞咽不顺，久治不愈的干咳，声音嘶哑或痰中带血，长期消化不良，进行性食欲缺乏又未找出原因，排便习惯改变或有便血，赘生物或黑痣突然增大或破溃，出血或毛发脱落，无痛性血尿等，都应引起重视。所以，全科医师应多学习些恶性肿瘤学知识，在日常的诊疗工作中耐心听取患者的主诉，细心分析患者的症状，注意随访治疗的效果，保持对恶性肿瘤的高度警惕。必要时，应将患者转到正规的专科医院或三级医院的专科进一步诊断。同时，全科医师应注重健康教育，告诉群众防病的知识，使群众建立防癌的意识。医患双方共同努力，将有可能使更多的恶性肿瘤患者在早期被发现并获得诊断而取得良好的治疗效果。

此外，全科医师在日常诊疗工作中还应注意对患有癌前疾病或癌前病变患者的随访，主动访视或督促其定期检查。如能确实做好这些工作，则全科医师有可能比专科医生能更早地发现恶性肿瘤患者。

项目三　恶性生肿瘤诊疗过程中全科医师的职责

一、全科医师在专科诊疗程序中的作用

当一个患者被全科医师怀疑患了恶性肿瘤时，患者及其家属最初的反应必定是焦虑不安。多数患者及其家属希望到专科医生那里去进一步检查，他们潜在的意识是最好能排除这一怀疑。当然也有患者自己已确认是患了恶性肿瘤，开始寻找治疗方法。此时全科医师应该向患者及其家属说明目前诊断的情况及需要进一步诊断的必要性与可能需做的检查。而更重要的是全科医师应该利用自己所掌握的资源信息，将患者推荐给对该病有经验的、技术与服务良好的、足以令人信任的专科医生，并主动为之联系安排。全科医师应向专科医生介绍患者的病情及治疗经过，说明对恶性肿瘤的可疑之处。诊断过程中应通过患者或直接向专科医生了解进一步诊断的情况，以掌握诊断进程。一旦恶性肿瘤诊断确立，全科医师应与专科医生讨论治疗方案，并向患者及家属介绍拟采取的治疗方案，争取患者与家属的同意与支持，并给患者及家属以安慰。如果经专科医生检查一时不能确诊，全科医师应为患者制订随访检查计划，向患者及家属说明需要继续检查的必要性，并督促患者执行。如果经专科医生检查已排除恶性肿瘤的诊断，则应向患者及家属说明已排除怀疑恶性肿瘤的理由，使患者与家属从怀疑患恶性肿瘤的阴影中解脱出来。

二、全科医师在专科治疗后的作用

目前，恶性肿瘤的治疗方法非常多，常用的有手术治疗（包括手术切除及各种姑息性外科治疗）、放疗、化疗、生物治疗及中药治疗等。通常情况下手术治疗后还必须辅以放

疗或化疗，而接受放疗与化疗的患者又常需要生物治疗或中药治疗配合，亦即恶性肿瘤的治疗应该是多学科的综合性治疗。肿瘤专科医生往往是以治疗方法划分专业的，所以肿瘤外科医生大多对放疗与化疗难以安排，放射科医生大多对化疗、生物治疗只能做出原则性的建议等，故在恶性肿瘤的治疗中，全科医师应根据专科医生的建议作综合考虑，并起到主导的作用。许多患者在第一阶段的治疗完成后往往都已出院回家，此时一般已与专科医生失去联系，全科医师负责恶性肿瘤患者后续治疗的安排自是义不容辞之事。有些治疗方法如全身化疗、生物治疗、中药治疗等大多在社区或患者家庭中进行。所以全科医师应该了解患者在专科医生处治疗的情况，了解专科医生对治疗方法的建议，并向专科医生学习这些治疗方法，以便在社区或家庭中为患者实施后续的治疗，并将治疗中发现的问题向专科医生反映，争取得到专科医生的指导。恶性肿瘤的治疗如放疗、化疗等大多有一定的毒副作用，全科医师应及时了解，协助控制治疗的剂量和给予相应的对症处理。如无须停止治疗则应鼓励患者坚持治疗，完成预定的剂量和疗程，以争取获得预期的效果。

三、全科医师在恶性肿瘤综合治疗中的作用

近 50 年来恶性肿瘤的综合治疗已经取代传统的单一治疗，使很多恶性肿瘤患者提高了生存率和治愈率。由于改善了对于恶性肿瘤的全身性控制，某些患者认为恶性肿瘤就是有了播散仍可能治愈。更为重要的是综合治疗极大地显示了全科医师在其中的作用，使人们对恶性肿瘤的基因调控、生长和播散规律、异质性或不均一性、增殖动力学、耐药性，特别是多药耐药、代谢、分布等有了比较深入的认识。随着全科医学的发展，全科医师在诊疗中的主要职责也发生了改变，主要包括 4 个方面：

1. 全科医师首先应了解恶性肿瘤治疗失败的主要原因 目前恶性肿瘤治疗失败归纳起来主要有以下几个方面的原因：①肿瘤专科医院局部治疗不彻底，或在不成功的治疗后局部复发；②远处播散；③机体免疫功能降低，给恶性肿瘤的复发和播散创造了有利条件。

2. 全科医师应了解患者的机体状况 对社区的恶性肿瘤患者，首先应了解患者的免疫和骨髓功能状况。免疫功能低下有利于恶性肿瘤发展，恶性肿瘤发展又会进一步抑制机体的免疫功能。所以，恶性肿瘤患者尤其是晚期患者的免疫功能的缺损通常是明显的。在此情况下，单靠专科医院扶正和祛淤治疗通常不易很好地控制恶性肿瘤，必须依靠全科医师的综合治疗，以提供综合性的医疗服务。

在某些情况下，机体的免疫功能处于很脆弱的平衡状态。例如在低度恶性的淋巴瘤患者，机体的免疫功能还未受到严重的损伤，有时淋巴结增大，有时又可“自发”缩小。因此，有些学者主张小心观察，等待恶性肿瘤肯定发展时再治疗。此时，有的患者单靠扶正也可使病情稳定相当长的时间。另外还有些患者的恶性肿瘤经过治疗后虽然并未完全消失，但通过扶正治疗可以长期带瘤生存。这样也就扩大了全科医师服务的范围，也同时提

高了对全科医师技术和水平的要求。

全科医学中恶性肿瘤的治疗过程可归纳为：①第一阶段：结合专科医院的治疗，尽可能除去恶性肿瘤；②第二阶段：在专科医院或社区医院尽量使患者体力等各方面得到恢复，特别是着重重建患者的免疫和骨髓功能；③以后视情况再进行强化治疗；④治疗后同样需要不断提高患者的机体免疫状况及提供全科医学照顾。

3. 全科医师应判断恶性肿瘤的恶化情况 要明确首先需要解决的问题，结合专科医院的治疗，及时为患者提供准确的信息。在确定患者治疗时，一般应根据患者的病程不同时期决定首先采取哪一种治疗手段。但是，对于同一种或同一病程阶段的患者也应具体分析局限与播散的问题。有些患者虽然表面上是局限的恶性肿瘤，但潜在播散的可能性很大，如年轻或妊娠哺乳期乳腺癌，即应考虑首先去专科医院给予一定的全身和局部控制，如术前化疗或放疗，然后再进行手术，术后再采取相应的辅助化疗和预防性放疗，即比较容易成功。而对于晚期扩散的、家里经济困难或者要求在社区保守治疗的患者，全科医师就应该为患者提供高质量的全科医学治疗，同时可以结合专科医院在社区可行的治疗方案，有效地提高患者的生存质量。

4. 全科医师应同时衡量治疗给患者带来的益处和负担 专科医院的手术治疗、放疗、化疗和生物治疗由于具有一定的副作用，都会给患者机体造成不同程度的损伤。全科医师就要结合实际，充分衡量每一种治疗可能给患者带来的得失，为患者提供最好的参考，让患者及其家属在是否转入专科医院前就有充分的了解。年迈或虚弱患者，以及主要脏器功能不全的患者如果在专科医院接受了手术、大面积放疗、高剂量化疗及一些能引起发热的生物治疗，一般很难得到好的治疗效果，此时全科医师就要向患者讲述其中的利弊。

项目四　全科医师在肿瘤康复医疗中的作用

一、全科医师应对恶性肿瘤康复期患者做生活指导

恶性肿瘤发病后病情常常进展迅速，治疗后的康复往往是一个漫长的过程，甚至可能是终生的过程，所以恶性肿瘤患者需要终生的医学照顾。恶性肿瘤患者的康复医疗，也是全科医师所要承担的责任，其中对患者进行生活上的指导最为重要。需要经常给予指导的内容如下：

1. 饮食问题 恶性肿瘤患者手术后的近期，放疗、化疗期间，宜进食易于消化吸收的富含蛋白质、维生素的食物，如鸡蛋、牛奶、新鲜蔬菜及水果等。烹调方面尚需注重色、香、味以引起患者的食欲。术后稍久，放疗、化疗结束后，一般患者皆可正常饮食。

2. 某些嗜好 恶性肿瘤康复期患者宜戒烟、酒。对此，恶性肿瘤患者一般皆能听从医

生的劝告，全科医师应向患者陈述利害，并向患者的家属说明，取得患者家属的支持，多能奏效。茶与咖啡不在禁忌之列，可以听从患者选用。至于辛辣之物，除非与所服用的中药相冲突，一般亦不禁忌。

3. 体育锻炼　手术后患者宜下床活动。放疗、化疗期间除不良反应剧烈者宜卧床休息外，亦宜做轻微的活动，如散步、做广播操等。术后稍久，放疗、化疗结束后，应鼓励患者多做户外活动，如打太极拳、慢跑等。运动量视患者的年龄、体力及运动习惯而定，以不觉过分疲劳为宜。

4. 工作问题　恶性肿瘤患者术后近期，放疗、化疗期间宜休息。术后稍久，放疗、化疗结束后可考虑恢复部分工作，这主要取决于工作的轻重及患者对工作的熟练与胜任的程度。恶性肿瘤康复期患者的工作以不过分劳累为宜。

5. 性生活问题　对于已婚的恶性肿瘤患者，康复期可以有适度的性生活，当然不宜过频，以免劳累。未婚患者在手术治疗、放疗、化疗期间及术后、治疗后的近期，一般不宜婚嫁，康复后可以考虑。不过对于女性患者多以不生育为好，以免在妊娠、分娩、哺育婴儿过程中过于劳累，引起恶性肿瘤复发。

二、全科医师应对恶性肿瘤康复期患者给予心理上的支持

恶性肿瘤患者在初诊时多呈焦虑状态，确诊和确定治疗方案时心理紧张。术后或放疗、化疗之后，患者一般逐渐放松。尤其是经手术切除恶性肿瘤的患者，大多抱着治愈的希望，然而一旦感到不适，则会因怀疑恶性肿瘤复发或转移而又进入紧张状态。因此全科医师应多向恶性肿瘤患者进行解释，将恶性肿瘤诊断与治疗的实际情况向患者详细说明，使他们树立信心，积极配合治疗。一些确诊时已经较晚而无法根治的晚期恶性肿瘤的患者大多呈抑郁状态，对前途悲观失望，甚至万念俱灰，并有可能轻生。他们对躯体的任何不适都十分敏感，甚至扩大化，对症治疗往往效果不佳。对于这类患者，脱离实际的安慰或告知其一定能治愈等往往会适得其反，使患者对医生丧失信任。全科医师应实事求是地帮助他们分析病情，告知尚可采取的治疗方法，争取患者配合治疗，以取得较好的治疗效果，必要时亦可辅以抗抑郁药治疗。在对恶性肿瘤患者进行心理疏导的同时，还需为患者建立一个良好的心理支持环境，此点甚为重要。恶性肿瘤患者常常多疑，家属、亲友的言行常易被误解，认为家属、亲友一定对他隐瞒了病情，或者家属、亲友对他产生了厌倦等。病情较重的患者则常有消极、悲观的情绪。家属、亲友如在不经意间表现出对患者的怜悯或惋惜，亦会使患者加重悲观的情绪。所以全科医师除对患者进行心理疏导和必要的治疗外，尚需告知患者的家属和亲友，应了解患者的心理情况，给予至诚的关心和爱护，尽可能地减少对其情绪上的不良刺激，尽可能多地给予患者心理上的支持。

三、全科医师应告知恶性肿瘤患者定期复查

恶性肿瘤经治疗后，尤其是手术治疗、放疗或化疗后，器官的功能常受到一定的影响。如胃癌手术切除后可有倾倒综合征（dumping syndrome），肺癌手术后可有肺功能不全，乳腺癌手术后可有上肢淋巴水肿等，盆腔放疗后可有放射性直肠炎，鼻咽癌放疗后可有唾液腺萎缩等，化疗后可能有骨髓造血功能抑制等，故需定期检查其功能恢复的情况。如有问题应给予相应的治疗。

恶性肿瘤被切除或病情缓解后，相当大部分患者的恶性肿瘤可能复发或转移。所以恶性肿瘤患者治疗后应定期复查，或称为随访（follow-up），以监测复发与转移的可能，并准备在万一发现复发或转移时给予及时的治疗。此外，恶性肿瘤经治疗后，由于免疫功能抑制，可有第二甚至第三原发癌发生，故亦应定期随访复查，以便及早发现，或者仍有再次根治的可能。一般将以上两种目的结合在一起进行定期的随访复查。通常治疗后的近期宜 2~3 个月复查一次，2 年后可以 4~5 个月复查一次，5 年后也应该每半年或一年复查一次。如患者感到不适，则应随时检查，而如检查时发现未能确定的问题，则应该根据病情密切随访复查。

恶性肿瘤患者治疗后的随访复查可由全科医师与专科医生结合进行。全科医师应了解本社区内恶性肿瘤患者康复的情况，并督促其定期检查。在患者家庭中应了解患者经治疗后的康复情况，并注意观察患者有无复发或转移的迹象，及时给予检查。必要时将其转到专科医生处进行复查，并向专科医生介绍患者的情况和了解专科医生复查的结果，以便向患者全面地解释和指导。

四、全科医师应努力促成恶性肿瘤康复患者回归社会

恶性肿瘤治疗的目的是争取使患者完全康复和回归社会生活。社会生活包括家庭以外的邻里、亲友之间的交往和关于工作的安排，这两者都涉及人们对恶性肿瘤的认识，所以需要大力宣传恶性肿瘤是可治之症。一些发现较早的患者完全可以治愈。恶性肿瘤不是传染性疾病，不要回避恶性肿瘤患者。恶性肿瘤患者需要得到社会的关爱和一定的照顾，并需要得到尊重。全科医师除了进行科学普及、健康教育外，还需动员社会各方面的力量，对恶性肿瘤患者回归社会，尤其是恢复工作给予支持。

五、全科医师应对晚期恶性肿瘤患者进行医学照顾

按目前的医疗水平，难免有相当多的恶性肿瘤患者进入恶性肿瘤晚期。他们当中一部分人可能进入临终照顾医院，但许多人仍愿在家中与亲人一起度过他们生命中的最后阶段。对这些患者，需要医学照顾的地方很多，而这些医学照顾也只能由全科医师来进行。

此时的医学照顾主要有以下几个方面：

1. 营养照顾　对晚期恶性肿瘤患者的营养照顾最主要的是尽可能地保证其有起码的热量供应，至少每日每千克体重摄入的热量应不低于 104.67kJ（25kcaL）。如不能进食或进食不足则应由静脉输入，并应注意蛋白质、脂肪及糖摄入的合理配比。

2. 注意患者水、电解质代谢的平衡　晚期恶性肿瘤患者常有因摄入不足而引起的代谢性酸中毒，因使用利尿药治疗腹水而引起的低血钾，或因副肿瘤综合征引起的低血糖、高血钙、低血钠等情况，应予以纠正。

3. 镇痛　不少晚期恶性肿瘤患者疼痛难忍。我国医生对于晚期恶性肿瘤患者的镇痛问题常常关注不够，患者在痛苦中备受煎熬。一般若系空腔性脏器的痉挛性疼痛可用解痉药，若系实质性脏器的疼痛或恶性肿瘤压迫、侵犯神经引起的疼痛则应该根据阶梯治疗的原则，按照从一般镇痛药到麻醉药、从口服到注射给药的方法治疗。必要时给患者安置镇痛泵，由患者或家属控制镇痛药的应用。总之，应让患者远离疼痛，以保证其一定的生活质量。

4. 并发症的防治　晚期恶性肿瘤患者常有各种并发症，其中最多见的是感染与出血，应予以积极防治。晚期恶性肿瘤患者的发热多半是因为感染，应用抗生素治疗。若能证实为恶性肿瘤本身引起的“癌热”，则可给予退热药治疗。对出血患者应用止血药治疗。

5. 整合家庭和与社会的资源　予以帮助如动员子女或其亲友给患者以身心照顾；争取患者工作单位、保险公司或民政部门等给予经济上的支持等。

6. 临终关怀　患者临终时全科医师在场本身便是对患者及其家属最好的安慰，虽然恶性肿瘤的诊断治疗专科性很强，然而预防、早期发现、有效导入专科、后续治疗、随访复查、康复、心理等全面乃至终生的医学照顾则是全科医师的责任。全科医师在一级和二级预防中的作用不可替代。全科医疗是恶性肿瘤专科医疗的先导和后盾。

项目五　全科医师在肿瘤流行病学方面的工作

恶性肿瘤流行病学是研究人群中恶性肿瘤的分布、阐明分布的原因，并采取相应对策和措施的一门科学。恶性肿瘤在人群中有地理分布的差别，有高发、低发地区，以及不同年龄、性别、职业发病率与死亡率的区别，亦有时间分布上的区别，这些都为恶性肿瘤的病因学研究、预防策略的制订提供了极其重要的线索和依据。随着恶性肿瘤发病率的上升、其对人类威胁的增加，恶性肿瘤流行病学的研究发展得很快，它在预防医学中所起的重要作用日益被人们所认识，常常很大一部分工作是专科医生所不能完成的，这就要求全科医师能够充分了解有关恶性肿瘤流行病学方面的知识，为全科医学的发展提供理想的服务。

一、全科医师在恶性肿瘤流行病学中的任务

全科医师必须调查恶性肿瘤的病情，描述恶性肿瘤在人群中的分布，比较空间、时间和人群之间的分布特征，为病因学研究提供线索；分析影响恶性肿瘤分布的因素，探讨恶性肿瘤的病因；对致恶性肿瘤的可疑因素进行干预，并评估其效果。

二、全科医师应该了解恶性肿瘤流行的三个环节

恶性肿瘤流行的三个环节为宿主、环境和病因，好比土壤、空气和种子的关系一样。

1. 宿主　宿主的遗传易感性是发生恶性肿瘤的基础，另外，宿主的免疫、内分泌状态等亦与某些恶性肿瘤的发生有关。

2. 环境　可分为生物、理化和社会环境三大部分。生物环境包括人们所处的生态环境、动植物环境。理化环境如人们生活在不同的纬度上紫外线照射程度的不同，皮肤癌的发病率亦不一样；不同职业、不同劳动条件下可能发生不同的职业性恶性肿瘤。在不同的社会环境中，恶性肿瘤的发病率也可不同，如宫颈癌好发于经济水平低的人群；社会群体的文化素质、风俗习惯、饮食起居、医疗服务和技术水平都对恶性肿瘤有一定的影响。

3. 病因　分为传染因素、化学因素、物理因素和营养因素等。作为恶性肿瘤的病因，必须符合以下一些条件：①联系的强度：危险因素与疾病的联系愈强，愈可能是病因性联系。如吸烟与肺癌，无论病例对照研究还是队列研究，其相对危险度均在10以上，而吸烟与白血病的则不到2。②联系的恒定性：在不同患者、不同地区、不同时间，危险因素与疾病的关系是恒定的。③联系的特异性：如果所研究的危险因素只引起一种疾病，则为病因的可能性较大，但是一般情况下危险因素可能同时作用于多种恶性肿瘤，这时该危险因素必须主要作用于一种或几种恶性肿瘤。④剂量－效应关系：暴露于危险因素的不同剂量，造成的相对危险度应是不同的。⑤时间－效应关系：暴露于某危险因素必须在发生恶性肿瘤之前相当长的一段时间内，恶性肿瘤的潜伏期相当长。

三、全科医师应该掌握恶性肿瘤流行病学的研究方法

恶性肿瘤流行病学研究的对象是人类恶性肿瘤，其工作大部分是由非实验研究构成的，这是与一般流行病学研究方法的不同之处。流行病学研究最基本的也是最主要的方法是调查、研究和分析，即根据流行病学设计收集事实、材料和数据的方法，运用统计学方法加以整理、分析，从中了解各种恶性肿瘤在不同人群、时间、地点的发病率和死亡率，提出与发病率和死亡率有关的可疑致病因素，并以此为根据制订防治规划。恶性肿瘤流行病学的研究方法可分为描述性研究（descriptive studies）、分析性研究（analytic studies）、实验性和干预性研究（experimental and intervention studies）及理论流行病学研究

（theoretical epidemiology studies）4 个部分。前两种研究方法属于非控制性的观察研究，可按研究时暴露或研究前暴露分为现况和病例对照研究；亦可从暴露特征出发，进行队列或历史性队列的研究。实验性和干预性研究可分为随机性临床试验研究与社区或现场干预研究和非随机性临床试验研究。将上述研究结果进行概括，抽象上升到理论或数学模型即为理论流行病学研究。

1. 描述性研究　通过普查或抽样调查研究恶性肿瘤在人群中的时间、空间分布和在人群间的分布，是恶性肿瘤研究的基础。

2. 分析性研究　根据描述性研究提出的假设，用回顾或前瞻性调查方式进行研究。病例对照研究是回顾性研究恶性肿瘤病因最常用的方法，设病例组和对照组，在两组中回忆某因素的有或无、质和量，通过对比，找出恶性肿瘤与假定因素的关系。前瞻性调查也称为群组研究。为了研究某因素或某组因素是否与某恶性肿瘤有关，将一定范围内的人口划分为暴露于某因素组和非暴露于某因素组，在一定时期内观察两组的发病率和死亡率，并作比较。

3. 实验性和干预性研究　不同于一般的医学基础实验研究，它主要是在现场进行的、最有效的方法是随机双盲现场对照试验。虽然设计比较难，执行起来费钱、费时，但对研究病因、开展预防、寻找新的防治办法是必不可少的一项研究。

4. 理论流行病学研究　即将恶性肿瘤流行的许多现象进行提炼、概括、抽象，形成一些数学符号，用数学符号来描述致癌过程中各种参数的关系。

四、全科医师应该分析影响恶性肿瘤分布的因素

1. 与种族的关系　恶性肿瘤在不同种族间的发病有明显差异。例如鼻咽癌以中国人常见，尤以广东省方言区的人群发病率最高，移居海外的华侨也有同样的情况。在美国西海岸定居 50 年以上的华裔后代鼻咽癌的发病率是当地美国白人的 30~40 倍。原发性肝癌是非洲班图族人最常见的恶性肿瘤，而其他非洲人并不高发。印度人口腔癌发病率高，哈萨克族人食管癌较常见。皮肤癌与不同人种皮肤色素沉着有关。这些都表明恶性肿瘤在不同种族间的分布是不同的。

2. 与经济的关系　据报道，波兰城市胃癌致残率较农村低，与社会经济阶层呈负相关，即收入高的阶层死亡率低，相关系数男女一致。波兰人认为与吃霉变马铃薯有关，减少摄入马铃薯后胃癌开始减少。美国胃癌发生率在 20 世纪 30 年代较高，后一直下降，与其经济增长有关。日本胃癌一直居世界之首，死亡率约为 50/10 万（1960 年），后逐年下降，与 20 世纪 50 年代末 60 年代后经济起飞密切相关。经济决定饮食构成。日本国家癌症研究所所长平山维氏认为，多吃牛奶和新鲜蔬菜，少吃盐腌食物，是胃癌死亡率下降的主要原因，而经济条件决定上述饮食的选择。

3. 与环境的关系 早在1775年，英国外科医生波特就发现清扫烟囱的工人易患癌。他认为人类患癌是接触环境的结果。目前已知，气象、气候、地质、水源、土壤、地球化学、动植物生态均可影响恶性肿瘤的发病。从环境来看，首先表现在恶性肿瘤具有明显的地域特征。据调查，在干旱的山区和丘陵地区食管癌发病率较高；热带、亚热带沿海潮湿多雨地区肝癌发病率较高；土壤中含镁量较高，胃癌发病率较低。近年来，国内外许多城市肺癌的死亡率急剧上升，这与大气污染密切相关。

4. 与饮食结构的关系 调查发现，50%的女性恶性肿瘤患者、30%的男性恶性肿瘤患者可能是由饮食因素引起的。因此，"癌从口入"这句话有一定的道理。例如，长期喜食过咸的食物，会破坏胃黏膜的功能，使胃溃疡转化为胃癌。其他盐腌、烟熏、烤制的食物如咸肉、腊肠、熏鱼、火腿、咸菜等，由于在加工过程中使用过量的色素添加剂和形成亚硝酸盐等物质，故长期偏食这类食物也易致癌。日本人患胃癌的人数多可能与常食腌制食物有关。其次，"癌从口入"还与人体摄入各种维生素及微量元素不足有关。例如，食用含硒量不足的食物，则大肠、乳腺、卵巢、喉、胰腺等恶性肿瘤的发病率就大大增加。而摄入维生素不足，因身体的抵抗力低，也容易诱发病症。

5. 与年龄、性别的关系 无论男女老少都有可能患恶性肿瘤，但是男性和女性在发生各种恶性肿瘤的可能性上是有差别的。一般恶性肿瘤男性比女性高发，二者比例为1.4 : 1。通常10岁以下男性发病率较高，15~50岁之间则以女性发病率较高。50岁以后，男性的发病率又超过女性。在各种恶性肿瘤中，上消化道和呼吸道恶性肿瘤发病率男性明显高于女性，而乳腺和生殖器官、胆囊和甲状腺恶性肿瘤以女性多见。据我国肝癌高发区调查，患肝癌的男、女比例接近4 : 1。不同年龄组所患恶性肿瘤有明显差别，儿童恶性肿瘤患者中约50%为急性白血病；中年人以肝癌、胃癌发病率较高；老年人以肺癌、食管癌发病率最高。

6. 与婚姻的关系 美国新墨西哥州立大学的专家们分析了2800份恶性肿瘤患者病历，研究了婚姻状况对恶性肿瘤的诊断、治疗和存活率的影响。分析结果表明：单身、离婚或丧偶的人，在医生诊断患有恶性肿瘤之后一般比结婚的人在发现恶性肿瘤后存活期短。而且结过婚的人在恶性肿瘤早期做出诊断的可能性也比单身的人高。更为重要的是，发现患有恶性肿瘤后5年仍然存活的人的比率，结婚者比单身者高2倍多。

7. 与性生活不洁等的关系 性行为也是社会行为。如有多个性伴侣、性生活不洁、多子女、宫颈炎症等，则宫颈癌发病率高。据我国研究，阴茎癌与宫颈癌的死亡率呈正相关。特别据高发区调查，华中一带山区冬季无取暖设备，洗澡次数少，宫颈癌高发；但华南的高山区有洗澡习惯，则呈低发。

8. 与文化水平的关系 卫生知识水平、生活方式和行为，对恶性肿瘤发病也有影响。据我国研究，45~54岁的恶性肿瘤死亡率，大学学历者为9.32/万、高中学历者为14.38/

万、初中学历者为 13.35/ 万、小学学历者为 18.17/ 万、文盲者为 12.47/ 万。美国资料与我国相似。芬兰对 20~59 岁人群作了 7 年研究，受教育少于 8 年的人群其恶性肿瘤相对危险度较受教育高于 8 年者增加 1 倍。

9. 与社会心理的关系 心身疾病也包括一部分恶性肿瘤，即社会心理因素可促进某些恶性肿瘤的发生或死亡。我国胃癌流行病学研究说明，受过严重社会刺激和爱生闷气者，特别是吃饭生闷气的人，较易患胃癌。恶性肿瘤学者发现，忧郁型性格者易患恶性肿瘤。据报道，C 型（抑制型）性格者易患癌，系由失望、焦虑、忧郁等情绪所致，通过中枢神经系统降低免疫系统对致癌物的防御能力，增加了患癌的危险性。

五、全科医师应该了解恶性肿瘤的分子流行病学

前述的传统流行病学研究成功地阐明了与生活方式、饮食、某些疾病及职业等有关的恶性肿瘤高危因素，也对发现某些恶性肿瘤的病因和预防提供了有益的启示。但是，传统的流行病学研究受到许多限制。例如，个体对一些致癌物的暴露量往往是通过一般的调查或测量外环境中这些物质的量来确定的，不能更客观、准确地反映个体体内接受的暴露剂量。暴露后的最终效应一般是以癌症发生或患者死亡来判定的，而无法反映致癌物暴露的早期（临床前）的生物学效应，对个体患恶性肿瘤的易感性一般也不能客观、准确地判定。由于存在这些缺陷，传统的流行病学不能深入地研究致癌物的剂量 - 效应关系、探讨致癌机制和探索更有效的恶性肿瘤预防措施。所以，作为全科医师，应该了解分子流行病学的知识，这样才能更好地为患者服务，提高服务质量。

分子生物学的发展和对致癌机制的研究发现，致癌物进入体内的分布、代谢活化和解毒，与生物大分子的结合，DNA 的修复，癌基因的活化和抗癌基因的失活，以及癌肿发生的多因素、多阶段和多基因性质等在动物和人类中有十分相似的分子基础，因此，有可能把实验研究的结果充实到流行病学研究的内容中去。这样，把先进的实验室技术与分析流行病学紧密结合，发展出一门新兴的多学科间相互渗透的研究领域，即分子流行病学。

导致恶性肿瘤是一个多阶段的过程。致癌物进入机体后，一部分被代谢解毒或与其他化合物结合而排出体外，另一部分作用于细胞的遗传物质，使之发生突变，形成启动的细胞。这种细胞形态上没有变化，潜伏在体内，当再暴露于致癌物时，细胞增殖，形成癌前病变。在致癌物的继续作用下，或暴露于其他细胞遗传毒性因子时，则发展成恶性细胞，进而演变为癌肿。如果在这些过程中，能对外来因子（致癌物、促癌物等）在体内和细胞中的变化及机体和细胞对它的反应等生物学指标做出定量估计，就可以提高流行病学调查的灵敏度，监测干预试验的预期效果，有利于研究致癌机制。

传统的恶性肿瘤流行病学通常以群体为基础，测定环境中有害物的浓度，计算机体每天摄入的量，从而估计对环境致癌物的暴露剂量，并用以估计发生癌症的相对危险度。分

子流行病学则以个体为基础，通过检测细胞、组织和体液中有害物的量和细胞的反应，客观地估计它们在体内的有效剂量。它能够反映有害物吸收、代谢、与生物大分子结合及其他生物反应的综合效应；也可用以估计多种有害物、各种进入途径、连续或断续暴露的总的危险度，使人们有可能发现高危个体，从而采取干预措施，防止恶性肿瘤的发生。这就对全科医师提出了更高的要求，也警示社区应该更进一步发展。所以，随着分子生物学的发展、人们对致癌过程认识的深化及流行病学研究方法的不断改进，作为流行病学一部分的分子流行病学一定会在恶性肿瘤预防和机制研究方面起重要作用。

案例

某，男，48岁，右季肋胀痛伴低热3个月。患者于3个月前开始感右季肋下胀痛，偶有低热。自服消炎利胆片效果不明显。进行性加重，入院时右上腹疼痛，呼吸困难。食欲缺乏，体重减轻4kg。否认其他病史。体格检查：T 37.4℃，P 84次/分，R 20次/分，BP 100/60mmHg，慢性病容，自主体位，浅表淋巴结未及肿大，皮肤黏膜无黄染。心肺未见异常。颈部可见蜘蛛痣，肝肋下5cm，质硬，有结节。脾肋下2.0cm，质中，无压痛，无腹水体征。B超示肝占位，脾大。患者到乡卫生院就诊后，被收住入院。医生按常规进行补液、抗炎、镇痛、护肝等处理，病情未得到明显改善。患者表情痛苦。如果你是一位高年资的全科医师，你认为当务之急是什么？如需要转诊，应注意哪些事项？

复习思考题

单选题

1. 我国在疾病谱和死因谱中占主要地位的疾病是（　　）

A. 传染性疾病　　B. 心，脑血管疾病，恶性肿瘤

C. 肺结核、冠心病　　D. 高血压、糖尿病　　E. 心脑血管疾病

2. 恶性肿瘤的二级预防是指（　　）

A. 恶性肿瘤早期发现、早期诊断、早期治疗

B. 恶性肿瘤的普查、早期诊断、早期治疗

C. 恶性肿瘤的普查、早期发现、早期诊断

D. 恶性肿瘤的普查、早期发现、早期治疗

E. 恶性肿瘤的普查、早期发现、早期诊断、早期治疗

3. 下列哪项是恶性肿瘤致病因素中的不良行为和生活习惯（　　）

A. 空气污染　　B. 土壤污染　　C. 长期紫外线照射　　D. 生产环境　　E. 嗜好嚼槟榔

4. 癌痛的三级止痛阶梯治疗方案，其基本原则不包括（　　）

A. 最初用非吗啡类药，效果不明显时追加吗啡类药，仍不明显时换为强吗啡类药或考虑药物以外的治疗

B. 从小剂量开始，视止痛效果逐渐增量

C. 根据病人疼痛按需给药

D. 口服为主，无效时直肠给药，最后注射给药

E. 定期给药

5. 全科医学中恶性肿瘤的治疗过程不包括（　　）

A. 结合专科医院的治疗，尽可能除去恶性肿瘤

B. 在专科医院或社区医院尽量使患者体力等各方面得到恢复，特别是着重重建患者的免疫和骨髓功能

C. 以后视情况再进行强化治疗

D. 早期明确诊断

E. 治疗后同样需要不断提高患者的机体免疫状况及提供全科医学照顾

扫一扫，知答案

模块十五

扫一扫，看课件

呼吸系统疾病的全科医学处理

【学习目标】

1. 掌握：各种呼吸系统疾病症状的临床特点。
2. 熟悉：呼吸系统疾病的常见危险因素。
3. 了解：呼吸系统疾病的流行病学特征。

项目一　呼吸系统疾病患者需要全科医学服务

一、呼吸系统疾病的严重危害

呼吸系统疾病是常见病和多发病，严重危害人民的健康和生命。根据我国卫生部2012年中国卫生统计提要数据，2011年部分市县前十位疾病死亡率及死亡原因构成，呼吸系统疾病（除肺癌、肺结核等）在所有死亡原因中居第4位。呼吸系统直接与外界接处及其肺循环的特点，且易于受到外界致病因子的损伤和其他器官病变的牵连，这是呼吸系统疾病患病率和死亡率高的主要原因。因此，呼吸系统疾病对我国人民健康的危害极大，需要广大医务工作者尤其是全科医生做好呼吸系统疾病的防治工作。

慢性阻塞性肺病（chronic obstructive pulmonary disease，COPD），具有流行性高、患病率高、死亡率高和治疗费用高的特点，是成人患病和死亡的主要原因。以美国为例，从1965~1998年COPD死亡率增加了163%，而同时期的冠心病、中风和其他心血管疾病的死亡率则分别减少了59%、64%和35%。我国流行病学调查资料显示，40岁以上人群COPD的患病率为8.27%，其中男性占12.4%，女性占5.1%。

支气管哮喘是影响所有年龄的最常见的慢性呼吸系统的疾病，全世界约有3亿哮喘病患者。美国每年5000例以上患者死亡与哮喘有关，哮喘是门诊的第6位最常见原因，其中2/3哮喘患者获得全科医生的医疗照顾。我国哮喘患病率1%~4%。全国患者为1000万~2000万。

呼吸道感染是最常见的急性呼吸系统疾病，包括上呼吸道感染、下呼吸道感染（包括肺炎）等疾病，上呼吸道感染如鼻窦炎、咽炎、会厌炎、喉炎和普通感冒等。以美国为例，普通感冒占所有由于急性疾病误工、误学的20%，占急性呼吸系统疾病的40%。下呼吸道感染包括急性支气管炎、慢性支气管炎急性加重、肺炎等。在美国，18岁以上成人每年有700万例次患急性支气管炎，我国前10位就诊病因构成中，呼吸道疾病占其中4位，合计超过40%。

肺结核在我国是严重危害人民健康的常见病，结核病的防治在我国已取得很大的进步，根据2010年全国第五次结核病流行病学调查结果表明，与2000年结核病流行病学调查结果相比，我国结核病患病率虽略有下降，但15岁及以上人群患病率仍高达459/10万人口。其中菌阳率从160/10万人口下降到66/10万人。我国仍然是结核病高负担、高危险的国家，中青年患者多见。因此结核病是我国主要的公共卫生问题。

肺癌是世界范围内最常见的恶性肿瘤，也是患病率增长最快的疾病。在美国、加拿大和中国，无论是男性或女性，均居癌症死因的第1位。肺癌在我国2004~2005年前十位癌症死亡率中居首位，为30.61/10万人口，20世纪90年代肺癌死亡率15.19/10万人口，比90年代增加了1倍。

除上述的几种严重危害人民身体健康和生命的常见疾病之外，肺部弥漫性间质纤维化、胸膜疾病、肺的真菌和非典型病原体（如军团菌、支原体、衣原体）感染等的患病率日渐增多。此外，还有一些新的肺部疾病出现，如2003年在中国和世界一些地区流行的SARS和近年出现的高致病性流感病毒性肺炎，都给临床医生提出新的挑战。所以，无论是急性或慢性呼吸系统疾病都需要全科医生提供持续性、综合性、协调性的服务，并在预防、保健和康复等方面发挥积极作用。

二、呼吸系统疾病的流行病学特征

某些呼吸系统疾病如急性上呼吸道感染、肺结核和肺炎，具有传染性。其余大多数呼吸系统疾病为非传染性，部分呼吸系统疾病具有明显的流行特征，而许多呼吸系统疾病的流行特征却不明显。患者不分性别、年龄、职业和地区，但有人群分布、地区的差异。对于全科医生来说，了解呼吸系统疾病的流行概况和特征，对于疾病的预防和处理是十分重要的。

（一）人群分布

呼吸系统疾病可发生于任何年龄，但不同的疾病在年龄结构上有差异。例如，支气管哮喘患病率儿童高于成人，而慢性支气管炎、阻塞性肺气肿、肺癌、肺间质纤维化常见于中老年人。45岁以后随年龄的增长，慢性支气管炎和阻塞性肺气肿（有气流阻塞者称为慢性阻塞性肺疾病）、肺癌患病率增加。气胸患者发病年龄呈两个高峰，20~40岁患者好发胸膜下肺大疱，40岁以上者好发肺气肿大疱。

（二）地区分布

某些呼吸系统疾病有明显区域分布差异。肺结核在发展中国家的患病率明显高于发达国家，农村高于城镇，贫困地区高于富裕地区。而肺癌的患病率城市高于农村。COPD和慢性肺源性心脏病的患病率北方地区高于南方地区，农村高于城市。在我国西藏高原地区支气管患病率明显低于平原地区。

（三）季节分布

季节和气候的变化对呼吸系统疾病的影响是明显的。COPD和慢性肺源性心脏病在冬、春季节和气候突然变化时常发生急性发作，是疾病加重的重要因素。支气管哮喘发病也与季节有较明显的相关关系。儿童哮喘以冬季好发，吸入型的外源性哮喘以春秋季较多，感染型哮喘则冬季好发。

三、呼吸系统疾病患者需要全科医学服务

在美国、加拿大和英国的医疗门诊调查，全科/家庭医疗中最常见的就诊原因，前三位是呼吸系统疾病或症状。我国卫生部2012年颁布2008年门诊疾病患病率前十大疾病中，呼吸道疾病占其中4位，共42.1%，可见呼吸系统疾病是最常见的需要全科医学照顾的疾病。社区常见急性呼吸系统疾病，如普通感冒、急性咽喉炎、急性支气管炎等。此类疾病多具有一过性或自限性的特点，多由全科医生处理。但是，某些急性呼吸系统疾病如气胸、大咯血和肺血栓栓塞症等可能危及生命，需要及时地诊断处理成专科会诊、转诊或入院治疗。如慢性支气管炎、支气管哮喘、肺气肿等慢性呼吸系统疾病，大多数可在全科/家庭医疗门诊得到诊断和治疗。某些较复杂的病例，如肺癌、肺间质纤维化等需要进一步的检查如胸部计算机体层摄影、纤维支气管镜等，应把患者转往上一级医院诊治。而心理指导、预防和康复治疗等在专科医院诊断和治疗后，可在全科/家庭医疗门诊由全科医生进行持续的、综合性的医疗保健服务。

此外，全科医生还可提供预测性服务，例如冬季来临前对有危险因素的老年患者注射流感疫苗和肺炎链球菌疫苗，防止社区获得性肺炎的发生。对外源性哮喘患者发病季节来临之前进行特异性的脱敏治疗以预防哮喘的发作。

全科医生在与患者的接触中，通过了解其家庭情况，包括经济收入、生活习惯、家庭成员对疾病的态度等，就可以充分全面考虑家庭环境对疾病的影响。通过分析其中不利于健康的不良行为，给予家庭有益的建议和简单易行的保健措施。例如家庭成员吸烟，除了使其自身易患呼吸道疾病、肺癌、高血压、心脏病之外，被动吸烟者尤其是儿童和孕妇也

存在同样的危险，故应劝导吸烟者戒烟。调查资料显示，哮喘患者亲属患病率高于群体患病率，亲缘关系越近，患病率越高；患者病情越严重，亲属患病率越高。因此对哮喘家庭应进行家谱调查，分析家庭成员患病的危险度，采取适当的预防措施和治疗方案。

社区是个人与家庭日常生活、社会活动和维护自身健康的重要场所和可用资源，也是影响个人及家庭健康的重要场所。全科医生通过接触个别病例，可以及时地预测或掌握有关疾病在社区的流行趋势和规律；同时可迅速采取有效预防和控制措施，及时阻止疾病的流行。全科医生可对社区的环境，社区生产的废气、粉尘，影响社区健康的不良行为进行分析，提交有关部门协助处理，促进社区健康。

项目二　全科医生在呼吸系统疾病预防中的作用

一、常见呼吸系统疾病的危险因素

（一）吸烟

吸烟与许多呼吸系统疾病的发生有关已是不争的事实。每吸一口烟，约含有1014个自由基和300~500ppm的一氧化氮和二氧化氮。因为烟雾直接刺激呼吸道，因此吸烟是呼吸道疾病的重要危险因素。WHO 1999年报道，几乎所有肺癌患者的发病与吸烟有关。我国的调查资料表明，吸烟者肺癌的死亡率比非吸烟者高10~13倍。吸烟年龄越早、吸烟量越多、年龄越长，肺癌死亡率越高。而且，被动吸烟患肺癌危险性增加50%。慢性支气管炎和肺气肿也与吸烟有密切关系，吸烟可直接使支气管黏膜充血水肺、黏液积聚，支气管上皮纤毛变短、运动受抑制，还可刺激中性粒细胞释放弹性蛋白酶，引起肺气肿。氧自由基则可引起肺的氧化损伤。尽早戒烟可降低肺癌的危险性，也可以减少COPD患者每年肺功能的下降程度。全科医生可利用和社区、家庭和个人的密切关系，说服和督促吸烟者戒烟。

（二）大气污染

随着工业化的发展，大气污染也造成呼吸系统疾病的增加。当然，家庭小环境空气的污染也不应该忽略。家庭中的燃料燃烧、烹调过程中产生的油烟和被动吸烟都可产生有害物质。汽车尾气、工业废气、二氧化硫、氯气、臭氧等都对支气管和肺产生刺激，引起支气管炎甚或肺癌。因而，全科医生对社区的环境和家庭环境情况的了解，对于社区疾病的预防相当重要，这是专科医师不能做到的。

（三）病原微生物

呼吸道是最易受到微生物侵犯的器官。上呼吸道感染以病毒为主，下呼吸道的感染以细菌为主。由于抗生素的广泛应用，病原体变迁和耐药菌的增加。目前社区获得性肺炎的病原体以肺炎链球菌、流感嗜血杆菌和非典型病原体（衣原体、支原体、军团菌）为多，下呼吸道感染以革兰阴性杆菌多见。目前，葡萄球菌感染正在上升，耐甲氧西林的葡萄球菌比例也明显增加。因此，全科医生应配合有关部门，做好致病菌的流行病学调查，了解本社区常见的感染病原，更有效地进行抗生素的经验治疗。

（四）过敏因素

某些呼吸系统疾病与过敏因素有关。例如过敏性鼻炎、支气管哮喘、慢性支气管炎、过敏性肺炎等。常见的致敏原有吸入性和非吸入性两种，吸入性物质如尘螨、花粉、动物毛屑、烟雾等；非吸入性物质如鱼、虾、蟹、蛋类和牛奶、化妆品等。全科医生对社区呼吸系统疾病患者均要详细记录过敏物质，建立健康档案，制定清除致敏原的措施，防止再次接触。

（五）药物

一些药物可引起肺部的反应称为药源性肺病（drug-induced lung diseases，DILD）。如阿司匹林、β 受体阻滞剂、胺碘酮、血管紧张素转换酶抑制剂、胆碱酯酶抑制剂、造影剂、呋喃妥因、磺胺药、秋水仙碱、青霉素等，还有细胞毒性药物如白消安、环磷酰胺、博来霉素等。

（六）伴随疾病

部分基础疾病与肺部感染性疾病的发生密切相关，如艾滋病、肿瘤化疗、老年人、糖尿病、心力衰竭、昏迷、脑外伤大剂量激素、腹部外科、器官移植、药瘾、嗜酒、脾切除状态等。这些危险因素使社区和医院获得性肺炎患病率和死亡率增加。

（七）其他

遗传因素、饮食与营养、电离辐射、职业接触、运动等也和呼吸系统疾病的发病有关。但也有一些疾病的原因目前仍不清楚。

二、全科医生在呼吸系统疾病临床预防中的职责

“以预防为导向”的服务是初级保健的原则之一。因此，全科医生只有了解上述呼吸系统疾病的危险因素和常见病因，才能有效地预防呼吸系统疾病的发生。

呼吸系统疾病的一级预防是指致病因子尚未对机体造成病理损害，因此这一阶段是预防病因和健康危险因素对机体的侵害。全科医生工作在社区，与居民密切接触，可对所管理的社区调查研究，了解家庭的不良生活行为和生活习惯，社区或家庭的空气污染或致敏原等。通过健康教育，如戒烟的宣传、饮食的指导、呼吸道感染的预防、哮喘和宠物的关系等，保护高危人群，进而预防疾病的发生。对肺炎的高危个体，可注射流感疫苗（每年 1 次）和肺炎链球菌疫苗（每 5 年 1 次），预防肺炎的发生。

呼吸系统疾病的二级预防，是致病因子已使机体发生病理改变，但尚未出现有确诊意

义的临床表现，需要早诊断、早治疗。因此，可以通过体检、筛检等手段发现新患者进行二级预防。呼吸系统需要筛查的疾病有慢性阻塞性肺疾病、隐匿性支气管哮喘、肺结核和肺癌等。这些疾病的早期发现、早期干预有可能延缓病情的发展甚或有望治愈。目前有价值的筛查方法包括胸部 X 线检查或低剂量 CT 检查，对无症状肺结核、肺癌有一定价值；痰液检查（痰涂片找结核杆菌，细胞学检查）；肺功能试验则可早期发现 COPD；支气管激发试验或支气管舒张试验可协助诊断哮喘。一旦查出病例，全科医生应及时向患者及其家庭成员介绍检查的结果和诊断，根据情况给予治疗或转给专科医师治疗。

呼吸系统疾病的三级预防是指患者的诊断已经明确，积极治疗可预防再发，减少并发症和后遗症的发生。三级预防主要针对如 COPD、哮喘、特发性肺间质纤维化、支气管扩张、结节病等慢性病患者。以上疾病，除了药物治疗之外，还要结合其他的综合治疗措施方能最大限度地改善患者的生活质量。例如，对部分哮喘患者应鼓励长期吸入糖皮质激素防止哮喘的急性发作和肺功能的下降；应鼓励 COPD 患者做有氧运动，每周 3 次适当的和持续的运动可以提高运动量和耐力，减少急性发作的次数，防止呼吸衰竭的发生。

项目三　全科医生在呼吸系统疾病诊治中的职责

呼吸系统的症状是非特异性的，许多疾病都有共同的表现，需要认真采集病史，认真分析症状，进行细致的体格检查和必要的实验室检查，进而做出初步的诊断和处理。对于诊断不明或危重病患者，应该请专科医师会诊或转院、住院治疗。

一、常见呼吸系统疾病症状和体征的评价与诊断

（一）咳嗽

咳嗽可分为急性、亚急性和慢性咳嗽（chronic cough），急性咳嗽定义为咳嗽持续 3 天以内；持续咳嗽为 3~8 周为亚急性；持续咳嗽为 8 周以上为慢性。咳嗽是初级保健医学中最常遇到的症状之一。多数咳嗽患者在初级保健门诊可得到诊断和治疗。识别咳嗽的不同特征有利于诊断，包括咳嗽开始的时间、是日间重或夜间重、多痰或干咳、痰液的性状如何等。如果咳嗽每年持续 3 个月，连续 2 年或以上者可诊断为慢性支气管类。经常作咽部清除动作的咳嗽且咳出黏痰，特别是起床后出现者，多为上呼吸道咳嗽综合征。仰卧时突然发生咳嗽，口腔伴有酸味者提示胃食管反流。干咳和凌晨咳嗽需注意咳嗽变异型哮喘，间歇性咳嗽伴有喘息者多为支气管哮喘。咳嗽伴有流涕和 / 或打喷嚏可能是普通感冒。如果每年都在同一时期发作的咳嗽，可能为过敏性鼻炎。日间高声干咳，引起虚脱，伴有情感性反应者提示心因性咳嗽。

细致的体格检查对 60% 的咳嗽病例有诊断价值：①咽充血、鼻黏膜伴或不伴炎性肿

胀和脓性分泌物，见于鼻窦炎、鼻后滴漏综合征或过敏性疾病。②双肺弥漫性吸气性湿啰音，见于肺水肿或肺纤维化。③呼气性哮鸣音，见于哮喘或慢性阻塞性肺病。④散在湿啰音咳嗽后改变或消失者，见于支气管炎。⑤固定的局限性湿啰音，见于支气管扩张。

（二）肺性胸痛

肺性胸痛定义为由于胸膜炎、肿瘤，或气管、支气管肺疾病，或纵隔疾病等呼吸系统损害引起的胸部不适。胸痛的特征对发现病因有所帮助，询问病史时应包括如下问题：①疼痛的性质，压榨样、烧灼样、针刺样或撕裂样。②疼痛的部位是否向其他部位放射。③疼痛的过程，缓慢出现或突然发生。④疼痛的持续时间如几秒钟、几分钟、几小时或几天，呈持续性或间断性。⑤疼痛加重的因素，运动、情绪激动、进食、吸气/呼气与体位改变有无关系。⑥疼痛缓解的条件，与休息、硝酸甘油、食物、体位改变有无关系。⑦伴随症状，如发热、面色苍白、出汗、呼吸困难、心悸等。胸痛时可能伴有其他的呼吸症状，如咳嗽、咳痰、咯血或喘息。

肺血栓栓塞症以突然发生、不能解释的呼吸困难和胸膜炎样疼痛为特征。肺炎患者常有发热、寒战、咳嗽和胸膜炎性胸痛，黄绿色痰，可带有血丝，病变部位触觉震颤增强，叩诊浊音，可闻及湿啰音，或局部呼吸音减低。自发性气胸特征为胸膜炎性胸痛、呼吸困难和干咳，常无明显诱因而突发胸痛，也见于活动中或活动后发生；体检见气管移位，病侧胸部叩诊过清音或鼓音，听诊呼吸音减弱或消失。肌骨骼性表现为疼痛部位较局限、表浅，持续数天或数周，运动或咳嗽时胸痛加剧。但长期胸痛也可能由脊柱关节炎或肩关节炎引起，恶性肿瘤的肋骨转移也可引起胸痛。另外，胸痛的原因还可能来自腹部，胃肠疾病、上腹部腹膜炎及上腹部、胸骨下区域或下胸部。食管痉挛引起心绞痛样的胸痛，多进食后诱发发作，与运动无关，位置在胸骨下，放射到背部，用抗酸剂或从卧位改成站立位疼痛可缓解。

胸痛的心脏原因包括心绞痛、心肌梗死、心包炎、主动脉夹层分离、瓣膜性心脏病和肥厚性心肌病等。心绞痛或心肌梗死时，疼痛常位于胸骨后、心前区，可放射到左肩及左前臂内侧，甚至到颌骨。患者描述这种疼痛是胸部紧迫感、挤压感或胸部受重物压迫，伴随出汗、恶心和呼吸困难等症状。

全面的体格检查有助于胸痛原因的诊断。两上臂血压的差别可能提示主动脉夹层分离。感染或炎症通常有发热。心动过速、出汗和肌骨骼撕裂样痛可发生在任何原因的胸膜炎样疼痛。要注意有无一侧胸壁皮肤的带状疱疹。扪及淋巴结肿大可能为恶性病变。肋软骨炎或肌骨骼疾病胸壁常有局部肿胀。上腹部触痛可能为消化性溃疡或胆囊炎。俯身或弯腰导致胸痛因食管反流而引起。

（三）呼吸困难

呼吸困难是一种呼吸费力，或呼吸不适的感觉。有些患者对呼吸困难的表述可以是胸部压迫感，或感到空气不足。常见病因包括呼吸系统疾病、心脏病，或两者兼有；此外，内分泌、神经系统、血液系统或风湿病均可以出现呼吸困难；某些精神障碍如惊恐发作时也可能表现为呼吸困难。

对呼吸困难的患者，病史询问应了解下列问题：①呼吸困难是突然发生还是逐渐发生；②呼吸困难缓解和恶化的特点；③是休息还是活动时出现呼吸困难；④出现呼吸困难时的活动程度如何；⑤患者的年龄。急性呼吸困难常常导致严重的后果，需要立刻评估和治疗。

阻塞性气道疾病的好发年龄及临床过程各有特点，哮喘常见于年轻患者，多突然发生呼吸困难，经治疗症状可缓解或自行缓解。肺气肿则多见于中年以上患者，多在活动后出现呼吸困难，经休息或治疗可缓解。

测定呼吸困难的程度可用仪器评估，但往往只能测定呼吸困难的某一项指标。实际上呼吸困难由感觉、情感、和认知组成，因此需要一个多维的指标体系评估呼吸困难的程度及对治疗的反应。

要判断呼吸困难是否限制活动及受限程度，要明确以下几点：①哪一种活动引起呼吸困难（行走吃饭，做家务，参加社会活动、娱乐活动）；②呼吸困难的程度；③哪一种活动可以避免呼吸困难的发作。

完整的症状分析应该包括呼吸系统和其他系统的情况。除了呼吸困难之外，患者还可能有咳嗽、咳痰、咯血、喘鸣和胸痛。其他有助于鉴别诊断的伴随症状包括盗汗、晨起头痛、体重改变、体液潴留、打鼾、睡眠紊乱、日间嗜睡、疲乏、端坐呼吸、夜尿频繁，呼吸暂停、鼻塞或流涕及鼻窦问题等。

寻找危险因素有助于疾病的诊断。这些危险因素包括任何并存的疾病、儿童期呼吸系统疾病史、吸烟史、环境暴露情况、呼吸系统疾病家族史、心理社会状态、药物滥用情况、免疫缺陷病、肥胖或营养不良等。此外，应注意患者的体位及活动情况，注意其步态、坐态及身体前倾情况。皮肤干燥或多汗。静脉淤血可影响发绀的判断，故应观察舌和黏膜有否发绀。观察患者说话的方式及能否毫无困难地说出整句话，患者的精神状态有助于评估认知能力。肺部疾病的一个重要体征是杵状指，但也可见于炎症性肠病充血性心力衰竭。

肺部是体检的重点。视诊观察胸廓，如有异常或有不对称的胸部运动表明有胸肺基础疾病。观察患者休息及活动时的呼吸方式，有无辅助呼吸机肌参与呼吸运动，有无鼻翼扇动及缩唇呼吸。触诊包括气管有无偏移，呼吸运动是否匀称，触觉语颤是否正常，胸廓有无压痛，颈和腋窝淋巴结有无肿大，皮下有无捻发感。叩诊浊音提示可能存在肺部实变或胸腔积液。听诊注意呼吸音有无减弱、消失及啰音。

另外还需通过脉搏的触诊，观察有无外周水肿，以及心脏节律、杂音的听诊，评估患者的心脏情况，排除心脏疾病。

（四）咯血

咯血是指来自气管支气管树、肺实质和肺循环的血液经口腔排出，表现为咳血性痰或痰中带血。咯血的程度轻重不同，小量咯血如支气管炎，可表现为咳血丝痰；大咯血则可迅速导致窒息而死亡。大咯血临床上虽不常见，但需高度警惕，其死亡率高达38%以上。但并不能以咯血量大小来判断病情的轻重，轻微的咯血也可能提示严重疾病的存在，如支气管肺癌。

关于咯血的诊断，病史询问应了解下列问题：①咯血的病程和咯血量；②伴随症状。高龄者初次咯血，要考虑患肺癌的可能性；长期反复咯血，则可能是良性疾病。24小时内咯血超过50mL的患者需要急诊或入院治疗。少量咯血的患者，则可以到初级保健门诊做详细的诊断检查。伴随症状有助于对咯血的诊断。如咯血合并急性发热、胸痛、脓痰，则提示细菌性肺炎、肺脓肿、肺结核、肺梗死等。咯血伴胸痛，见于大叶性肺炎、肺栓塞、肺癌等。咯血伴脓痰，见于支气管扩张、肺脓肿、空洞型肺结核并发感染等。慢性咳嗽、咳痰并咯血者则提示如支气管炎、支气管扩张、肺脓肿或肺结核等有感染的存在。支气管肺癌患者，常先有咳嗽、疲乏和/或其他全身症状出现，之后咯血。如患者突然出现胸闷、气憋、唇甲发绀、面色苍白、冷汗淋漓、烦躁不安，可能是咯血导致窒息。

胸部听诊有喘鸣音或其他阳性发现，提示COPD、充血性心力衰竭或肺炎。局部哮鸣音可能是局部阻塞、异物或支气管肺癌的征象。胸膜摩擦音可能是肺栓塞导致肺梗死。局部的湿啰音因可发生于吸入血性分泌物的无出血肺段，故对原发病的定位没有意义。心脏体检有助于判定是否存在器质性心脏病致左心功能不全而引起咯血。局部淋巴结尤其是锁骨上淋巴结肿大则提示肿瘤的可能。如皮肤黏膜出现瘀点、瘀斑则提示全身出血性疾病。

以上呼吸系统症状一般通过详细的病史采集，细致的体格检查可明确诊断。因此要求全科医生有扎实的临床基本功，方能从非特异性的症状中进行鉴别诊断。对于诊断不明或疑有并发症的患者，应充分利用自己掌握的知识，结合本地医疗资源，进一步检查明确诊断。对需要进一步检查的患者，应详细向患者和家属解释检查的步骤和必要性，制定检查程序，以取得患者及其家属的配合。检查程序的制定，应该充分考虑患者的病情特点、可能的诊断、家庭经济情况等，应有的放矢地进行，反对撒网式的检查。

二、转诊或住院

大多数呼吸系统疾病患者的问题可以在社区得到解决。但是，由于初级保健门诊在化学检查和器械检查等方面条件的限制，需要借助其他设备或者诊断不明的疾病，如纤维支气管镜、CT等情况下，和/或需要对原来的治疗进行评价时，可请专科医师会诊或转给专科医师诊治。而对可能威胁到患者生命的呼吸系统疾病或预后不良的疾病，应马上送往上一级医院或专科医院抢救或诊治。在转诊或送住院之前，全科医生应该向患者和/或其家属说明当前的疾病诊断与治疗的情况，并解释转诊或住院的必要性，从而获得他们的理解和配合。全科医生应当把患者推荐给有经验、责任心强、服务态度好的专科医师，另外，全科医生还需做好详细、完善的各种准备工作。

呼吸系统症状需要会诊或转诊者包括：①咳嗽：对治疗无效的所有咳嗽患者，需要对原来的治疗措施进行评价的；与异物吸入、心脏疾病、肿瘤或其他严重疾病有关的咳嗽患者。②原因未明或多由心血管所致有潜在危险的胸痛。③不明原因的呼吸困难。④咯血：绝大部分咯血患者（由炎症引起且对抗生素反应良好者除外）。

住院指征包括：①严重的喘息或低氧血症者。②胸痛剧烈或频繁发作，不能排除心源性胸痛时。③气胸。④肺血栓栓塞症。⑤肺炎患者，主要是老年患者或重症肺炎。⑥咯血患者，24 小时内出血超过 50mL 或出现明显的呼吸衰竭。⑦慢性呼吸系统疾病的急性加重或出现并发症。⑧循环或呼吸功能不全。⑨需行支气管镜检查或其他介入治疗者。

患者转诊或住院治疗后，全科医生应与患者、专科医师保持密切联系，追踪诊断和处理情况，协助专科医师与患者的沟通，改善患者的治疗依从性，使患者能早日康复。对于转回社区的患者，全科医生可根据专科医师的出院建议制订治疗方案，继续为患者提供持续性的医疗照顾。

三、随访和复查

全科医生有责任对辖区内的呼吸系统疾病患者开展长期的随访和复查工作，以提供持续综合的医疗服务。随访和复查的目的包括：①去除可能引起慢性疾病急性加重的诱发因素，如戒烟的监督、预防急性发作等。②对肺功能定期检查，观察病情发展的情况。③评价治疗的效果和患者对治疗的依从性。如 COPD、支气管哮喘、间质纤维化等大多数慢性呼吸系统疾病需要终身治疗。全科医生可根据自己掌握的知识与专科医师商量，为慢性呼吸系统疾病患者制订详细的随访和复查计划。例如，因症状急性加重住院的 COPD 患者，出院后，全科医生应设法了解患者此次病情加重的原因、患者出院时的整体情况、专科医师的出院建议和医嘱，从而为患者制订随访和复查计划。随访和复查前，首先向患者和家属解释随访和复查的目的在于预防再发、改善呼吸功能以提高患者的工作和生活能力；其次说明随访复查计划的内容，例如戒烟、家庭氧疗、防止呼吸道感染、药物治疗、康复治疗等，定期复查肺功能和治疗情况及治疗效果，评价治疗计划是否成功，如何进行调整。另外，对于哮喘患者，全科医生则应遵照《全球哮喘防治创议》（Global Initiative for Asthma，GINA），根据病情控制程度制订分级治疗计划，在随访和复查时根据最大呼气流速和症状进行降级或升级治疗。此外，对哮喘的随访和复查应注意着重检查患者吸入治疗的方法是否正确，以及患者对治疗的依从性，因为患者的治疗依从性对病情控制影响极大。因此，全科医生应该充分利用在社区工作的优势，监督并促进患者的治疗依从性，达到控制疾病、预防再发目的。

项目四 全科医生在呼吸系统疾病康复中的作用

大多数慢性呼吸系统疾病，因不可逆的呼吸道或肺的结构性改变和肺功能损害，病情逐渐发展，导致后期或晚期可能出现不同程度的并发症。因此，全科医生应当担负起对慢性呼吸系统疾病患者的康复医疗照顾。

一、生活指导

（一）饮食指导

由于缺氧、感染、心功能障碍等原因，慢性呼吸系统疾病患者后期多会出现食欲减退，从而引起营养不良和低体重的现象。例如COPD晚期患者，多明显消瘦，抵抗力下降，易发生呼吸道感染而引起呼吸功能衰竭。因此，全科医生可根据自己掌握的知识，与营养师一起，制定患者每天所需要的热量，嘱家属在烹调方面尽量满足患者的口味，使患者能摄入足够的热量以满足机体的需要。对于肥胖的患者，尤其有睡眠紊乱者，则劝导其减肥。鼓励患者服用抗氧化药物，如维生素E和维生素C等。有食物过敏的支气管哮喘者，应建立过敏物质卡片，严格禁食过敏的食物，以避免诱发哮喘发作。全科医生要为患者提供适合的饮食方案，要求既能使患者获得足够的营养成分，又不包含变应原。

（二）戒烟指导

吸烟有害健康，但是吸烟对人体健康的危害往往需要很长的时间才能显现出来，如从开始吸烟到发生慢性支气管炎、肺气肿、慢性肺源性心脏病或者肺癌常常要经过十几年甚至几十年的时间，致使许多吸烟者并不认为吸烟对人体有害。然而吸烟一旦达到致病的程度，往往又是不可逆的。而且被动吸烟对儿童和孕妇也有极大的影响。另外，吸烟可以导致呼吸系统疾病加重，而戒烟却有利于呼吸系统疾病的治疗。目前有证据表明，戒烟可使肺功能下降的速度减慢，是治疗COPD最有效的方法，可已达到延长COPD患者生命的效果。全科医生应向患者及家属晓以利害，取得患者和家庭的支持和配合。并可在社区推广一些戒烟的方法，如代替方法、有氧运动法、深呼吸法、大量饮水法、记日记法、戒烟药物（口服、贴剂）、家庭鼓励支持法、针灸、耳穴法等。对于个体患者，应该根据其具体情况，为患者选择易于接受的戒烟方案。

（三）心理指导

慢性呼吸系统疾病患者多有心理障碍。呼吸困难和疲劳、哮喘的反复发作常导致抑郁和恐惧。导致社会活动、性生活、工作和娱乐活动受到极大影响，生活质量全面下降，使患者的自尊心受到伤害，感到孤独。哮喘患者发作时的呼吸困难导致产生濒死感，伴随恐惧、焦虑、躁动不安和悲观失望的情绪状态。加之哮喘反复发作，在心理上产生哮喘不能控制、不能治愈的感觉，从而产生阻碍治疗的不依从态度。这些都要通过心理疏导来解决。全科医生应鼓励 COPD 患者即使在需要氧气和轮椅的情况下，也要尽可能做到生活自理，社区医生和家人也要为他们提供参加一般家庭和社区活动的机会，使他们觉得和常人一样，生活在社会之中，而不会觉得被拒于社会之外。对于哮喘患者，还需为他们建立一个良好的心理支持环境，应该说服家属，转换角色，把他们看作是患有哮喘的人，而不是哮喘患者。在病情得到完全控制的条件下，尽可能让他们参加家庭和社区所有的活动，特别是适当的体育运动，可以减缓精神压力和心理失衡。当然，对运动性哮喘患者，避免激烈的运动可预防哮喘的发作。对于抑郁、焦虑的患者，可配合抗抑郁、抗焦虑的药物治疗，并尽可能减少情绪上的不良刺激，保持心理上的平衡。

（四）旅行指导

鼓励慢性肺部疾病患者在身体和经济条件允许的情况下和家人参加旅行活动。如对于活动后明显呼吸困难的 COPD 患者，可带氧气或乘轮椅旅行，但 COPD 患者尤其伴有肺大疱者，尽量避免乘飞机旅行，以免由于气压的改变产生气胸。稳定期哮喘患者旅行时应备有平喘药，以防哮喘的急性发作。

二、患者教育和康复指导

慢性呼吸系统疾病的康复治疗应贯穿整个医学照顾过程。患者经过专科医师治疗或出院后，大多可回到社区，接受全科医生的医学照顾，进行进一步康复治疗。

（一）患者教育

咳嗽是常见的呼吸系统症状，许多患者认为咳嗽是细菌感染引起的，要求使用抗生素或自行使用抗生素。医生应向患者和家庭成员解释许多咳嗽的原因是病毒感染引起的，对抗生素治疗无效，可能会持续 4~8 周，仅在有明确的指征时才使用抗生素。出现与咳嗽相关的严重疾病的征象和症状要及时向患者和家属解释清楚，如肺炎、支气管肺癌的伴随症状等，以取得诊断和治疗上的良好配合。

对于胸痛患者，全科医生应解释相关的疾病及其后果，教育患者如何去认识心源性、肺性、肌骨骼性胸痛，教育患者和家属发生胸痛时应如何处理，包括用药、急救和什么情况下呼叫 120 急诊处理等。对于受抗凝治疗的肺血栓栓塞症患者，教育其避免自行服用雌激素、阿司匹林和非甾体类消炎药。全科医生应该向急性呼吸困难患者强调疾病的严重性，以及需要适当的治疗。必须强调药物（如支气管舒张剂、抗生素、氧疗、抗焦虑药、抗抑郁药）及器械的应用效果，以求患者的配合。教会慢性呼吸困难患者掌握能量保存技巧，嘱其每天按时间表定期休息和活动有益于康复。鼓励患者戒烟，或采取辅助手段帮助戒烟。对患者进行放松训练，包括生物反馈、沉思冥想、静坐和肌肉放松。缩唇呼吸和前倾坐位可以缓解患者的不舒适感。

对咯血患者的教育应该包括诊断检查的意义和价值，遵循医嘱治疗的重要性。因为咯血令患者和家属感到特别不安，故而对患者及家属精神上的鼓励也是有意义的。

对有明确疾病的患者的教育内容应有所侧重。支气管哮喘的患者教育是治疗中的重要组成部分。教育的方式可以举办哮喘患者学习班，我国许多城市建立的“哮喘之家”就是这一方式的体现。可采用问答、交谈、讲课、讲解，看录像、听录音的方式，也可把有关哮喘的知识编制成哮喘防治手册，分发给患者和家属。宣传内容包括：①什么是支气管哮喘；②其致敏因素和激发因素是什么；③哮喘治疗药物的作用和副作用；④患者自我评价病情；⑤患者正确使用峰流速仪；⑥教会患者使用吸入器（如定量吸入器；压力雾化器或超声雾化器等）；⑧教会患者识别哮喘加重的早期征象；⑨哮喘的自我管理和急性发作的自我处理及去医院急诊的指征。

（二）家庭雾化吸入

对于严重气流阻塞的患者，用压力定量入器等其他方式的吸入治疗有困难时，可用小型的压力雾化器进行家庭雾化吸入，吸入药物可与专科医师商量确定。一般 COPD 患者用支气管舒张剂溶液，哮喘患者用吸入激素混悬溶液或支气管舒张剂。

（三）氧疗

慢性缺氧的患者在休息或运动时出现缺氧时应予以氧疗。有条件者可采用非卧床性或称走动性氧疗和长期家庭氧疗（long-term oxygen therapy，LTOT）。非卧床性氧疗适用于标准行走试验（standard walking test）出现氧饱和度下降者（$SaO_2 < 90\%$ 或下降 $> 4\%$）。长期家庭氧疗用于晚期的 COPD 患者，能改善低氧血症和延长生存时间。每天吸氧的时间应大于 15 小时。长期氧疗的其他效果包括减少肺动脉高压，减少红细胞增多症，减少气促和改善神经精神症状。家庭氧疗的指征为：①呼吸室内空气时 $PaO_2 < 55mmHg$ 或动脉血氧饱和度（SaO_2）$\leqslant 88\%$；②肺心病或红细胞增多症，且 PaO_2 56~59mmHg 或 $SaO_2 \leqslant 89\%$。运动时 $SaO_2 \leqslant 85\%$ 时应吸氧以减少气促和低氧血症。如白天出现低氧血症、晨间头痛、嗜睡、运动耐力下降等可能为睡眠呼吸暂停综合征，应监测夜间氧合情况，进行夜间吸氧以减少夜间低氧血症的发生。

（四）运动训练

运动训练包括躯体运动和呼吸肌训练，可改善心肺功能。运动形式可采取如步行、慢跑、骑车、健身操、跳舞、游泳、太极拳等有氧运动，或上肢运动，但采用运动类型的种类并不重要。呼吸困难有时可以采取能量保存技巧来预防，如慢步行走；定期采用休息体位，如前倾坐位；避免疲劳；感觉良好时可适当做家务。而缩唇呼吸和膈肌呼吸能减少或终止呼吸困难的发作。鼓励哮喘缓解期的患者参与正常的生活、工作和学习。运动训练可以提高运动后诱发哮喘的阈值，适合哮喘患者的运动项目依次是游泳、划船、太极拳、练功十八法、体操、羽毛球、散步、骑自行车、漫步等。但哮喘患者切忌运动量过大，应避免竞争性强的运动；避免在寒冷干燥的地方运动。

（五）行为疗法

行为疗法是为了缓解呼吸困难者精神紧张的一种方法，方式有放松技巧、沉思冥想、静坐等。

（六）自我管理

慢性呼吸系统疾病不可能长期住院治疗，但受各种因素的影响病情可能随时发生变化，因此，全科医生需和患者共同制定自我管理的计划，预防和及时处理疾病的发作。例如，对于支气管哮喘患者，管理计划包括长期控制的预防措施和终止发作的行动步骤：①怎样认识哮喘恶化；②如何治疗正在恶化的哮喘；③如何和何时寻求医疗帮助。患者在病情轻度发作时，可自行处理，防止病情的进一步加重；在病情重度发作时，能够正确、及时地寻求医疗帮助。

呼吸系统疾病是常见病、多发病，大多数问题可在社区的初级保健门诊得到解决。但是，当出现诊断困难或治疗反应不良或可能威胁生命的呼吸系统疾病时，仍需要专科医疗，因此全科医生需要有扎实的理论知识和技能，能分辨疾病的轻重、急缓，决定处理方案，并且在呼吸系统疾病的预防、早期发现、慢性病的规范管理、随访复查、康复治疗等方面发挥自身的优势和积极作用。

复习思考题

1. 一支气管肺癌患者突然出现胸闷、气憋、唇甲发绀、面色苍白、冷汗淋漓、烦躁不安，最可能是（　　）

A. 失血性休克　　B. 继发感染　　C. 失血性贫血
D. 窒息　　E. 以上答案均不对

2. 下列哪些属于呼吸系统疾病的二级预防（　　）

A. 肺结核　　B. 哮喘　　C. 支气管扩张
D. 戒烟的宣传　　E. 以上答案均不对

3. 下列呼吸系统疾病不属于住院指征的是（　　）

A. 严重喘息　　B. 气胸　　C. 咯血
D. 肺血栓栓塞症　　E. 以上答案均不对

4. 一老年男性慢性支气管炎患者，近期咳嗽加重，今因突发右侧胸痛，呼吸困难加重来我院急诊，接诊医生发现：支气管左偏。最有可能是以下哪种疾病（　　）

A. 肺炎　　B. 哮喘　　C. 气胸

D. 慢性支气管炎并发气胸　　E. 以上答案均不对

5. 呼气性哮鸣音见于下列哪种疾病（　　）

A. 肺水肿　　B. 肺炎　　C. 哮喘

D. 支气管炎　　E. 以上答案均不对

扫一扫，知答案

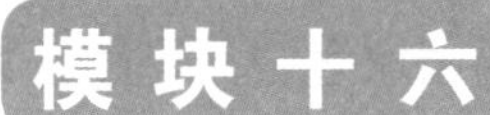

糖尿病的全科医学处理

【学习目标】

1. 掌握：全科医生在糖尿病的预防、诊治和保健中的作用。
2. 熟悉：全科医生在糖尿病教育和转诊中的作用。
3. 了解：糖尿病的全科医学管理体系。

糖尿病是由多种病因导致的慢性代谢性疾病，主要因体内胰岛功能减退、胰岛素抵抗引起的糖、蛋白质、脂肪代谢紊乱。糖尿病久病会累及多个器官的病变，导致眼、肾、心血管、神经等部位的慢性损伤及功能衰竭，严重者可发生酮症酸中毒、非酮症高渗性昏迷等急性代谢紊乱。

项目一　糖尿病的全科医学服务

一、糖尿病的流行病学研究

糖尿病是目前严重危害人类健康的世界性公共卫生问题，其患病率和患者数量呈明显上升的趋势。根据国际糖尿病联盟（international diabetes federation，IDF）统计，2015 年全球糖尿病患者数量约 4.15 亿，预计到 2040 年患者将达到 6.42 亿。全球大约有 3.5 亿人患有糖耐量受损（即糖尿病前期，主要包括空腹血糖受损和糖耐量减低），占了世界总成人人口的 7.3%，预计在 2045 年这一比例将上升为 8.3%。中国糖尿病成年患者排在前十个国家中的第一位，高达 1.096 亿人，其次是印度、美国和巴西，预计到 2040 年患者数量达 1.507 亿。糖尿病的患病率存在民族差异，汉族的糖尿病患病率最高，达 14.7%，藏族和回族人群的糖尿病患病率低于汉族，分别为 4.3% 和 10.6%。

2017 年全球儿童和青少年 1 型糖尿病患者近 110.62 万。中国全年龄段 1 型糖尿病发病率为1.01/10万人，其中0~14岁儿童发病率为1.93/10万，15~29岁人群发病率为1.28/10万，30岁及以上人群发病率为0.69/10万。中国仍然是全球1型糖尿病发病率最低的国家之一，但过去20年间，15岁以下儿童发病率增加近4倍，且新诊断的成年起病1型糖尿病发病人数也不可小觑。

过去30年来，中国2型糖尿病患病率急剧增加：1980年不到1%，2001年为5.5%，2008年为9.7%，2013年为10.9%，糖尿病前期比例也高达35.7%。老年人、男性、城市居民、经济发达地区居民、超重和肥胖者的糖尿病患病率更高。患病风险与心血管疾病紧密相关，全球约3.18亿（6.7%）的成人糖耐量受损，其中69.2%的患者来自低收入和中等收入国家，预计2040年，糖耐量受损的成年人达到4.82亿。

糖尿病患者亲属中的患病率较普通人高3~10倍以上，实验医学、生物化学、分子生物学等基础医学和多基因组学、精准医学等前沿领域证实糖尿病是一种多基因遗传病，遗传学研究通过深度测序来定位遗传图谱上的基因位点，发现10多个基因的蛋白编码区的遗传变异跟2型糖尿病相关。此外，还与环境因素有关，比如城市化、人口老龄化、不良饮食习惯、缺乏锻炼、超重和肥胖等。体重正常者患2型糖尿病的比例，依据其遗传风险的大小，在0.25%~0.89%；而对肥胖者来说，这一比例则扩大至4.22%~7.99%。这表明，无论是否受到遗传因素的影响，肥胖者患糖尿病的风险都要远远高于体重正常者。随着儿童和青少年肥胖病的增多，儿童及青少年2型糖尿病人数增速迅猛，已成为人们关注的一大健康问题。72%的糖尿病患者同时伴有高血压、血脂异常或两者均伴有。

二、糖尿病需要全科医学服务

糖尿病是一种长期性慢性病，防治关键在于早发现、早诊断、早治疗和严格控制延缓病情的发展，首先要了解患者病情，结合患者的个人、家庭、社区和社会背景、心理精神因素制定合理的治疗方案，以提高患者生存质量，延长寿命。

全科医学服务坚持以病人为中心、以家庭为单位、以社区为范围、以预防为导向提供连续性、综合性、协调性、个体化和人性化的医疗保健服务，专科医生多局限于处理疾病层面，而全科医生还会涉及到对患者疾病早期预防和后期康复的健康保护与促进。糖尿病是全身性疾病，可影响不同年龄、不同生理时期的人群，需要内分泌科、眼科、心血管科、神经科、肾科、妇产科、心理科、康复科等多科室和社会各界的共同参与。全科医生由于所受的培训和经验，以其独特的态度和技能对不同患者提供综合医疗保健服务，适度利用社区资源，为患者制定个体化的治疗方案，并恰当地决定是否需要专科会诊或转诊，协调医疗保健服务。糖尿病不及时有效控制将会带来众多并发症，需要全科医学服务为患者及其家庭成员树立健康信念，给予情感支持和心理疏导，提供饮食、运动保健，合理使用药物、糖尿病教育和血糖监测等多项措施，提供预防、治疗、保健、康复一体化的服务。

项目二 全科医生在糖尿病预防中的作用

一、糖尿病的危险因素

1 型糖尿病是在遗传和免疫相互作用基础上，由于环境因素的激发，导致胰岛 β 细胞破坏，引起胰岛素绝对缺乏，呈酮症酸中毒倾向。患者体内出现自身免疫标记，如 ICA、IAA、GAD_{65}、IA-2 等抗体。

2 型糖尿病发病存在两阶段模式：从糖耐量正常演变为糖耐量减低，以胰岛素抵抗为主；从糖耐量减低进一步发展为糖尿病，以胰岛素抵抗和胰岛素分泌受损为主要作用。胰岛素抵抗来自遗传和环境因素的共同作用。肥胖病是 2 型糖尿病患者中最常见的危险因素。其他危险因素见表 16-1。

表 16-1 糖尿病危险因素

1 型糖尿病	2 型糖尿病
遗传易感性	遗传易感性
自身免疫性	体力活动减少及 / 或能量摄入增多
病毒感染	肥胖病（总体脂增多或腹内体脂相对或者绝对增多）
牛乳喂养	胎儿及新生儿期营养不良
药物及化学物质	中老年吸烟、药物及应激（可能）

上述因素中，环境因素可以通过教育、改变不良生活习惯来进行预防。因此，全科医生在糖尿病的防治工作中发挥重要作用。

二、糖尿病的医疗预防保健措施

糖尿病的预防应坚持基本医疗与公共卫生并重，中西医并举，防治结合，在政府领导、社区参与、上级卫生机构指导下，以基层卫生机构为主体，全科医生为骨干，有效建立糖尿病的预防保健措施。

（一）一级预防

糖尿病的一级预防是预防糖尿病的发生，降低发病率，包括在一般人群中宣传日常糖尿病防治的健康教育，举办糖尿病主体活动；提倡生活方式的改善，如合理膳食、适度运动、戒烟戒酒、保持心情舒畅等；定期行糖尿病的相关检测，在重点人群中加强对糖尿病的筛查，以尽早发现糖尿病，对糖耐量受损或空腹血糖受损的高危人群及早进行干预。

重点人群：

1. 年龄≥ 45 岁，BMI ≥ 25kg/m^2 或亚裔≥ 23kg/m^2，以往有 IGT 或 IFG 者。

2. 有糖尿病家族史者。

3. 有高密度脂蛋白胆固醇降低（≤ 35mg/dL 即 0.91mmol/L）和 / 或高甘油三酯血症（≥ 250mg/dL，即 2.75mmol/L）者。

4. 有高血压（成人血压≥ 140/90mmHg）和 / 或心脑血管病变者。

5. 年龄≥ 30 岁的妊娠妇女；有妊娠糖尿病史者；曾有分娩巨大儿（出生体重≥ 4kg）者；有不能解释的滞产者；有多囊卵巢综合征的妇女。

6. 常年不参加体力活动者。

7. 使用一些特殊药物者，如糖皮质激素、利尿剂等。

全科医生面对相对固定的人群和背景，可深入研究每一个个体和家庭完整背景和健康危险因素，为不同个人建立系统化的预防保健措施，如病人教育和咨询、个案发现、筛查和周期性糖尿病相关检查，建立病历记录和健康档案。2 型糖尿病的预防应从青少年开始，普及公众健康教育，提倡健康的生活方式。在妊娠第 24~28 周开始进行糖尿病普查，及早发现并防止妊娠并发症的产生。定期筛查可防止高危者发病，亦可防止已进入糖调节受损期即糖尿病前期者进一步发展成为糖尿病。

（二）二级预防

糖尿病的二级预防是早发现、早诊断、早治疗，对已诊断的糖尿病患者预防糖尿病并发症，关键是尽早、尽可能控制好患者的血糖、血压、纠正血脂紊乱和肥胖、戒烟等导致并发症的危险因素。对 2 型糖尿病患者定期进行糖尿病并发症及相关疾病的筛查，了解患者有无糖尿病并发症及有关的疾病或代谢紊乱，如高血压、血脂紊乱或心脑血管疾病等，以加强相关的治疗措施，全面达到治疗的目标。

在一级预防措施的基础上，合理使用降糖药物，定期进行血糖检测，及时调整用药，达到血糖控制目标。对 1 型糖尿病应尽早开始行胰岛素治疗，并终身替代治疗。糖尿病治疗要全面，要加强糖尿病自我监测，除血糖控制外，还要求血脂、血压正常，体重维持正常范围。

对于新发现的糖尿病患者，尤其是 2 型糖尿病患者，应尽可能早地进行并发症筛查，初步项目包括：

1. 眼：视力、扩瞳查眼底。

2. 心脏：标准 12 导联心电图、卧位和立位血压。

3. 肾脏：尿常规、镜检、24 小时尿蛋白定量或尿蛋白与肌酐比值、血肌酐和尿素氮。

4. 神经系统：四肢腱反射、立卧位血压、音叉振动觉或尼龙丝触觉。

5. 足：足背动脉、胫后动脉搏动情况和缺血表现，皮肤色泽，有否破溃、溃疡、真菌感染、胼胝、毳毛脱离等。询问有关症状。

6. 血液生化检查：血脂（总胆固醇、甘油三酯、LDL-C、HDL-C）、尿酸、电解质。

必要时做进一步检查，对于青少年发病的和怀疑1型糖尿病的患者，还应行胰岛细胞抗体、胰岛素抗体和谷氨酸脱羧酶抗体及血胰岛素或C肽水平等检查。完成并发症筛查后，决定患者随访时间及下一步处理，若无并发症的2型糖尿病患者应每年筛查1次，1型糖尿病患者首次筛查正常，3~5年后每年筛查1次。全科医生以社区为范围建立糖尿病资料库，健全社区服务网络，完善分级医疗双向转诊制度。

（三）三级预防

糖尿病的三级预防可减少糖尿病的残废率和死亡率，改善糖尿病患者的生活质量。通过有效治疗，慢性并发症的发展在早期可能终止或逆转。预防糖尿病患者发生急性代谢紊乱如酮症酸中毒、高渗性非酮症糖尿病昏迷、低血糖昏迷及严重感染等，积极治疗慢性并发症如冠心病、缺血性或出血性脑血管病、肾动脉硬化、肢体动脉硬化等大血管病变，糖尿病肾病、糖尿病视网膜病变、糖尿病心肌病等微血管病变，以及神经病变、糖尿病足等，极大地延长了患者的生命、提高了患者的生活质量。

糖尿病三级预防对糖尿病患者进行规范化管理，综合性治疗，使血糖、糖化血红蛋白、血压、血脂、体重指数等达标。全科医生要建立起相互信任的医患关系，充分调动患者及家属的积极性，做好糖尿病及相关并发症的检测、治疗、护理和保健。为了确保患者得到安全有效的治疗，对糖尿病患者双向转诊，即转往上级医院和转往基层医疗卫生机构，使社区卫生机构和专科医疗机构最大程度发挥各自的优势。在社区康复治疗中，全科医生应和专科医师共同制定糖尿病患者个体化的方案，遏制糖尿病病情的发展，预防新的并发症的产生。

项目三　全科医生在糖尿病诊治过程中的职责

一、在导入专科诊疗前全科医生的职责

（一）关于糖尿病的症状

糖尿病早期多无明显临床症状。当高危人群出现典型的“三多一少”，即多尿、多饮、多食和体重减轻，以及疲乏、视物模糊、皮肤瘙痒、伤口久不愈合等症状时应当警惕糖尿病的发生。当高危人群表现为食欲减退、恶心、呕吐、头晕、头痛、呼吸深快及尿量减少等症状，甚至出现昏迷时，应当警惕糖尿病酮症酸中毒或非酮症高渗性昏迷的发生。值得注意的是，“三多一少”并不是糖尿病的特有症状，50%以上患者因体检或是出现并发症才发现患有糖尿病。

全科医生应向居民普及糖尿病的教育，向他们解释在人群中进行糖尿病筛查的意义，以及进一步检查必要性。无论是诊断明确或是诊断有怀疑或可能有并发症者，应联络相关的专科医生共同参与糖尿病的管理，包括内分泌或糖尿病专科医生和护士、眼科医生、心脏科医生、神经科医生、肾内科医生、妇产科医生、足科医生、营养师、心理医生等，尽量利用现有的条件，动员社会资源和组织相关人员督促患者完成检查，并为患者制定治疗方案，使患者早诊断、早期得到有效治疗。

（二）关于糖尿病的诊断及分型

中华医学会糖尿病学分会建议我国人群中仍采用 WHO（1999）诊断标准。糖尿病诊断是依据空腹、任意时间或 OGTT 中 2 小时血糖值。空腹指 8~14 小时内无任何热量摄入；任意时间指 1 天内任何时间，与上次进餐时间及食物摄入量无关；OGTT 指以 75g 无水葡萄糖（或为含 1 分子水的葡萄糖 82.5g）溶于水内口服（表 16–2）。

表 16–2 糖尿病诊断标准

1. 糖尿病症状 + 任意时间血浆葡萄糖水平≥ 11.1mmol/L（200mg/dL）或
2. 空腹血浆葡萄糖（FPG）水平≥ 7.0mmol/L（126mg/dL）或
3. OGTT 试验中，2 小时 PG 水平≥ 11.1mmol/L（200mg/dL）

需要引起注意的是：糖尿病的临床诊断应依据静脉血浆血糖，而非毛细血管血的血糖检测结果；空腹血糖正常不能排除糖尿病，应进一步行餐后 2 小时血糖检测；在无糖尿病酮症酸中毒及高血糖高渗性非酮症昏迷状态下，不能根据一次血糖测定值进行诊断，需复测核实；除外急性感染、创伤或应激状态下的血糖升高，须在应激消除后复查；儿童糖尿病诊断标准同成人一致；妊娠妇女的糖尿病诊断建议采用 75gOGTT；建议使用 OGTT 行糖尿病的筛查，某些个体的空腹血糖水平与 OGTT 后 2 小时血糖水平的判断结果有差异，理想调查是空腹和 OGTT 后 2 小时血糖值并用。

全科医生在转诊时应向专科医生介绍患者现阶段的情况，以及以往检查和治疗的情况。了解专科医生的下一步检查计划，配合专科医生与患者及家属沟通，以利于患者得到及时有效的治疗。

糖尿病可分为 1 型糖尿病、2 型糖尿病、特殊类型糖尿病和妊娠糖尿病等 4 大类，其中以 1 型和 2 型为临床常见类型。全科医生了解患者的糖尿病类型，可达到在病程的各个阶段做到干预疾病发展的目的（表 16–3）。

表 16–3 糖尿病的分型（WHO1999 糖尿病分型体系）

1. 1 型糖尿病（胰岛素 β 细胞破坏导致胰岛素绝对缺乏）
①免疫介导性
②特发性
2. 2 型糖尿病（从主要以胰岛素抵抗为主伴相对胰岛素不足到主要以胰岛素分泌缺陷伴胰岛素抵抗）

续表

3. 其他特殊类型糖尿病 ① β 细胞功能的遗传缺陷 ②胰岛素作用的遗传缺陷 ③胰腺外分泌病变 ④内分泌腺疾病 ⑤药物或化学诱导 ⑥感染 ⑦免疫介导的罕见类型 ⑧伴糖尿病的其他遗传综合征
4. 妊娠糖尿病（GDM）

（三）关于糖尿病治疗方案的制定

2017ADA 标准建议，在患者初次就诊时就应进行完整的医学评估。综合医学评估包括初始和后续随访评估、并发症评估、心理评估、并发症管理及整个过程中患者的参与情况。对每个患者糖尿病管理的效果和执行情况建立书面记录或数据库，定期对糖尿病管理内容的完成情况进行检查并对不足之处重点加强。为健康护理团队提供信息，从而使患者得到更好的支持（表 16–4）。

表 16–4　糖尿病综合医学评估的组成部分

病史
1. 糖尿病发病时的年龄和特征
2. 进餐模式、营养状态、体重变化、睡眠习惯（模式和时间）、运动习惯；营养教育和行为的来源和需求
3. 补充和替代医学应用的情况
4. 常见的并发症和口腔疾病
5. 合适的方法筛查抑郁、焦虑和进食障碍
6. 适当的方法筛查糖尿病痛苦
7. 筛查社会心理问题和其他影响糖尿病患者自我管理的问题（如经济、后勤、社会资源）
8. 吸烟史、饮酒史、药物滥用史
9. 糖尿病教育、自我管理、支持来源和需求
10. 既往用药史、对治疗的反应（HbA1c 记录）
11. 药物服用习惯和依从性障碍评估
12. 血糖检测结果和患者应用监测数据的情况
13. 酮症酸中毒的频率、严重程度及原因
14. 低血糖发作时的意识、频率及原因
15. 高血压史和血脂异常史
16. 微血管并发症：视网膜病变、糖尿病肾病、神经病变（感觉，包括足部病变史；自主神经，包括性功能障碍和胃轻瘫）
17. 大血管病变：冠心病、脑血管疾病、外周动脉疾病
18. 对有生育能力的女性，了解避孕和孕前规划。
体格检查
1. 身高、体重和 BMI；儿童和青少年的生长发育
2. 血压测定，包括必要时测量立位血压
3. 眼底检查

续表

4. 甲状腺触诊 5. 皮肤检查（如黑棘皮病、胰岛素注射或输入部位） 6. 足部综合检查（视诊；足背动脉和胫后动脉触诊；有无膝腱反射；本体感觉、振动觉、单丝感觉测定）
实验室检查
1. HbA1c，如果上一次检查超过 3 个月，则结果不可用 2. 如果过去 1 年未进行相应检查 空腹血脂谱，包括总胆固醇、LDL–C、HDL–C、甘油三酯； 肝功能； 尿 ACR； 血肌酐和估算的肾小球滤过率； 1 型糖尿病患者的 TSH

糖尿病一旦诊断成立，全科医生应向专科医生详细了解和掌握患者目前所处的状态，有无并发症。与专科医生一起讨论治疗方案，向患者及家属介绍饮食治疗、活动锻炼和血糖监测等生活干预，介绍胰岛素和降糖药等药物的用法、用量和不良反应等。同患者及家属制定详细的自我管理计划，并结合患者意愿、预后和并发症调整，取得患者对治疗的依从性。

二、专科诊疗后的后续治疗

糖尿病确诊后，全科医生应该向患者及其家属说明糖尿病是无法根治的疾病，但是通过长期合理的治疗，是可以很好地控制病情的发展，需要建立信心。糖尿病治疗的近期目标是通过控制高血糖和相关代谢紊乱来消除糖尿病症状和防止出现急性代谢并发症，糖尿病治疗的远期目标是通过良好的代谢控制达到预防慢性并发症、提高患者生活质量和延长寿命的目的。在治疗的过程中，全科医生也应该把药物治疗的适应证、禁忌证和副作用详细地加以说明，使患者和家属能配合治疗。

（一）严格控制血糖

早期诊断和治疗糖尿病可减少和延缓并发症的发生和发展。根据糖尿病控制目标，在全科医生和专科医生的指导和监督下采取综合治疗措施来严格控制血糖，对于糖尿病的病情程度的了解和下一步治疗方案的实施，具有很大的指导意义（表 16–5）。

表 16–5　糖尿病综合控制目标（2017 版《中国 2 型糖尿病防治指南》）

检测指标	目标值
毛细血管血糖（mmol/L）	
空腹	4.4~7.0
非空腹	＜ 10.0
HbA1c（%）	＜ 7.0

续表

检测指标	目标值
血压（mmHg）	＜130/80
总胆固醇（mmol/L）	＜4.5
HDL-C（mmol/L）	
男性	＞1.0
女性	＞1.3
TG（mmol/L）	＜1.7
LDL-C（mmol/L）	
未合并冠心病	＜2.6
合并冠心病	＜1.8
体重指数（kg/m^2）	＜24.0

（二）降糖药物治疗的选择

糖尿病治疗原则：早期治疗、长期治疗、综合治疗、措施个体化。IDF 提出糖尿病治疗的几个要点：饮食控制、运动、血糖监测、糖尿病自我管理教育和药物治疗。

对于 1 型糖尿病患者，因其胰岛素缺乏，一旦确诊应立即使用胰岛素治疗。2 型糖尿病患者在饮食和运动的干预下，根据病情适当选用口服降糖药、胰岛素和中医中药治疗。

1. 1 型糖尿病　1 型糖尿病患者因体内自身胰岛素分泌绝对缺乏，需要靠外源性胰岛素替代来维持体内血糖的代谢和其他体内需要胰岛素的生命活动。因此，无论采用多次胰岛素注射还是连续皮下胰岛素输注来补充，均要模拟体内生理性胰岛素分泌模式。目前，常采用中效或长效胰岛素制剂提供基础胰岛素（睡前和早晨注射中效胰岛素或每日注射 1~2 次长效胰岛素），采用短效或速效胰岛素来提供餐时胰岛素。如无其他的伴随疾病，1 型糖尿病每日的胰岛素需要量为 0.5~1.0U/kg 体重。在出现其他的伴随疾病时（如感染），胰岛素的用量要相应增加。儿童在生长发育期对胰岛素的需要量相对增加，若出现酮症酸中毒应立即适当增加剂量。

对于 1 型糖尿病患者，胰岛素是其最主要的治疗药物。此外，胰岛淀粉样多肽类似物普兰林肽也可用于成年患者，二甲双胍、基于肠促胰素的治疗药物、钠 - 葡萄糖协同转运蛋白 2 抑制剂、胰腺和胰岛抑制等也都可以根据患者的情况进行治疗。

2011 版中国 1 型糖尿病诊治指南对于胰岛素治疗方案的选择制定了强化胰岛素治疗方案和非强化胰岛素治疗方案：

1）强化胰岛素治疗方案：推荐所有的 T1DM 患者采用强化胰岛素治疗方案。

基础加餐时胰岛素治疗：是目前 T1DM 患者最常用的强化方案。根据正常人的胰岛素分泌模式，一般三餐前用短效胰岛素或胰岛素类似物，睡前用中效（有些患者需要早餐前也注射一次）或长效胰岛素或其类似物。

持续皮下胰岛素输注：也称胰岛素泵治疗，是采用人工智能控制的胰岛素输入装置，通过持续皮下输注胰岛素的方式，模拟胰岛素的生理性分泌模式从而控制高血糖的一种胰岛素治疗方法。胰岛素泵治疗时可选用短效胰岛素或速效人胰岛素类似物，NPH、长效及预混胰岛素不能用于 CSII 治疗。

2）非强化胰岛素治疗方案：每天 2 次预混胰岛素：部分患者如处于蜜月期或不能坚持强化胰岛素治疗方案的患者可短期使用预混胰岛素治疗。预混胰岛素使用便捷，但由于比例固定，不易进行剂量调节，可能影响血糖达标。

每天 1 次中效或长效胰岛素方案：不推荐 T1DM 患者使用 1 天 1 次的胰岛素注射方案，仅少数蜜月期患者短期内通过每天使用 1 次中效或长效胰岛素来控制血糖。

2. 2 型糖尿病 2 型糖尿病的治疗主要是教育、饮食控制和运动。但是，持续高血糖和脏器受损需要药物干预。即使使用降糖药物，也需饮食和运动疗法的配合。选择药物要以患者为中心指导治疗药物的选择，若无禁忌证且可耐受，在口服降糖药中，二甲双胍为首选降糖药，增加了钠－葡萄糖协同转运蛋白 2 抑制剂，如达格列净、恩格列静。2017 年《中国 2 型糖尿病防治指南》上，糖尿病治疗途径分 4 步，包括单药治疗、二联治疗、三联治疗、胰岛素多次注射（表 16–6）。

表 16–6 2 型糖尿病治疗方案

单药治疗	二甲双胍（首选）	α－糖苷酶抑制剂 / 胰岛素促泌剂
二联治疗	二甲双胍联合	
	口服类	注射类
	胰岛素促泌剂 / α－糖苷酶抑制剂 / 二肽基肽Ⅳ抑制剂 / 噻唑烷二酮类 / 钠－葡萄糖协同转运蛋白 2 抑制剂	胰岛素（1~2 次 / 天）/ 胰高血糖素样肽 1 受体激动剂
三联治疗	二甲双胍联合	
	上述不同作用机制的两种药物	
胰岛素多次注射	二甲双胍联合	
	基础胰岛素＋餐时胰岛素	每日多次预混胰岛素

此外，中医药在改善临床症状、提高生活质量、防治并发症中有积极的作用，如气阴两虚的糖尿病前期患者，可以在生活方式干预基础上加用天芪降糖胶囊；单独使用二甲双胍疗效不佳的气阴两虚患者，可用津力达颗粒；早中期肠道湿热患者，可用葛根芩连汤；早中期肝胃郁热患者，可用大柴胡汤；非增殖性视网膜病变气滞血瘀患者，可用复方丹参滴丸；单纯视网膜病变气阴亏虚，肝肾不足，目络瘀滞患者，可用芪明颗粒。

3. 妊娠期糖尿病　妊娠期间首次发生或发现的糖耐量减低或糖尿病称为妊娠期糖尿病或妊娠期间的糖尿病，妊娠糖尿病患者中可能包含了一部分妊娠前已有糖耐量减低或糖尿病，在孕期首次被诊断的患者。妊娠期间高血糖的主要危害是围产期母婴临床结局不良和死亡率增加，包括母亲发展为 2 型糖尿病、胎儿在宫内发育异常、新生儿畸形、巨大儿（增加母婴在分娩时发生并发症与创伤的危险）和新生儿低血糖发生的风险增加等。妊娠糖尿病患者的血糖波动相对较轻，血糖容易控制，多数患者可通过严格的饮食计划和运动使血糖得到满意控制，仅部分患者需要使用胰岛素控制血糖，避免使用口服降糖药。分娩后应注意血糖监测，适时减少胰岛素的用量，避免低血糖。

（三）转诊 / 住院的指征

如果糖尿病患者出现以下情况时，全科医生接诊评估病情，应当向患者及家属说明病情，解释转诊的必要性，取得患者及家属同意后，填写转诊记录及病情记录，及时将患者转至上级医院就诊。全科医生对转诊后的患者仍然负责，两周内了解患者的转诊情况，待患者诊断明确及治疗方案确定后，可视情况转回社区进一步随诊。

1. 紧急转诊　合并急性并发症者：①糖尿病酮症酸中毒：血糖＞ 16.7mmol/L，尿酮阳性，伴恶心、呕吐；②糖尿病高渗状态：血糖＞ 33.3mmol/L，伴神志异常、脱水、血浆渗透压升高；③糖尿病乳酸酸中毒：血乳酸增高＞ 5mmol/L，常出现恶心、呕吐、腹泻；体温低，深而大呼吸，皮肤潮红，严重者血压下降，意识障碍；④低血糖性昏迷：血糖≤ 2.8mmol/L。

糖尿病并发症导致靶器官严重损害需要紧急救治者：①糖尿病伴急性心脑血管疾病，如急性心梗、急性脑卒中等；②糖尿病视网膜病变引起的严重视力下降；③糖尿病外周血管病变导致的间歇性跛行和缺血症状。

2. 一般转诊　初次发现血糖异常者；年龄小于 25 岁的糖尿病患者；妊娠和哺乳期妇女血糖异常者；反复发生低血糖者；糖尿病血糖、血脂、血压控制不达标者；需进行糖尿病慢性并发症筛查，确定治疗方案、疗效评估者；血糖波动较大，需要定制胰岛素控制方案者；出现严重降血糖药物不良反应者。

三、糖尿病的随访与复查

全科医生对患者要进行定期随访复查，1 型糖尿病每 3 个月 1 次，2 型糖尿病血糖控制平稳并达标的患者每年 2 次；对于治疗方案改变或血糖控制没能达标的患者，每 3 个月 1 次。随访查看血糖记录手册，分析化验结果，讨论饮食和运动方案的实施情况，询问药物使用剂量、方法和副作用，确定下一步要达到的目标和下一步的治疗方案（表 16–7）。

表 16-7 临床监测方案

监测项目	初访	随访	年随访	每季度随访
体重/身高	√	√	√	√
腰围	√	√	√	√
血压	√	√	√	√
空腹/餐后血糖	√	√	√	√
糖化血红蛋白	√		√	√
尿常规	√	√	√	√
总胆固醇/高低密度脂蛋白胆固醇/甘油三酯	√			√
尿白蛋白/尿肌酐	√			√
肌酐/血尿素氮*	√			√
肝功能	√			√
促甲状腺激素	√			√
心电图	√			√
眼：视力及眼底	√			√
足：足背动脉搏动	√		√	√
神经病变的相关检查	√		√	√

注：*在条件允许的情况下进行

儿童糖尿病患者多为1型糖尿病，血糖控制不良将产生严重并发症。全科医生应对其进行系统管理，定期复查，了解患儿的胰岛素治疗、饮食和运动治疗的执行情况并做好血糖监测，同时针对患儿的发育情况适当调节治疗方案。妊娠糖尿病妇女的监测更加严密，全科医生应指导其定期随访产科医生，不但控制血糖达标，还要监测胎儿的发育情况，直至分娩后血糖监测结果正常。

项目四　全科医生在糖尿病教育和康复中的作用

一、糖尿病患者教育

对糖尿病患者进行健康教育是重要的基本治疗措施之一。教育对象包括糖尿病易感人群、糖尿病患者及其家属、普通人群等。由于糖尿病是一种终身性疾病，患者的行为和自我管理能力也是糖尿病控制是否成功的关键。糖尿病患者发生微血管病变和大血管病变的风险显著高于非糖尿病患者，减少糖尿病患者发生大血管和微血管病变的风险不但依赖于高血糖的控制，还依赖于其他心血管疾病危险因素的控制和不良生活方式的改善。糖尿病的控制除药物治疗外，还需要对血糖和其他心血管危险因素进行监测，以了解控制是否达标，并根据控制目标调整治疗。

每位糖尿病患者一旦诊断即应接受糖尿病教育，教育的目标是使患者充分认识糖尿病并掌握糖尿病的自我管理能力。糖尿病教育可以是大课堂式、小组式或个体化，内容包括饮食、运动、血糖监测和自我管理能力的指导。这样的教育和指导应该是长期和随时随地进行的，特别是当血糖控制较差需调整治疗方案或因出现并发症需进行胰岛素治疗时，具体的教育和指导是必不可少的。教育应尽可能地标准化和结构化，为患者提供优质和连续的教育。教育的内容应该涉及：糖尿病的自然进程，临床表现，危害及防治慢性并发症；个体化治疗目标；个体化生活方式干预措施和饮食计划；规律运动和运动处方；饮食、运动、口服药、胰岛素治疗及规范胰岛素注射技术；自我血糖监测和尿糖监测（当血糖监测无法实施时），血糖测定结果的意义和应采取的干预措施；自我血糖监测、尿糖监测和胰岛素注射等具体操作技术；口腔护理、足部护理、皮肤护理的具体技巧；特殊情况应对措施（如疾病、低血糖、应激和手术）；糖尿病妇女受孕必须做到有计划，并全程监护；糖尿病患者的社会心理适应等。任何为患者提供的教育项目最好应获得认证并定期进行项目的评估和审计。

二、对糖尿病患者生活方面的指导

全科医生对糖尿病患者生活方面的指导包括使患者适应糖尿病饮食结构和体育锻炼；遵从医嘱，按时用药；广泛学习和了解糖尿病知识；丰富文化生活，保持心情舒畅；保持规律生活，晚上保证睡眠，避免情绪紧张；戒烟戒酒，讲究个人卫生，预防各种感染等。

（一）关于饮食

饮食治疗是一项基础治疗措施，糖尿病及糖尿病前期患者均需要接受个体化治疗，由熟悉糖尿病治疗的营养师或综合管理团队（包括糖尿病教育者）指导下完成。应在评估患者营养状况的情况下，设定合理的质量目标，控制总能量的摄入，合理、均衡分配各种营养素，达到患者的代谢控制目标，并尽可能满足个体饮食喜好。针对超重或肥胖者推荐适度减重，配合体育锻炼和行为改变，有助于维持减重效果。

糖尿病摄入的总热量中，50%~60% 由碳水化合物提供，对碳水化合物的计量、评估是血糖控制的关键；脂肪不能超过 30%，饱和脂肪酸不应超过总能量的 7%，尽量减少反式脂肪酸摄入；肾功能正常的个体蛋白摄入占 10%~15%，保证优质蛋白质摄入；膳食纤维每日推荐摄入量 14g/1000kcal；食盐摄入量限制在每天 6g 以内，合并高血压患者更应严格限制摄入量；根据营养评估结果适量补充 B 族维生素、维生素 C、维生素 D 及铬、锌、硒、镁、铁、锰等多种微量营养素，长期服用二甲双胍者应防止维生素 B_{12} 缺乏，不建议长期大量补充维生素 E、维生素 C 及胡萝卜素等具有抗氧化作用的制剂。

（二）关于运动

适当的运动对各类糖尿病均有益，运动可增加胰岛素敏感性，有助于控制血糖，减少心血管危险因素，减轻体重，对糖尿病高危人群一级预防效果显著，特别是在 2 型糖尿病患者的综合管理中占重要地位。

运动治疗应在医师指导下进行。运动前要进行必要的评估，特别是心肺功能和运动功能的医学评估（如运动负荷试验等）。1 型糖尿病患者运动量增加之前应适当进食少量食品以防运动后低血糖的发生，若血糖高于 14mmol/L，反复低血糖或血糖波动较大、有糖尿病酮症酸中毒等急性代谢并发症、合并急性感染、增殖性视网膜病、严重肾病、严重心脑血管疾病（不稳定性心绞痛、严重心律失常、一过性脑缺血发作）等情况下不宜参加运动，待病情控制稳定后方可逐步恢复运动。2017 年 ADA 体力活动建议，成年糖尿病患者每周至少 150 分钟（如每周运动 5 天，每次 30 分钟）中等强度（50%~70% 最大心率）的有氧运动。研究发现即使一次进行短时的体育运动（如 10 分钟），累计 30min/d，也是有益的。2 型糖尿病患者若无禁忌证，每周最好进行两次抗阻运动、锻炼肌肉力量和耐力。训练时阻力为轻度或中度。联合进行抗阻运动和有氧运动可获得更大程度的代谢改善。运动项目要与患者的年龄、病情及身体承受能力相适应，记录运动日记并定期评估，适时调整运动计划。运动前后要加强血糖监测，运动量大或激烈运动时应建议患者临时调整饮食及药物治疗方案，以免发生低血糖。

（三）戒烟限酒

糖尿病患者有吸烟和饮酒习惯的要劝其戒烟限酒。吸烟与肿瘤、糖尿病大血管病变、糖尿病微血管病变、过早死亡的风险增高相关。研究表明新发 2 型糖尿病患者戒烟有助于改善代谢指标、降低血压和白蛋白尿。全科医生应对患者吸烟状况及尼古丁依赖程度进行评估，提供短暂咨询、戒烟热线、必要时加用药物等帮助戒烟。不推荐糖尿病患者饮酒，具有饮酒习惯的需限制酒精的摄入，女性每天饮酒的酒精量不超过 15g，男性不超过 25g（15g 酒精相当于 450mL 啤酒、150mL 葡萄酒或 50mL 低度白酒）。每周不超过 2 次，应警惕酒精可能诱发的低血糖，避免空腹饮酒。

三、糖尿病康复治疗需要全科医学照顾

（一）对糖尿病患者心理上的疏导

对糖尿病患者心理障碍的调查显示多数糖尿病患者有心理障碍，发病率高达 30%~50%。糖尿病患者情绪不稳定，如精神紧张、抑郁、恐惧或悲伤时，可导致交感神经兴奋性增高，血糖升高，也可引起脂肪分解加速，诱发酮症酸中毒。因此，全科医生应正确评价患者的身体状况和心理状况，尊重患者，帮助患者树立信心配合治疗。全科医生应和患者家庭共同正视疾病，给予患者希望，使他们了解糖尿病的普遍性，能保持乐观、平和的心态，通过糖尿病教育使他们具备人生价值感。必要时心理治疗可以与药物治疗同时进行。

（二）慢性并发症的康复治疗

全科医生和糖尿病患者共同任务是预防和减缓糖尿病并发症的发生和发展。实际上很

大一部分患者在确诊时已存在并发症，为了避免更多并发症的产生，需要全科医生在专科医生（机构）和患者之间发挥协调作用，使并发症得到有效的诊治。

糖尿病慢性并发症主要为大血管病变（心脏病、高血压、脑血管病、肾动脉硬化及下肢血管病变）、微血管病变（糖尿病肾病、糖尿病视网膜病变）和神经病变等。以累及心、脑、肾等生命器官，是糖尿病防治的重点和难点。

1. 糖尿病心脑血管病　心、脑血管疾患是糖尿病患者的主要健康威胁。与非糖尿病人群相比，糖尿病患者发生心、脑血管疾病的风险增加 2~4 倍。空腹血糖和餐后血糖升高，即使未达到糖尿病诊断标准，也与心、脑血管疾病发生风险增加相关。

糖尿病确诊时及以后，至少应每年评估心血管病变的风险因素，评估的内容包括心血管病现病史及既往史、年龄、有无心血管风险因素（吸烟、血脂紊乱、高血压和家族史、肥胖特别是腹型肥胖）、肾脏损害（尿白蛋白排泄率增高等）、心房颤动（可导致卒中）。预防主要在于对心血管病变风险因素的控制，包括降压、调脂、降糖及抗血小板治疗等，将血糖、血压、血脂控制在相对理想和稳定的范围。当出现严重的心律失常、心绞痛、心肌梗死、心力衰竭、脑卒中等情况时，应由全科医生转入上级专科医院治疗。

2. 糖尿病肾病　糖尿病患者中有 20%~40% 发生糖尿病肾病，是糖尿病患者肾功能衰竭的主要原因。以肾脏损伤为表现，白蛋白尿 UACR ≥ 30mg/g，或病理、尿液、血液或影像学检查异常。早期糖尿病肾病的特征是肾脏损伤，逐步进展至肾小球滤过率下降，最终发生肾功能衰竭，需要透析或肾移植。

1 型糖尿病所致肾损害分为 5 期，2 型糖尿病导致的肾脏损害也参考该分期。

Ⅰ期：肾脏损伤伴 eGFR 正常，eGFR ≥ 90mL/（min・$1.73m^2$）。

Ⅱ期：肾脏损伤伴 eGFR 轻度下降，eGFR：60~89mL/（min・$1.73m^2$）。

Ⅲ a 期：eGFR 轻中度下降，eGFR：45~59mL/（min・$1.73m^2$）。

Ⅲ b 期：eGFR 中重度下降，eGFR：30~45mL/（min・$1.73m^2$）。

Ⅳ期：eGFR 重度下降，eGFR：15~29mL/（min・$1.73m^2$）。

Ⅴ期：肾衰竭，eGFR ＜ 15mL/（min・$1.73m^2$）或透析。

糖尿病患者在确诊糖尿病后每年均应做肾脏病变的筛查，包括尿常规的检查和血肌酐。控制血压、体重、减少食盐摄入等是重要的预防手段，对肾衰竭患者应行透析或移植治疗。

3. 糖尿病视网膜病变　糖尿病视网膜病变是糖尿病高度特异性的微血管并发症，在 20~74 岁成人新发失明病例中，糖尿病视网膜病变是最常见的病因。糖尿病患者确诊后需要进行首次眼底检查，无糖尿病视网膜病变患者推荐每年行一次检查（轻度病变患者 6~12 个月 1 次，重度病变患者每 2~4 个月 1 次）。此后应定期随访，主要观察指标包括全身指标和眼部指标，全身指标有糖尿病病程、血糖、糖化血红蛋白、血脂、血压、体重、尿蛋白及用药史等，眼部指标有视力、眼压、房角、眼底（观察：微血管瘤、视网膜内出血、硬性渗出、棉绒斑、视网膜内微血管异常、静脉串珠、新生血管、玻璃体积血、视网膜前出血、纤维增生等）等。

良好地控制血糖、血压和血脂可预防或延缓糖尿病视网膜病变的进展。突发失明或视网膜脱离者需立即转诊眼科（伴有任何程度的黄斑水肿，重度非增殖性糖尿病视网膜病变，或任何增殖性糖尿病视网膜病变的糖尿病患者，应转诊到对糖尿病视网膜病变诊治有丰富经验的眼科医生。激光光凝治疗能够减少高危增殖性糖尿病视网膜病变、有临床意义的黄斑水肿及部分重度非增殖性糖尿病视网膜病变患者失明的风险。皮质激素局部应用也可用于糖尿病视网膜病变和黄斑水肿。

4. 糖尿病神经病变 糖尿病神经病变是糖尿病最常见的慢性并发症之一，其患病率有较大差异，在 10%~96%。糖尿病病程在 10 年以上，常有明显的临床糖尿病神经病变。糖尿病周围神经病变包括远端对称多发性神经病变；局灶性单神经病变；非对称性的多发局灶性神经病变；多发神经根病变。临床表现为肢端感觉异常，分布如袜子和手套状，伴麻木、针刺、灼热或踏棉垫感，有时伴痛觉过敏，后期可出现肌张力减弱、肌萎缩等运动神经受累。糖尿病自主神经病变也常见，可累及心血管、消化、呼吸、泌尿生殖等系统。临床表现为直立性低血压、晕厥、吞咽困难、呃逆、便秘、腹泻、尿潴留、尿失禁、性欲减退、勃起功能障碍、手足干燥开裂等。

全部患者应在诊断为糖尿病后至少每年筛查 1 次；对于糖尿病病程较长，或合并有眼底病变、肾病等微血管并发症的患者，应该每隔 3~6 个月进行复查。罹患周围神经病变的患者都应接受足部护理的教育，以降低足部溃疡的发生。实施控制血糖、血压、血脂，神经修复、抗氧化应激、改善微循环、止痛等治疗，目标为缓解症状和预防神经病变的进展和恶化。

5. 糖尿病足 糖尿病足是糖尿病最严重的和治疗费用最高的慢性并发症之一，重者可导致截肢。糖尿病患者下肢截肢的相对风险是非糖尿病患者的 40 倍。神经病变可有多种表现，但与足病发生有关的最重要的神经病变是感觉减退或缺失的末梢神经病。由于感觉缺乏，使得糖尿病患者失去了足的自我保护作用，容易受到损伤。周围动脉病变是造成足病的另外一个重要因素。有严重周围动脉病变的患者可出现间歇性跛行的典型症状。但大多数合并严重周围动脉病变的患者可无此症状而发生足溃疡，或在缺乏感觉的足受到损伤以后，缺血性病变加重了足部病变。糖尿病足溃疡的患者容易合并感染，感染又是加重溃疡甚至是导致患者截肢的因素。全科医生要教会患者注意足部卫生清洁，保持足部血流通畅，防止外伤、感染、冻伤，积极治疗末梢神经病变和一些已知的血管病变危险因素。如果反生足部病变考虑转诊进行专科治疗，因糖尿病足截肢的患者，全科医生应积极联系安装假肢，使患者具备自理能力。

糖尿病是一种危害人类健康的常见慢性疾病，需要全科医生帮助下进行长期医学照顾，全科医生可利用社区的资源，在疾病预防、治疗、随访、康复等管理方面发挥积极作用。

复习思考题

1. 下列哪项不属于糖尿病三级预防保健措施（　　）

A. 糖尿病健康教育服务　B. 重点人群的筛查　C. 改善生活方式

D. 不对采取任何治疗措施　E. 积极治疗并发症

2. 糖尿病筛查的重点人群不包括（　　）

A. 儿童

B. 有糖尿病家族史者

C. 有高血压和 / 或心脑血管病变者

D. 有妊娠糖尿病史者

E. 常年不参加体力活动者

3. 无并发症的 2 型糖尿病患者筛查应（　　）

A. 半年一次　B. 每年一次　C. 1~2 年一次

D. 2~3 年一次　E. 3~5 年一次

4. 糖尿病患者不良生活方式的干预是（　　）

A. 基础性治疗　B. 基本性治疗　C. 根本性治疗

D. 辅助性治疗　E. 非治疗手段

5. 糖尿病饮食中碳水化合物应占总热量的百分比为（　　）

A. 70%~80%　B. 50%~60%　C. 30%~40%

D. 10~15%　E. 5% 以下

扫一扫，知答案

模块十七

社区急症的全科医学处理

【学习目标】

1. 掌握：常见社区急症的处理原则。常用急救方法（心肺脑复苏、清创、止血、包扎、洗胃等急救方法）。

2. 熟悉：危重症患者的运送方法和运送中注意事项。

3. 了解：社区急症的防范和健康教育。

项目一　常见的社区急诊

全科医师因地域的关系，往往先于医院的急救人员到达现场，可在患者入院前实施快速及时的抢救，减少人员伤亡、弥补由于长时间等待救援所导致的延误，从而拯救生命、降低残疾损害程度。能否及时、有效地抢救各类急危重病人，反映了该社区的管理水平和全科医师的医疗技术力量。社区急救作为院前急救的重要组成部分，是急救成功的根本保证。因此，全科医师必须掌握社区常见急症发生的原因及其处理原则。

一、意识障碍与抽搐

意识障碍是指人对周围环境及自身状态的识别和觉察能力出现障碍。可以表现为晕厥、嗜睡、昏睡、甚至昏迷、意识模糊、定向力丧失、躁动不安等。

抽搐是指骨骼肌痉挛性痫性发作及其他不自主的骨骼肌发作性痉挛。

（一）晕厥

晕厥是社区常见的急症之一，是为一过性全脑血液低灌注导致的短暂意识丧失，特点为发生迅速、一过性、自限性并能够完全恢复。它既不同于意识始终清楚的眩晕，又不同于历时较长的意识丧失——昏迷。大多数晕厥前驱期表现为恶心、呕吐、出冷汗、头晕、视物模糊，此过程仅为几秒至一两分钟，如此时患者立即坐下或平卧，则症状逐渐缓解，否则晕厥即刻发作，很快意识进入丧失期，难以防范。

1. 常见的晕厥　神经反射性晕厥、直立性低血压晕厥、心源性晕厥等。

2. 社区急诊处理

（1）体位　将患者置于平卧位，双足稍抬高。

（2）保持呼吸道通畅　防止窒息，并立即给予吸氧。

（3）心电监护　监测心率、血压、血氧饱和度等。

（4）心律失常　患者的心率＜40 次 / 分，立即给予阿托品 0.5~1mg 静脉推注。

（5）低血压　开通静脉通路补充血容量后，血压仍低（如收缩压＜90mmHg，脉压＜30mmHg），可以使用血管活性药物：多巴胺注射液 5~20μg/（kg·min）静脉滴注，多用于轻中度休克；重度休克用 20~50μg/（kg·min）。

（6）心源性晕厥　如发生心脏骤停，立即心肺复苏。

（7）药源性晕厥　停用药物，立即给予拮抗剂。

（二）昏迷

昏迷是指人体对内外环境不能够认识，由于脑功能受到高度抑制而产生的意识丧失和随意运动消失，并对刺激反应异常或出现反射活动异常的一种病理状态。

1. 昏迷的原因　低血糖、糖尿病酮症酸中毒、休克、急性脑梗死、脑出血、急性心肌梗死、心衰、电解质紊乱和酸碱失调、甲亢危象、肺性脑病、呼吸衰竭、肝性脑病、中枢神经系统感染、急性中毒等。

2. 社区急诊处理　对于危及生命的昏迷患者，立即给予吸氧，保持呼吸道通畅，必要时予简易呼吸气囊或气管插管人工辅助通气；心电监测，开通静脉通路，纠正休克，维持有效循环（图 17–1）。

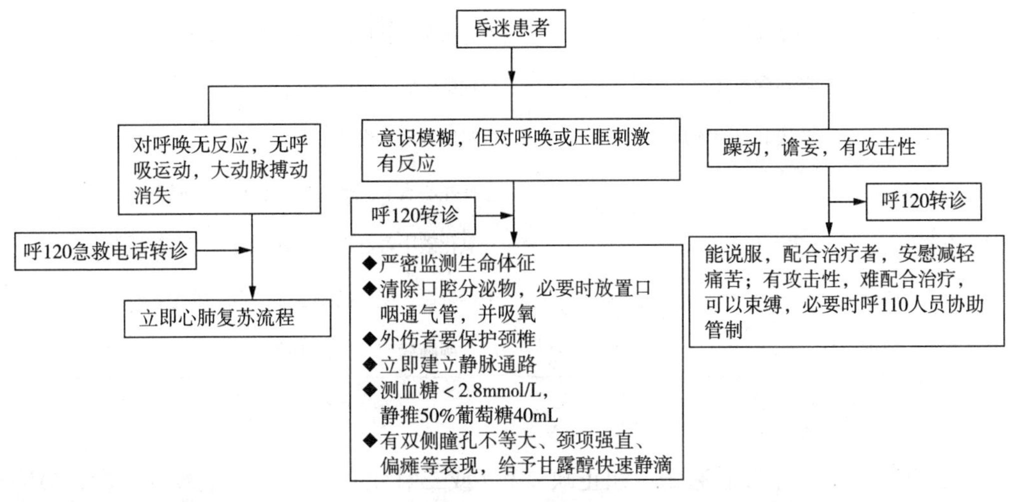

图 17–1　昏迷患者社区现场评估及处理流程图

（三）抽搐

抽搐指骨骼肌痉挛性痫性发作及其不自主的骨骼肌发作性痉挛。

1. 抽搐的原因　按发病原因可分为痫性抽搐、高热性抽搐、低钙性抽搐、其他不明原因性抽搐和假性抽搐5类。

2. 社区急诊处理　以立即制止抽搐为首要原则，然后查明病因，针对病因治疗。

（1）抽搐伴意识丧失的患者，保持呼吸道通畅，吸氧，防止窒息。

（2）控制发作，抗癫痫药物：地西泮注射液10mg静脉注射，注意该药物的呼吸抑制的副作用。

二、呼吸困难

呼吸困难是一种严重的临床症状，患者主观上感觉空气不足或呼吸费力，客观上呼吸肌均参与呼吸运动，通气增加，表现为呼吸频率、节律、深浅度、呼吸型、呼气相和吸气相比例等不同程度异常改变的状态。

（一）常见的原因

肺源性呼吸困难、心源性呼吸困难、中毒性呼吸困难、神经精神性呼吸困难、血液和内分泌系统疾病等是呼吸困难的常见原因（表17-1）。

表17-1　呼吸困难常见的疾病

疾病分类		常见疾病
肺源性	上呼吸道疾病	扁桃体肿大、喉水肿、喉和气管异物
	肺部疾病	支气管炎、肺炎、急性呼吸窘迫综合征、肺结核
	过敏性疾病	支气管哮喘、过敏性肺炎
	阻塞性病变	慢性阻塞性肺疾病、间质性肺疾病
	肺血管病变	急性肺水肿、肺栓塞
	胸膜和纵隔疾病	呼吸肌麻痹、纵隔气胸
心源性		急性左心衰、急性冠脉综合征、心肌炎
中毒性		一氧化碳中毒、毒蛇咬伤中毒
血液、内分泌疾病		中毒贫血、糖尿病酮症酸中毒、甲亢危象
神经、精神性		严重颅脑病变：出血肿瘤、癔症

（二）社区急救处理

治疗原则是保持呼吸道通畅，纠正缺氧和/或二氧化碳潴留，纠正酸碱失衡，最终改善呼吸困难取决于病因治疗。

1. 保持呼吸道通畅　开放气道，必要时快速建立人工气道；清除气道内异物；如存在支气管痉挛，可给予支气管扩张药物，如糖皮质激素、茶碱类药物等。

2. 纠正缺氧　经鼻导管或面罩供氧，使动脉血氧饱和度达＞90%。

3. 病因治疗　针对不同病因采取相应的治疗措施，根据病情严重情况进行转诊。

三、发热

发热是社区急诊中最常见的就诊原因之一。临床上发热程度分为：①低热：37.3~38℃；②中度发热：38.1~39℃；③高热：39.1~41℃；④超高热：41℃以上。发热的机制迄今尚未完全阐明，是由于内外致热源作用于体温调节中枢，或体温中枢功能紊乱，或各种原因引起的产热过多或散热过少，而使体温超出正常范围。

（一）常见高热的病因

高热的原因临床上分为感染性与非感染性两大类，以前者多见。感染性高热可见于病毒、细菌、支原体、衣原体、真菌、寄生虫等引起的急性感染，如上呼吸道感染、肺炎、急性胃肠炎、阑尾炎、胆囊炎、急性肾炎、婴幼儿及儿童的传染性疾病。非感染性高热可见于结缔组织病，如风湿热、红斑狼疮；创伤、烧伤、中暑、热射病等。

（二）社区急诊处理

1. 中低度发热，嘱其多饮水。但若患者持续高热，或引起并发症（如惊厥），应及时采取降温措施。

2. 降温方法：物理降温和药物降温。高热可用物理降温，如用冷水、温水擦浴等方法；退热药物可使用非甾体类药物，如布洛芬、对乙酰氨基酚等药物。注意老人和儿童的退热，不宜过快。

四、急性胸痛

急性胸痛是社区常见的主诉急症。

（一）常见的原因

①胸壁疾病：带状疱疹、肋间神经炎等；②胸和肺疾病：肺栓塞、张力性气胸、肺炎、胸膜炎、肺癌等；③心血管疾病：急性心肌梗塞、主动脉夹层、心脏压塞等；④纵隔疾病：纵隔炎、纵隔肿瘤等；⑤食道疾病：食管裂孔疝等；⑥其他原因：过度通气等。

（二）社区急诊处理

1. 尽快识别和排除致命性的胸痛（如急性冠脉综合征、主动脉夹层、肺栓塞、张力性气胸、心包炎致心脏压塞等）。

2. 首诊医师接诊后立即行心电图检查，监测呼吸、血压、血氧饱和度。

3. 吸氧和建立静脉通路。

4. 重点病史采集：发病年龄，起病缓急，胸痛部位、范围、放射部位，胸痛性质、轻重和时间，诱因，加重和缓解因素，是否伴有咳嗽、晕厥等，既往史等。

5. 体格检查：双肺呼吸音是否对称，有无胸部局部改变和压痛，心音、心律变化等。

6. 根据病情严重情况转专科医院进一步检查和救治。

五、急性腹痛

急性腹痛亦是一种社区常见的急症，多数发病急，进展快。婴幼儿常因未能及时发现病情而延误就诊；老年人常伴有心肺疾病，未及时诊治，可危及生命；还要注意急性失血患者、育龄期妇女突发的急性腹痛，具有变化快、病因复杂等特点。

（一）常见的原因

1. 炎症性腹痛　腹痛 + 发热 + 压痛或腹肌紧张。如急性阑尾炎、急性胆囊炎、急性胰腺炎、急性坏死性肠炎、急性盆腔炎等。

2. 脏器穿孔性腹痛　突发的持续性腹痛 + 腹膜刺激征 + 气腹。如胃、十二指肠溃疡穿孔、伤寒肠穿孔等。

3. 梗阻性腹痛　阵发性腹痛 + 呕吐 + 腹胀 + 排泄障碍。如肠梗阻、小肠扭转、腹股沟疝、胆道系统梗阻、胆道蛔虫、肾和输尿管结石等。

4. 出血性腹痛　腹痛 + 隐性出血或显性出血 + 失血性出血。如异位妊娠（宫外孕）、胆道出血、肝癌破裂出血等。

5. 缺血性腹痛　持续腹痛 + 随缺血坏死而出现的腹膜刺激征。如肠系膜上动脉闭塞、肠系膜上静脉血栓、卵巢囊肿蒂扭转等。

6. 损伤性腹痛　外伤 + 腹痛 + 腹膜炎。

7. 功能紊乱或其他疾病导致腹痛　无明确定位 + 精神因素 + 全身性疾病史。如肠易激综合征、腹型癫痫、糖尿病酮症酸中毒等。

（二）社区急救处理

1. 首先对患者全身情况进行评估，再对腹部情况进行判断，重点关注是否属于危重情况。

2. 高龄、免疫功能障碍、有严重基础疾病的患者，易出现并发症，需要行系统的检查，社区医疗难以提供，做好转诊准备。

3. 未明确诊断前，慎用吗啡类止痛药，适当选用解痉药；不能排除肠坏死和肠穿孔时，禁用泻药和灌肠。

六、休克

休克是由各种致病因素作用引起的有效循环血容量急剧减少，导致器官和组织微循环灌注不足，使组织缺氧、细胞代谢紊乱和器官功能受损的综合征。血压降低是休克最常见、最重要的临床特征。休克恶化是从组织灌注不足发展为多器官功能障碍以至衰竭的病理过程。

（一）常见的原因

1. 低血容量性休克　由于血容量的骤然减少，回心血量不足，导致心排血量和动脉血压降低，外周阻力增高。如失血、脱水、烧伤、创伤性休克等。

2. 心源性休克　由于心肌受损致心排血量降低，不能满足器官和组织的血液供应所致。如急性心肌梗死、急性心肌炎、肺栓塞、心包压塞等。

3. 感染性休克　由严重感染所致，特别是革兰阴性细菌感染引起的休克，细菌内毒素起重要的作用。如中毒性肺炎、脓毒症、腹膜炎、化脓性胆管炎等。

4. 过敏性休克　由于抗原进入，被致敏的机体与相应抗体结合后发生Ⅰ型变态反应，血管活性物质释放，导致全身的毛细血管扩张，通透性增加，血浆渗出到组织间隙，致使循环血量迅速减少引发休克。常见过敏原有抗生素类、胰岛素、蛋白酶、食物中的异体蛋白等。

5. 神经源性休克　由于剧烈的神经刺激引起血管活性物质释放，使动脉调节功能障碍，导致外周血管扩张，有效循环血量减少引发休克。如外伤引起的剧痛等。

（二）社区急救处理

休克的治疗原则是稳定生命体征，保持重要器官的微循环灌注和改善细胞代谢，并进行病因治疗。

1. 一般措施　患者仰卧头低位，下肢抬高 20°~30°，有心衰或肺水肿者取半卧位或端坐位。并进行心电监测，监测尿量和注意保暖。

2. 原发病治疗　按休克的病因针对性治疗。

3. 补充血容量　除心源性休克外，补液是抗休克的基本治疗。尽快建立大静脉通路或双通路补液，快速补充等渗晶体液（如林格氏液或生理盐水等）及胶体液（低分子右旋糖酐、血浆或羧甲淀粉钠等），必要时考虑成分输血。

4. 纠正酸中毒　休克时常合并代谢性酸中毒，根据血气分析调整使用碳酸氢钠注射液 100~250mL。

5. 改善低氧血症　吸氧或面罩给养，必要时气管插管，使血氧饱和度保持＞95%。

6. 应用血管活性药物

①多巴胺注射液：5~20μg/（kg·min）静脉滴注，多用于轻中度休克；重度休克用 20~50μg/（kg·min）。

②肾上腺素注射液：应用于过敏性休克，小儿 0.01mg/kg，最大剂量每次 0.5mg，皮下注射；成人首次 0.5mg，皮下或肌肉注射，酌情重复。

7. 糖皮质激素　用于感染性休克、过敏性休克，氢化可的松 300~500mg/d，或地塞米松每次 2~20mg，静脉滴注，用 5% 葡萄糖注射液稀释。

8. 转院　待生命体征平稳转院，进一步诊治。

七、上消化道出血

社区诊所常能遇见因呕血和 / 或黑粪就诊的患者，其症状是上消化道出血。十二指肠屈氏韧带以上的消化道包括食管、胃、十二指肠或胰胆病变引起的出血，均属上消化道出血，是临床常见急重症之一，起病急、病情危重、临床死亡率高。成人每日消化道出血量在 5~10mL 时大便隐血试验可阳性；血量达 50~100mL 可出现黑便；胃内积血量在 250~300mL 可引起呕血；出血量达 1000mL 可出现暗红色血便。

（一）常见的原因

上消化道疾病及全身性疾病均可引起上消化道出血，临床上以消化性溃疡、急性糜烂出血性胃炎、食管胃底静脉曲张破裂和胃恶性肿瘤最为常见。常见诱因有饮食不当、吸烟、酗酒、过劳、熬夜、剧烈呕吐、受寒、感染及使用肾上腺皮质激素、水杨酸类药物或非类固醇类抗炎药等。

（二）社区急诊处理

1. 卧床休息，活动性出血期间暂禁食，观察尿量，注意保暖。
2. 保持呼吸道通畅，防止窒息，吸氧。
3. 立即开通静脉通路，予心电监护，监测生命体征。
4. 补充血容量：常用液体包括生理盐水、等渗葡萄糖液、平衡液、羧甲淀粉钠等。
5. 待生命体征平稳转院进一步诊治。

八、中暑

中暑是指高温、高湿环境下由于热平衡和 / 或水盐代谢紊乱等引起的一种以中枢神经系统和 / 或心血管系统障碍为主要表现的急性热致疾病。中暑按病情严重程度分为先兆中暑、轻症中暑和重症中暑，后者又根据临床表现特点不同分为热射病、热痉挛和热衰竭。随着全球气候变暖，极端高温事件增多，居民发生中暑等热相关疾病的危险性也更大。

（一）社区急救处理

1. 轻症中暑　将患者转移到阴凉、通风环境，口服淡盐水或清凉饮料，休息后可恢复。必要时，可静脉补充 5% 葡萄糖盐水。

2. 重症中暑　开通静脉通路，补液，注意血容量，防止血压下降，监测生命体征，吸氧，降温，可以用冰帽、冰毯、冰水擦拭皮肤等物理降温。

九、严重心律失常

心律失常可导致心排量骤减甚至出现循环中断，相继发生重要器官缺血、缺氧。

（一）常见的病因

常见的原因包括心源性休克、心绞痛、晕厥甚至心脏骤停等。

（二）社区急诊处理

接诊时一定要做心电图和监测心率、心律和血压等。

1. 心动过速伴低血压，按低血压处理；如无血压下降，出现意识状态改变、口干、肢冷等，或伴有咯血、呕血等伴随症状，及时输液并转院。

2. 心动过缓的患者，心率＜ 40 次 / 分并进行性下降，伴有黑蒙、头昏乏力、昏迷，立即阿托品 0.5mg 静脉推注，并通知 120 急救电话，尽快转院。

十、意外伤害

意外伤害是指外部的、突然的、无意的、非身体疾病的客观伤害事件。在我国，意外伤害是第 5 位人群死亡原因，每年至少有 3 亿人发生一次以上意外伤害，其中 1/4（7500 万人）需到门诊就诊，就诊的 1/5 患者需住院治疗。值得注意的是，意外伤害是儿童及青少年的首位死因。2011~2015 年北京市儿童青少年伤害死亡率为 5.02/10 万，前五位死因依次为交通事故、溺水、意外事故、意外跌落和自杀，累计约占儿童青少年伤害死亡率的 81.35%。

（一）溺水

据 WHO 统计，溺水是世界范围内无意伤害死亡的第三大原因，每年死亡人数为 37 万人，伤害死亡人数占 7%。儿童和青少年缺乏成人水平的风险意识和水安全知识更容易发生溺水事件。人淹没于水中，由于呼吸道被水或污泥、藻草等异物阻塞（湿性溺死占 90%），或呛水、惊恐、寒冷等刺激喉、气管引起反射性痉挛（干性溺死占 10%），而造成窒息和缺氧，甚至导致呼吸、心跳停止而死亡。人在溺水后可因肺泡表面活性物质的破坏而出现肺不张、肺水肿、低血氧、呼吸和 / 或代谢性酸中毒。此外，还可出现心脑功能受损、循环衰竭。溺水者溺水 6~9 分钟死亡率达 65%，超过 25 分钟，则合并严重后遗症甚至死亡。若在 1~2 分钟内得到正确救护，抢救成功率可达到 100%。

（二）烧伤

烧伤通常指由热力、电流及放射线等所致的组织损伤。按致伤原因可分为 4 类：热力烧伤、电烧伤、化学烧伤和放射线烧伤。热力烧伤指高温热力所引起的烧伤，占各种烧伤原因的 85%~90%。热伤源包括火焰、热液、高温气体、激光、炽热金属液体或固体等。触电后由于电流通过导致组织可见损伤称为电烧伤。化学烧伤常见于酸碱或磷所致，可引起组织脱水、坏死并在烧伤后12小时慢慢扩展。火灾中吸入烟及热空气可烧伤肺部。严重烫伤的皮肤亦会产生瘢痕，甚至会使活动受限，影响功能。大面积的组织烧伤后的立即反应是体液渗出，患者血容量减少，可发生休克。烧伤创面感染后，如未能控制，将会导致内脏并发症接二连三，最终因脓毒性休克、多器官功能衰竭而死亡。

（三）电击伤

电击伤是指一定量的电流或电能量（静电）通过人体时引起的全身或局部组织损伤及功能障碍，重者可致使心搏、呼吸骤停。

电击伤可以由闪电、接触裸露的家用电线或意外事故中折断的电线，接触某些带电体等引起闪击所致。人体接触电流后，电流以人体接触电源处为进口，人体踩地处为出口，克服人体自身电阻，通过身体组织产生巨大热量，可严重烧伤并破坏机体组织。其损伤的严重程度与电压高低、电流强度、电流种类、电流途径、接触点及时间有关。雷击因一瞬而过，电流在体内一闪而过，内部组织损伤不太严重，但往往引起血管结构受损，血管破裂，心肺麻痹，可致神经损伤、大脑点状出血、水肿、软化等。

（四）急性中毒

短时间内毒物经皮肤、黏膜、呼吸道、消化道或注射等途径进入人体，致使机体受损的全身性疾病称为急性中毒（acute poisoning）。

急性中毒的毒物种类主要有药物、乙醇、一氧化碳、食物、农药、鼠药6大类。其中，乙醇作为单项毒种占中毒物质第一位，乙醇中毒集中在青壮年群体，男性多于女性；药物中毒以治疗性用药为主，常见苯二氮䓬类镇静催眠药。一氧化碳中毒是工业生产性中毒与日常生活性中毒的主要原因。一氧化碳吸入体内后，以极大的优势与氧争夺血红蛋白，严重影响了血循环中氧的输送，使机体组织急性缺氧。如不能及时纠正缺氧，临床上会有严重的脑功能障碍，迅速出现脑水肿、脑疝，继而呼吸停止。

食物中毒在急性中毒中仍占有重要位置。凡集体用餐的学校、企事业单位因食用被细菌或细菌毒素污染的食物亦可引起急性食物中毒。其特点为发病集中，来势凶猛，一般发生在同一家庭、同一伙食或同一餐厅，发病时间可视被污染物量的多少和个体免疫强弱而不同，一般为2~24小时。

毒物进入人体后产生毒性作用，导致机体功能障碍和/或器质性损害，引起疾病甚至死亡。其严重程度与毒物剂量或浓度有关，多成剂量-效应关系。急性中毒者病情凶险，患者有呕吐、嗜睡、昏迷、发绀、呼吸困难，必须及早治疗和转诊。

（五）异物吸入

气道异物吸入是好发于儿童的临床急症，在成人中少见，老龄患者是成人气道异物吸入的高发人群。

儿童缺乏安全意识及自我保护能力，在玩弄小玩具或进食瓜子、花生、豆类等食物时，由于儿童生长发育尚不健全，如牙齿未出齐，咀嚼功能不完善，咽喉反射保护功能不健全等，再加上突发因素如哭、笑、跌跤、吵闹等，异物容易落入呼吸道。吸入异物进入呼吸道的部位不仅与呼吸道解剖结构有关，而且还与异物的大小、形状及异物吸入发生时患儿所处的体位等有关。

约 20% 的气道异物吸入发生在成人。成人在工作中喜欢把钉及针含在口中，突然开口说话或大笑时，使异物进入气管。老年人由于生理性或病理性原因导致神经末梢感受器的反射功能迟钝，保护性咽喉反射减弱，气道灵敏度差，更容易导致吞咽功能障碍发生误吸。

十一、其他

（一）低血糖症

某些病理和生理原因使血糖降至正常值以下出现的一组临床综合征。成人低血糖症表现为出汗、焦虑、手抖、乏力、饥渴、面色苍白，严重时可出现视力模糊和意识障碍。临床上常见的成人引起低血糖的原因：药源性低血糖、特发功能性低血糖、肝源性低血糖、胰岛素瘤及胰岛素自身免疫综合征等引起的内分泌疾病。

（二）药物过敏反应

药物过敏反应系指患者在使用某些药物（如青霉素类、头孢类、注射血清等异体蛋白等）后产生的不良反应，与个体的特异性体质有关。重者可出现过敏性休克，患者可呈面色苍白、呼吸困难、血压下降、意识不清等，严重者可致死亡。还有一些表现为恶心、呕吐、腹泻或急性荨麻疹者，经及时处理后可获救。

（三）蛇、毒虫咬蜇伤

蛇、毒虫在咬伤或蜇伤人体时，释放有毒分泌物，引起局部或全身出现中毒症状。轻者出现局部皮肤变色、疼痛、肿胀、瘙痒或坏死；重者可导致急性喉头水肿、急性肾功能不全、多器官功能障碍综合征等严重并发症而危及生命。

项目二　现场急救

一、现场急救的原则

在急救过程，遵循一定的程序，可提高工作效率，防止漏诊。针对以社区为工作范畴的全科医学而言，快速有效的院前急救可使人员的伤亡减少到最低限度。院前急救也称初步急救（firstaid），应遵循先救命、后治伤的基本原则。

（一）争分夺秒，时间就是生命

全科医师在现场抢救时应强调“时间就是生命”。通过患者的症状迅速判断并解决致命的问题，最大限度地挽救伤员生命。

（二）先抢后救

尽快将伤员转移至安全地带后再实施救治。如火灾的受伤者，可以就地打滚，用身体压灭火苗或用棉被、毯子、大衣等覆盖以隔绝空气灭火。在对电击伤者急救时，必须利用现场不导电的物件，挑开引起触电的线路，关闭开关及拉下电器设备插头，使伤员脱离电源。而遇一氧化碳中毒者，应尽快使患者脱离现场，保持呼吸道通畅，呼吸新鲜空气等。

（三）先重后轻

在重大的自然灾害和事故现场，全科医师应与急救人员合作，首先检查伤员的意识、脉搏、呼吸等重要体征，并将伤情分为绿色、黄色、红色和黑色4类，将红、黄、绿、黑4种不同的标记挂在伤员的胸前或绑在手腕上。①绿色为生命体征正常，轻度损伤，能步行；②黄色为中度损伤，伤势较重，暂无生命危险；③红色为重度损伤，收缩压＜8kPa（60mmHg），心率＞120次/分，有呼吸困难及意识不清；④黑色为遇难死亡伤员。对重伤员中确定急需优先救治者，应立即采取急救措施，挽救生命；再按轻重缓急的顺序，转送至附近的专科或综合性的大医院抢救治疗。对轻度损伤者给予就地处理后，可留在社区诊所或家中继续观察、随访。

（四）紧急处理

现场急救的关键是心肺脑复苏，保持呼吸道通畅，包扎止血，骨折固定等。全科医师在现场应做到以下几点。

1. 简要、重点询问病史　向伤者及事故目击者询问受伤的时间、受力的方式、撞击部位、是否有昏迷等病史。

2. 迅速判断有无威胁生命的征象　全科医师抵达现场后应先做快速、全面的粗略检查，及时发现伤者神志、瞳孔、呼吸、心跳、血压及出血情况。优先处理下述3种凶险情况：呼吸道阻塞、出血和休克。心跳、呼吸停止者，应立即施以胸外按压、吸氧、人工呼吸、静脉内药物注射等心肺复苏；神志昏迷者，应保持呼吸道通畅，并观察和记录神志、瞳孔、呼吸、脉搏和血压的变化。

3. 防止窒息，保持气道通畅　及时清除口咽异物，吸净气管、支气管中的血液和分泌物。昏迷患者可用口咽通气管，必要时可气管插管，予以辅助通气。

4. 外出血　立即予以包扎、止血。如面色苍白、皮肤湿冷、脉搏微弱、血压偏低，为低血容量性休克，应迅速建立两条静脉通路，快速输入生理盐水或乳酸林格液1000~2000mL。

5. 骨折的处理　四肢长骨骨折可用小夹板、树枝及木棍、板等固定。固定的范围要超过骨折的上下关节，以减轻搬运过程中的疼痛及周围软组织、血管、神经的进一步损伤。如社区条件许可，开放性骨折应尽早清创，以免伤口再污染，增加继发急性骨髓炎的机会。

二、常用急救方法

（一）心肺脑复苏

心脏骤停（cardiac arrest，CA）是指心脏泵血功能机械活动的突然停止，造成全身血液循环中断、呼吸停止和意识丧失，甚至猝死。常见病因有冠心病、心肌病、心脏结构异常瓣膜功能不全等心脏病，以及神经系统疾病、肺栓塞、休克、电解质紊乱、中毒、雷击及淹溺等。CA 发作突然，约 10 秒即可出现意识丧失，4~6 分钟脑组织就可能发生不易逆转的损伤；心跳停止 10 分钟后，脑细胞基本死亡。所以必须争分夺秒，采用心肺复苏法进行现场急救。心肺脑复苏（cardiopulmonary cerebral resuscitation，CPCR）是指对心脏、呼吸骤停所采取的救治措施。心肺复苏（cardiopulmonary resuscitation，CPR）是院前急救的第一步，亦是关键的一步。《2015 美国心脏协会心肺复苏与心血管急救更新指南》指出心肺复苏的成人生存链：①早期识别、求救；②尽早心肺复苏；③尽早除颤；④尽早高级生命支持；⑤综合的心脏骤停后治疗。如抓住这 5 个环节，能提高心脏骤停患者的存活率及复苏后的生存质量。生存链的前三个环节构成基本生命支持的主要内容（图 17-2）。

图 17-2　2015 年心肺复苏指南提出的成人生存链

全科医师到达现场后在判断患者是否有意识，判断是否有呼吸等自主活动消失后，就应立即准备就地进行心肺复苏，不必为反复听诊心音、颈动脉搏动和瞳孔检查等耗费时间。因此全科医师应掌握最新的 CPR，一经判断患者为心脏骤停后，应立即进行心肺复苏，同时要旁人打 120 电话求助。

基础生命支持包括开放气道、人工呼吸、胸外心脏按压和电除颤等基本抢救技术方法。归纳为初级 A、B、C、D，即 C（circulation）——胸外按压，建立有效循环；A（airway）——开放气道；B（breathing）——人工呼吸；D（defibrillation）——电除颤。

1. 成人基本生命支持

（1）检查意识和呼吸　当发现突然意识丧失倒地者，全科医师先要确定现场是否安全。通过声音刺激判断患者有无意识，如拍患者肩部呼叫“你怎么了”，观察患者有无语音或动作反应。无反应患者采取平卧位，如怀疑颈椎受伤，翻转患者时应保持头颈部和躯干在一个轴面上，避免脊髓损伤。

判断患者无意识，再检查呼吸，观察患者胸腹部5~10秒，是否有起伏。需要注意，现将心脏骤停早期的叹息样呼吸（濒死呼吸）视为无效呼吸。当判断无呼吸或仅有叹息样呼吸时，立即求助急诊医疗服务体系或拨打120，并准备开始CPR。

（2）检查脉搏　急救人员有时很难确定脉搏是否存在搏动，花很多时间去检查。现已不再强调检查脉搏的重要性，如果10秒内不能触及脉搏搏动，立即开始胸外按压。

（3）胸外按压（C）　是通过增加胸腔内压力和/或直接按压心脏驱动血流，有效的胸外按压能产生60~80mmHg动脉压。心脏骤停最初心电图多表现为心室颤动，在电除颤前，先进行胸外按压，可以改善心肌供氧，提高电除颤的成功率。高质量的胸外按压，即按压频率在100~120次/分，按压深度在5~6cm；保证胸廓完全回弹；尽量减少胸外按压中断次数。

一旦判定患者心脏骤停，胸外按压：让患者仰卧于硬板床或平地上，按压部位在胸骨下1/3处，即两乳头连线与胸骨交界处。双手相叠，双臂伸直，用下面手掌的掌根接触按压部位，以100~120次/分频率向下按压，按压深度为5~6cm。胸外按压数与人工呼吸数的比例约为30∶2。需注意以下：①除掌根外，手的其他部分应离开肋骨，以免过度压迫肋骨而引起骨折。②按压一次的时间约半秒钟，随即迅速放松，但在放松时按压人员的手掌根部不可离开患者的胸骨部位。③胸外按压时用力不能过猛，以防发生肋骨骨折或胸骨骨折。

（4）开放气道，保持呼吸道通畅（A）　患者无意识时，由于舌后坠、软腭阻塞气道，检查呼吸或人工通气前需要开放气道。方法：清理口腔及气道异物，采用仰头抬颏法，使舌根抬起以开放气道。需注意：对怀疑脊柱损伤患者，急救员应用徒手限制脊柱活动（即患者头部两侧各放1只手，制动），而不是用制动装置。

（5）人工通气方法（B）　①口对口人工呼吸是为患者提供空气的有效手法。具体操作方法为：患者仰头抬颏，使患者的口腔、咽喉处于同一轴线，急救人员一手捏紧患者鼻翼，用自己的双唇包绕封住患者的口外部，将气吹入患者口。然后离开患者口唇，松开捏紧的鼻孔，让患者利用其胸廓的弹性及肺回缩而自然呼气。②口对面罩通气：用面罩封住患者口鼻，通过连接管进行人工通气。社区院内抢救建议用此法。现场若有条件，全科医师应为患者作气管内插管，用气囊面罩组成的简易呼吸器吸氧，以保证有效的通气。

（6）电除颤（D）　心脏骤停80%左右由心室颤动所致。单纯CPR一般不可能终止心室颤动和恢复有效血流灌注，电击除颤是终止心室颤动的有效方法。社区医院如有除颤器，一旦发现患者心室颤动或多形室性心动过速，应立即予以非同步除颤。其方法为均匀涂抹导电胶，将电极板标“Apex 心尖”的放在左心前区，标“Sternum 胸骨”的另一电极板置于右锁骨中线下第 2/3 肋间隙。选择合适能量，充电，注意让旁人离开，双手向下按压电极板的同时放电。仪器不同波形对除颤所需的能量不同，但均应从小剂量开始。单相波形电除颤：首次电击能量可用 200J；第 2 次 200~300J，第 3 次可增加至 360J。双相波电除颤：首次电击能量从 120J 开始。每次除颤后，还应继续进行两分钟的胸外心脏按压及人工呼吸。如若还不能恢复，应该继续施救直至送到条件更好的急救中心或综合医院的急诊部，让患者获得更好的救治，千万不能轻易放弃。

2. 复苏药物的应用

（1）静脉途径　应放置较大的外周静脉通道，一般药物经由外周静脉到达心脏需要 1~2 分钟的时间，药物静脉注射后再推注 20mL 液体，有助于药物进入中心循环，但建立外周静脉通道时尽可能不中断 CPR 操作。

（2）心肺复苏的药物　首选药物为肾上腺素，因其可以使外周血管收缩而不收缩冠状动脉和脑的灌注压。推荐用法：成人患者首选肾上腺素 1 mg 静脉注射，3~5 分钟重复静脉推注，再用肾上腺素 1mg + 5% 葡萄糖液 250mL 或肾上腺素 3~4μg/min 静脉滴注。气管内给药因有吸收好的优点而常被心肺复苏时采用，常用方法为静脉用量的 2~2.5 倍，一般为 3~10mg，用 0.9% 生理盐水 10mL 稀释后气管内滴入。

3. 心肺复苏成功的指标

（1）经过 5 组的心肺复苏（2 分钟）才能进行复苏后评估。如可扪及颈动脉搏动，说明心跳已恢复，并能测得血压。

（2）自主呼吸恢复。

（3）原放大的瞳孔变小，对光反射存在。

（4）口唇、皮肤逐渐转红。

（二）外伤出血的初步处理

对于表浅的划伤、擦伤和切割伤只需清洁伤口，一般不必包扎，常在几分钟内自行止血。较大的创伤引起严重的出血，血液常不能凝结而不断流出，严重时会使伤员迅速陷入休克，需及时止血。可采取下列方法：

1. 指压法　适用于中等动脉出血。以手指用力按压出血部位近心端的经过骨骼表面的动脉，以达到止血的目的。此乃应急措施，因四肢动脉有侧支循环，故其效果有限。

2. 加压包扎法　适用于小动静脉出血。将无菌敷料压在伤口上，再以绷带加压包扎。包扎后将上肢抬高，以增加静脉回流和减少出血。

3. 填塞法　适用于肌肉、骨端等渗血。先用宽厚的无菌敷料覆盖伤口，以纱布条或绷带填充，再以绷带加压包扎。此法止血不够彻底，且可增加感染概率。清创去除加压绷带及敷料时出血可能会加重。

4. 止血带　适用于四肢较大的动脉止血。抬高患肢，在伤口近心端的皮肤上用敷料或布料等垫好，然后用止血带在该处紧缠肢体 2~3 圈。但应注意：①止血带的接触面积应较大，以免造成神经损伤；止血带压力应适宜，以出血停止远端不能摸到动脉搏动、伤口出血刚停止为好。②使用止血带一般不宜超过 4 小时，应每 1 小时放松 1~2 分钟。③患者身上应有明显标记，注明上止血带的时间和部位，优先转送。

（三）清创

在条件允许的情况下，开放性软组织损伤或开放性骨折应尽早清创，以免伤口再污染，增加感染的机会。通常伤后 6~8 小时内实行清创可达 I 期缝合，其简单步骤如下：

1. 先用无菌敷料盖好伤口，剪去毛发（距离伤口约 5cm），消毒肥皂水除去创口周围污垢、油腻，然后戴上无菌手套，用生理盐水冲洗，如此可重复 2~3 次。注意刷洗时不要让肥皂水流入伤口内，每次重复刷洗应更换手套。刷洗完毕后以消毒纱布、无菌布单盖好伤口，及时转运。

2. 如现场无法进行清创，可用无菌敷料或干净的布单包扎外露的骨端，但不可复位及缝合伤口，以免被污染的骨端再污染深部组织。对开放性软组织的损伤，可用消毒纱布或干净敷料加压包扎，不可用未经消毒的水冲洗或敷药物。挫裂伤和刺伤除进行彻底的清创术外，还应经皮试后给予破伤风抗毒血清（TAT）1500u 肌内注射。

3. 烧烫伤的患者，立即应用大量冷水冲洗患处，或用冷水浸湿的毛巾、纱垫等敷于创面。冷疗一般需要 0.5~1 小时才不再感到疼痛。保护创面不再受污染、损伤。不能涂抹有颜色的药物，以免影响对烧伤深度的判断。可用消毒的纱布或干净布料简单包扎，然后送医院进一步处理。

（四）洗胃

1. 通过洗胃，清除胃内容物，减少毒物吸收，利用不同的灌洗液中和、解毒、抢救患者。还可以减轻胃黏膜水肿，预防感染。

2. 一般经口中毒者都有必要洗胃，虽然中毒后 4~6 小时内洗胃效果较好，但由于中毒量大时，部分毒物仍可滞留于胃内，因此超过 6 小时后仍有洗胃的必要。幽门梗阻患者，宜在饭后 4~6 小时或空腹时进行，并记录胃内储流量。

3. 中毒原因不明时，及时抽取胃内容物送检，选用温开水或生理盐水洗胃，待毒物性质确定后再采用对抗剂灌洗。安眠药中毒选用高锰酸钾稀释液灌洗。有机磷农药、甲醇、乙醇等中毒者，可用 2%~4% 碳酸氢钠溶液灌洗。汽油、煤等有机溶剂者，先用液状石蜡溶解有机溶剂而避免被吸收，再用蒸馏水或生理盐水清洗。吞食强酸、强碱等腐蚀性毒物，切忌洗胃，以免造成胃穿孔。

4. 清醒患者去半卧位或左侧卧位，昏迷患者去平卧位或左侧卧位。成人胃管经鼻腔入胃的长度应是 55~60cm。插胃管时要避免误入气管。洗胃时患者应头低位并偏向一侧，以防止分泌物或液体误吸，引起吸入性肺炎或窒息。每次灌注量一般为300~500mL，出入量要平衡，反复冲洗直至洗出液转为澄清。每次灌液后尽量吸出，灌入洗胃液总量为5~10L。但应注意，吞服腐蚀性毒物禁止洗胃。神志不清或昏迷的中毒患者应先行气管插管后再洗胃。

5. 洗胃过程中密切观察病情变化，配合抢救；若出现腹痛或吸出血液、血压下降等症状，应立即停止洗胃，积极处理。

（五）异物的处理

1. 结膜异物的处理　用生理盐水冲洗上下眼睑，或用蘸生理盐水的湿棉签拭去异物。滴抗生素眼药水。

2. 鼻腔异物的处理

（1）堵住健侧鼻孔用力呼气，可将较小的异物喷出。

（2）用钳子夹取如纸卷、纱条等质地柔软的异物。

（3）如没有把握取出较硬的异物，应立即转院。

三、其他现场处理

全科医师除了现场对患者施以救援外，还需学习有关法律方面的知识。如发现火灾、交通事故、化学毒剂泄漏、工伤、中毒等事故发生，应立即向当地区的应急救援系统报告事发地点及大致情况。同时保护好现场，阻止闲杂人员进入。

如临床上怀疑有中毒的可能性时，应向患者本人、家属、周围同事或邻居了解患者的生活情况，近期情绪有无变化，服用过药物的种类，身边或家中有无药瓶、药袋，并估计服药的时间及剂量。由于中毒的性质有自杀性、事故性、环境污染中毒和犯罪性中毒，因此全科医师应在第一时间报告卫生监督机构，在现场收集中毒者的呕吐物、洗胃液、可能盛放毒物的容器、剩余毒物、可疑食物、染毒的空气等送交药物检测中心做进一步的毒物分析，有助于明确中毒的途径、毒物的种类及中毒的性质。

项目三　转诊和运送

一、全科医师应适时地将伤病员转诊

因现场急救和药品的条件有限，全科医师在现场对伤病员进行初步处理及建立有效的呼吸与循环后，应将部分患者转运到附近的医疗单位或专科医院，使患者获得进一步的治疗及检查。转诊指征如下。

（1）在地震、火灾、车祸等事故中，应按伤情分批转运。

（2）因溺水、重度电击伤及其他原因引起心搏骤停者，在现场经心肺复苏，生命体征平稳后，宜及时转诊。

（3）休克、意识障碍、呼吸困难、心脑血管病、大出血和重度烧烫伤者。

（4）多发性创伤及骨折者。

（5）各种中毒者，经处理后症状好转，但仍需转院明确毒物的性质。其中中重度一氧化碳中毒者，应送往专科医院进行高压氧治疗。

（6）被毒蛇、毒虫、动物咬伤者，现场进行伤口处理后，应紧急转送至综合性医院进一步治疗。

（7）对眼、气管、支气管异物，全科医师处理困难者需立即转入专科医院治疗。

（8）原因不明的晕厥、癫痫、咯血、呕血等经全科医师治疗后，症状缓解或消失，仍应转诊以明确诊断。

（9）高热疑为重症感染、烈性传染病者，在给予降温的同时，应积极组织转院。

（10）腹痛原因不明、症状未缓解者；随访过程中腹痛程度发生变化，病情有反复者。

二、患者的运送方法

全科医师对重危患者进行现场急救后，应根据伤情不同而合理地送入最近、有效、适合的医疗机构，以便进一步检查及治疗。全科医师应对所在省、市、地区综合性或专科医院的专业特点、医疗设施、医疗水平有比较详细的了解，以便在运送伤病员到医院前与接诊人员联系，让伤员到达后能得到及时、有效的治疗。迅速、安全地运送伤员是成功的院前急救的重要环节，强调个体化原则，采取合适的体位和搬运方法，避免错误的搬运方法造成附加损伤。运送的注意事项如下。

（一）保持体位正确

1. 坐位 心脏病患者，如有心功能不全、呼吸困难时，取半卧位，以减少回心血量，减轻肺淤血。

2. 仰卧位 面部向上平卧位，适合于意识清醒的患者，但老年人和昏迷者不宜使用。如出现舌根后坠，应将枕头去掉，可垫在肩部，使头后仰，保持气道通畅。

3 休克体位 患者平卧位，双下肢抬高，头部低下，以促进血液回流到心脏。

4 昏迷体位 意识丧失后出现呕吐时，即使没有造成窒息，也采取上半身俯卧、头侧向一边的体位，以防止误吸。

（二）搬运的注意事项

1. 按轻重缓急安排运送。危重患者及沿途需要输液、吸氧、抢救的伤员应使用条件较好的救护车或带有急救设备的车辆，轻伤员等可用大客车或卡车运送。

2. 根据病情，选择合适体位安置伤员。鼻腔异物者，应保持低头姿势，以免异物掉入气管中。颅脑损伤和呕吐患者，予头偏向一侧，防窒息。胸部创伤致呼吸困难者，取半卧位。腹腔内脏脱出的伤员，应保持仰卧位，屈曲下肢，腹部保温。骨盆损伤的伤员，应仰卧于硬板上，双膝略弯曲，其下加垫。疑有颈椎骨折及脱位，搬运患者时，应由一人扶持、固定头颈部，保持颈椎和胸椎线一致，切勿过屈、过伸或旋转。伤者应躺在硬板担架上，颈部两侧各放置一沙袋，使颈椎在运送过程中位于较固定的状态。疑有脊柱骨折的伤员，应由 4 人同侧托住伤员的头、肩背、腰臀部及下肢，平放于硬板上。

3. 严密观察伤情。对于严重伤员，全科医师在护送途中应加强责任心，勤问勤查。注意伤员面色、表情、呼吸。观察呕吐物、分泌物、创口敷料浸染程度等情况，发现异常应予立即处理。

4. 转运患者前，全科医师应向家属说明转诊的目的及途中可能发生的情况。转运前，全科医师还应与转诊医院急诊室电话联系，使患者到达后就能得到诊断和治疗。

项目四　社区急症的防范和健康教育

灾害和外伤严重威胁了人类的健康和生命安全。伤害是全球范围内危害居民健康和生命安全的严重公共卫生问题，也是世界各国的主要死亡原因之一。在我国，伤害是第五位人群死亡原因，是 45 岁以下人群的第一位死亡原因，占人数总死亡的 7.45%。《中国死因监测数据集 2015》结果显示，全国人群伤害死亡率为 48.38/10 万。《全国伤害医院监测数据集 2015》结果表明，据不完全统计，2015 年全国有 708566 人因伤害需要急诊和入院治疗，其中男性占 62.3%，20~49 岁占 54%。减少因天灾人祸给家庭及个人带来的不幸，让社区居民防患于未然，全科医师责无旁贷。因此，全科医师既是院前急救的处理者和社区康复的施行者，又是伤害预防宣传教育和安全的促进者。充分发挥全科医师的作用，是预防某些伤害和急症的有效途径。

一、全科医师在防范社区急症中的作用

（一）健康宣教为主

全科医师应向社区居民倡导良好的生活方式及宣传勿滥用某些药物的知识。如对有消化性溃疡的患者而言，生活要有规律，劳逸结合，避免过度精神紧张；慎用阿司匹林、吲哚美辛等易致溃疡病活动出血的药物。全科医师还应教育居民提高安全和自我保护意识，减少某些急症的人为危险因素，如开车或坐在汽车前排时应使用安全带，切勿酒后驾车，行人穿越马路应走“斑马线”，儿童上学途中戴黄色的安全帽、背黄色书包等。

（二）急救知识培训

全科医师应向社区居民普及急救知识，使他们学会应付突发性灾害和外伤，提高自

救、互救能力。如在火灾现场要保持镇静，使用湿毛巾捂住口、鼻，禁乘电梯。尽量在易于被人发现的窗口、阳台上发出求救信号。如身边有绳索、床单、窗帘等可自制简易绳索，然后绑在窗架上逃生。定期组织、指导居民进行心肺复苏模拟操作，以便在紧急情况下自行或协助急救人员对他人施救。

（三）制定并发放急救安全手册

如触电的紧急处理方法；溺水的紧急处理方法；气管异物造成堵塞憋气的处理方法；烧烫伤的紧急处理办法；各种事故造成的出血、伤害、骨折等的包扎、止血及固定方法。

二、社区常见急症的预防

急症的三级预防包括预防发生、院前急救和医院治疗、社区康复。此项工作大部分落实在社区，因此，降低危重病的危险因素，增加保护因素，控制意外伤害，已成为全科医师的重要任务之一。

（一）心脏骤停的预防

大多数心脏骤停源于冠心病和机体各种病因（尤其心、脑血管疾病）引起的致命性心律失常，对于冠心病的危险因素进行一级和二级预防，可明显降低心血管意外的发生。对于其他可能引起的心脏骤停的因素，如电击、溺水、异物吸入等，应采取相应的干预措施，防止意外发生。

（二）创伤的预防

1. 卫生间、厨房地面及浴盆应防滑，浴盆应设有扶手。

2. 不让儿童独自在阳台上玩耍，在危险处应设防护栏。

3. 阳台勿放置盆栽等，防止高空坠物。

4. 儿童、有视听功能障碍及 75 岁以上的高龄老人，外出应有人陪同。

5. 严格遵守交通规则，行人穿越马路要走横道线，驾驶机动车应使用安全带，骑摩托车者应戴头盔，切勿疲劳及酒后驾车。

6. 高空作业要遵守安全生产，勿违规操作机器。

（三）溺水的预防

1. 在社区内广泛宣传游泳常识，配合中小学校做好初学游泳人员的安全教育。定期进行游泳和水上自救互救知识技能训练。

2. 教育孩子不要在河边、池塘边玩耍，加强儿童看护。

3. 过饥、过饱、饮酒不宜下水；雷雨风浪、身患疾病不宜下水。

4. 游泳前应熟知水域情况和救护设施，并尽量在有他人在场的情况下下水。下水前测试水温，做准备活动，以防下水后发生肌肉抽搐。如果发生小腿抽筋，保持镇静，及时呼救，采取仰泳位，用力蹬腿或用手将抽筋的腿和脚趾背屈，至剧痛消失。反复吸气和按摩痉挛疼痛部位，慢慢向岸边游。

5. 有游泳技能的溺水者如遇险情，应先自救。保持冷静，设法呼吸，保存体力等待他救机会。具体方法：放松肢体，采取仰面体位，头向后仰，尽量使口、鼻露出水面，切不可手脚拼命乱蹬，否则更易下沉。

6. 发现有人溺水时，若救护者不会游泳，切勿贸然下水救人，首先应电话或向附近有人的方向呼救，同时尽快找到绳索、竹竿或漂浮物等，让溺水者抓住，再拖上岸；谙熟水性者尽可能携带漂浮物下水，应从挣扎的溺水者背后游近，用一只手从背后托住其头颈，另一只手抓住其手臂游向岸边。救护时防止被溺水者紧紧抱住，如已被抱住，应放手自沉，使溺水者手松开，再进行救护。救助上岸后应及时进行有效的现场急救。

7. 加强水域管理。有关机构入夏前应检查游泳池，江、河、湖、海边浴场的深浅水情况，竖立标牌，并尽可能建立隔离围墙或栅栏。完善救助设备，对急救人员进行技术培训。

（四）烧烫伤的预防

1. 家用暖水瓶及强酸、强碱类物品要放在儿童不能触及的地方；沐浴时应先放冷水后放热水，勿把幼儿单独留在浴缸内，以免开启水龙头而烫伤。

2. 使用家用电器及煤气时切勿中途离开，以免造成附近可燃物品燃烧引起火灾。

3. 切勿在床上及沙发上吸烟，以免烟蒂燃着床铺或沙发；丢弃烟蒂时确保其熄灭。

4. 燃放烟花爆竹应在规定的时间、区域内，小孩燃放烟火爆竹时应有大人监护。

5. 保持消防安全通道畅通无阻。掌握灭火器的使用方法，注意居住或工作处的疏散通道及楼梯方位，了解万一着火时的最佳逃生路线。

6. 高温环境工作者应注意安全防护。野外操作人员应穿长袖上衣、长裤，避免晒伤。

（五）意外中毒的预防

1. 加强中毒预防的宣传教育，向社区居民宣传防止各种生活源性意外中毒的防范知识。

2. 正确贮存家庭中潜在毒物，如家用洗涤剂、化学品、药物等，防止儿童误食。

3. 使用燃气或煤气煮饭、取暖及洗澡时，打开窗户，注意保持室内通风状况良好。

4. 不要躺在门窗紧闭、开着空调的汽车内睡觉，避免大量一氧化碳的废气侵入车内引起中毒。

（六）食物中毒的预防

1. 加强卫生宣传教育，增强人们对食物中毒的预防意识，制作有毒动植物图谱，发放相关食物安全手册。

2. 烹食用的器皿、刀具、抹布等需要保持清洁干净；加工、盛放生食与熟食的器皿应分开使用；加工、储存食物一定要做到生熟分开。

3. 切勿食用违禁生食、水产品或有毒动物。鱼肉类食物、生豆浆、隔夜食物必须充分煮熟，加热后再食用。

4. 选购包装食品时注意使用有效期、生产日期及保存条件；过期或腐败发霉的食物及时丢弃。

（七）电击伤的预防

1. 普及安全用电知识，购买有质量保障的电线、电器，由专业人员正确安装，定期检查家里的电器设备。

2. 雷雨天，不要在露台、空旷地带或荒郊野外，不要在大树下或金属顶棚下停留，远离池塘、湖水或是其他与水相连的地带，尽可能寻找室内避雨。

3. 幼儿应有专人看管，不要让儿童接触电器、电线、插座。

4. 严禁私拉、乱接电线，切勿在电线上晾晒湿衣物。

5. 发现有人触电时，切勿盲目上前，设法使触电者迅速安全地脱离电源。如离电源开关近则应在采取保护措施的同时关闭电源，相反则借助干燥绝缘物使触电者与电线分离。

（八）狂犬病的预防

1. 加强狂犬病防治知识宣传教育。

2. 劝阻饲养宠物，家庭饲养动物须进行接种疫苗，按规章管理宠物；相关机构应对管辖区域的流浪动物进行管理。

3. 被犬、猫咬伤后，立即用 20% 肥皂水和流动清水反复彻底冲洗伤口至少 15 分钟，然后再用生理盐水洗净伤口，利用无菌脱脂棉将伤口残留液吸尽，最后用 75% 酒精或 2%~3% 碘伏彻底消毒伤口。冲洗时应充分暴露伤口，水量要大，水流要急，不可包扎伤口。随即注射狂犬病疫苗及抗狂犬病血清，或送上级医院作进一步处理，切勿心存侥幸。

复习思考题

1. 上消化道大出血可引起（　　）

A. 心源性休克　　B. 低血容量性休克　　C. 感染性休克

D. 神经源性休克　　E. 以上答案均不对

2. 非专业急救者遇到呼吸停止的无意识患者时应（　　）

A. 立即开始胸外按压

B. 呼救急救医疗服务体系

C. 马上寻找自动除颤仪

D. 先开始生命体征评估，再进行心肺复苏

E. 以上答案均不对

3. 心肺复苏中胸外按压的部位为（　　）

A. 双乳头之间胸骨正中部　　B. 心尖部　　C. 胸骨中段

D. 胸骨左缘第五肋间　　E. 以上答案均不对

4. 心肺复苏指南中胸外按压的频率为（　　）

A. 80~100 次 / 分　　B. 100~120 次 / 分　　C. 120~150 次 / 分

D. 60~80 次 / 分　　E. 以上答案均不对

5. 处理多发伤活动性出血最有效的紧急止血法是（　　）

A. 包扎　　B. 止血药　　C. 加压包扎

D. 输液　　E. 以上答案均不对

6. 急性一氧化碳中毒，下列哪项治疗是错误的（　　）

A. 脱离现场，转移到空气新鲜的地方

B. 鼻管吸氧，严重者高压氧舱疗法

C. 防治肺水肿

D. 首先注射苏醒剂

E. 以上答案均不对

7. 抢救伤员时应首先处理（　　）

A. 腹腔内损伤　　B. 窒息　　C. 休克

D. 骨折　　E. 以上答案均不对

8. 急症病人在搬运时，错误的做法是（　　）

A. 搬运前对伤病员的病情有所了解

B. 不需做任何处理，立即搬运

C. 搬运时动作应轻、稳

D. 在搬运过程中，应密切观察病情变化

E. 以上答案均不对

扫一扫，知答案

模块十八

心理健康问题的全科医学处理

【学习目标】

1. 掌握：精神分裂症、神经症及其他常见的心理障碍的临床表现。
2. 熟悉：心理干预中的会谈原则和技巧，初次会谈的结构和内容。
3. 了解：行为干预、认知干预及家庭干预的基本概念和具体实施方法。

项目一　全科医学须全面重视心理健康问题

心理健康问题已是当今世界人群健康的重要组成部分。据估计，目前全球有近4亿人患有精神疾病。目前患有不同类型和不同程度的精神障碍的人占人群的10%~15%。1/4的家庭有至少1名家庭成员有心理障碍或行为障碍。据WHO1996年统计指标表明，各类精神疾病约占疾病总负担的1/5。我国的精神疾病的发病情况也很普遍，调查统计表明（1993），我国各类精神病的总患病率为13.47‰（不含神经症）。其中精神分裂症患病率为6.55‰，重症抑郁和双向情感障碍为0.83‰。我国的神经症患病率也较高，据调查为35.18‰。其中老年抑郁症患病率：60岁以上者为1.57%。另外，我国儿童、青少年的心理或行为问题的发生也有明显的上升。据不完全统计，我国17岁以下的儿重和青少年中心理和行为问题的检出率为12.9%，大学生中有焦虑、恐惧和抑郁的人数高达16%以上。有20%的围产期妇女出现各种不良的心理行为问题。我国综合性医院中25%~40%的患者伴有各种心理问题。医生的心理健康问题也非常突出，美国的一项研究显示，27%的全科医生患有抑郁障碍，其中11%的人症状严重，13%的人有自杀意念（Caplan，1994）。根据预测，进入21世纪后我国各类精神卫生问题将更为突出。到2020年，疾病的总负担中精神卫生问题将排名第一。因此，在全科医学领域中精神卫生和心理健康问题是一个需要十分关注和投入的方面。

一、心理健康问题的含义

著名临床心理学家 Karl Menninger 对于心理健康的含义有一个十分充满人性化的论述。他提出，对于一般人来说不能用“健康”或“异常”这两个极端的概念来评判，取而代之的应是相对的、比较的概念。他认为每个人都处在一条直线上，这条直线的一端是完全健康而另一端是完全异常。人们都不是处在完全健康和完全异常的两个端点上，而是在这条直线上不固定地游移。即使人们所处的心理健康状态较差，这并非说明是该人整体上的失败，而仅仅是个人内在资源在消耗，这消耗是自己在维持心理健康状态所付出的心理防御代价。这就像一个人被细菌感染时出现发热的症状一样，发热是机体在与细菌抗衡中的一种反应，这并非说明此人的机体已彻底崩溃。根据 Karl Menninger 的观点，对于一个出现心理问题的人来说，只能说明他正处在心态健康问题需要调整的阶段而并非都是严重精神疾患的恶兆。

二、心理健康问题的层次

在心理健康问题方面全科医生应认识其层次和性质特点，这样才能根据不同的对象制定相应的服务内容及处理范围。心理健康问题通常可分为两个层次：

（一）心理困扰

这是一种心理方面的亚健康状态。每个人在成长发展过程中，由于社会生活中各种内外因素的影响，会产生一事一时的情绪波动或行为变化，这是正常的现象。但如果情绪波动较大，行为适应出现问题，而且持续时间也较长，开始有影响到生活、学习、工作及其他的不良社会功能，这就进入到心理困扰状态。有的人能通过自我调整可得以改善或恢复，有的则因自我调节力量有限，方法不恰当，同时又未能得到外来有效的支持和帮助，这样，心理困扰的程度就会逐渐加重，向心理障碍方面转化。

处于心理困扰状态的现象在人们的日常生活中十分普遍，但却往往被大家所忽视。因为它的表现形式常常是多变、含蓄和隐晦。它给予人们是一种体验，甚至难以用达意的语言形容，更不容易主动地向他人直接表达。譬如对于心境的感受，这是一种比较持久的，影响人的整个心理状态和精神活动的情结状态。当处于良好的心境时，似乎事事感到春风得意，遇到的一般困难和问题也会不屑一顾。但一旦心境不好时，就会事事不顺眼，处处不称心。不佳的心理状态不仅体现在情绪方面，躯体上的不适也会是一种间接的提示和反应，如不同程度的头疼头胀、腰酸背痛、四肢乏力、腹胀纳差、咽部梗感、睡浅梦多等。这些体征往往似是而非，对于自我敏感者则较为明显。但若进行体格检查或实验室检查，其结果一般均是阴性。心理状态不佳还可以表现在社会适应方面，如处事急躁或冷漠、缺乏热情、无所事事、交往减少、拖拉懒散、办事退缩等。近年来，各国学者对心理状态问题有很大的关注和研究。若要从精神医学临床诊断学的角度来评估心理困扰，一般难以把不良的心理状态归入到诊断标准的范围之内。例如 2001 年《中国精神障碍分类与诊断标准（第三版）》（CCMD–3），对于恶劣心境的诊断标准是：持续存在的心境低落，但不符合任何一型抑郁的症状标准，同时无躁狂症状。符合症状标准和严重标准至少 2 年，在这 2 年中很少有持续 2 个月的心境正常的间歇期。所以对于恶劣心境的病人的诊断标准十分严格，而在一般情况下能完全符合诊断标准的来访者并不很多。但在日常生活中处于抑郁、焦虑、恐惧、强迫、疑病、躯体不适状态的人却很多。因此关心人们的心理状态的健康程度十分必要。全科医生不仅应认识和理解人们的心理困扰或心理不佳状态，而且应给予他们尽早地相应处理。除了心理支持和干预之外，适量的对症下药也很需要。因为及时、有效的处理，能尽快地帮助来访者摆脱心理困扰，消除症状，恢复良好的社会功能。

（二）心理障碍（精神疾病）

这是指在各种生物、心理及社会环境因素的影响下，大脑机能受到影响或损害，导致认知、情感、意志、行为等精神活动不同程度障碍的疾病。

在心理障碍中又可分为非精神病性精神障碍和精神病性障碍。这些都被归入到精神疾病的范围之中。一般人们在提到精神疾病时就容易联想到精神分裂症，以为只要是患精神疾病都会出现意识丧失、思维紊乱、感知失真、行为反常、无自知力等严重的症状。实际上，具有上述精神分裂症终身患病的病人只占很少的比例，人群中的患病率只有 5.18‰~8.18‰。而大多数有心理障碍的病人却很少有上述表现，属于非精神病性精神障碍。这类患者意识清楚，无幻觉妄想，没有严重脱离社会生活，有求医的愿望。这是两类性质不同的心理障碍（精神疾病），应加以严格鉴别、区分和不同处理。尤其不要把非精神病性精神障碍视为精神病性障碍的早期病症，看作是同种疾病的不同病程阶段。全科医生应有意识地向病人作详细的解释，帮助他们本质地理解各种精神疾病，并严格区分对待各种精神疾病。不要因全科医生对精神疾患的“似懂非懂”及“一知半解”而误导病人，从而加重病人的心理负担。全科医生应努力帮助人们消除对于精神卫生和心理健康问题的不必要的恐惧及偏见。

三、心身健康和身心健康

心身健康和身心健康多属于心理健康问题，但其内涵不完全相同。心身健康是对心身疾病而言。心身疾病（psychosomatic disorder），又称为心理生理疾病（psychophysiologilcal disease），是指由于心理因素所致的躯体器质性疾病。这类疾病的发生和发展都与生活应激状态有密切关系，机体有器质性病理改变，伴有明显的躯体症状，但又不属于躯体形式的精神障碍。如高血压、冠心病、胃溃疡、支气管哮喘、甲亢、糖尿病、斑秃等。而身心健康是对身心反应（psychosomatic reaction）而言。当病人在患有某种躯体疾病时会出现因躯体疾病本身所致的心理反应，或者病人患有躯体疾病后继发出现的心理问题或心理障碍。例如肺心脑病后期出现的精神惶惑、神志不清、幻觉妄想等症状；癌症病人常伴有的恐惧、焦虑和抑郁；手术病人在手术前后出现的焦虑、抑郁、谵妄和持续疼痛；慢性病人常见的外向投射、内向投射和病人角色习惯化等心理同题。

全科医生在临床工作中还应注意和识别躯体化障碍（somatization），是一种经多种多样、经常变化的躯体症状为主的神经症。症状可涉及身体的任何系统或器官，最常见的是胃肠道不适、异常的皮肤感觉、皮肤斑点、性及月经方面的主诉也很常见，常存在明显的抑郁和焦虑。呈现为慢性波动性病程，常伴有社会、人际及家庭行为方面长期存在的严重障碍。女性远多于男性，多在成年早期发病。常见的症状有：

1. 胃肠道症状　腹痛、恶心、打嗝、反酸、呕吐、胀气、嘴里无味或舌苔过厚、大便次数多、稀便或水样便等。

2. 呼吸循环系统症状　胸闷、气短、胸痛等。

3. 神经系统症状　头晕、头昏、头胀、头痛等。

4. 泌尿生殖系统症状　排尿困难、尿频、生殖器或其周围不适感、异常的或大量的阴道分泌物等。

5. 皮肤症状　瘙痒、烧灼感、刺痛、麻木感等。

6. 疼痛症状　肢体或关节疼痛、麻木或刺痛感等。

7. 女性生殖系统症状　痛经、月经失调、性冷淡、性交疼痛等。

8. 男性生殖系统症状　遗精、早泄、阳痿等。

以上这些体征，通过体检和实验室检查都不能发现躯体疾患的证据，对症状的严重性、变异性、持续性或继发的社会功能损害也难以做出合理的解释。上述症状的优势观念使病人万般痛苦，不断求医，或要求进行各种检查，但检查后的阴性结果和医生的合理解释，均不能使躯体化障碍通过心理治疗和药物治疗进行治疗，只要识别正确，治疗得当，都能达到明显的治疗效果。

总之，全科医生在对待心身健康和身心健康方面应有全面的认识，同时在处理不同层次心理健康问题中，从理论到技术、从预防到治疗都应有扎实的基础知识和丰富的临床经验，这样才能在复杂多变的心理问题中因人而异，分门别类地有效处理。

项目二　心理问题的评估与诊断

要对有心理困扰并要求接受帮助的来访者进行干预处理，必须首先对他们的心理问题进行评估及诊断。评估有别于诊断，评估是对来访者整体、全面的了解，是诊断工作的基础，而诊断则是根据精神医学的分类标准对于病人的心理障碍进行归类和判断。评估是一个过程，并非都能在初次接触谈话后完成，有的需要经过多次交流沟通才能做到广泛、深入、全面的评估。

评估一般可以通过自我功能评估、境遇问题评估、来访动机评估、紧急状况和危机评估、处理方法评估等5个方面进行。

一、自我功能评估

根据来访者提供的信息对来访者的行为方式、情绪状态、思维模式及人格特点做出评估。

（一）功能的评估指标

评估一个人的自我功能即评估其自我发展的状况，通常可以从以下10个方面来体现自我功能的健全程度：

1. 能善待自己和善待别人，对他人具有爱心，能和别人建立稳定持久的良好人际关系。
2. 能敏锐地感受自己喜、怒、哀、乐的情绪状态，并能贴切地表达这些感受。
3. 能认识和维护自己合理权益。
4. 能确定自己持续努力的目标，在达到目标后能获得一定的满足感。
5. 能做到在工作中持之以恒，克服困难，努力学习，不断进取，尽心尽力。
6. 能合理安排时间，做到有张有弛，劳逸结合。
7. 能适应不同的环境，同时又有在一定范围内改变不良环境的想法和行动。
8. 能做到自我控制，对自己既不放纵也不过于苛刻。
9. 能独立对事物做出判断及决定，并能对所作决定的结果承担责任。
10. 能合情合理地评价环境、评价自己及评价未来。

（二）自我功能评估的实施

全科医生可以参考以上10个方面来衡量一个人的自我功能健全的程度，同时也需要考虑通过哪些方法，从哪些方面着手实施对来访者的自我功能的评估。评估一般可以从以下几方面实施。

1. 环境适应　从对来访者生活经历、工作状态、家庭结构、家庭成员的关系、学习工作的实绩及与外界的接触能力去了解他们对所处环境的适应程度。

2. 人际关系　对于来访者人际关系的评估可以从两个方面着手。一方面了解他们与别人相处的能力、效果、维持时间、关系的深度及在建立人际关系方面的困难、挫折等情况。另一方面是评估来访者与医生建立关系的情况，如是否能对医生合理地接纳、信任与合作。是否在医患沟通方面出现阻抗或是从交谈的气氛中观察医患关系的和谐程度。

3. 成熟程度　评估成熟程度可以从来访者对事物的认真态度、判断能力、个人主见及自我激励等情况进行观察。如果来访者的表现与其年龄不符，显得不成熟，全科医生就应对此情况有所估计，对于某些重要的信息应考虑由父母或亲属来补充提供，以求更全面的了解。而对于那些给人初次印象十分老练、十分成熟，表现似乎远远超过实际年龄孩子，对于这种“小大人”医生也应十分关注和认真对待。过于成熟的孩子，在提供信息方面可能会存在某些掩饰，需引起我们的关注。

4. 应对能力　处理有压力的生活事件的态度和方法，这能体现一个人的应对能力。如果当某些需求一时无法得以满足时，是表现为沮丧、失望、消极、退缩还是能正确对待挫折，不气馁，不自责，能想方设法改善不利因素，努力克服困难，度过艰难的阶段。这正是区分应对能力高低的指标。

5. 自我认同　是指自己对自我的了解程度，明确自己的向往和追求，满意自己的形象及清楚自己的不足和困扰的心理特征。全科医师对于来访者自我认同的评估最好的方法是要求来访者详细地描述一下对自己的看法，无论是正面的描述还是负面的看法，如缺点、失望等，实际上都能从不同的角度反映出他的自我认同的程度。

总之，为了心理健康问题来求助的来访者他们都有自己各自的人格特点，所以全科医生不能一概而论，而是根据每个人的具体情况，了解他们的能力，以便对来访者的整体功能做出客观全面的评估。

青少年心理健康

目前对青少年心理健康尚无统一公认的标准。综合心理学和医学的观点看，青少年心理健康起码应具有如下标准：

1. 身体健康，智力正常。
2. 人格完整，意识良好。
3. 乐于交流，善于结友。
4. 情绪稳定，乐观开朗。
5. 有所追求，积极进取。

二、境遇问题评估

此评估的目的是了解来访者所遇到的社会生活事件，出现的问题及如何构成心理压力和困扰的背景。即使面对相同的事件，但每个人所做出的反应是不同的，有人可以看得轻描淡写，有的人确认为是大难临头。所以只有当医生对于来访者本人及境遇有整体的了解，才能产生同感，构成有深度的评估。

通常的初次会谈，来访者一般都倾向于表述自己境遇的过程，倾吐自己情绪和看法，但不等于就能向医生谈出真正的问题。这里涉及对医生的信任问题，如果没有附加条件，来访者初次接触医生时的信任程度并不是都很充分，只有来访者确认医生十分可信以后才会流露真情，才开始谈论到一些涉及个人隐私的实际问题。所以，此时医生有机会发现某些导致来访者心理困扰或障碍的核心问题，为以后制定干预的方案奠定基础。

在构成心理问题的众多因素中全科医生应对以下几个问题尤其需要加以关注：①引起来访者心理困扰的因素或事件；②产生心理问题的程度；③在各种压力下来访者自我功能损害的程度。只有对这些问题有全面的了解和审视，才能有的放矢地去考虑来访者的实际困难，才能有针对性地去寻求来访者的各种资源和激发其内在的动力。

对于来访者境遇问题的评估有一个过程，不是通过一次谈话就能了如指掌，而需要在多次谈话中，从不同的角度收集信息，才能由表及里地完善评估。在临床过程中评估问题也会出现许多复杂的情况，有人在初次接触中的叙述内容十分凌乱，在以后的谈话中却能相当有条理地反映出自己深层次的心理问题。但有的来访者开始时似乎表现出对自己的问题十分清楚，侃侃而谈，但在以后的谈话中却变得杂乱无章，内容松散。这些情况的出现往往与来访者的求助动机有关，与医患关系的初建状态有关。需要注意的是医生对当来访者的问题尚未有明确的评估之前，来访者就认为他的问题已解决，无须再深入交谈和讨论，这种现象的出现提示有可能已经出现了阻抗，也有可能是医患关系受损，来访者对医生能够理解问题和帮助他（她）解决问题已缺乏信心。

三、来访动机评估

这是对来访者求助愿望强烈程度、对领悟自我问题的能力及能否与全科医师建立良好医患关系的可能性进行评估。

对于那些有不同程度心理困扰和心理障碍来找全科医生帮助的来访者或病人，他们会有各自的动机。有的有强烈的求助动机，能与医生建立良好的医患关系，也能把握求助者的角色，有配合医生共同努力解决问题的愿望和行动。这正是说明他们的动机明确，能够接纳给予的支持和帮助。有的来访者其主要目的是希望改变引起自己心理问题的客观因素，对于如何改变自己的动机却十分微弱。医生应充分估计到对于这类来访者进行干预的实效性存在一定难度。有些来访者对他人戒心很重、敌意很强、支配性很差，认为医生也不可能帮上多少忙。即使是面对这样的来访者，全科医生也不能完全排斥他们，应给予他们支持和帮助的机会，多观察和交谈几次，以确定他们是否是因心理防御机制过强而表现出的一时假象。此外，如果有的来访者是被亲朋好友硬逼而来，十分勉强地作为给家人面子而来“完成任务”，那说明本人缺乏求助的动机。医生应仔细考虑来访者动机不强的各种主客观因素，同时也应观察来访者是否真正具有自知力，而不要轻易地接纳为自己的干预对象，进入到治疗的阶段。对于自知力不完整的来访者，不能排除有精神病性障碍的可能，这就需要及时转介到精神科专科医院进行诊治。

四、紧急状况和危机评估

紧急情况和危机是两个不同的概念。所以，全科医师只有确切地理解这两个概念才能对于两种情况做到恰如其分的评估。紧急情况是指一种突如其来的、出人意料的情境和事件，并需要立即对此做出应对。危机在临床心理学中则是指来访者在自己的生活中面临重大转变或挫折，失去心理平衡的状态，急需得到强有力的心理支持和帮助。

对于紧急情况的共识似乎无可非议，但在临床工作有些情况是否属于真正的紧急情况需要进行客观的评估。虽然有些情况十分明了，如误服了危险药品、意外车祸、家人患急病等。但有些情况却需要进一步判断才能分辨。例如有位来访者匆匆赶来，说自己已经不行，表现为强烈的恐惧，伴脸色苍白、大汗淋漓、心悸震颤、过度换气、手足无措、有濒死感和失控感等，但经各种检查均无明显阳性指标，不能以躯体疾病解释。所以来访者自认为的“生命危急”的紧急情况实际上并非真正的紧急，而仅仅是惊恐障碍的临床表现，只需适当处理即能很快缓解。由此可见，在判断紧急情况时需要明确了解来访者困扰的内容、发生的时间、情境的经过、以往类似的经历，以及应对的方法、处理后的效果等信息。由此判断来访者所处的境遇是否属于紧急情况。另外，来访者的理性思考能力、应变的态度和勇气、能否配合医生协助处理紧急情况，这也是十分重要的评估方面。

对于心理危机的判断一般比较明确，只要来访者遭受重大挫折，心理创伤严重，感到束手无策、悲观绝望、自杀行为、无制约地泄愤、情绪失控等都属于心理危机。心理危机的情况也比较繁杂，但危机干预却是十分紧迫的事情，需要认真果断地处理。

在对紧急状况和危机进行评估时全科医生应评估来访者的反应方式，应考虑他们如果被转介可能出现的情绪反应，同时也应使自己保持沉着和冷静，客观地进行评价，避免因个人的情绪化而影响评估的准确性和可靠性。

五、处理方法评估

能否给来访者作心理咨询？是否能让来访者接受某些短程心理治疗或是药物治疗？还是转介到综合性医院或专科医院接受诊疗？全科医生对这些处理方法问题应进行明确的评估。

评估过程的最后一个环节是对如何采取处理方法进行评估。通常的处理方法有以下几种：

1. 实施相应的心理测验。通过心理测验可以从中获得许多信息和定量的指标，因此全科医师可以运用一些容易操作的常用量表对来访者做一些相关的症状评定。对于焦虑可用《焦虑自评量表》（SAS）、《贝克焦虑量表》（BAI）、《汉密顿焦虑量表》（HAMA）等。对于抑郁可用《抑郁自评量表》（SDS）、《贝克抑郁量表》（BDI）、《汉密顿抑郁量表》（HRSD）等。但对于一些来访者的人格问题或者儿童和青少年的智力问题等，由于所采用的测量工具和技术要求比较高，如常用的 Minnesota 多相人格调查表（MMPI）、Wechsler 智力量表等。如果全科医生没有心理测量的工具和实施这些测验的实践经验，这就需要考虑将来访者转介到有条件实施测验的综合性医院或专科医院的心理评估科室去做。

2. 做医学方面的有关检查。对于来访者诉说的某些症状，如头痛、头晕、心悸、胸痛、恶心、腹痛、腰痛、乏力、咽部梗塞感、尿频、大便次数增多、颤抖、食欲下降明显消瘦等，在判断是由于心理因素或心理压力所构成的躯体化症状之前必须对他们进行全面的体格检查，排除患有各种器质性疾病的可能。有些较大的检查项目，如内窥镜检查、CT、核磁共振及一些特殊的其他检查，就需要转介到二级或三级医院进行检查和诊断。

3. 转介给心理医生或精神科医生作进一步评估及心理治疗。当全科医师认为自己对于来访者难以做出确切的评估或认为来访者已存在心理障碍需要接受系统的心理治疗，同时来访者也有接受心理治疗的要求。全科医生可将来访者转介给有关专业的心理医生或精神科医生。对于转介的问题，全科医生除了考虑转介的必要性和可能性之外，还必须对来访者在转介的过程中可能出现的心理反应要有所估计，也要给予关心。即使来访者对于所转介的心理医生不满意或不适应，也应让他们给予反馈，以便再次考虑新的选择和转介方案。

4. 环境方面的调整。如果来访者的心理问题与所处的客观环境有密切的联系，受环境的影响特别严重，如果环境的调整能够有效地缓解来访者的心理反应和应激反应，全科医师可以帮助来访者从环境的调整方面做一些努力，以求解除环境的压力。

5. 自己实施心理咨询或短程心理治疗。有的来访者有强烈的动机要求接受心理咨询或心理治疗，同时对全科医生十分信任，有安全感，相信全科医师能直接有效地帮助他。如果全科医生对自己所掌握的心理咨询或心理治疗的理论和技术有一定的把握，同时认为来访者有接受自己心理咨询或短程心理治疗的适应证，在这种情况下可以与来访者讨论如何进行心理干预的实施意向和计划。

六、心理问题的全科医学分类及诊断

全科医学的分类诊断，不是一个独立的概念，它是临床心理分类诊断和精神医学分类诊断的一种结合。关于精神疾病的分类，在国际上使用的是“精神和行为障碍”的分类系统。其中有两大分类系统，一个是 WHO 制定的《临床描述与诊断要点》第 10 版（ICD-10，1990），另一个是美国的《精神障碍诊断统计手册》第 4 版（DSM-IV，1994）。我国在 2001 年又出了新版的《中国精神障碍分类与诊断标准》（CCMD-3）。

根据我国的精神疾病分类方案与诊断标准，心理障碍可以分为两大范围。

（一）精神病性障碍

临床中患者有严重的精神疾病症状，如有妄想、幻觉、情感淡漠或不协调、意志障碍和行为严重反常、没有自知力等。主要的疾病有精神分裂症，脑器质性精神障碍，躯体疾病所致的精神障碍、偏执性精神病、情感性精神障碍等。

（二）非精神病性精神障碍

患者主要表现为不具备精神病性症状，而是出现焦虑、紧张、恐惧、抑郁、强迫、疑病等症状或有人格方面的改变。起病与心理社会因素有关。病人能了解和认识自己的患病情况，有求医的愿望。主要疾病有神经症（焦虑、恐惧、强迫、疑病症）、躯体形式障碍、抑郁、适应障碍、创伤后应激障碍、睡眠障碍、饮食障碍、心因性性功能障碍、人格障碍等。

需要指出的是，无论是全科医生还是心理健康方面的专业人员，因避免过多地把注意力集中在对来访者或病人进行客观化的疾病归类，而忽视人性层面的服务内容。因此全科医生既要把医学的诊断标准作为重要的临床参考依据，同时也应充分了解来访者的个体特性，不要把所有的来访者都用对待患有严重精神疾病的病人的方式来对待他们。

对于全科医生的专业要求虽然不同于职业心理医生及精神科医生，但是对于常见的心理障碍应该有全面的了解，要熟悉精神疾病的诊断标准。在乡村及城市社区，人群中最常见的心理障碍有神经症、轻性抑郁症、创伤后应激障碍、适应障碍、气功所致精神障碍、非器质性睡眠障碍、成瘾性赌博、注意缺陷与多动障碍（儿童多动症）、人格障碍、精神分裂症等。

1. 神经症 在人群中的发病情况很普遍。这是一组主要表现为焦虑、抑郁、恐惧、强迫、躯体形式障碍等精神障碍。神经症的患者有一定人格基础，起病常受心理社会（环境）因素影响。症状没有可证实的器质性病变作基础，与病人的现实处境不相称，但病人对存在的症状感到痛苦和无能为力，自知力完整或基本完整，病程多迁延。

2. 恐惧症 这是一种以过分和不合理地惧怕外界客体或处境为主的神经症。病人明知没有必要，但仍不能防止恐惧发作，恐惧发作时往往伴有显著的焦虑和自主神经症状。病人极力回避所害怕的客体或处境，或是带着畏惧去忍受。恐惧症又可分为场所恐惧症、社交恐惧症和特定的恐惧症 3 种。

3. 焦虑症 是一种以焦虑情绪为主的神经症。主要分为惊恐障碍和广泛性焦虑两种。焦虑症的焦虑症状是原发的，继发于高血压、冠心病、甲状腺功能亢进等躯体疾病的焦虑应诊断为焦虑综合征。

4. 强迫症 是一种以强迫症状为主的神经症，其特点是有意识的自我强迫和反强迫并存，二者强烈冲突使病人感到焦虑和痛苦；病人体验到观念或冲动系来源于自我，但违反自己意愿，虽极力抵抗，却无法控制；病人也意识到强迫症状的异常性，但难以摆脱。

5. 躯体形式障碍　这是一种以持久地担心或相信各种躯体症状的优势观念为特征的神经症。病人因这些症状反复就医，各种医学检查阴性和医生的解释均不能打消其疑虑。即使有时存在某种躯体障碍也不能解释所诉症状的性质、程度，或其疼痛与优势观念。经常伴有焦虑或抑郁情结。尽管症状的发生和持续与不愉快的生活事件、困难或冲突密切相关，但病人常否认心理因素的存在。此障碍男女均有，为慢性波动性病程。常见的类型有躯体化障碍、疑病症、躯体形式自主神经紊乱等。

6. 轻性抑郁症　指的是症状程度较轻的抑郁症。抑郁同样表现为心境低落，与其处境不相称，可以从闷闷不乐到悲痛欲绝。通常表现为兴趣丧失、无愉快感；精力减退或疲乏感；精神运动性迟滞或激越；自我评价过低、自责，或有内疚感；联想困难或自觉思考能力下降；睡眠障碍，如失眠、早醒，或睡眠过多；食欲降低或体重明显减轻；性欲减退等。但总的情况并不非常严重，有主动的求治愿望。

7. 适应障碍　因长期存在应激源或困难处境，加上病人有一定的人格缺陷，产生以烦恼、抑郁等情感障碍为主，同时有适应不良的行为障碍或生理功能障碍，并使社会功能受损。病程一般不超过 6 个月。通常在应激性事件或生活改变发生后 1 个月内起病。有抑郁、焦虑、害怕等情结症状和退缩、不注意卫生、生活无规律等适应不良的行为，同时常伴有睡眠不好、食欲不振等生理功能障碍。随着时过境迁，刺激的消除或者通过一定的调整适应了新的环境，精神障碍随之自行缓解。

8. 创伤后应激障碍　这是由异乎寻常的威胁性或灾难性心理创伤，导致和出现长期持续的精神障碍。主要表现为反复发生闯入性的创伤性体验重现、梦境，因面临与刺激相似或有关的境遇而感到痛苦和不由自主地反复回想，持续的警觉性增高，持续的回避行为或对创伤性经历的选择性遗忘，对未来失去信心等。

9. 失眠症　是一种以失眠为主的睡眠质量不满意状况，其他症状均继发于失眠，包括难以入睡、睡眠不深、易醒、多梦、早醒、醒后不易再睡、醒时不适感、疲乏，或白天困倦。失眠可引起病人焦虑、抑郁或恐惧心理，导致精神活动效率下降并影响社会功能。

10. 气功所致精神障碍　气功是我国传统医学中健身治病的一种方法。通常做法是维持一定体位、姿势，或做某些动作，使注意集中于某处，沉思、默念、松弛及调节呼吸等可出现某些自我感觉和体验。气功所致精神障碍系指由于气功操练不当，处于气功状态时间过长而不能收功的现象，表现为思维、情感及行为障碍，并失去自我控制能力，俗称练气功“走火入魔”。

11. 成瘾性赌博　病人有难以控制的赌博和浓厚兴趣，并有赌博行动前的紧张感和行动后的轻松感。赌博的目的不在于获得经济利益。通常表现为，自己诉说具有难以控制的强烈赌博欲望，虽然努力自控，但不能停止赌博。专注于思考或想象赌博行为或有关情境。病人知道这些赌博行为没有带来收益，对社会、职业、家庭均有不利的影响，但仍然不愿放弃赌博。

12. 注意缺陷与多动障碍（儿童多动症） 是发生于儿童时期（多在3岁左右），与同龄儿童相比，表现为有明显注意集中困难、注意持续时间短暂及活动过度或冲动的一组综合征。症状发生在各种场合（如家里、学校和诊室），男童明显多于女童。

主要表现为：学习时容易分心，不专心听讲，上课时常做小动作，做作业拖拉，常出现粗心大意的错误，经常丢失或特别不爱惜东西，难以始终遵守指令，做事难以持久，难以遵守集体活动的秩序和纪律，干扰他人的活动，容易兴奋和冲动，易与同学发生纠纷，不受同伴欢迎等。

13. 性心理障碍（性变态） 有异常性行为的性心理障碍，特征是有变换自身性别的强烈欲望（性身份障碍）；采用与常人不同的异常性行为满足性欲（性偏好障碍）；不引起常人性兴奋的人物，对这些人有强烈的性兴奋的作用（性指向障碍）。除此之外，与之无关的精神活动均无明显障碍。不包括单纯性欲减退、性欲亢进及性生理功能障碍。

14. 人格障碍 这是指人格特征明显偏离正常，使病人形成了一贯的反映个人生活风格和人际关系的异常行为模式。这种模式显著偏离特定的文化背景和一般认知方式（尤其在待人接物方面），明显影响其社会功能与职业功能，造成对社会环境的适应不良病人为此感到痛苦并已具有临床意义。病人虽然无智能障碍但适应不良的行为模式难以矫正，仅少数病人在成年以后程度上可有改善。通常开始于童年期或青少年期，并长期持续发展至成年或终生。人格障碍中又可分为偏执性、分裂样、反社会性、冲动性、表演性、强迫性、焦虑性、依赖性等多种类型。如果人格偏离正常系由躯体疾病（如脑病、脑外伤、慢性酒中毒等）所致，或继发于各种精神障碍应称为人格改变。

15. 精神分裂症 本症是一组病因未明的精神病，多起病于青壮年，常缓慢起病，具有思维、情感、行为等多方面障碍及精神活动不协调。通常意识清晰，智能尚好，有的病人在疾病过程中可出现认知功能损害，自然病程多迁延，呈反复加重或恶化，但部分病人可保持痊愈状态。

主要症状表现为：反复出现的言语性幻听；明显的思维松弛、思维破裂、言语不连贯或思维内容贫乏；思想被插入、被撤走、被播散、思维中断或伴有强制性思维；有被控制或被洞悉体验；原发性妄想（包括妄想知觉，妄想心境）或其他荒谬的妄想；思维逻辑倒错、有病理性象征性思维或语词新作；情感倒错或明显的情感淡漠；有紧张综合征、怪异行为或愚蠢行为；明显的意志减退或缺乏；有自知力障碍，社会功能严重受损。精神分裂症有偏执型、青春型、紧张型、单纯型、未定型等多种类型。

项目三　心理问题的一般干预

心理问题的干预有很多方法，但基本上可以归纳为心理干预和药物干预两大类。

一、心理干预

（一）会谈概述

全科医生在自身有条件及来访者有需求及具备适应证的情况下可以对来访者进行心理干预。全科医生实施心理干预的目标旨在提高来访者发现问题和解决问题的内在动力，增进自我功能及社会功能，调整个人的情结，理清思路，指导行为技巧及提供合理建议等。心理干预的主要方法是谈话。医生和来访者通过谈话的方式进行交流，以达到心理干预的疗效功能。谈话的本身有调整心态的功能，同时医生和来访者独特的交互关系也是产生治疗作用的重要方面。谈话是个人理性自我的高度结构化活动，语言表达能使个人的理性、智慧得到体现。

个人的自我调适和亲朋好友的劝说无法替代医生的谈话干预，因为被情绪严重困扰的人本身正处在情结的陷阱之中，对于自己的问题往往是当局者迷，十分局限，也难以理出头绪，更谈不上觉察和更替自己的被严重扭曲的信念、假设及规则。亲朋好友正因为关系密切，又非临床专业人员，其体验及反应往往是不客观、不全面和非理性的。所以常常会提出许多隔靴搔痒的建议，有的甚至还会帮倒忙，产生负面的作用。

全科医生应掌握一定的临床心理谈话的技巧，在处理医患关系方面应注意以下几点：

1. 做好一个聆听者　向来访者认真地探询各种问题，不厌其烦地聆听他们的叙述，在聆听中不加入、不干扰来访者的实际生活，也不是用自己的想法和价值观去评判和影响来访者。

2. 做好一个引导者　全科医生不可能把改变来访者较重的心理行为障碍和不良的人格特点作为自己的干预目标。因此可以从探索来访者痛苦的情绪入手，来引导来访者如何体验与情结关联的愿望和想法，从而发现情绪背后的心理动因。

3. 做好一个启发者　全科医生应成为来访者改变自我的启发者。所做的工作应是让来访者认可自己的心理冲突，了解自己的不适应行为，了解和检查自己与人交往的不良模式，同时为基本满足自己的需求寻求切合实际情况的可行方法。

（二）初次心理会谈

全科医生与来访者的初次会谈十分重要，这是实施心理干预的前期工作。初次谈话对于来访者是一个不小的挑战，因为他要向一位不熟悉的医生谈论自己内心的问题。同时对于医生来说也不同于一般的诊疗，除了需要了解有关信息之外还要努力与来访者建立相互信任的合作关系，从而使来访者进入到心理干预的过程中。

初次会谈通常有以下一些结构和内容：

1. 消除戒心　全科医生在首次会谈中应该力求与来访者建立起良好的合作关系，充分尊重来访者，通过向来访者表达理解和接纳，让他们了解医生的愿望是帮助来访者解除心理压力。同时也应说明双方的合作和努力的重要性，使来访者消除疑虑积极配合。

2. 切入正题　全科医生可以先作自我介绍，然后主动把话题引入主题。从开放性的谈话开始逐渐转入来访者想谈的话题。医生应十分专注和投入，需对来访者的谈话内容表示出很大的兴趣，构成共情的互动。应避免初次谈话中出现拘束或冷场的情况。

3. 探索问题　全科医生在初次谈话中应及早判断来访者是否有紧急情况。如果来访者有自杀念头、行为失控、情绪崩溃等问题，必须对这类急迫的问题作进一步询问，了解引起心理压力的引发事件和构成心理压力的真正本源。如果来访者所谈及的问题很琐碎，就应与来访者共同探寻最有压力的主要问题。

4. 明确意愿　明确来访者的意愿十分重要。从谈话中应从不同的角度去观察来访者的求助愿望及态度。同时全科医生也应及时做出反应，明确表达愿意接纳和帮助来访者，并向来访者提出在心理干预过程中应该积极主动参与的要求。

5. 了解背景　充分了解背景情况这有助于对来访者整体的评估。全科医生应对来访者的家庭情况、学历阅历、文化背景、社交生活、生活氛围、健康状况和童年成长等各种问题收集有关的信息。但要避免花较多的时间去谈论与干预目标关系不大的琐事。

6. 结束初谈　在初次谈话结束后应有明确的结果，通常可有以下 4 种情况：

（1）对来访者实施系统的心理干预　如果来访者愿意继续接受咨询和心理帮助，双方可以进一步明确阶段目标和确定以后的计划和安排。

（2）安排下次谈话继续评估　如果全科医生认为初次的谈话所获得的信息量还不足，难以判断是否可以对来访者实施进一步的心理干预，可以安排第二次会谈，进一步了解情况。也可考虑通过一些心理测量的方法来协助了解有关信息。

（3）合并用药　在求得病人的同意下可以考虑合并用药的方案。

（4）转介　如果全科医生认为来访者的问题不是本机构或本人的能力得以解决，则应考虑转介至上级医院或专科医院。医生应该向来访者说明需要转介的理由和途径，让他们能及时到适合的医院接受专业人员的进一步帮助。

（三）设定目标

心理干预需要设定具体的目标。全科医生的心理干预应以短程干预为主，这有利于激发来访者在集中的时间段内全力以赴地处理自己面对的问题。长程的心理干预技术要求都比较高，往往超过了全科医学的知识结构和职能范围。

适合接受短期心理干预的来访者一般有以下 3 种类型：

1. 来访者是因当前某些生活事件的压力构成心理方面的困扰，但以往心理健康，社会适应良好。例如丧偶、离异、失业、乔迁、退休等引出的心理问题。

2. 来访者虽有心理方面的障碍，但只是暂时性的社会功能退化，能够正常生活，能与医生沟通交流，接受医生的帮助。

3. 来访者的问题已属于心理医生或精神科医生的治疗范围，需要转介。但在转介前须作进一步的评估。

（四）实施心理干预

心理干预可以根据不同的理论和技术进行实施。全科医生对于心理干预方法的选择不能满足于一般心理咨询和支持性心理治疗的水准，而应掌握一些实效性较强的方法，尤其是较易操作，符合我国国情的方法，这更能使来访者接受和配合。

全科医生常用的心理干预方法一般有危机干预、行为干预、认知干预和家庭干预等。

1. 危机干预

（1）危机的基本概念　对于危机的定义不同学派的表述不完全统一。Dixon（1979）认为危机是一个人遇到被认为是充满危险的事件，以个人通常的解决方法无法奏效，因而感到无助，并影响个人的功能。危机一般可分为成长危机和事态危机两类。一个人在成长过程中会出现各种的压力、阻力和困难，如学习、同学关系、恋爱、择业、经济、失业、更年期、退休、丧偶等都可以构成危机。事态危机包括天灾人祸等环境危机，亲人意外死亡、被抢劫等人际危机，疾病和自杀等个人危机。构成危机不仅仅与事件有关，同时与个人和家庭对事件的看法也密切相关。

通常危机会影响认知、身体、情感、行为和人际关系等，但随个体的差异，在工作、学习、家庭、人际关系等方面功能影响的程度也有所不同。人们有应对事件的自然功能，但是一旦个人习惯的常用应对方法失效，危机便会产生。

危机的发展一般可以分为 4 个阶段：

1）冲突期：因各种压力所致的失平衡状态，极度难受而渴望恢复平衡。

2）应变期：当事人会采用自己个人的资源和家庭社会的资源来应对，如果实效不佳，也会放弃习惯的方法行事，可以用开放的态度听取别人的意见，尝试用新的方法来解脱困境。

3）危机解决期：当事人若采取的应对方法难以消减压力和解决危机，同时又得不到更多的内外资源，有可能就会退缩、崩溃和停止解决问题，而是以逃避的方式取而代之。其中最危险的是用自杀的方法来结束危机。但也有人以积极的态度正视困难，想方设法通过调整对事物的看法或采用新的应对措施和策略来克服危机状态。

4）适应期：无论采取积极的或消极的方法（除自杀外）一般都可以使当事人恢复平衡，达到适应。但危机的经历有可能被内化成为个性和生活的一部分而影响以后的应对功能及模式。

（2）危机干预的方法和步骤

危机干预的目标：是帮助来访者应对危机，恢复平衡和自我功能，掌握新的应对方法，提高应对能力。

危机干预的步骤：

1）了解主要问题：全科医生只有明确了来访者的主要问题才能有的放矢地进行干预。可以从来访者最近生活中的人际关系、学习或工作情况、重大社会生活事件、认知功能及控制情结能力等方面获得充分的资料。

2）估计危险程度：了解和估计来访者的危险程度十分重要，必须密切观察。如果来访者情绪低落，沮丧悲观，无助感强，有可能有自杀的危险。如果来访者认为某人是构成自己危机的根源，想消除他人的继续影响，这就应估计到有伤人的可能。

评估危及生命的严重程度可从三个方面反映：①意念（ideation）。有些人在谈话中会流露出一些念头，“活着太累了，没意思”，“如果不是为了我的女儿，早就走这条路了”。医生对这些念头的出现应十分敏感，虽然停留在意念层面的想法危险度较低，但如果医生对此疏忽大意，就会失去干预的时机，使来访者从有意念转向行为。②姿态（gesture）。有自杀倾向的人除了有意念之外还有各种姿态，为自杀成功做一些准备。如积藏了一些能致死的药品，检查煤气开关的松紧，买好割脉用的刀片等。有姿态的人其危险性较大，医生应努力消解这种危险。③尝试（attempt）。有过自杀行为而未遂的人，再次自杀的可能性很大。尤其是再度遇上挫折和某些有压力的社会生活事件时更易一触即发。所以全科医生应充分注意应对的策略和方法，必要时转介到精神科医院住院治疗。

3）稳定情绪状态：当来访者感到失败和无助时医生的关怀和支持尤为重要，它能起到有效的稳定情绪的作用。医生应对来访者的情绪状态和自我价值敏锐关注，要提供机会使他们能表达情感和宣泄情绪。同时要向来访者表示医生会全力以赴地帮助他们一起来解决问题，使他们有实在的安全感。

4）探讨可行选择：这是一个认知重建的过程。只要来访者意识、智能正常，医生可以努力挖掘他们的自我潜能，以新的理性的思考来对待当前的困境。来访者在医生的指导下共同探讨可作选择的计划。

5）实施具体计划：实施计划的第一步是要制订一个完整可行的计划。这需要符合以下一些要求：①来访者能积极参与，成为计划中的主角；②能符合来访者的功能和需要，虽然在危机状态下，来访者的功能有所低下，但计划能促进他们的功能恢复；③计划是针对当前的最主要的现实问题而不是某些危机的成因或人格问题；④接纳与来访者密切相关的亲朋好友，充分利用更多的社会资源；⑤有明确的时限和实施的细节。实施具体计划一般都认为是相当有难度的事，但实际上只要来访者的认知能力开始重组时具体操作便开始具备了内在的动力。实施中应坚持先易后难、循序渐进的原则，避免使来访者在能力中丧失信心。

2. 行为干预　行为干预的理论和技术都已十分成熟。对于全科医生主要是掌握一些操作性强，实效性好的方法解决来访者一些常见的心理行为问题或障碍。以下简略地介绍一些行为干预的方法和注意事项。

（1）系统脱敏方法　是通过逐步暴露的方法使来访者消除恐惧或焦虑。具体步骤包括：①学习全身肌肉放松；②由轻到重制订接触恐惧或焦虑事物的进度表；③让来访者用数秒钟时间想象接触某个恐惧或焦虑的事物；④松弛和想象交替练习，逐渐减轻恐惧或焦虑的程度；⑤根据进度表提升练习的难度，最后达到完全消除恐惧和焦虑。

（2）厌恶疗法　通过不愉快刺激与不良行为建立条件反射，以达到制约某种不良行为的目的。实施厌恶疗法应注意以下要点：①厌恶疗法有一定的危险性，可以构成对被治疗者的伤害；②治疗必须接受过专业训练的人才能实施；③在实施过程中帮助来防者以适应的行为方式代替不良的行为。

（3）问题解决疗法　这是培养来访者以逻辑和理性方法按部就班地解决问题。通常的步骤是：①医生对于治疗过程、检查失效的问题解决方法和日常问题记录等向来访者进行指导；②辨别问题所在及设定目标；③从多方面多角度地提出解决问题的各种可能性；④鉴别各种可能性，寻找利大弊小的方法及策略，做出付之于行动的决定；⑤检验行动实施的效果，能否成功地解决问题，再不断修订，不断行动，不断总结。

3. 认知干预

（1）认知干预的基本概念　Werner（1982）指出人类行为不完全受无意识原动力的影响，也不是对于外来刺激的简单反应，而是基于个人的自觉，这称之为“第三动力”。人类有说话、思考、推理、记忆、选择和解决问题的能力，所以人们存在可以控制和管理外部环境及自己的驱动力。Kendall（1983）和 Beck（1985）对认知的内涵作了概括：①认知事件：是指一些可被人们意识及认识的思想，是自动的反应。它是出现于一瞬间，没有反省和推理。是一种非常习惯和非自主的内在对话，会不停地影响人的情绪和行为。②认知结构：是人对自己和外界环境的一些假设概念。当人遇到新的刺激时会将信息容纳到认知系统中，一旦被确认，就会变得稳定和坚固，不易改变。③认知过程：人们通过此过程知觉及过滤外来的刺激，从而构成自己的计划和行动。

认知学派认为人们的思想、情感、行为和非自主的生理反应相互联系。外环境和人的内心世界是密切关联的。当人受到外来刺激时，他们就会根据既定的认知结构来理解和定义事物。思维过程包括判断、评价、确定、解释、推理，同时也产生相应的情绪反应、自主性生理反应及行为反应。因此，如果当人们的认知结构和认知过程中含有曲解的成分，整个认知功能就会失调，情绪、生理反应及行为都会随之受到负面的影响。

（2）认知干预的方法　认知干预的方法有多种，在此重点介绍“压力应对训练方法”，是由 Meichenbaum（1985）创立。

压力应对训练方法这是一套能处理各种不同问题的治疗程序，可有效地应对愤怒、焦虑、恐惧、一般的压力反应、痛苦及躯体健康等问题。具体的实施分为以下 4 个步骤。

1）构思阶段：在此阶段中医生应努力与来访者建立良好的治疗性合作关系。医生应做到倾听、关心、真诚、接纳、理解、同感等。在收集资料的过程中，医生应通过交谈了解来访者压力的来源。产生压力的过程、所有压力的共性，压力对生活工作的影响。来访者自己应对的方法及来访者接受医生帮助的期望。来访者在放松的氛围下能够表达出各种想法、感受、经验及行为。医生在这阶段还应不断消除对医患关系带来不良影响的因素。

2）再构思阶段：帮助来访者对待压力进行重新构思是压力应对训练的主要策略。医生努力使来访者了解压力和应对的交互关系。让他们认识到认知评估是如何影响人的情结及行为反应。同时也需要引导来访者理解，通过认知的调整能使压力得到缓解和控制。

3）应对技巧训练阶段：松弛训练可以帮助来访者放松情绪及身体。认知重建法是认知调整中的主要方法。此方法包括：①收集在有压力的情况下出现的自动想法；②详细记录出现的想法及伴随的情绪和行为反应；③检验想法的有效性及对情绪行为带来的负面效应；④探寻新的有减压功能的替代想法；⑤不断操练和巩固有效的新想法及体会情绪和行为的相应改变。

在此阶段中常用的方法有：离中法（decentering）、扩展观点（enlarging perspective）、重新归因（reattribution）等。

4）应用与实践阶段：在此阶段中来访者把学得的应对压力的技巧应用于日常生活，以强化应变能力。常用的方法有：①想象应对练习。在医生的辅导下来访者选择一个与治疗目标对象类似的社会生活事件，想象如何通过循序渐进的方法处理和消除内心的压力。②模拟行为练习。医生与来访者进行角色扮演，重演日常社会中有压力的片段，然后进行应对的探索，寻找有效的策略和方法。③实际生活练习。通过想象练习，由经过角色扮演便可进入到具体的日常生活中去进行实际练习。医生需给来访者布置详尽的家庭作业，在指导和督促下让他们努力完成有一定压力但尚能克服的作业 .

4. 家庭干预　方法很多，但比较适用于我国国情的是结构式家庭治疗。

（1）结构式家庭治疗基本概述　结构式家庭治疗是由美国的 Minuchin 和他的同事在 20 世纪 60 年代创立的。它注重于人际交往过程，而不只是谈话的内容。运用核心家庭的理论去分析家庭结构和家庭组织。通常一个家庭是以角色、功能、权力架构而组织起来。家庭成员有清楚的分工、界线，并要有适当的组织才可运作得宜，发挥它的功能。到了 80 年代，研究的结果证明结构式家庭治疗应用于治疗有心身疾患病人的家庭的成功率很高。Minuchin 的贡献是他很早引入了结构的理念，而治疗的目标是去除阻挠家庭功能发挥的结构，取而代之以较健全的结构，使家庭功能得以有效发挥。

结构式家庭治疗是基于一些对于家庭动力及其组织的假设而展开的治疗方法。它假设个人问题与家庭的动力和组织有着密切的关系。改变家庭动力与家庭组织的过程，可改变个人及家庭。

结构式家庭治疗有以下一些特点：

1）以家庭作为治疗单位。

2）注重于过程超过行为表现。

3）注重目前情况而不去追溯陈年旧事和家庭的影响。

4）相信行为问题是一个重要的问题，是不显眼家庭问题的表露。

5）不把个人问题作为治疗的焦点，治疗的目标和焦点是改变家人交往的方式。

6）治疗过程不是一对一的谈话方式，而是多元化和多层次的家庭组织的互动。

7）家庭治疗中借助了心理动力学理论，还有系统论、学习理论、沟通理论、反馈理论、认知行为理论等。

每个家庭都会受到来自各方面的压力，常见的家庭压力来源有：①家人与外界的接触；②家庭与外界的接触；③家人在成长过程中的压力；④家庭独特问题所带来的压力。有些家庭出现功能上的失调这是由于家庭在有压力的情况下因结构的僵化无法进行良好的沟通，失调的沟通方式的不断重复使僵化的结构更趋凝固，导致成员出现症状。

家庭功能失调与家人出现病症存在一定的关系。一方面，不和睦的家庭气氛和环境可能成为孕育病态家庭的基础。另一方面，若在家庭中某个成员是因功能失调的家庭环境引起的症状，家庭状况在未能得到改善之前，家庭成员的病症会被强化而加重。

（2）治疗方法和技巧　结构式家庭治疗的过程包括进入（joining）、评估（assessment）及干预（intervention）等3大环节。

1）进入：全科医生实施家庭治疗首先要进入家庭，接触家人，深入家庭，成为家庭系统的一分子。了解每个家庭成员自己却保持中立。这是一个特殊“家庭成员”，所以其立场应该是含蓄的、中间的立场，同时又能在一定的情况下分离出家庭圈而成为一个有主见的公证人。

2）评估：评估的目的是收集资料了解家庭功能失调的症结。通常评估的内容有：①家庭的状态和结构；②家庭系统的弹性；③家庭系统的反响；④家庭生活的环境；⑤家庭生命周期；⑥家庭成员的症状问题和沟通的方式。

3）干预：干预的目标是调整不良的家庭结构，使家庭能正常地运作和发挥健全的功能，通过改变家人的交往方式从而使有病症的家庭成员得到治疗和改善。具体的方法是：①通过重复信息、控制音调、运用语言、营造感觉等技巧使每个成员改变对家庭原来的看法。②通过划清界限，否定有损的家庭结构，补充有益的理念来向原来功能失调的家庭的结构挑战。③在医生的引导和协助下通过诘难、强调优点等方法使家庭成员挑战家庭观，建立新的家庭观念。

二、精神药物干预

所谓精神药物即对病理心理综合征或精神疾病有治疗作用的药物。目前临床中常用的精神科药物基本问世于20世纪50年代后。精神科药物的发展十分迅速，不仅体现在种类的不断增加，同时也体现在应用的日益广泛，被更多的医务人员和病人所接受。据统计，精神科药物已成为当今如同抗生素、维生素及镇痛剂一样的常用药。精神药物按临床应用分类可分为抗精神病药、抗抑郁药、抗焦虑药及抗躁狂药等。抗精神病药物的主要作用部位是脑干；抗抑郁药物主要作用于间脑；抗焦虑药物主要作用于边缘系统。这些药物的作用部位既有侧重，又有重叠。

（一）全科医生合理应用精神药物的原则

1. 选用熟悉药物 全科医学的范围很广，全科医生在使用药物方面的知识也需要很全面。尤其在精神药物方面，应新的药物层出不穷，更新很快，所以全科医生不可能对所有的精神药物都有全面深刻的了解和掌握。所以在使用药物方面应首选自己熟悉的药物，对疗效、剂量和副作用都能较好地把握。

2. 使用剂量适当 精神药物的使用剂量十分重要，它直接影响到疗效及副作用。全科医生在用药的剂量方面往往比较保守，用药剂量过低，因剂量不足而未能达到良好的治疗效果。这样治疗的结果不仅疗效有限，有时还会延误治疗时机，使疾病慢性化。所以全科医生应把握恰如其分的用药剂量。若病人需要大剂量用药，则应把病人转介给精神科医生处理。

3. 用药尽量单一 使用精神药物原则上应尽量做到单一和简单，即使有时根据病人的实际情况需要选择几种药合并使用，但应掌握科学性和合理性。一般不主张同一类药物的叠加和重复，也不主张过多精神药物的联合使用。因为这会导致非常复杂的药物交互作用，而实际上也达不到想象中增加疗效的功能。

4. 更换药物慎重 对于更换药物通常有两种情况，一种是出现严重的副作用，另一种是药物的效果不佳。在判断疗效不佳的问题上必须谨慎行事。应事先全面地考虑和评估，如药物的针对性如何、剂量是否合适、用药是否以达到疗效、病人是否认真严格地执行医嘱、是否有多种药物交互作用的影响等。此外，全科医生也应考虑到换药后对更替药物疗效的把握及病人在换药过程中的心理反应和在医患关系方面的影响。

5. 谨慎使用新药 近年来精神药物发展迅速，新产品不断推出。全科医生应认识到有些新药的问世是偏重于商业的需要。医生对新药的介绍和宣传应抱有客观、科学的态度。因为新药对于医生和病人会产生一定的心理诱导，产生过高估计新药的疗效的效应。另一方面，由于新药使用时间短，医生应充分注意需要积累自己的临床经验，尤其是需要注意药物的副作用和与其他药物之间的配伍问题。

6. 警惕媒体误导　在各种媒介中常常会介绍一些与改善精神状态有关的药物及保健品。在这些商业行为中有的有夸张和虚假成分，言过其实，与医学科学相违背，与实际效果相脱离。作为全科医生也应警惕这种误导，尤其当来访者向医生咨询有关媒介广告中介绍的保健品和药品方面的问题时，更应严肃对待，不能随意应答，以免造成不良的后果。

（二）全科医生应用精神药物的常见问题及应对

1. 副作用　当全科医生打算给来访者使用一些精神药物时，来访者常常会询问副作用的问题。全科医生应对精神药物的作用和副作用有详尽的了解，应耐心地向来访者解释会产生一定副作用的可能，但不等于药物说明书中提及的副作用在每个服药者身上都会出现。应让来访者合理地认识和对待副作用。如果药房在发药时能不给病家药物说明书，这能减少病人阅读说明书后引起的不良心理反应。

2. 依赖性　对于各种精神药物的依赖性问题不同的学者有不同的见解。除了抗精神分裂症药物往往需要长期服药之外，其他抗抑郁药和抗焦虑药的依赖程度不一，即使有也相当有限，而且有较明显的个体差异，往往心理上的依赖在药物依赖中占有较大的比重。有的患者在长期服用某些药物后因某些因素突然停药，便会出现一些药物戒断症状。如苯二氮䓬类药物的戒断反应有失眠、头痛、烦躁、紧张、呕吐、肌肉疼痛等。对此类情况可运用逐步撤药的方法来处理。若能配合一定的心理干预，能够使病人摆脱药物依赖。

复习思考题

1. 危重患者的心理特点不包括（　　）

A. 忧郁心理　　B. 绝望心理　　C. 情绪暴躁

D. 乐观心理　　E. 孤僻心理

2. 属于副语言的是（　　）

A. 眼神　　B. 点头　　C. 微笑

D. 叹息　　E. 空间距离

3. 医患沟通中的建设性语言不包括（　　）

A. 安慰性语言　　B. 鼓励性语言　　C. 劝说性语言

D. 暗示性语言　　E. 指令性语言

4. 世界心理卫生联合会对心理健康的标准不包括（　　）

A. 身体、智力、情绪十分协调

B. 适应环境，人际关系中彼此能谦让

C. 有幸福感

D. 在学习和工作中，能充分发挥自己的能力，过着有效率的生活

E. 性格健康

5. 心理危机干预的目标不包括（　　）

A. 使危机症状平稳　　B. 防止危机症状恶化　　C. 恢复社会功能

D. 杜绝危机症状发生　　E. 消除危机症状

6. 产后忧郁症的临床表现，下列描述错误的是（　　）

A. 对所有事物失去兴趣　　B. 食欲减退　　C. 食欲增强

D. 睡眠不足或严重失　　E. 对婴儿充满关爱

扫一扫，知答案

模块十九

扫一扫，看课件

社区重点人群的全科医疗服务

【学习目标】

1. 掌握：各类社区重点人群的生理、心理和社会适应特点、常见健康问题及其保健重点。

2. 熟悉：社区重点人群的概念和界定。

3. 了解：社区重点人群的全科医疗保健策略。

项目一　全科医疗与重点人群保健

一、社区卫生服务中的重点人群

（一）社区重点人群的概念

社区重点人群是指在社区中具有特殊的生理、心理特点或处于一定的特殊环境中、容易受各种有害因素的作用、患病率较高的人群，也称特殊人群或脆弱人群。

（二）社区重点人群的界定

在以社区为基础的全科医疗服务中，全科医疗服务的对象是社区中的全部人群，其服务人群的主要健康问题就是服务的中心目标。在一个社区中对重点人群的界定需要具体问题具体分析。

以性别界定，如女性因有特殊的生理特点、生理周期及生育功能，在这些特定时期较之男性有更多的健康危险因素，故被列为社区卫生服务的重点人群。

以年龄界定，如儿童与老年人具有更大的生理弱点与危险性，较之成年人而言更容易患病和死亡，所以要将其纳入重点保护对象。

以患者群界定，一些主要慢性病患者为终生带病群体，预期身体将受到多器官损害的影响乃至死亡的威胁，是社区卫生服务人员需要长期关注的重点。

以心态或社会情境界定，在社会转变时期经历了生活巨变、承受着多种压力的人易发生精神障碍，这些人的精神心理卫生问题应该成为重点干预对象。

二、社区重点人群的全科医疗保健

在社区卫生服务中，全科医生在做好临床医疗工作的同时，需要特别重视本社区重点人群的卫生服务需要与需求。在社区中，妇女、儿童、老年人是人数最多的重点人群，也就是社区保健的重点服务对象，做好这部分人群的社区保健工作，有利于提高整个社区人群的健康水平。全科医生可以采取以下策略做好重点人群的保健。

（一）建立和谐关系

即使是知识最渊博、技术最娴熟的医师，如果不能与患者建立一个良好的医患关系，效率也会大打折扣。良好的第一印象对建立好的医患关系有很大帮助，全科医生尽量采用有勇气的、自信的方式，并且以患者可以接受的个人形象来与患者进行接触，或表现出对他们所关心的事物及他们的幸福感兴趣等，向患者传达信心与信任的感觉，这是医患建立和谐关系的基础。

和谐的医患关系能够提高患者的满意度和对全科医生的依从性，这有助于提高个体健康照顾的效率和质量，同时，良好的医患沟通也有助于全科医生通过个体患者发现其背后的群体健康问题，用与此相关的个体案例及时进行人群健康教育，易于形成社区中人人关心健康、保护健康的氛围。

（二）加强宣传教育

教育患者或其家人对任何医疗干预都是有作用的。优秀的全科医生应当同时是优秀的患者教师。医生可以将教育整合到与患者的交流中，而且是持续的，并非一个独立的步骤。当采集病史时，医生可以评估态度、知识和技能。当进行检查时，医生可以告知检查的目的和检查结果的意义。当下诊断时，医生能用可理解的语言阐述该诊断意义和得出该诊断的过程。当建议治疗时，医生能评估患者的理解程度、意愿和治疗的障碍。

患者获得有效的教育信息，能够促进其成为医疗过程的积极参与者，增加对医生的信任程度，并依从治疗。医生通过提高患者的诊疗参与度来提高就诊率和预防误诊。

（三）充分利用补充和替代医学

补充和替代医学（complementary and alternative medicine，CAM）是指不属于常规医学的各种医疗保健体系、实践和成果。实施重点人群保健需要各种 CAM 的参与，包括养老院、护理院、临终关怀院、托儿（老）所、助残机构、营养餐厅等；还有其他涉及社区居民生活质量的服务内容，如营养咨询、心理咨询、家庭护理、送餐服务、环境改良服务等。此外，由居民自发组织起来的自助与互助式的各种志愿者组织、患者俱乐部等，也是吸引或动员社区积极参与卫生保健活动的重要形式。

此外，营养和心身医学也是CAM的重要元素。营养是保持健康和促进康复的基础，营养原则为大多治疗计划的核心部分，各种营养建议可用于预防和治疗肥胖、情绪障碍、糖尿病、慢性疼痛等。心身医学方法是头痛、失眠、术前准备等常见临床疾病常规疗法的辅助。

（四）建设以患者为中心的合作团队

重点人群保健涉及医疗、预防、教育、康复、心理、营养、环境、劳动保护等方面，仅靠全科医生是不可能实施的。即使是以医疗为主的问题，例如慢性病患者的规范化管理中也有许多保健和日常生活管理知识、技能，需要通过生动细致的教育为患者及其家庭进行指导，这通常是护理人员的特长。而与人群健康状态评估和健康干预相关问题需要公共卫生人员参与。此外，宣传、发动、协调和促进患者个体、家庭、社区人群参与健康活动，社会工作者的作用不容忽视。因此，建立一个积极的、合作性的、以满足患者要求为目的的团队，把各相关领域的专业人员集中在一起，为满足社区的健康需求而共同工作，有助于促进和完善社区重点人群的医疗保健服务。

项目二　社区妇女保健与计划生育指导

妇女保健是针对女性一生不同时期的生殖生理和心理的特点，以预防保健为中心，以基层为重点，以生殖健康为核心，通过积极的预防、普查、监护和保健措施，做好妇女各期保健，降低患病率，消灭和控制某些疾病及遗传病的发生，控制性传播疾病的传播，降低孕产妇和围生儿死亡率，从而促进妇女身心健康。

妇女保健主要包括：青春期保健、婚前保健、生育期保健、围生期保健、围绝经期保健。

一、妇女重要时期的生理和心理特点

（一）青春期

青春期是从乳房发育等第二性征出现至生殖器官逐渐发育成熟，获得性生殖能力的一段生长发育期，是儿童到成人的转变期。WHO规定青春期为10~19岁。这一时期的生理特点是生殖器官发育、第二性征出现、生长加速、月经来潮。此期的心理特点主要是随着生理的改变，性意识开始觉醒，但由于社会环境的制约，出现性意识与社会规范之间的矛盾。同时，独立意识增强，但社会阅历浅，实践少，经济上不能独立，从而出现独立性与依赖性的矛盾。想象力丰富、思维活跃、容易理想化，出现理想与现实的矛盾。可塑性大，易受外界的影响，情绪容易波动。

（二）围生期

围生期是指从生命的准备阶段即受孕前的准备阶段开始，到新生儿的早期阶段，包括孕前、妊娠期、分娩期和产褥期。围生期是妇女一生中生理和心理变化的时期，也是使妇女暴露于与妊娠和分娩有关的各种危险因素和疾病时期。由于妊娠期妇女生理变化较大，妊娠期妇女心理状态可分为 3 个时期：较难受期、适应期和过度负荷期。妊娠期孕妇常见的心理问题为焦虑和抑郁状态。

（三）围绝经期

卵巢功能开始衰退直至绝经后 1 年内的时期称为围绝经期。一般始于 40 岁以后，历时短则 1~2 年，长至 10 余年。由于卵巢功能逐渐衰退，卵泡不能成熟及排卵，此期雌激素水平降低，出现血管舒缩障碍，表现为潮热、出汗、头痛、眩晕、肢体麻木，此外，妇女进入围绝经期，多年的心理平衡被打乱而未建立新的心理平衡，势必带来心理上的重大变化，如情绪不稳定、不安，抑郁或烦躁，失眠，神经质等，这一系列的症状统称为绝经综合征。

二、妇女不同时期的主要健康问题

（一）青春期

青春期主要的健康问题是由于缺乏生理期卫生保健知识，没有良好的卫生习惯，导致月经紊乱、功血、痛经、经前紧张等相关身心疾病的发生，甚至出现妇科感染性疾病等问题。此外，青春期懵懂的性意识，加上缺乏必要的性知识及道德法制观念，不能控制自己的性冲动，容易发生不正当的性行为，甚至触犯法律导致性犯罪，影响健康及今后的生育功能。

（二）围生期

围生期妇女全身器官负担加重，易发生各种妊娠并发症，其原有的一些疾病也会因妊娠而加重。由于孕期生理的改变有可能导致孕妇情绪上的相应改变，而孕妇的情绪对胎儿的发育有很大影响。妇女严重的生理和心理改变甚至可导致流产、早产、死胎、难产等。分娩期易发生难产、产道撕裂伤、产后大出血、产后感染等，常见的心理问题是不适应、焦虑紧张、恐惧和依赖心理。在产褥期，产妇既要进行自身的恢复，又要担负起哺育和照看新生儿的重任，心理上可能因角色由青春期女性成为母亲的这种突然转变、照顾和哺养儿童的负担而容易出现心理障碍，如产后抑郁症，另外，这个时期还容易发生生殖道的感染、出血、乳腺炎等。

（三）围绝经期

妇女围绝经期由于激素水平的变化，可出现自主神经功能紊乱，血管舒缩异常；雌激素的减少可能导致骨质疏松、骨折等。多年的心理平衡被打乱，心理上会出现重大变化，加之体内激素的改变，使这一时期的妇女常发生精神状态的改变。此外，心脑血管疾病、恶性肿瘤的发病率在这一时期也有增高。

三、社区妇女的保健重点和措施

（一）青春期保健

青春期保健应重视健康与行为方面的问题，以加强一级预防为重点：①自我保健：加强健康教育，使青少年了解自己生理、心理上的特点，懂得自爱，学会保护自己，培养良好的个人生活习惯，合理安排生活和学习，有适当的运动与正常的娱乐，注意劳逸结合，保护大脑，开发智力，远离烟酒。②营养指导：注意营养成分的搭配，提供足够的热量，定时定量，三餐有度。③卫生指导：注意经期卫生，正确保护皮肤，防止痤疮，正确认识月经期可能出现的小腹胀痛、疲劳嗜睡等生理现象。④心理指导：根据青春期少女的生理心理特点，针对具体问题进行积极的教育引导，培养她们健康的心理、健全的性格和积极乐观的心态，并鼓励她们进行适量的体育锻炼。⑤性教育：通过性教育使少女了解基本性生理和性心理卫生知识，正确对待和处理性发育过程中的各种问题，以减少非意愿妊娠率，预防性传播疾病。

（二）婚前保健

婚前保健是为即将婚配的男女双方在结婚登记前所提供的保健服务，包括婚前医学检查、婚前卫生指导和婚前卫生咨询。婚前医学检查是通过医学检查手段发现有影响结婚和生育的疾病，给予及时治疗，并提出有利于健康和出生子代素质的医学意见。婚前卫生指导能促进服务对象掌握性保健、生育保健和新婚避孕知识，为个人达到生殖健康目的奠定良好基础。婚前卫生咨询能帮助服务对象改变不利于健康的行为，对促进健康、保障健康生育起到积极的保护作用。总之，婚前保健保障个人和家庭幸福，减少传染病蔓延，为优生优育打下良好基础并为其提供保证。

（三）围生期保健

围生期保健是指一次妊娠从妊娠前、妊娠期、孕产期、产褥期、哺乳期为孕母和胎婴儿的健康所进行的一系列保健措施，从而保证母婴安全、降低孕产妇死亡率和围生儿死亡率。

1. 孕前期保健　选择最佳的受孕时机，减少许多危险因素和高危妊娠。女性小于18岁或大于35岁是妊娠危险因素，易造成难产和产科其他危险并发症。保证妊娠前健康的心理、社会环境，生活中发生不良事件与妊娠期高血压疾病、产后抑郁症的发生有关。积极治疗对妊娠有影响的疾病，如病毒性肝炎、心脏病等，在适宜妊娠时受孕。戒烟酒，避免接触有毒有害物质和放射线。

2. 孕早期保健　建立孕产妇保健卡或围生期保健卡。孕12周前，每周进行一次产前检查。孕早期是胚胎、胎儿分化发育阶段，易受外界因素及孕妇疾病的影响，导致胎儿畸形或发生流产，应注意防病、防致畸。应尽早确诊妊娠，确定基础血压、体重，进行高危妊娠初筛，了解有无不良孕产史、家族成员有无遗传病史，避免接触有害化学制剂和放射线，避免病毒感染、精神刺激。患病时遵医嘱服药，并注意营养，保证充足睡眠，适当活动。

3. 孕中期保健　孕20~36周进行3~5次产前检查。孕中期需仔细检查孕早期各种影响因素对胎儿是否有损伤，在孕中期进行产前诊断和治疗，妊娠晚期并发症的预防也需从孕中期开始。此外，还需加强营养，适当补充铁剂和钙剂，监测胎儿生长发育的各项指标，预防和及早发现胎儿发育异常，并预防和治疗生殖道感染。认真填写有关的登记表、卡。

4. 孕晚期保健　孕36周后每周进行一次产前检查，防止妊娠并发症，及早发现并矫正胎位异常，注意胎盘功能和胎儿宫内安危的监护，及时纠正胎儿缺氧。加强营养，注意保持营养均衡。做好分娩前的心理准备，指导孕妇做好乳房准备，有利于产后哺乳。

5. 产日保健　严格执行接产操作常规，加强产程观察，预防和正确处理难产，提高接产质量，严格掌握手术指征，进行床边教育、端正心态，减少不必要的手术产。防治滞产感染、出血、窒息、冻伤，加强高危产妇的分娩监护等。

6. 产褥期保健　严格执行产褥期护理常规，防止产褥感染。开展产后访视，做到产后和出院后初访，半个月和满月时再访视一次，产后42天全面检查一次。指导产褥期卫生，进行新生儿卡介苗初种。

7. 哺乳期保健　为保护母婴健康，降低乳幼儿死亡率，保护、促进和支持母乳喂养是哺乳期保健的中心任务。许多药物能通过乳汁进入婴儿体内，哺乳产妇用药需谨慎，哺乳期最好采用工具避孕或产后3~6个月放置宫内节育器，不宜采用避孕药物和过分延长哺乳期。

（三）围绝经期保健

全科医生及社区工作团队，通过患者教育和群体宣教，使围绝经期妇女了解妇女此时期的卫生保健知识，重视自我保健，消除恐惧忧虑，培养开朗性格，对生活、工作充满信心。加强心理辅导和咨询，鼓励围绝经期妇女积极参加各项社会工作，增加人际交往，适当锻炼，饮食适当。根据围绝经期综合征症状的类型、程度和机体状态，给予对症处理或激素替代治疗等方案。

四、妇女社区保健措施

（一）建立和健全社区妇女保健网络

妇幼保健网是指由妇幼保健专业机构形成的组织系统，是进行社区妇幼保健工作的组织保障，是开展社区妇幼保健工作的组织基础。中国具有城乡三级卫生保健网络可以作为社区妇女保健的基础，但仍需继续健全完善。

（二）开展社区调查

通过社区调查了解所在社区妇女的人口数、年龄构成、健康状况、主要危险因素及卫生保健需求，以便制订社区妇女保健工作计划，有针对性地开展社区妇女保健工作。

（三）加强健康教育和宣传，提供社区妇女保健

根据社区调查的结果，针对社区妇女的健康状况和卫生问题，结合妇女保健需求，采用多种形式开展健康教育和健康咨询工作，普及女性生理知识、性知识、生育知识、孕产知识、围绝经期知识等，使群众懂得和掌握各期的保健要求，提高社区妇女的自我保健意识和自我保健能力，动员社会和家庭关心和支持妇女保健工作。同时，针对妇女不同时期的特点开展健康检查，防治相关疾病，并建立健康档案。

（四）充分利用社会力量参与妇女保健

社区保健强调社区群众的有效参与，可以在社区中成立一些非政府组织，如妇女小组等，以促进社区妇女的有效参与。妇女小组等非政府组织是社区专业保健机构与社区群众的中介，是社区保健活动中的骨干力量，在传播卫生保健知识、转变人们的行为方面具有重要作用。

五、社区妇女的生育期保健和计划生育指导

妇女的生育期一般可持续 30 年左右，我国妇女生育期的绝大部分时间处于节育期，开展计划生育咨询，普及节育科学知识，以妇女为中心，大力推广以避孕为主的综合节育措施是此期社区妇女保健的重点。

（一）节育期保健内容

1. 健康教育传播有关生育调节的科学知识，改变不科学的生育观、不正确的态度和行为，提高自我保健能力，及时评估教育效果。

2. 节育方法的咨询、指导与服务开展多途径的节育方法咨询，并指导正确使用，做好随访与反馈。对高危人群如哺乳期妇女、剖宫产术后、多次人工流产史、有子宫手术史、子宫畸形、严重全身性疾病者等，及时提供重点服务，避免意外妊娠所造成的不良后果。

3. 节育期保健系统管理，开展社区调查和记录，掌握所管辖社区内的育龄妇女人数、年龄结构、节育措施、使用方法及并发症等情况，并应有专项档案记录。

（二）女性常用节育方法

1. 宫内节育器（intrauterine devices，IUD） IUD 主要作用于子宫局部，使子宫内膜产生非细菌性炎症反应，不利于精子的生存和受精卵着床；对全身没有影响。优点：IUD 是有效的避孕方式之一，能提供长期有效的避孕效果，摘除后女性会迅速恢复生育能力，雌激素禁忌者也能使用 IUD，IUD 还能减低子宫内膜癌和宫颈癌的发生率。缺点：放入和

取出 IUD 都需要医师的帮助。IUD 可能会导致痛经和月经过多。IUD 对性传播感染没有保护作用。IUD 置入后的头 20 天内生殖道感染的概率有所上升，但除此之外不会增加盆腔炎症性疾病的风险。

2. 甾体激素避孕药　主要有雌、孕激素混合避孕药和单黄体酮避孕药。避孕的原理为抑制排卵，改变子宫内膜状况，不利于孕卵着床；改变宫颈黏液性状，不利于精子进入宫腔。优点：能有效避孕，还有助于调整月经周期、减少月经出血、缓解痛经。停止服用避孕药后女性能迅速恢复生育能力。缺点：必须每天按规定的方法使用避孕药才能有效避孕。可能导致乳房触痛、恶心、头疼及性功能减低等症状。避孕药对性传播感染没有保护作用，雌激素禁忌的人群不能使用激素避孕药。

3. 女用避孕套　女用避孕套是一层聚氨酯制成的薄膜，两端各有一个圆环。它最长能在性生活开始前 8 小时放入阴道中。优点：只要能正确、持续地使用，女用避孕套能有效降低包括 HIV 在内的性传播感染的发生率。缺点：必须每次性生活时都要以正确的方式使用避孕套，有些女性可能会出现阴道激惹症状。

4. 自然避孕法　自然避孕法要求女性能确定估计自己怀孕可能性最高的时期，并在这段时期内禁欲或仅使用屏蔽类避孕方法。妇女月经为标准的 28~32 天的女性，其危险期即为周期的第 8~19 天。优点：这种方法是没有禁忌证的，而且反其道而行之还能帮助希望生育的人成功怀孕。缺点：容易受孕的危险期也是性欲旺盛的时期，这段危险期中要求夫妇二人高度克制。此外，自然避孕法不适合月经不规律的人，但即使患者一般情况下月经非常规律，在某些时候也可能经历一些紊乱。

5. 紧急避孕法　是一种特殊的避孕方法，仅适用于无保护性交后的妇女，当未及时采用任何避孕措施，避孕套滑脱、破裂或遭到强暴后可采用此法。性交后 72 小时内服用紧急避孕药物 1 片，12 小时后可再服 1 片。此法不宜作为长期的避孕方法。

（三）女性绝育术

女性绝育术是指通过阻断输卵管以实现长期不生育的目的。其适应证为自愿接受绝育手术且无禁忌证者。禁忌证：各种疾病的急性期；全身情况不良不能耐受手术者；腹部皮肤感染或患急慢性盆腔炎症者；患严重的神经症者；24 小时内 2 次体温在 37.5℃以上者。主要方法有 2 类，包括腹部小切口输卵管结扎术和腹腔镜输卵管上夹或套扎术。手术时间多为月经干净后 3~7 天，也可于人工流产术后即刻，分娩及中期引流产 24 小时后及自然流产转经后。

（四）育龄夫妇不同时期节育方法的选择

在节育期保健服务中，医师应十分注意运用人际交流和咨询技巧帮助育龄夫妇做到对节育措施的“知情选择”，即通过宣传教育、培训、咨询、指导等途径，使育龄夫妇了解常用避孕方法的避孕原理、适应证、禁忌证、正确使用方法、常见副作用及其防治方法，在医疗保健人员的帮助下，选择满意的、适合自己的避孕方法。

1. 新婚夫妇　其避孕工具可选择短效避孕药；婚后 2~3 个月，可选用外用杀精剂、引导避孕药环、阴道隔膜等。不宜选择 IUD 及采用长效口服避孕药或长效避孕针。

2. 产后、哺乳期　可选择 IUD，可于分娩后立即放置，也可于产后 42 天放置；亦可选择单纯孕激素长效避孕针、皮下埋植剂；哺乳闭经避孕法或自然避孕剂；屏障避孕法及某些易溶解的外用杀精剂等。不宜使用复方口服避孕制剂。

3. 生育后阶段　可选择 IUD、皮下埋植剂、长效或短效避孕药及各种屏障避孕法和外用杀精剂。

4. 围绝经期　原使用 IUD 无副作用者，可继续使用至绝经后 1 年左右取出。此外，还可选择屏蔽避孕法、阴道避孕药环及自然避孕法。

5. 分居夫妇　可选择探亲避孕药、短效口服避孕药、安全套、杀精剂等。不宜使用自然避孕法。

6. 不同健康状况下的人群　①经量过多、周期不规则或痛经者，可选用短效口服避孕药；②子宫肌瘤或乳房肿块的妇女可选用单纯孕激素类避孕方法；③有心、肝、肾等内科疾病患者，宜用屏障避孕法，外用杀精剂、自然避孕法或绝育术、IUD 等；④有生殖道炎症、盆腔感染史者可选用安全套、口服避孕药或皮下埋植剂等。

项目三　社区儿童保健

儿童是指 0~14 岁的人群，从婴儿、幼儿、学龄前期到学龄期，形体上、生理上和心理上不断发生变化，是一生中生长发育最快的阶段，也是奠定身心健康的基础阶段。

儿童的免疫功能尚不健全，缺乏独立生活和保护自己的能力。因此，儿童作为社区重点人群，必须通过全面系统的保健工作，才能保障他们的身心健康，提高健康水平。

一、儿童的生理、心理和社会特点及其常见健康问题

（一）婴儿期

从出生到满 1 周岁为婴儿期。此期是小儿生长发育最迅速的时期，需要摄入的热量和营养素非常高，但由于婴儿大脑皮质功能不成熟，全身各器官系统的功能不完善，对高热、毒素及其他有害因素的抵抗力弱，容易发生抽搐、呕吐、腹泻、呼吸道感染、营养不良等问题。婴儿期是整个儿童期死亡率较高的时期。

（二）幼儿期

从满 1 周岁到满 3 周岁称为幼儿期。此期儿童生长速度稍减慢，但智能发育较前突出，语言、思维和交往能力增强。这一时期由于自身的免疫功能尚未完善，幼儿期的儿童

容易发生传染病和寄生虫感染；由于活动范围的加大，而又缺乏自我照顾的能力，因此容易在家庭和社区环境中发生意外事故或伤害，如营养不良、贫血等健康问题。

（三）学龄前期

3周岁以后到7周岁内为学龄前期。本期儿童抵抗力比幼儿期有所增强，此期生长速度减慢，智能发育更趋完善，但仍易发生传染性疾病和寄生虫病、意外事故；如果教养不当可能出现行为异常。

（四）学龄期

从7~14岁间为学龄期。此期身体的生长发育稳步增长，除生殖系统外其他器官的发育到本期末已接近成人水平；智能发育也更加成熟，是接受文化科学教育的重要时期。此期发病率较前有所降低，但近视和龋齿发病率较高。

二、儿童期各阶段的保健重点

（一）婴儿期

婴儿期是死亡率较高的时期，半岁后因来自母体获得的被动免疫力逐渐消失，而自身免疫功能尚未成熟，易患感染性疾病，故应提倡母乳喂养。科学育儿，同时应做好计划免疫。

（二）幼儿期

幼儿活动范围大，但对危险事物识别能力差，故此期在做好生长发育监测的同时，更应注意防止发生意外创伤和中毒；断乳和添加其他食物应在幼儿早期完成，因此要注意保证营养，防止营养不良；预防感染，仍是这个时期的重要保健内容之一，如注意早期发现中耳炎、泌尿生殖系感染等。同时，教育幼儿家长注意弱视、斜视的早期症状，及时就医。

（三）学龄前期

此期儿童好奇多问，求知欲旺，具有较大的可塑性，因此要注意培养其良好的道德品质生活习惯，为入学做好准备。学龄前期儿童易患肾炎、风湿热等疾病，应注意防治。此外，应对此期儿童进行斜弱视筛查，以期在4周岁前及时发现儿童的视力问题，避免因错过最佳治疗和康复时机而造成视功能的严重影响。

（四）学龄期

此期保健应注意保证营养，创造良好的生活学习环境，养成良好生活和学习习惯，养成正确的坐、立、行走、阅读姿势，加强体育锻炼，预防疾病和意外损伤，注意德、智、体、美全面发展。特别要注意健康人格的形成。

三、全科医疗中的儿童保健

（一）开展健康教育

熟悉社区家庭情况是全科医生预防儿科疾病、提供儿童保健的优势。在儿童保健管理中，健康教育是必不可少的。要利用各种媒介，采取多种方式，有针对性地对儿童、特别是监护人进行个体与群体相结合的健康教育，大力宣传科学喂养、营养、疾病防治、健康行为等儿童保健知识和儿童优教知识，提高广大群众的保健意识，养成良好的卫生习惯，适时利用医疗保健服务，促进儿童健康成长。

（二）管理免疫接种

免疫接种或疫苗，通常是注射剂（脊髓灰质炎疫苗是口服剂），个体接种疫苗能引起免疫反应，当个体再暴露于病原体时，能够保护个体抵抗病原体。儿童时期免疫接种尤其重要，因为小儿对许多病毒和细菌缺乏免疫力，免疫接种为儿童提供了疾病初级预防的机会。社区医生定期进行预防保健，是儿童免疫接种的有效管理者。

（三）定期健康体检

针对0~6岁儿童，特别是3岁以下婴幼儿进行定期的健康体检，时间为1岁以内每季度3次，1~2岁每半年1次，3~6岁每年1次，对儿童进行体格、精神智力、视力、营养等方面的检查，以便于有效地预防或及早发现社区儿童常见病、多发病。

（四）监测生长发育

为了及早发现生长发育缓慢现象，适时采取干预措施，保证儿童健康成长，根据实际情况推广使用小儿生长发育监测图来进行生长发育监测。通过连续地测量小儿体重，绘制体重曲线，可动态观察婴幼儿生长发育趋势。要求1岁以内测体重5次，1~2岁测3次、2~3岁测2次。

（五）加强体弱儿管理

体弱儿是指低体重儿（出生体重＜2500g）、早产儿、弱智儿、佝偻病活动期、中度以上营养不良和缺铁性贫血、反复感染及患有先天性心脏病、先天畸形和遗传病等疾病的儿童。对体弱儿要采取针对性措施，定期访视，指导家长正确护理喂养，注意保暖，防治感染等。要督促患儿就医，建立专案病历，制订治疗方案，定期复诊。

（六）主动发现个案

全科医生对儿童及其家庭的密切接触，有利于及时发现各种生理、心理、社会方面的异常情况，并及时进行调适。如在诊疗中发现患病儿童家庭中“真正的病因”，或从儿童生理疾患的表象中察觉背后的精神心理社会问题，包括父母感情破裂、虐待儿童、留守儿童、单亲家庭等问题，并通过与有关部门联系及时解决这些问题，都将对社区儿童健康成长极为有益。

项目四　社区老年保健

一、老年、老龄化与健康老龄化的概念

（一）老年的界定

关于老年人的标准，目前世界上尚未统一。WHO 建议亚太地区和发展中国家用 60 岁作为老年人标准。我国人口学将老年人不同年龄阶段分为 45~59 岁为老年前期（中老年人）、60~79 岁为老年期（老年人）、80 岁以上为高龄期（高龄老人）、90 岁以上为长寿期（长寿老人）、100 岁以上为百岁老人。

（二）老龄化的概念

根据联合国划分人口老龄化程度的标准，人口老龄化基本的内涵是：总人口数中 60 岁以上的人口所占的比例超过 10%，或者 65 岁以上的人口所占的比例超过 7%，总人口年龄中位数超过 30 岁，0~14 岁的少儿人口占总人口的比例低于 30%，老年人口与少儿人口的比值在 30% 以上。

我国在 2000 年 60 岁以上人口占总人口的比重达到了 10%，就已经进入老龄化社会。截至 2014 年，我国 60 岁及以上的老年人口总数达 2.12 亿人，占总人口比重达 15.5%，中国已成为世界上老年人口总量最多的国家。预计到 2020 年全国 60 岁以上人口将超过 2.48 亿，到 2050 年将达到峰值 4.4 亿，约占全国总人口的 1/4。我国人口老龄化与其他国家特别是经济发达国家相比具有以下特征。

1. 人口老龄化提前达到高峰　20 世纪后期，为控制人口的急剧增长，国家推行计划生育政策，使得人口出生率迅速下降，加快了中国人口老龄化的进程。由于 20 世纪前半叶人口压力仍然沉重，还要继续坚持计划生育的国策，其结果将不可避免地使中国提早达到人口老龄化高峰。

2. 在社会经济不太发达状态下进入人口老龄化　先期进入老龄化社会的一些发达国家，人均国民生产总值达到 20000 美元以上，呈现出“先富后老”，这为解决人口老龄化带来的问题奠定了经济基础。而中国进入老龄化社会时，人均国民生产总值约为 3000 美元，呈现出“未富先老”，由于经济实力还不强，无疑增加了解决老龄化问题的难度。

3. 在多重压力下度过人口老龄化阶段　21 世纪前半叶，中国在建立和完善社会主义市场经济体制过程中，改革和发展的任务繁重，经济和社会要可持续发展，社会要保持稳定，各种矛盾错综复杂，使得解决人口老龄化问题相对发达国家和人口少的国家更为艰巨。

因此，如何提高老年人的生活质量，如何建立健全各层次老年卫生保健康复体系，如

何将我国政府给予老年人的关怀落实到每位老年人身上，是社区全科医师面临的新课题，也是义不容辞的社会责任。

（三）健康老龄化

1992年联合国第47届大会提出了“健康老龄化”（healthy aging）的概念，其强调长寿和健康并重，生存的质和量统一，并将此作为全社会的奋斗目标。健康老龄化的外延包括老年人的个体健康、老年人群体的整体健康和老龄化社会人文环境的健康等内容。

人们希望长寿的美好愿望，通过社会的发展和科学的进步，正在逐步地得到实现。然而只有长寿是不够的，老年人应该健康、快乐地享受生活。一个失去了生活自理能力的老人，不仅自己承受痛苦，也会给家庭和社会带来沉重的负担。因此，健康老龄化就是伴随着健康的长寿，不仅延长了生物学的年龄寿命，而且延长精神和身体的生理功能寿命，即提高长寿者生活的质量。

2017年10月18日，习近平同志在十九大报告中指出，实施健康中国战略，积极应对人口老龄化，构建养老、孝老、敬老政策体系和社会环境，推进医养结合，加快老龄事业和产业发展。

二、老年人生理和心理特征及其主要健康问题

老年人健康问题往往是长期的、复杂的，但其中又有很多规律和特征，全科医师只有对老年人的生理、心理特点有充分的了解才能为这一重点人群提供更好的医疗保健工作。

（一）老年人生理特征

老年期生理上的变化表现有：毛发变白、脱发，皮肤皱纹增多、弹性减弱等体表外形改变；体内主要器官实质细胞数目减少，引起器官萎缩，功能下降；机体调节控制作用降低。全身各系统功能出现不可逆转的退行性改变，人体免疫功能明显下降，罹患各类感染性疾病的概率大大增加。

（二）老年人心理特征

老年人的心理健康状况随着生理功能的衰弱、生活环境和社会角色的变化而变化，由于个体的家庭环境、教育背景、经济状况和健康状况的差异，表现出比生理健康更为复杂多样的变化。

1. 认识能力低下　中老年人身体机能衰退，大脑功能发生改变，中枢神经系统递质的合成和代谢减弱，导致感觉能力降低、意识性差、反应迟钝、注意力不集中等。主要表现在两个方面，首先是感觉迟钝，听力、视觉、嗅觉、皮肤感觉等功能减退，而致视力下降，听力减退，灵敏度下降；再有是动作灵活性差，动作不灵活，协调性差，反应迟缓，行动笨拙。

2. 孤独和依赖　孤独是指老年人不能自觉适应周围环境，缺少或不能进行有意义的

思想和感情交流。孤独心理最易产生忧郁感，长期忧郁就会焦虑不安，心神不定。依赖是指老年人做事信心不足、被动顺从、感情脆弱、犹豫不决、畏缩不前等，事事依赖别人去做，行动依靠别人决定。长期的依赖心理，就会导致情绪不稳，感觉退化。

3. 易怒和恐惧　中老年人情感不稳定，易伤感，易激怒，不仅对当前事情易怒，而且容易引发对以往情绪压抑的怒火爆发。发火以后又常常感觉到如果按自己以前的性格，是不会对这点小事发火的，从而产生懊悔心理。恐惧也是中老年人常见的一种心理状态，表现为害怕、有受惊的感觉，当恐惧感严重时，还会出现血压升高、心悸、呼吸加快、尿频、厌食等症状。

4. 抑郁和焦虑　抑郁是常见的情绪表现，症状是压抑、沮丧、悲观、厌世等，这与老年人脑内生物胺代谢改变有关。长期存在焦虑心理会使中老年人变得心胸狭窄、吝啬、固执、急躁，久则会引起神经内分泌失调，促使疾病发生。

5. 睡眠障碍　中老年人由于大脑皮质兴奋和抑制能力低下，造成睡眠减少、睡眠浅、多梦、早醒等睡眠障碍。

（三）老年期患病特点

老年期个体差异很大，适应性和代偿能力、反应性等各不相同，所以在临床上表现有所不同。但是从老年人的整体患病特点上来看，具有以下特征：①临床症状和体征不典型。很多老年人没有疾病典型的临床症状，主观感觉和客观体征不一致，容易造成漏诊、误诊。②器官功能衰退，治愈率低。老年人各脏器功能衰退，神经内分泌调节机制减弱，应激能力下降，疾病的治愈率明显降低，且不易恢复。③多种疾病共存。衰老和疾病造成了老年人病情复杂，涉及多系统、多器官，使他们在治疗的过程中容易出现各种并发症。

（四）老年人的主要健康问题

有调查显示，约 70% 的老年人同时患有两种或两种以上的疾病。老年人两周因病持续天数是全人口平均值的 1.23 倍；半年活动受限率和受限天数也分别是全人口平均值的 2.6 倍和 1.3 倍。尽管老年人存在个体差异，但是老年人的健康问题主要集中在常见慢性病及其急性并发症，所患疾病涉及全身各个系统。

老年所患的慢性疾病或健康问题，多见骨关节疾病、高血压、心脑血管病、恶性肿瘤、糖尿病、慢性消化系统和呼吸系统疾病、帕金森等。老年人常见的急性问题多见于脑卒中、急性心肌梗死、急腹症、流感、意外事故与伤害、骨折等。此外，跌倒、药物不良反应、功能老化、高龄等情况，均可导致急慢性病的发生，故也应列为健康问题。全科医生应做好老年人的健康和疾病的评估、治疗、适当转诊、随访等工作。

三、全科医疗中的老年保健措施

老年期的生理、心理和社会特点，决定了老年人群复杂多样的医疗保健需求，既包括预防保健、医疗、护理和康复需求，也包含了心理服务需求，给社区老年卫生保健工作提出了挑战。社区全科医生的主要任务是尽可能地帮助老年人保持功能水平，拥有有自尊的生活质量，尽可能维持其习惯的生活方式。

（一）建立老年人健康档案

通过建立老年人健康档案，搜集整理、家庭及疾病的背景，便于评估老年人健康状况，为长期观察、连续追踪所患疾病的发生、发展过程，实施有针对性、系统性的保健计划和措施提供可靠依据。

（二）开展社区老年人心身评估

老年人心身评估是一套旨在收集老年人信息的系统性方法。它包括医学评估、功能评估、心理评估和社会评估。医学评估主要包括对老年人病历、病史和营养状况的全面回顾。功能评估是分析哪些干预措施有助于帮助维持患者的功能水平和独立生活能力。心理评估旨在筛查认知功能障碍和抑郁状态。社会评估主要评估老年人的生活状态和社会支持。进行老年人心身评估能够识别出那些频繁出现的健康问题，因而可以对老年人常见的医疗和社会需求进行早期干预。

老年人心身评估的目标是：①更关注预防医学而非急性病医学；②更关注如何改善或维持功能水平，而非寻求“治愈”；③为老年患者诊断疾病提供帮助，制订治疗和随访的计划；④帮助老年患者最有效地利用医疗资源；⑤避免再次住院。

（三）开展老年人健康教育和行为辅导

老年人的适应能力、抗病能力和代谢能力都有明显的降低，有必要接受有关专业人员的指导。通过健康教育和行为辅导，使老年人自己能制订合理的生活方式。健康教育和行为辅导的具体操作如下。

1. 评估　询问或评估老年人的行为健康风险和能影响行为改变的目标和方法选择因素。

2. 建议　给予老年人明确的、特定的、个性化的行为改变建议，包括个人健康利弊的信息。①饮食：由于老年人胃肠功能减退及营养不良、偏食等原因，进食量逐渐减少，同时代谢量及运动量也逐渐减少，所以老年人饮食宜清淡，应减少盐的摄入量，每天不超5g。此外，还应多吃蔬菜、水果，增加钙的摄入，宜多吃一些海藻、小虾、牛奶等含钙量丰富的食物。②排便：老年人常因食量减少，纤维素摄入不足，胃肠功能低下及腹肌收缩力降低等原因而引起便秘。为防止便秘，可适当多吃一些富含纤维素的食物，也可以采用清晨饮一杯水、果汁或蜂蜜水等通便措施。③排尿：部分老年人泌尿系统功能减退、前列腺增生而易引起排尿障碍，应采取措施加强指导，如控制晚餐后摄入过多的水分，注意保暖。④控制体重：肥胖是影响健康和长寿的重要因素，还会给支持体重的关节增加负担，应保持适量的运动，降低热量的摄入。

3. 达成共识 根据老年人的兴趣和改变行为的意愿，共同选择合适的治疗目标和方法。

4. 协助 使用行为改变技术，通过获取行为改变的技巧、信心及社会或环境支持来帮助老年人达到既定目标，适当的时候辅以治疗。

5. 安排 安排随访以提供持续支持和帮助，必要时调整治疗计划，包括转诊到更密集或专门的治疗。帮助老年人改变不健康行为的干预经常需要反复进行。

（四）健康检查

老年人要定期做身体检查，每年至少一次。全科医生应根据周期性健康检查的要求，对老年人开展体检。发现问题并及时采取保健措施，必要时向上级医院转送。

（五）医护相关服务

老年期患病特点具有特殊性，全科医师要根据患者的病情需要组织以患者为中心的医疗照顾团队，为患者提供针对性的医疗服务及清洁卫生、饮食、起居、药物护理服务等，同时，为促进疾病的早期康复对疾病等引起的机体病残与失能，还需要有效的康复服务和指导。

（六）心理健康服务

在老年期，老人的社会地位、人际关系、经济状况、健康状况会发生不同程度的变化，除了有对疾病诊疗的医疗服务需求外，还需要保持健康状态的心理健康咨询、学会自我调节。保持有规律的生活方式，保持充分的睡眠，保持心情舒畅平静，不宜过于激动。在人际关系和人际交往、社会适应方面也需要给予心理辅导，在疾病状态下需要提供心理护理等。

（七）临终关怀服务

临终关怀服务不仅强调支持性和缓解性的治疗和照护，而且还包括心理咨询、死亡教育、社会支援和居丧照顾等多层面的综合性服务；另外对临终患者的家属进行的心理咨询和安慰也是临终关怀服务的重要内容，这一特殊情绪中的群体，他们既有照料患者的劳累，又有即将失去亲人的心理压力，患者的离世使他们久久地留在悲痛的情绪里。帮助临终患者的家属最有效的办法是和他们保持真诚的关系，倾听他们的诉说、由衷地宽慰，帮助他们走过悲伤的日子，克服消极的情绪，开始新的生活。

复习思考题

1. 社区重点人群的全科医疗保健措施不包括的是（　　）

A. 建立和谐关系

B. 加强宣传教育

C. 充分利用补充和替代医学

D. 建设以社区医师为中心的合作团队

E. 建设以患者为中心的合作团队

2. 妇女青春期的生理心理特点不包括（ ）

A. 具有生殖能力　B. 情绪易波动　C. 可塑性不强

D. 性意识觉醒　E. 第二性特征出现

3. 下列关于妇女围生期的保健正确的是（ ）

A. 孕早期胎儿不易受外界因素及孕妇疾病的影响

B. 孕中期要进行每周一次的产前检查，预防和及早发现胎儿发育异常

C. 孕晚期要进行 3~5 次产前检查，注意胎盘功能和胎儿宫内安危的监护，及时纠正胎儿缺氧

D. 加强产褥护理，防止产褥感染，开展产后访视

E. 支持母乳喂养，哺乳期可使用避孕药

4. 新婚夫妇宜采用的避孕方法是（ ）

A. 女性绝育术　B. 宫内节育器　C. 女用避孕套

D. 长效口服避孕药　E. 长效避孕针

5. 儿童的学龄前期是指（ ）

A. 1~3 岁　B. 1~4 岁　C. 3~7 岁　D. 3~14 岁　E. 8~14 岁

6. 开展老年人心身评估的目标不包括（ ）

A. 关注预防医学而非急性病医学

B. 关注如何改善或维持功能水平

C. 关注如何治愈疾病

D. 为老年患者诊断疾病提供帮助，制订治疗和随访的计划

E. 避免再次住院

扫一扫，知答案

模块二十
实训见习指导

实训一　全科医疗服务模式

一、见习目的

1. 掌握　全科医疗特征。
2. 熟悉　社区全科服务团队构成及全科医疗服务模式。
3. 了解　国内外全科医疗模式概况。

二、学时

3 学时。

三、见习地点及带教人员

1. 地点　社区卫生服务中心（站）。
2. 带教人员　社区卫生服务机构带教师资、全科医学教研室教师。

四、见习内容和方法

1. 见习内容

（1）全科医生接诊方式及接诊过程：全科初次接诊的方式，病人病史采集，病人生物学、社会心理评估，病人健康危险因素评价，家庭评估，药物处方，健康教育处方，复诊说明等。

（2）全科医生服务团队：团队构成，团队成员职责，团队服务流程，团队技术支持和管理系统，团队工作要求与绩效考核等。

2. 方法

（1）社区卫生服务中心（站）内集中讲解、参观全科医生接诊方式及过程。

（2）3~5 人分为一组，组内模拟全科医生接诊。

（3）小组讨论，带教老师进行点评、答疑。

五、注意事项

1. 遵守社区卫生服务中心规章制度，不随意走动，不大声喧哗。

2. 遵守社区实践基地带教老师安排。

3. 分组观摩、讨论、记录。

六、见习报告

1. 讨论

（1）社区全科医疗服务模式的意义。

（2）全科医生如何收集病人各个方面的资料。

（3）全科医生如何问诊。

（4）全科医生团队的医疗服务过程。

2. 撰写《社区全科医疗服务的接诊过程》。

实训二　妇幼保健与家庭访视

一、见习目的

1. 掌握　社区妇女、儿童生理、心理和社会适应特点，以及常见健康问题及其保健重点；针对性提出健康管理计划，提供有效的健康指导。

2. 熟悉　社区妇女、儿童家庭访视目的、程序和技巧。

3. 了解　母子健康档案和儿童保健记录的建立和内容；了解家访过程中应对和防范危险情况的原则，提高对健康评估、健康教育、健康管理、人际沟通等基本服务能力。

二、学时

3~6 学时。

三、见习地点及带教人员

1. 地点　社区卫生服务中心（站）、某居民家中。

2. 带教人员　社区卫生服务机构带教师资、全科医学教研室教师。

四、见习内容和方法

1. 见习内容

（1）社区妇女保健与计划生育指导：妇女各生殖阶段分期；妇女不同时期的生理和心理特点；妇女不同时期的主要健康问题；社区妇女的保健与计划生育指导。

（2）社区儿童保健：儿童的生理、心理和社会特点及其常见健康问题；儿童各阶段的保健重点；儿童保健系统管理。

（3）全科医疗中的儿童保健；妇女、儿童的家庭访视。

2. 方法

（1）社区卫生服务中心（站）内集中讲解、讨论妇女和儿童的生理、心理和社会适应特点，以及常见健康问题及其保健重点；社区妇女、儿童家庭访视目的、程序、技巧、应对和防范危险情况的原则。

（2）3~5 人分为一组，每组学生分别抽取一位社区内妇女 / 儿童，由带教老师带领，进行家庭访视。

（3）小组讨论，带教老师进行点评、答疑，撰写家庭访视报告。

五、注意事项

1. 遵守社区卫生服务中心规章制度，不随意走动或大声喧哗。

2. 遵守社区实践地带教老师安排，分组访视、讨论。

3. 遵循访视原则，尊重访视目标，注意沟通技巧。

六、见习报告

1. 讨论

（1）社区妇女、儿童有哪些需要注意的生理、心理特点。

（2）社区妇女、儿童有哪些常见的健康问题。

（3）对妇女、儿童进行家庭健康访视有哪些要点和注意事项。

2. 撰写《家庭访视报告》、妇女 / 儿童健康管理计划与措施。

实训三　老年保健与家庭访视

一、见习目的

1. 掌握　社区老年人生理、心理和主要健康问题及其保健重点、措施；针对性提出健康管理计划，提供有效的健康指导；掌握预防保健服务的内容和方法。

2. 熟悉　社区老年人家庭访视目的、程序和技巧。

3. 了解　老年、老龄化、健康老龄化的概念；了解全科医疗服务中的老年保健管理。

二、学时

3 学时。

三、见习地点及带教人员

1. 地点　社区卫生服务中心（站）、某居民家中。

2. 带教人员　社区卫生服务机构带教师资、全科医学教研室教师。

四、见习内容和方法

1. 见习内容

（1）老年、老龄化与健康老龄化的概念；老年人生理和心理特征及主要健康问题。

（2）全科医疗中的老年保健；老年人社区保健的主要措施。

2. 方法

（1）社区卫生服务中心（站）内集中讲解、讨论老年人的生理、心理特点，以及主要健康问题及其保健重点、措施；社区妇女、儿童家庭访视目的、程序、技巧、应对和防范危险情况的原则。

（2）3~5 人分为一组，每组学生分别抽取一位社区内老年人，由带教老师带领，进行家庭访视。

（3）小组讨论，带教老师进行点评、答疑，撰写家庭访视报告。

五、注意事项

1. 遵守社区卫生服务中心规章制度，不随意走动或大声喧哗。

2. 遵守社区实践地带教老师安排，分组访视、讨论。

3. 遵循访视原则，尊重访视目标，注意沟通技巧。

六、见习报告

1. 讨论

（1）老年人的生理、心理特点和常见健康问题有哪些。

（2）老年人的患病特点是什么。

（3）如何为老年人进行全科医疗保健服务。

2. 撰写《家庭访视报告》、老年人健康管理计划与措施。

实训四　社区健康教育

一、见习目的

1. 掌握　社区健康教育计划的设计原则、步骤、实施和评价方法。

2. 熟悉　社区健康教育的技巧。

3. 了解　病人教育的方法、技巧和效果的评价；通过健康教育促进病人的健康行为。

二、学时

3~6 学时。

三、见习地点和带教人员

1. 地点　学校或社区。

2. 带教人员　全科医学教研室教师。

四、见习内容和方法

1. 见习内容

（1）背景资料的阅读与分析。

（2）小组讨论，制订健康教育计划。

（3）了解并学习危害健康的因素。

（4）组织并实施健康教育，评价其效果。

2. 方法

（1）5~7 人分为一组，每组学生分别抽取不同疾病、群体或个体、社区或医院，准备 10 分钟健康教育讲座，教师指导并进行现场点评和总结。

（2）与病人直接会谈、交流。

（3）安排有相同经历、有类似问题的人参与讨论，有时也可让病人的家人参与讨论。

五、注意事项

1. 背景资料提前一周发放给学生。

2. 健康教育讲座期间，其他组学生可提问交流。

3. 讲座内容应通俗易懂，避免过于书本化。

六、见习报告

撰写所抽取疾病的病人教育和群体健康教育计划。

实训五 社区卫生诊断

一、见习目的

1. 掌握 进行社区卫生诊断的意义。
2. 熟悉 社区卫生诊断所需要的信息及其他的内容。
3. 了解 社区卫生诊断的流程。

二、学时

3 学时。

三、见习地点及带教人员

1. 地点 社区卫生服务中心（站）。
2. 带教人员 社区卫生服务机构带教师资、全科医学教研室教师。

四、见习内容和方法

1. 见习内容

社区卫生诊断的研究内容、目的，社会人口学诊断（社区卫生资源利用和居民健康需求调查）、流行病学诊断（某社区高血压患病率调查）、行为与环境诊断（糖尿病社区危险因素调查）、教育诊断（社区居民健康教育效果评估）、组织诊断（乡镇卫生院卫生资源状况评估）。

2. 方法

（1）5~7 人分为一组，每组学生分别抽取不同社区进行模拟社区诊断。

（2）小组展示、讨论，教师点评、答疑。

五、注意事项

1. 遵守社区卫生服务中心规章制度，不随意走动或大声喧哗。
2. 遵守社区实践地带教老师安排，分组参观讨论。

六、见习报告

1. 讨论

（1）社区卫生诊断研究的内容。

（2）社区卫生诊断有哪些。

（3）提出社区健康干预方案。

2. 撰写《社区卫生诊断报告》。

实训六　社区健康调查

一、见习目的

1. 掌握　社区健康调查的意义、内容、基本步骤和常用方法；能够运用相关方法制定社区调查计划。

2. 熟悉　相关流行病学方法，能够对社区调查资料进行整理和分析。

3. 了解　调查员的培训。

二、学时

6学时。

三、见习地点及带教人员

1. 地点　社区卫生服务中心（站）。

2. 带教人员　社区卫生服务机构带教师资、全科医学教研室教师。

四、见习内容和方法

1. 见习内容

制定社区调查方案、编制调查表、选择培训调查员、正式调查、资料的整理与分析、流行病学方法。

2. 方法

（1）5~7人分为一组，每组学生分别抽取不同社区进行社区调查。

（2）小组展示、讨论，教师点评、答疑。

五、注意事项

1. 遵守社区卫生服务中心规章制度，不随意走动或大声喧哗。

2. 遵守社区实践地带教老师安排，分组参观讨论。

六、见习报告

1. 讨论

（1）流行病学研究的基本方法。

（2）统计资料的类型。

（3）社区健康调查的步骤。

2. 撰写社区调查表。

实训七　社区居民健康档案建立

一、见习目的

1. 掌握　社区居民健康档案建立原则。

2. 熟悉　社区居民健康档案的基本内容。

3. 了解　社区卫生服务机构信息管理系统。

二、学时

3 学时。

三、见习地点及带教人员

1. 地点　社区卫生服务中心（站）。

2. 带教人员　社区卫生服务机构带教师资、全科医学教研室教师。

四、见习内容和方法

1. 见习内容

（1）居民个人健康档案。个人基本信息，健康行为资料，生物学基本资料，个人史及既往病史，家族病史，现病史，诊治情况，体检结果，生活习惯，疾病的发生、发展、治疗和转归的过程等。

（2）家庭健康档案。主要家庭健康问题、家庭基本情况（家庭住址、居住环境、家庭面积、厨房及卫生设施、家庭设施、家庭经济状况、家庭生活周期、家系图、家庭成员一般情况）、家庭功能评估等。

（3）参观社区卫生服务机构居民健康档案管理系统。

2. 方法

（1）5~7人分为一组，每组学生分别模拟进行个人、家庭健康档案的建立。

（2）小组讨论建立档案过程中出现的问题及注意事项，教师点评、答疑。

五、注意事项

1. 遵守社区卫生服务中心规章制度，不随意走动，不大声喧哗。

2. 遵守社区实践基地带教老师安排。

3. 分组观摩、讨论、记录。

六、见习报告

1. 用SOAP方式描述就诊病人的主要问题，并填写病情流程表。

2. 针对病例设计一份健康管理方案。

实训八　社区慢性病管理

一、见习目的

1. 掌握　对目标人群健康筛查、登记、造册、建档，并将相关健康信息录入管理系统的相关流程。

2. 熟悉　利用慢性病管理信息系统对管理人群进行慢性病风险评估与人群分类的方法。

3. 了解　利用慢性病管理信息系统控制慢性病行为危险因素，维持身体健康的意义。

二、学时

3~6学时。

三、见习地点和带教人员

1. 地点　社区医院。

2. 带教人员　全科医学教研室教师，社区医生。

四、见习内容和方法

1. 见习内容

（1）学习建立健康档案册的相关内容。

（2）学习如何对慢性病进行风险评估。

（3）熟悉并学习如何使用慢性病管理网络信息系统。

（4）随带教老师进行家庭访问。

2. 方法

（1）5~7 人分为一组，每组学生分别跟随带教老师学习健康档案建立、慢性病管理网络系统操作及进行家庭访问。

（2）每组学生就社区慢性病管理的优势和目前存在的问题发表意见，老师进行现场解答。

五、注意事项

1. 常见慢性病资料提前一周发放给学生进行了解。

2. 家访前一天对学生讲解家访的注意事项。

六、见习报告

独立建成一份慢性病管理档案及一份家庭访问报告。

实训九　中医适宜技术的社区应用

一、见习目的

1. 掌握　社区中医药服务的常用适宜技术及其适应证、禁忌证。

2. 熟悉　社区常见健康问题的中医全科认识。

3. 了解　社区常见健康问题的中医药照顾。

二、学时

3 学时。

三、见习地点和带教人员

1. 地点　社区医院。

2. 带教人员　全科医学教研室教师、社区医生。

四、见习内容和方法

1. 见习内容

（1）掌握针灸、推拿、拔罐、刮痧、放血等社区常用中医适宜技术操作方法及适应证、禁忌证。

（2）熟悉慢性病、多发病、亚健康的中医全科认识。

（3）随带教老师进行中医适宜技术操作实践。

2. 方法

（1）5~7 人分为一组，分别跟随带教老师学习常用中医适宜技术的操作方法及相关知识，了解该社区中医适宜技术应用情况。

（2）每组学生跟随带教老师进行中医适宜技术操作实践。

五、注意事项

1. 熟练掌握中医适宜技术的操作要点、适应证与禁忌证，注意安全，防止发生意外。

2. 实践过程中遵从老师安排，尊重患者隐私。

六、见习报告

讨论常用中医适宜技术的操作要点和应用前景，如何更好地在社区应用中医适宜技术。